U0253189

Endoscopic UltraSound for Bile duct and Pancreas

胆胰EUS

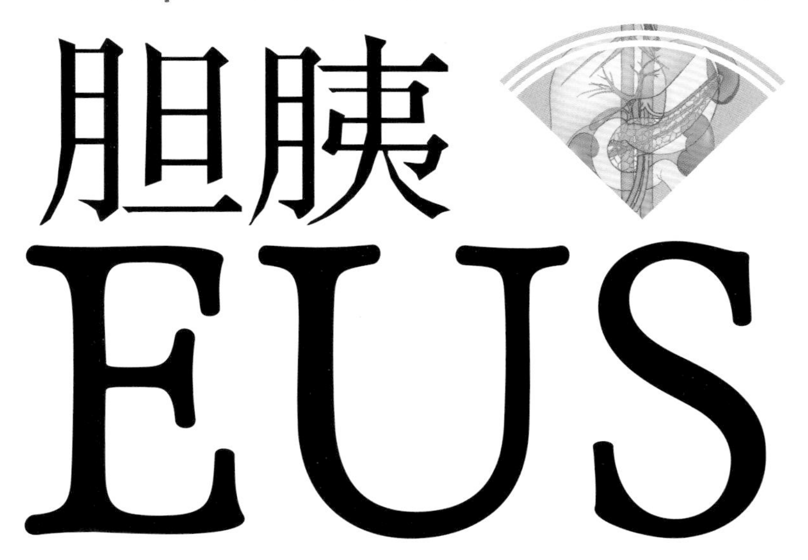

著
（日）肱岡　範
（国立がん研究センター中央病院）

主译
宫健　刘石　祝建红

主审
钟宁　丁震　孙波

CT + 示意图 + 视频

综合说明，易于理解
从基本操作到治疗

辽宁科学技术出版社
·沈阳·

图书在版编目（CIP）数据

胆胰EUS /（日）肱冈　範著；宫健，刘石，祝建红主译．—沈阳：辽宁科学技术出版社，2022.2（2024.11重印）
ISBN 978-7-5591-2325-1

Ⅰ．①胆…　Ⅱ．①肱…　②宫…　③刘…　④祝…　Ⅲ．①胆管—内窥镜检—超声波诊断　②胰管—内窥镜检—超声波诊断　Ⅳ．①R570.4　②R445.1

中国版本图书馆CIP数据核字（2021）第231259号

出版发行：辽宁科学技术出版社
（地址：沈阳市和平区十一纬路25号　邮编：110003）
印 刷 者：沈阳丰泽彩色包装印刷有限公司
经 销 者：各地新华书店
幅面尺寸：185 mm × 260 mm
印　　张：18.75
插　　页：4
字　　数：440千字
出版时间：2022年2月第1版
印刷时间：2024年11月第4次印刷
责任编辑：郭敬斌
封面设计：图格设计
版式设计：袁　舒
责任校对：黄跃成

书　　号：ISBN 978-7-5591-2325-1
定　　价：278.00元

编辑电话：024-23284363　13840404767
E-mail：guojingbin@126.com
邮购热线：024-23284502
http：//www.lnkj.com.cn

著译者名单

■ 著

（日）肱岡　範

■ 主　审

钟　宁　山东大学附属齐鲁医院

丁　震　华中科技大学同济医学院附属协和医院

孙　波　上海中医药大学附属龙华医院

■ 主　译

宫　健　大连医科大学附属第一医院

刘　石　大连医科大学附属第一医院

祝建红　苏州大学附属第二医院

■ 参　译（按姓氏笔画排列）

王　平　四川省康定市人民医院

王维学　大连市中心医院

石婷婷　日本国立香川大学医学部消化器神经内科学

包海东　大连医科大学附属第一医院

刘　玺　陆军军医大学第二附属医院

刘　强　苏州大学附属第一医院

刘卫辉　四川省人民医院

刘国伟　壹心医疗门诊部

关　佳　北京市顺义区空港医院

阮开学　广东省东莞市滨海湾中心医院

孙忠良　大连医科大学附属第一医院

李　鹏　札幌东德洲会病院消化器内科

李仁君　安徽医科大学附属巢湖医院

李雪松　齐齐哈尔医学院附属第三医院

李焕友　河北省清河县中心医院

杨喜洋　周口人合医院

吴　昊　温州医科大学附属第二医院消化内科

吴　斌　池州市第二人民医院

闵　磊　西安航天总医院消化内科

沈　会　大连医科大学附属第一医院

宋顺哲　大连医科大学附属第一医院

张其德　江苏省中医院

张经文　大连医科大学附属第一医院

张海斌　同济大学附属东方医院

张曜文　济宁医学院附属医院

陈　浩　大连医科大学附属第一医院

范合璋　成都市公共卫生临床医疗中心

赵一爽　大连医科大学附属第一医院

赵国刚　天津市第五中心医院

胡端敏　苏州大学附属第二医院

侯源源　大连医科大学附属第一医院

宫　颖　大连医科大学附属第一医院

宫爱霞　大连医科大学附属第一医院

徐雪东　大连医科大学附属第一医院

郭世斌　大连医科大学附属第一医院

曹　佳　同济大学附属东方医院

梁莉莉　大连医科大学附属第一医院

推荐序

祝建红教授很早就发给我本书精美的校样，让我写个推荐序，心里真的是诚惶诚恐，可动笔就是拖拖拉拉，直到最后期限。

本书的原作者是日本医生，带着一贯的日本风格，细腻的图片表达着细腻的技术。书中大部分篇幅放在超声内镜（EUS）的基本扫查方面。我一直认为EUS扫查的本质就是个单纯的技术，类似ESD的剥离，或ERCP的插管。美国消化内镜学会（ASGE）发表的用于评估EUS医生能力的量表中，也把解剖扫查相关的评估点归为技术方面（Technical aspect）。技术，相较我们教学医院更为看重的创新科研，总有西游记里“小乘”的感觉。

虽然是“小乘”，其实也并不容易，迟迟写不出这篇推荐序的一个原因，是我读本书校样的时候常常会莫名其妙地心酸，会想起自己挣扎学习这项技术的往事。

不管修行“大乘”还是“小乘”，当然都要念经。念什么经呢？在2007年或2008年左右，我得到那篇现在大家早已经熟悉的胆胰EUS扫查经典，*Standard imaging techniques in the pancreatobiliary region using radial scanning endoscopic ultrasonography*。它同样源自日本医生，同样有着精美而细腻的图片和技术讲解。虽然内容的丰富程度跟本书无法同日而语，当时我也一样如获至宝。阅读多遍，反复记忆了每个经典断面的每个解剖位点，可总是不能透彻理解。探头在十二指肠球部，明明指向前方，肝脏为什么会在图像的左边呢？有一天晚上，刚上幼儿园的儿子在上课外班，我溜进了隔壁教室。那间教室粉色的墙面上粘贴着海绵宝宝和米老鼠，小小的板凳也是粉色的。我把十多页的文献一张张摊开，发下宏愿，不想明白绝不走出这里！当老师推门进来喊“钟爸爸接孩子”的时候，我正呆站在教室中央，左手斜举，手掌向上，仰望天花板；想我身在胃内，胰体应在天花板，手掌是探头，向右边窗户扫，应该是向脾脏方向！可第二天当我把内镜一插进患者体内，一切却又乱了，肝脏为什么又到了图像的右边？第二年我到日本学习，名古屋大学的EUS专家Hirroka医生递给我两本A4大小的薄册子，神秘且郑重地说“钟桑，特意给你准备的”，我打开一看，就是前面那个文献的单行本，不过是日文版！遗憾的是，日文版的“武功秘籍”时常在我的桌边，“心法”离我却依旧很远。随着这本《胆胰EUS》即将付印，我在感慨时代变迁带给学习资料巨大进步的同时，也相信本书一定会成为EUS医生们案旁必备的“经文”之一。

那篇2004年的文献作为学习EUS扫查的经典，缺点之一是只有静态超声图片，难以体会连续扫查的感觉。2010年，我到了位于明尼苏达州的Mayo医院。有一天跟导师Topazian医生聊起EUS解剖，他随手从邮箱里转给我两段视频文件，说这是他几年前还在耶鲁纽黑文医院工作时编制的EUS解剖入门视频。这是我第一次看到动态EUS解剖的教学资料，非常喜欢。视频结构工整，分辨率不高，讲解扼要，虽不像日本文献那样细腻，但是动态连续扫查配合有创意的解剖动画，尽显美国人的风格。喜欢是真喜欢，但当时我并没有仔细学习，其中的要点更是完全没有理解。因为在美国期间的目标完全不在技术，做研究发文章更重要，回国后还要晋职称涨工资啊！毕竟“大乘”才是“真经”。

更重要的是，只是看又能有多大用处呢？美国人又不让我上手。技术能力的提高，单纯“念经”肯定不行，必须实践。如果仅仅是为了满足实用，胆胰EUS的解剖认知并不复杂，初学者的困难其实是如何训练肌肉和神经，做到根据超声图像精细调控探头（内镜）的位置和角度，从而连续扫查获得满意的动态图像。这种做超声而不是看图像的感觉，必须通过大量刻意的练习才能获得。

回国以后，我成了科里做EUS的主力。练习的机会是不缺了，但是仍然挣扎在EUS扫查的“泥沼”里。文献有了，视频有了，患者也有了，到了球部却常常还是找不到胆总管。为什么这么难呢？现在回想当年的纠结挣扎才慢慢明白，这其实有点儿像我学游泳。当时流行一种“全浸式”游泳法，创始人叫特里，是个美国游泳教练，经济头脑也很强。他把自己训练体系做成视频光盘，吸引人参加收费昂贵的“全浸式”游泳训练班。特里的训练视频非常细致，不仅技术要点，连每天的训练计划都详细列出。我开始时有点奇怪，搞这么细，不怕影响培训班招人吗？但是真正学过游泳的都知道，视频看的再多，一个人在水里扑腾的再久，错误动作也不会自己纠正。而我的游泳教练是个泳池老滑头，别说“全浸式”，就是最普通的游泳理论也都稀里糊涂，只会指着我伸不直的肩、夹不住的腿“嘶吼”，但是他实实在在提高了我的泳速。中国佛教禅宗的和尚讲究通过打机锋修行，弟子一个回答不好，上去就是一戒尺，打来打去，小和尚就悟了。估计特里肯定也知道这个道理。没有教练的指导瞎练根本不行，所以他压根不怕会影响训练班招生。而回想学习EUS扫查的我进步缓慢，一个原因也恰恰是因为在学习的路上，缺少了老师的戒尺。

修行EUS技术，自以为一直大步向前走，可回头却是弯弯绕绕。学习这本《胆胰EUS》，让我受益很多。相信本书也一定会帮助“修行路”上的各位内镜医师少走弯路。但拼命“读经”的同时，也请别忘记：想学得会，还必须刻意实践练习；想学得快，最好还有老师的指导。

上周末我们齐鲁论坛开会，演示导播的卢主任问我学习3E技术的感受，ESD和ERCP还好，EUS一下子真不知道从何说起。感谢宫健、刘石、祝建红3位教授的翻译，让我回味来时的路，EUS对于我，是心酸的浪漫，是幸福的挂牵。

2021年11月

译者序

多年前我在北京友谊医院进修，曾经跟李鹏老师和王拥军老师学过一点点超声内镜的知识。但是后来由于种种原因，一直没能从事相关的工作，这也一直是我的遗憾。所以当接到翻译这本书的邀请时，我瞬间又燃起了学习超声内镜的热情，便立刻应允下来。

然而三分钟热度过后，又觉得自己有些鲁莽，毕竟多年未涉足这个领域，原来学的那一点点知识又早已过时，接这个任务属于“三分颜色开染房——自不量力”了。无奈又不能违背承诺，只好硬着头皮一点点“啃”下去……。

经过一年的努力，在各位参译老师的支持和帮助下，终于翻译完成。有幸请到了超声内镜领域最著名的几位老师帮忙审校，更是获得了一直以来的偶像——钟宁老师的推荐序。真是让我喜不自禁啊！

作为内镜知识的搬运工，近几年我翻译了几本内镜和病理方面的图书，也算积累了一些经验。既要讲明白专业知识，又要轻松活泼，似乎已经成了我的翻译标签。所以，书中难免加入了一些俗语或者有东北方言色彩的形容词，可能会给南方读者带来些许不便，敬请读者们见谅。

最后，感谢一直以来各位内镜同仁对我的支持和鼓励，也感谢辽宁科学技术出版社对我的信任。期待这本书能像原作者所说的那样，对我们发现更多的早期胆胰疾病以及介入治疗有所帮助。也期待通过这本书，能让更多的医生喜欢并精通超声内镜技术。

大连医科大学附属第一医院
宫　健
2021年11月于疫情中的大连

原书推荐序一

现在我参加学会和研究会，时常对线阵超声内镜（Co-EUS）只是作为超声内镜下穿刺吸引法（EUS-FNA）的工具被使用或被认知这一事实感到愕然。当然，我在1994年刚开始进行EUS-FNA时，Co-EUS也确实只是EUS-FNA的工具，与环扫型超声内镜（Ra-EUS）的图像相比，其画质较差，并不算能替代影像学检查的诊断方法。但是经过了20多年的不断进步，不仅仅出现了已经有独立诊疗领域的介入超声内镜（interventional EUS），即便在影像学诊断领域，Co-EUS在思考方式（习惯Ra-EUS的人需要180度的思维转换）、使用方法等方面，也完全称得上是不逊色于（甚至超过）Ra-EUS的工具。

俗话说得好：口说无凭，事实为证。

截止到目前，我为了让大家能稍微了解Co-EUS的精彩之处，已经出版了《EUS下穿刺术》一书以及关于标准扫描方法的小册子。另外，为了研究应用Co-EUS不留盲区、完美检查胆胰区域的基本扫描方法，从2000年初开始我们就和爱知县癌中心以及众多国内外的同行一起，进行了多个图书版本的提议和改良，其中最为出色的一位医生就是出版了这本书的肱岡　範老师。我曾经在一次美国洛杉矶举办的DDW期间，参加朋友同时也是美国著名超声内镜高手Kenneth Chang主办的晚宴时，与他偶然相遇，也正是被他的那种职业热情所感动，才使我有幸作为其团队的一员“出现”在这里。

先接到作这本书推荐序的委托，让我得以“抢鲜”阅读。刚开始读，就让我格外惊讶。毫不夸张地说，真的妙趣横生。尽管是挺厚的一本“大作”，但读完也仅仅用了不到3天时间。先看本书主体内容的构成：Co-EUS的扫描方法占85%，EUS-FNA和超声内镜（EUS）治疗占15%。在介入超声内镜全盛的这个时代，作者反而在如何进行扫描的方法上下足了功夫。本书关于扫描方法的内容分为基础篇、中级篇、大师篇、病例篇。对于初学者来说，本书对基本扫描的解说简单易懂，对于中级者来说可获得更进一步的知识，而对于高级者来说又可满载了像“就到此为止了吗？”这种更加狂热的高端技巧。举个例子，扫描出了右侧肾上腺后，还要知道肝脏的超声解剖，就连围绕胰腺的动、静脉及十二指肠各部分的扫描方法等也都有详细记述。如果硬要让我说缺点，那就是连日本国内著名的超声内镜高手在内，我也没见过有哪位医生这样描述：“明明看到了却又没看到的东西”“马上要看到又没看到的东西”。另外，本书所提供病例的选择也很出色，所搜集的病例无论是在胰胆管疾病方面还是在临床上都非常有代表性。

总而言之，这本书就像是《大圃流ESD手术技巧》的EUS版。羊土社为什么会选择肱岡老师作为本书的执笔者我不清楚，在我看来这真是独具慧眼，相信各位读者读过本书后，一定也能够体会到出版社所做出的选择是多么正确。

成田記念病院顧問

山雄健次

2019年10月

原书推荐序二

本书详细记载了EUS训练的基础解剖知识，是一本划时代的入门图书。我的专业是消化内镜诊疗，虽然领域不同，但是基础不变，对于消化内镜领域而言，也必然会涉及病理组织。因此，今后如果想在EUS训练方面进一步提高，那详细说明了必要基础解剖知识的本书可能就非常值得期待了。

肱岡医生从愛知がんセンターから国立がん研究センター中央病院（NCCH）已有2年了。在此之前，虽然NCCH胆胰外科、内科中胆管癌的病例数较多，需要胆道系统内镜处理，是胆道系统疾病的专科医院，但是因为常年没有介入内镜，所以针对胆道系统的处理都只能用IVR。如果本院的IVR中心是普通水平的，那肯定不行，但因为有像杂技表演一般不用内镜的辅助就直接进入胆管的行家，所以实际上没有内镜医生也还能勉强应付。

后来效仿三顾茅庐，请了肱岡医生来我院工作，原本还担心内科和IVR中心的合作问题，没想到两方面竟然真的成了合作伙伴。IVR中心一下子看出了肱岡团队的独到之处，使得IVR中心和胰胆管内镜手术的绝妙配合成为了可能。胰胆管内镜手术的数量节节攀升，从内镜中心护士口中也听到了高兴的"悲鸣"（喊累）。作为一个胰胆管疾病诊疗的外行，从我这旁观者的角度看，也能看出他们做得很了不起。在井上晴洋教授的主导下进行的1997年JGES Best Case Award上，我担任了主持人的工作；让人兴奋的是，肱岡团队以绝对优势获得了第一名，他们的实力可见一斑。不论是以胰胆管系统内镜医生为目标的年轻医生，还是虽然不以胆道系统为专业但能感受到胆胰EUS必要性的老师，都可以读一下本书，我想大家都能通过以他们一流技术为基础的训练，真正达到学习EUS的目的。我们NCCH为了支持他们的工作，也专门开设了能够专门学习消化内镜、胰胆管内镜，并且可以快速提升相关技术成为该领域专家的课程。请阅读本书后还想继续学习EUS进而想成为介入超声内镜高手的年轻医生们，一定要来叩响我们NCCH的大门。

日本国立がん研究センター中央病院内視鏡センター長
斎藤　豊
2019年10月

作者序
~ EUS的基础 ~

在很多教科书上，一般都这样写："EUS在空间分辨能力上极为出色，对发现微小胰腺癌等方面非常有帮助……"

我其实也这么认为，大家可能也是这么想的吧？！

然而，虽然有的单位买了EUS，但因为线阵超声内镜太难还没开展，或者尝试着做了几次EUS-FNA都不顺利，那些设备就闲置起来成了"暴殄天物"的状态，EUS的镜子也只能孤独地在镜柜中长眠。我想这样的情况也是存在的。

另外，没什么自信就开始做EUS、做了EUS-FNA但没检查出的癌随后定期观察时成了无法切除的胰腺癌、EUS判断无异常但后来发现了进展期癌等，这些状况也导致了EUS反而被仇视的结果。

这样应用的EUS，可以说既是"武器"，也是"妨碍"。

线阵超声内镜的确很难，我觉得其最主要的难点就是从EUS角度很难理解解剖结构。

对于胆胰EUS无论是环扫还是线阵，能正确理解EUS所看到的东西就是"王道"，也是进步的捷径。但遗憾的是，能在线阵E U S上详细记载解剖情况的教科书很少。因此，我努力在本书中特意重点记载了解剖情况。

胰腺癌在世界范围内呈爆发性增长，预计2030年胰腺癌的死亡率将仅次于肺癌排在第二位。另外，随着基因医疗进入大家的视线，组织学诊断如今成了必需项目，在EUS-FNA中也需要提供能够满足基因诊断的组织量。另外，介入超声内镜（interventional EUS）可以向患者提供比以往更微创的侵入性医疗，今后胆胰EUS的需求也会越来越高。

EUS-FNA和interventional EUS的基础应该还是EUS筛查。希望大家能理解EUS的根本（也就是解剖），如果本书能对各位今后的EUS诊疗有所帮助，我们将不胜荣幸。

日本国立がん研究センター中央病院肝胆膵内科
肱岡　範
2019年10月

作者简介

肱岡　範 (SUSUMU HIJIOKA)

国立がん研究センター中央病院肝胆膵内科　医長

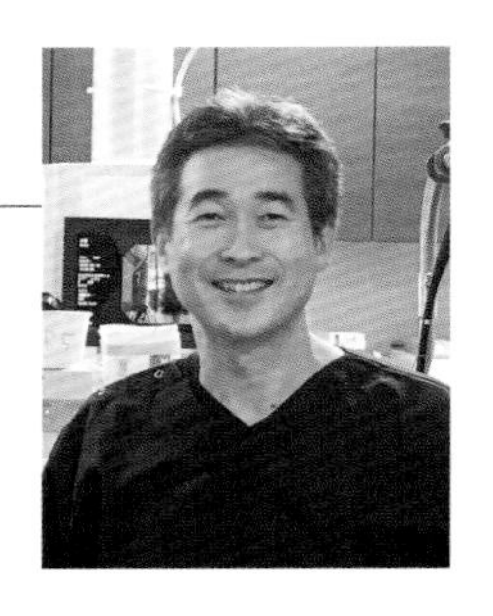

1998年毕业于自治医科大学，毕业后11年中主要从事熊本県内的医疗工作。
2009年开始的8年间，师从于愛知県がんセンター山雄健次先生，主要学习EUS、ERCP对于胆胰疾病的诊疗。
2017年至今，在现单位致力于通过EUS、ERCP进行的微创诊疗工作。

致谢

我在愛知県がんセンタ一工作时，一直都没有对教过我EUS的原和生老师说一句感谢的话，在此表达谢意。此外，要感谢在本书成书之前，教给我如何使用SYNAPSE VINCENT将CT重建的癌研有明病院的笹平直樹老师。还有在完成视频采集时给予我诸多帮助的内镜中心的各位同仁，以及肝胆胰内科的同事们，在此一并感谢。

最后，要感谢推荐我写这本书的大圃研老师，还要感谢在写作的2年间，一直帮助我，并且为我提供精美示意图的羊土社的大家有紀子女士。期待通过这本书，能让更多的医生喜欢胆胰EUS。如果以此为契机能发现更多的早期病变，将是我的荣幸之至。

主要省略语一览（按英文字母顺序）

省略语	英文	中文
1st JA	first jejunal artery	第一空肠动脉
1st JV	first jejunal vein	第一空肠静脉
Apdv	anterior pancreaticoduodenal vein	胰前十二指肠静脉
Aipdv	anterior inferior pancreaticoduodenal vein	胰前下十二指肠静脉
Ampdv	anterior middle pancreaticoduodenal vein	胰前中十二指肠静脉
Ao	Aorta	主动脉
Aspdv	anterior superior pancreaticoduodenal vein	胰前上十二指肠静脉
CA	celiac artery	腹主动脉
CHA	common hepatic artery	肝总动脉
GCV	gastrocolic vein	胃结肠静脉
GDA	gastroduodenal artery	胃十二指肠动脉
IVC	inferior vena cava	下腔静脉
LGA	left gastric artery	胃左动脉
LHA	left hepatic artery	肝左动脉
LRA	left renal artery	左肾动脉
LRV	left renal vein	左肾静脉
MHV	middle hepatic vein	肝中静脉
PHA	proper hepatic artery	肝固有动脉
PSPDA	posterior superior pancreaticoduodenal artery	胰后上十二指肠动脉
RHA	right hepatic artery	肝右动脉
RRA	right renal artery	右肾动脉
RRV	right renal vein	右肾静脉
SMA	superior mesenteric artery	肠系膜上动脉
SMV	superior mesenteric vein	肠系膜上静脉
SpA	splenic artery	脾动脉
SpV	splenic vein	脾静脉
UP	umbilical portion of the portal vein	附脐静脉

胆胰EUS

目录

第6章 治疗篇 interventional EUS

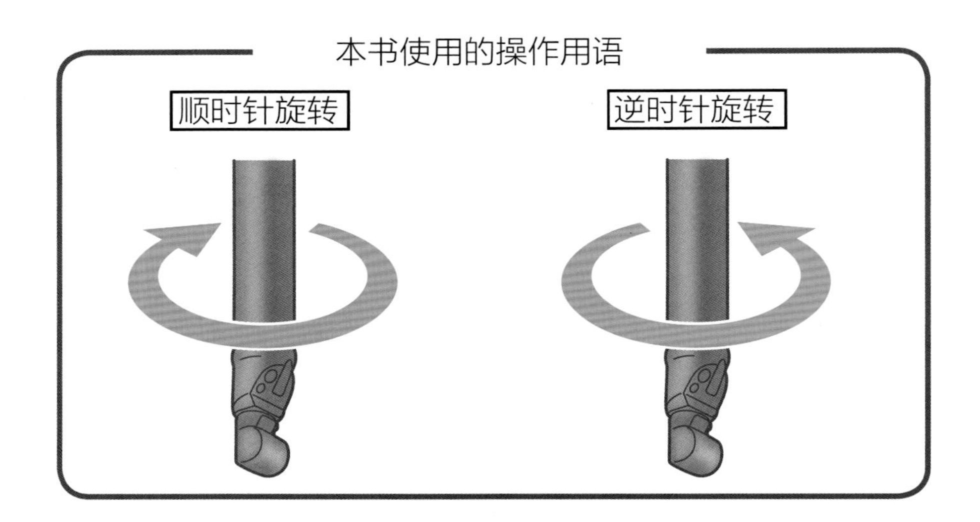

本书的图片中有EUS图和CT对比观察的设置，这仅仅是为了有助于对解剖的理解，有时并不是同一病例。

附录视频的使用方法

附录视频收录了大量本书相关的视频。微信扫描二维码即可直接观看视频。此为一书一码，为免错误扫描导致视频无法观看，此二维码提供两次扫描机会，扫描两次后，二维码不再提供免费观看视频机会。购买本书的读者，一经扫描，即可始终免费观看本书视频。该视频受版权保护，如因操作不当引起的视频不能观看，本出版社均不负任何责任。切记，勿将二维码分享给别人，以免失去自己的免费观看视频机会。

Ⓐ从胃内开始的观察

1 初始观察位置和探头的移动

概要

- 胃内扫查的动作，体会右手模拟着探头进行扫查的样子，就容易理解了。
- 胆胰筛查基本上都是从胃内可以看见的，所以胃内扫查是最重要的。

1 EUS图像的印象不明确!?

刚开始做线阵EUS的医生，一般都会有“不知道探头的动作是怎样的”“EUS图像和CT图像不一样”等烦恼。谁刚开始都是这样，估计已经是专家的前辈们刚开始也有同样的想法。

因此，为了能记住这些，我们也想了各种各样的方法，尽量在头脑中重构探头移动和EUS图像、EUS图像与CT图像的关系等，并将其形象化。

换句话说，不跨越这个障碍（“拥堵”），也就无法正常走上进步之路。

笔者在问了很多老师“您是用什么样的方式来理解EUS呢？”这样的问题后，得到的答复中最好的方法是：一边画着探头和EUS图像联动的图示，一边进行说明。这也是笔者科室的大场老师教授给我的方法。

2 能理解EUS动向的方法

①首先从胃内扫查开始，脑海中要浮现出已经看惯了的胃和胰脏的示意图（图1）。

②将这幅图上下左右翻转（图2）。

③然后请将自己的右手比作线阵超声内镜的探头（图3）。此时自己右手的旋转方向，与在胃内扫查时探头的顺时针旋转、逆时针旋转方向是相同的。

④先在胃内插入内镜的状态见图4a，将这里确认为标准位置（起始位置），也就是从胃内

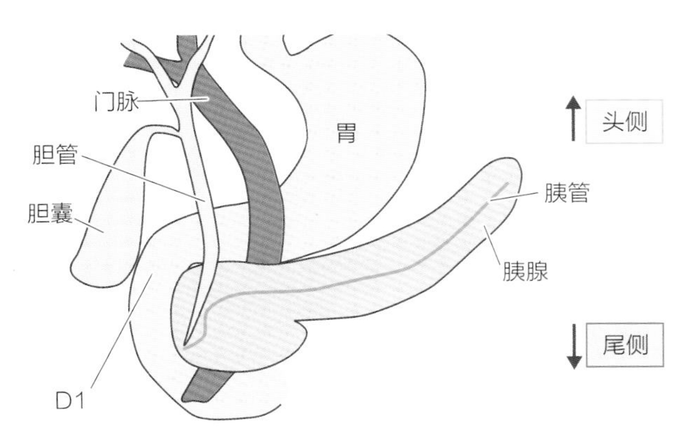

图1 **正常的胃和胰腺**

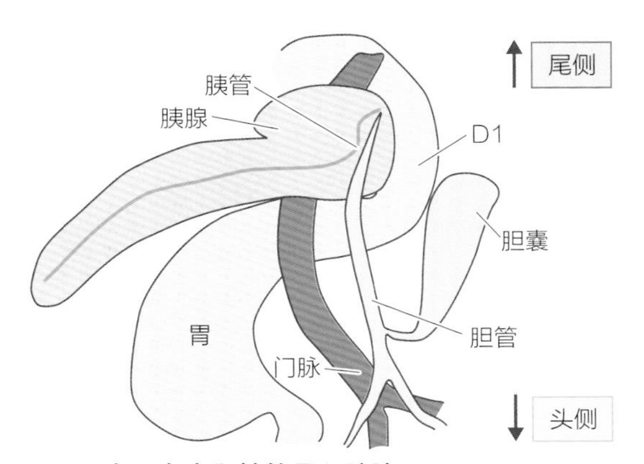

图2 **上下左右翻转的胃和胰腺**

与胰体部上缘同等高度位置来观察胰腺。

⑤从这里开始顺时针旋转，探头会朝向胰尾。朝向胰尾拉镜，再顺时针旋转（图4b）。胰脏的胰尾位于偏头侧（clanial side）一点儿，所以要轻拉镜身，才能向胰尾前进，这点非常重要。

⑥一直顺时针旋转，一点点地拉镜操作，就到达了胰尾（图4c）。

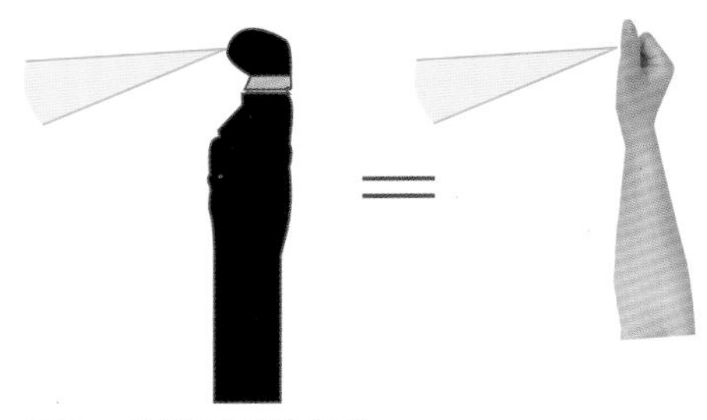
图3　**把右手看作探头**

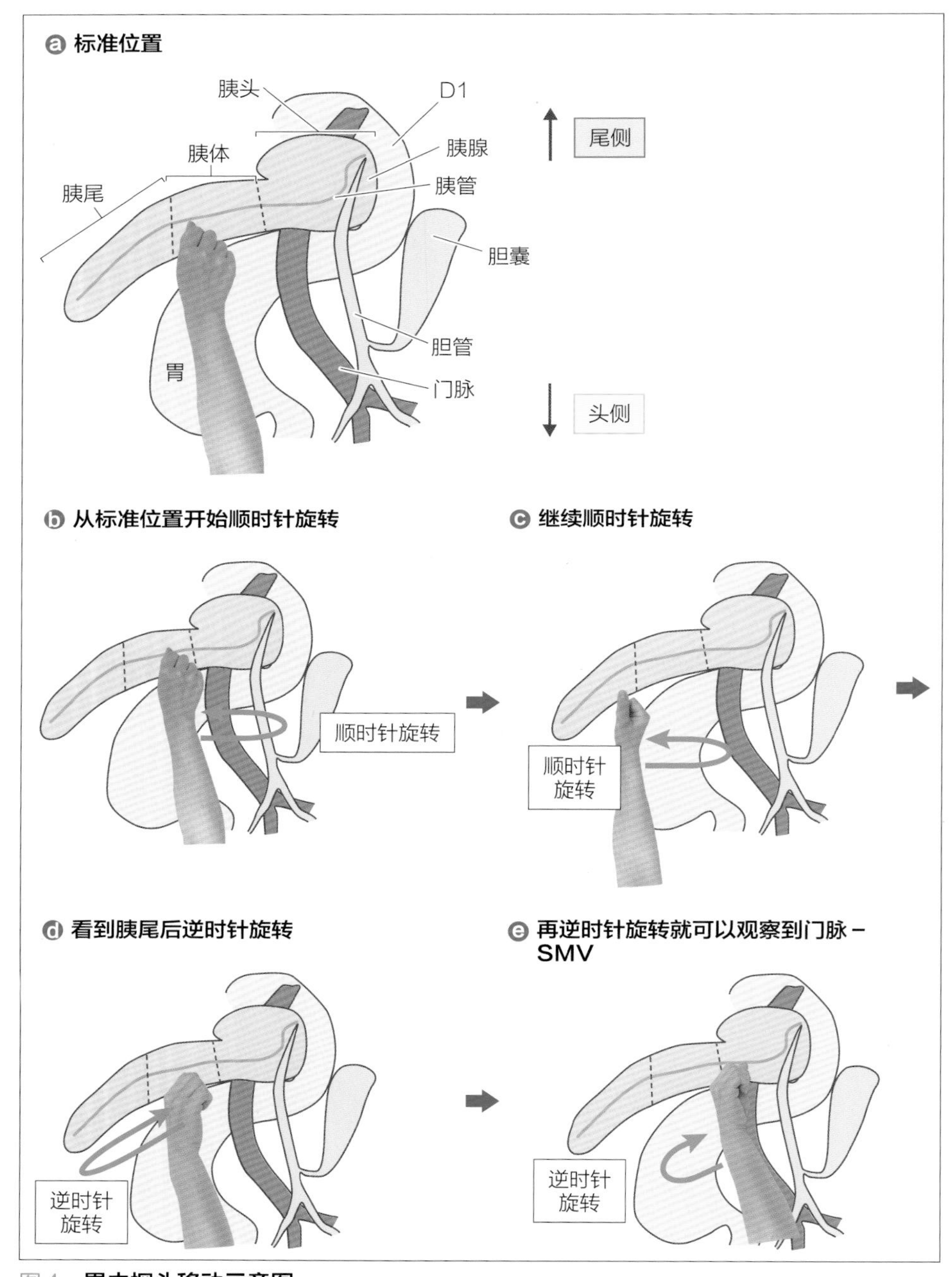

图4　**胃内探头移动示意图**

⑦到了胰尾之后，接下来回到胰体。要想回到胰体，要采取与之前相反的动作，也就是一边轻轻推镜一边逆时针旋转（图4d）。

⑧从标准位置（起始位置）开始再逆时针旋转，越过门脉，向胰头进发（图4e）。因为胰头朝向尾侧（caudal），要一边轻推镜身一边逆时针旋转。

以上就是胃内扫查探头活动的示意图，怎么样？

把胃内扫查探头如何活动想象成右手的动作，我想理解起来就容易多了吧！

3 实际的EUS示意图

接下来，我们看实际的EUS图像的观察方法。实际的EUS图像，因为与现实左右相反，在习惯之前可能会有奇怪的感觉（图5）。

图5是从胃看到的实际EUS图像整体的俯瞰图。

①首先观察主动脉（Ao）~腹主动脉（CA）（图6，参考第1章A-2）。

②从图6开始顺时针旋转观察胰体部（图7）。

③从图7开始再顺时针旋转和拉镜操作来观察胰尾（图8）。

④从图8开始通过逆时针旋转和进镜操作来观察胰头体移行处（图9）。

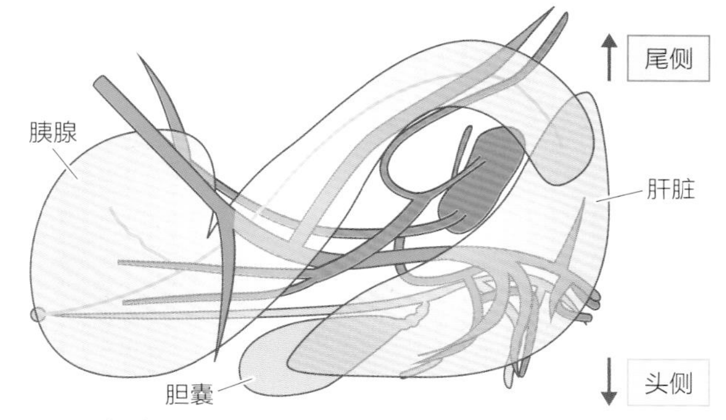

图5　**与实际的EUS图像相对照的示意图**

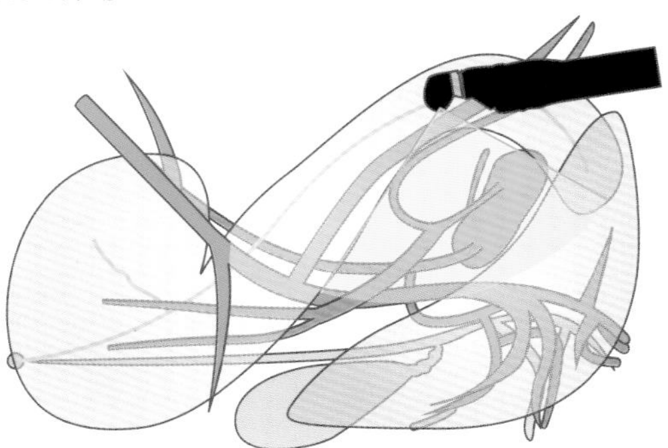

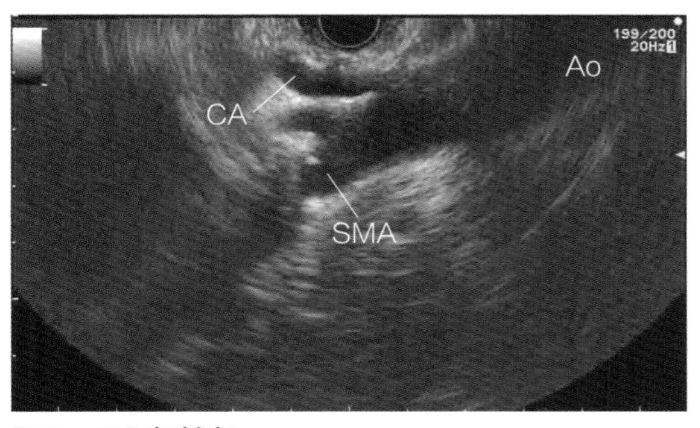

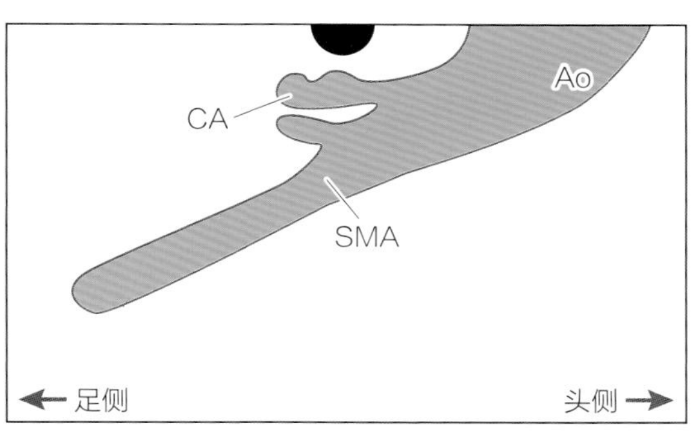

图6　**CA起始部**

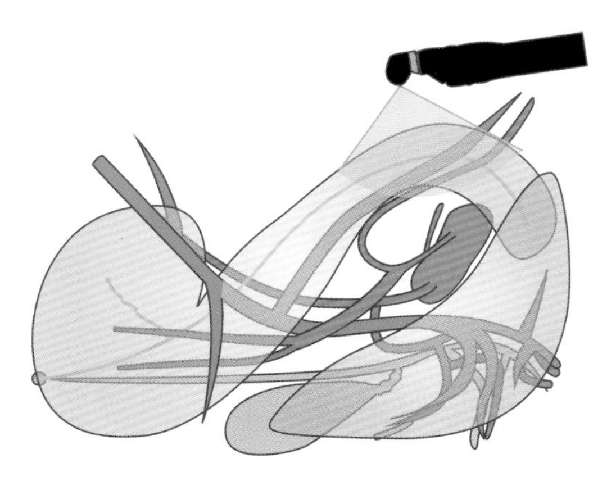

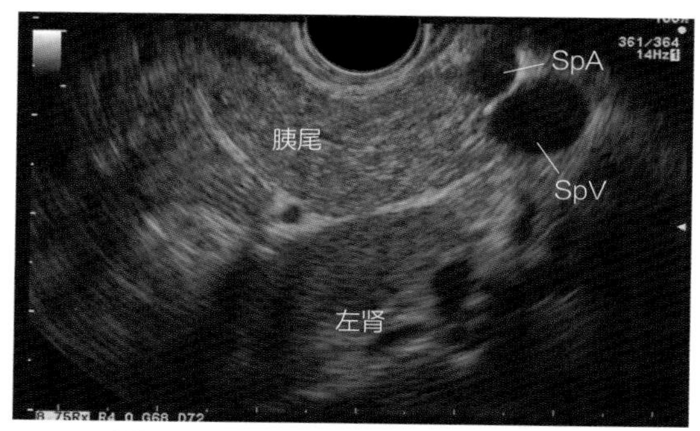

SpA
胰尾
SpV
左肾

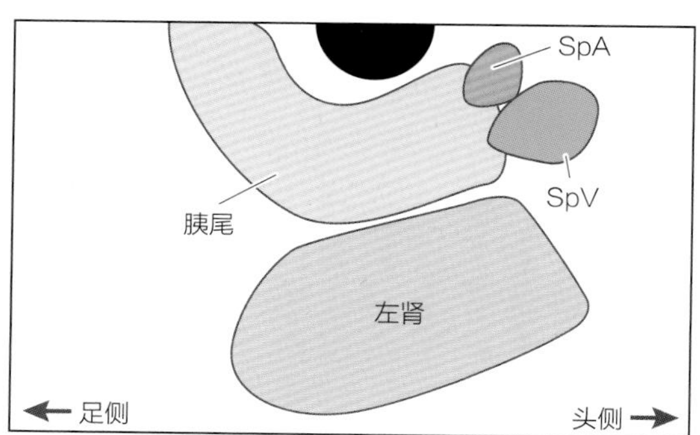

SpA
SpV
胰尾
左肾
← 足侧
头侧 →

图7　**胰体～胰尾**

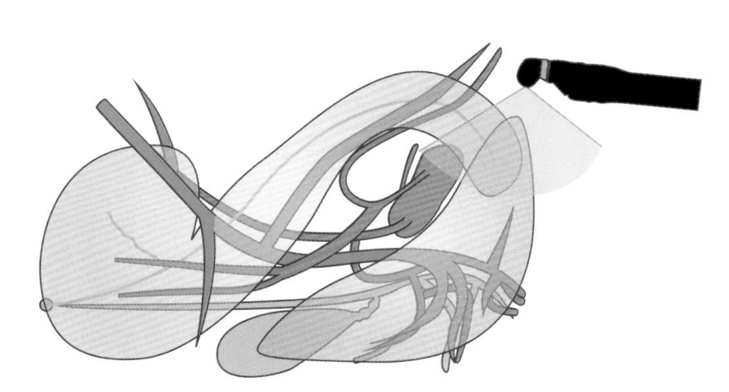

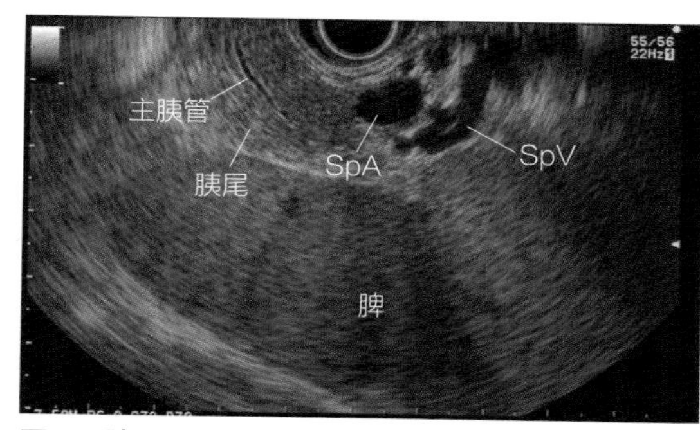

主胰管
胰尾
SpA
SpV
脾

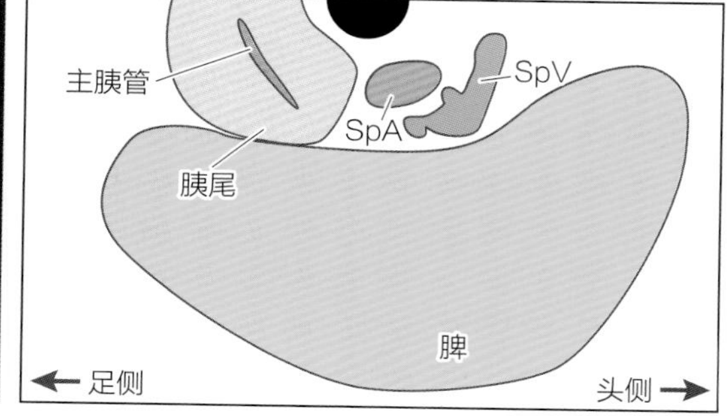

主胰管
SpV
SpA
胰尾
脾
← 足侧
头侧 →

图8　**胰尾**

⑤从图9开始通过顺时针旋转和进镜操作来观察胰头（图10）。

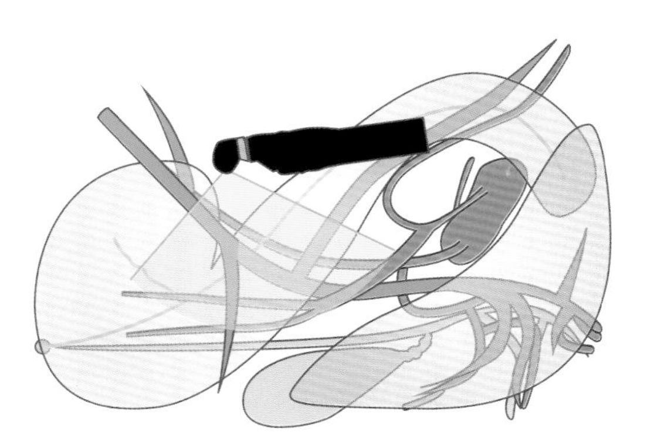

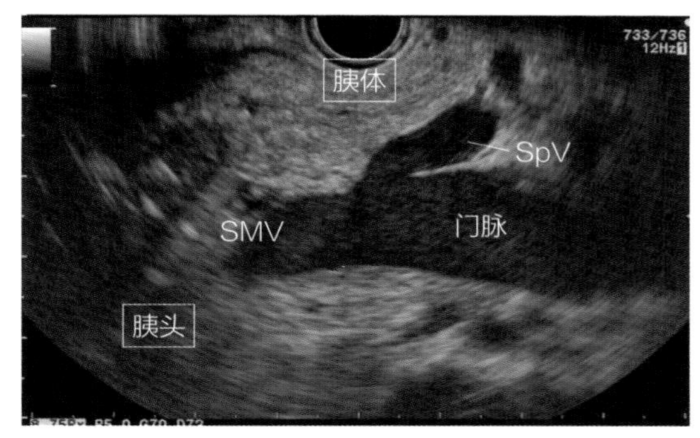

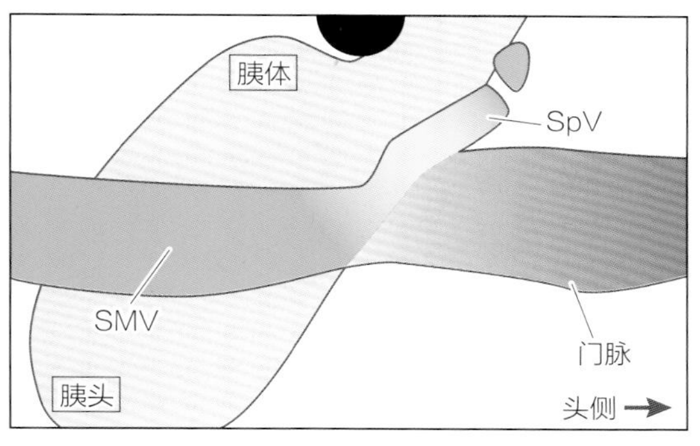

图9 **胰头体移行处**

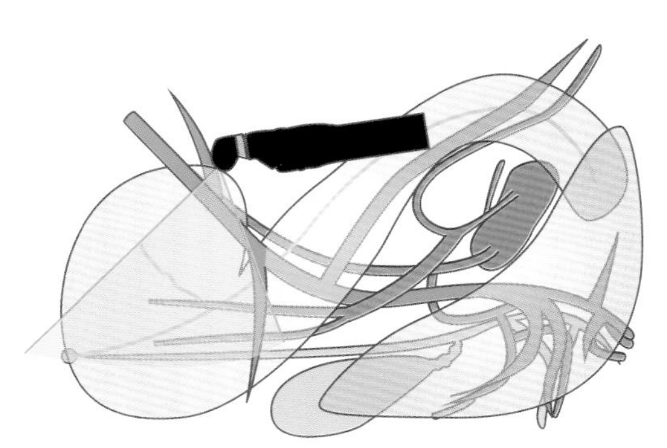

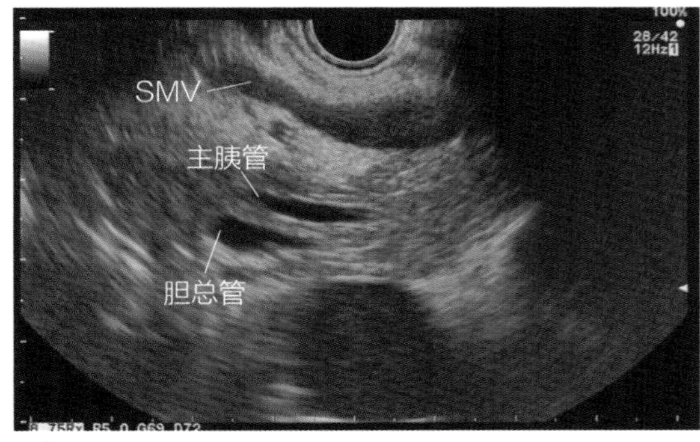

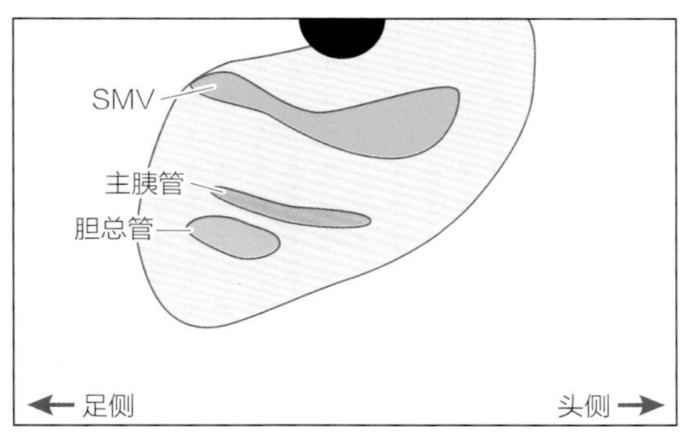

图10 **胰头处**

表1列举了胃内扫查应该观察的对象。

笔者基本上是按照这个顺序看的。从胃内到乳头或者十二指肠是都能观察的，但最初可能会感到惊讶，因为线阵EUS能观察到的胆胰的80%都是从胃内可以看到的，所以胃内扫查基本上是最重要的。

表1 **胃内扫查对象一览表**

胃内扫查观察部位	本书的说明章节
· 肝（肝左叶） · IVC · 肝右叶 · Ao	第1章A－2
· 胰体部 · 胰尾部	第1章A－3
· SpV门脉汇合部 · 门脉～SMV汇合部 · 胰头部 · 乳头部 · 十二指肠降部～水平部	第1章A－4

Ⓐ从胃内开始的观察

2 肝左叶～Ao

视频

概要

- 先从距离门齿约45cm的食管胃结合部（EJG）开始，将探头朝向胃前壁扫查到肝左叶。
- 从开始的肝左叶到终点的Ao，是180°的顺时针旋转。

观察目标

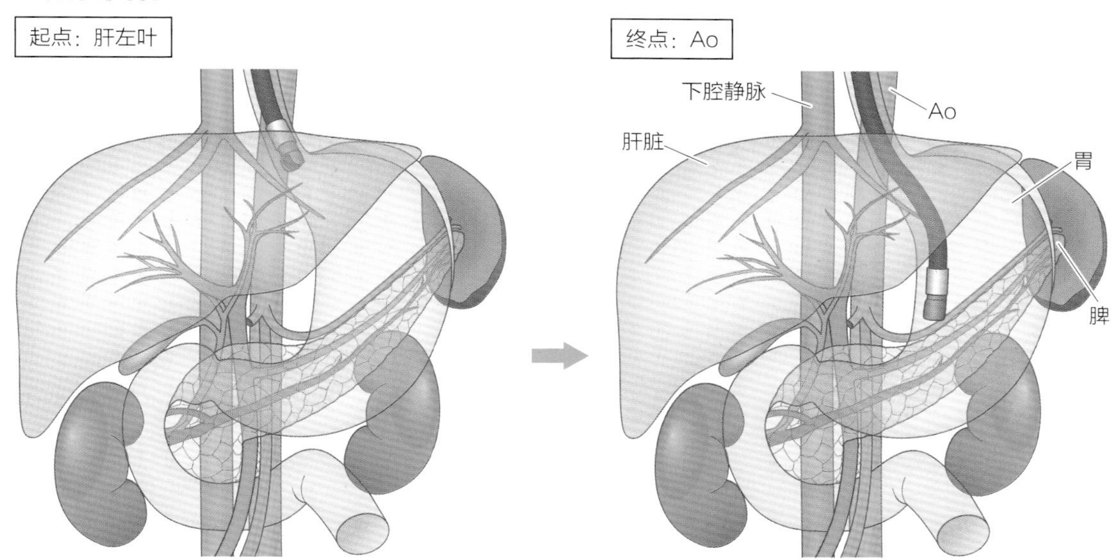

观察顺序

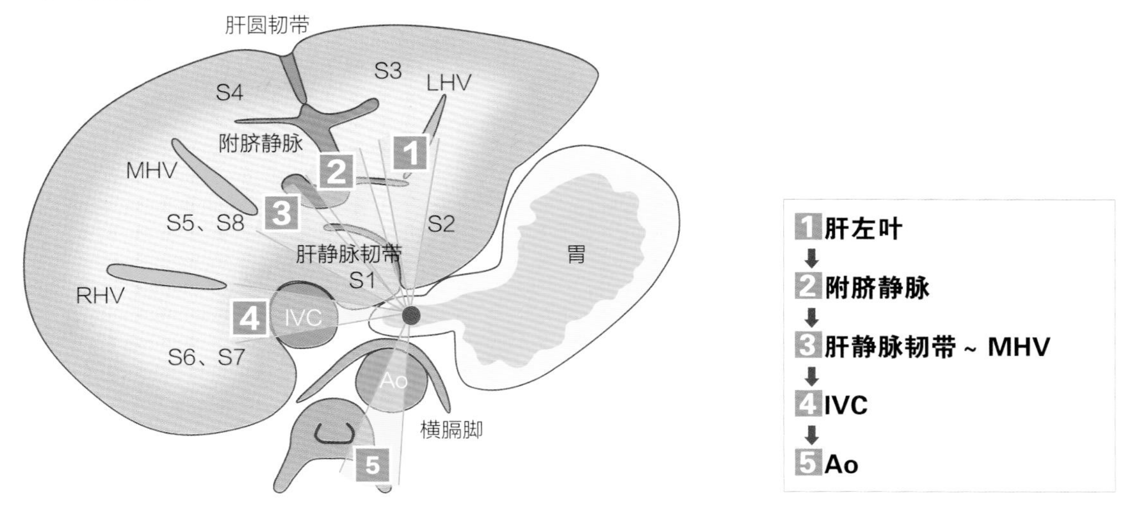

1 肝左叶
⬇
2 附脐静脉
⬇
3 肝静脉韧带～MHV
⬇
4 IVC
⬇
5 Ao

1 肝左叶（图 1）

首先，把镜子插入胃内后，不管怎样调整，先做到能**扫查出肝左叶**。

如图 1a 所示，扫到肝左叶后，则探头为朝着腹侧的状态。起始位置就是可扫出肝左静脉（LHV）。LHV 的探头侧为 Segment 2（S2），对侧为 Segment 3（S3）。

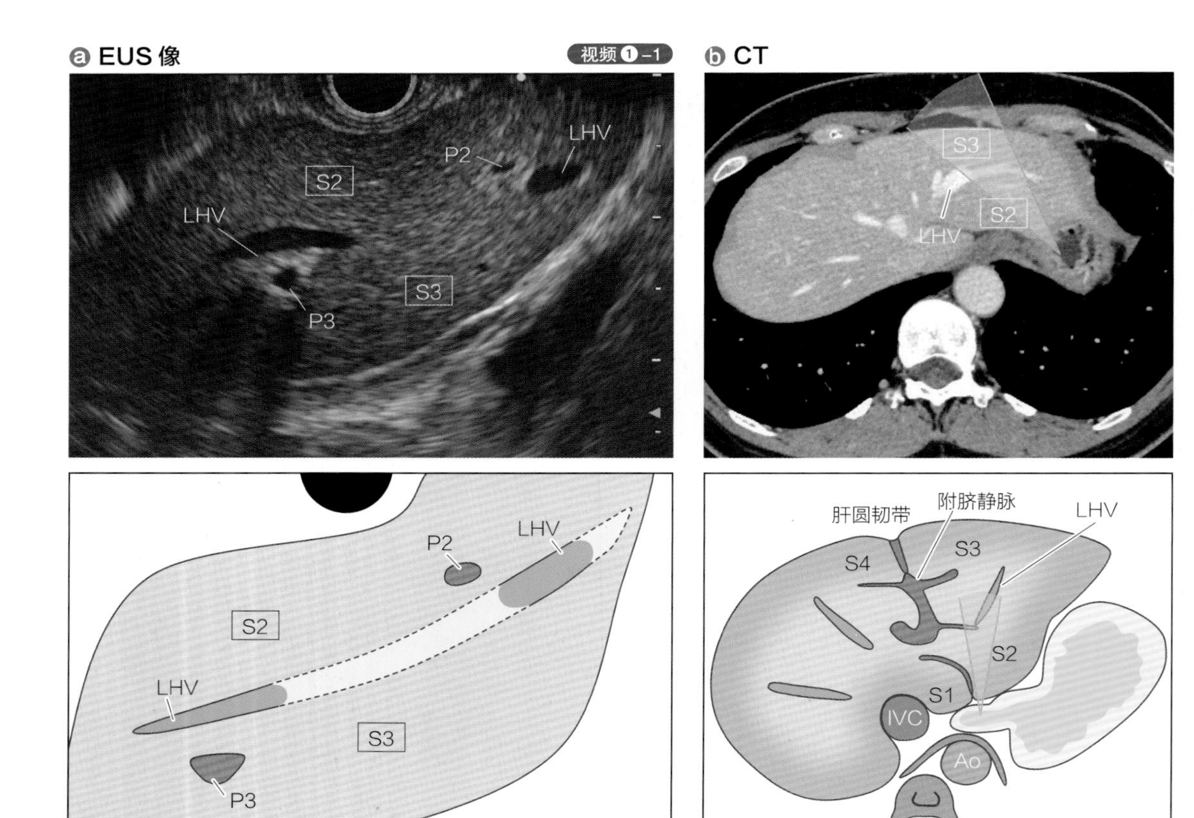

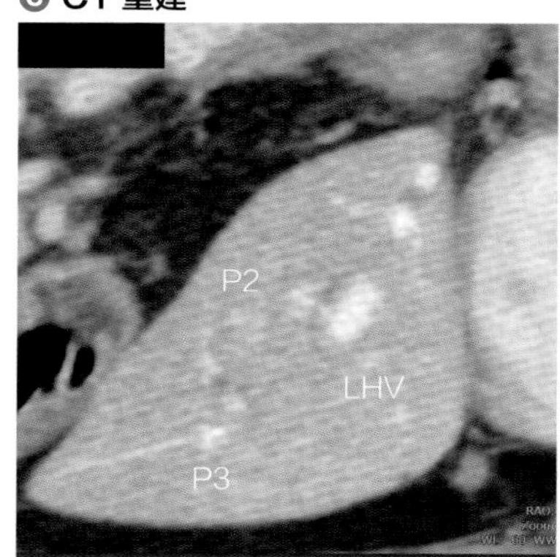

图 1 **肝左叶**

2 附脐静脉（图2）

镜身顺时针旋转，P2和P3会慢慢汇合，形成**附脐静脉**。从附脐静脉再往左下角看是肝圆韧带。也就是说，**肝圆韧带**的前端（图2a左下）是肝表面。观察附脐静脉的时候，如果没有相关意识，也看不到胆管的位置（当然在图2中不能观察到），它其实在门脉的右下方。这在介入EUS时非常重要，请大家一定记住。

ⓐ EUS像

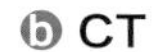

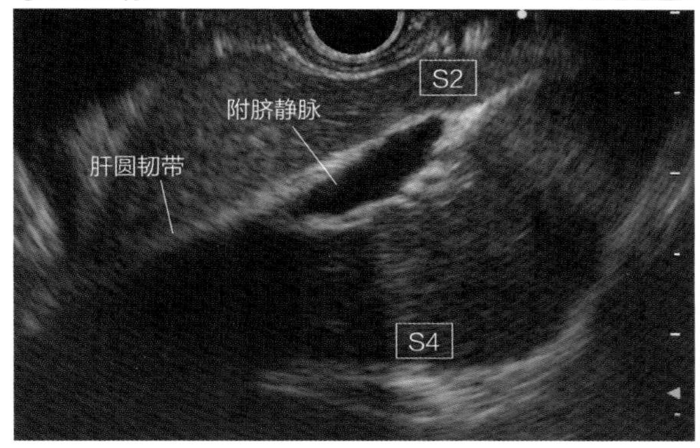

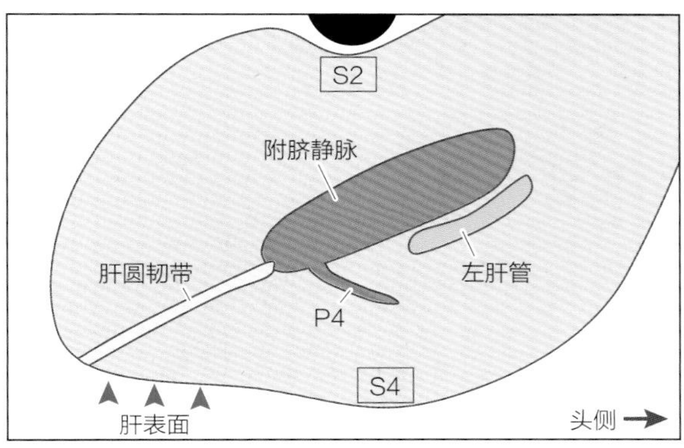

ⓑ CT

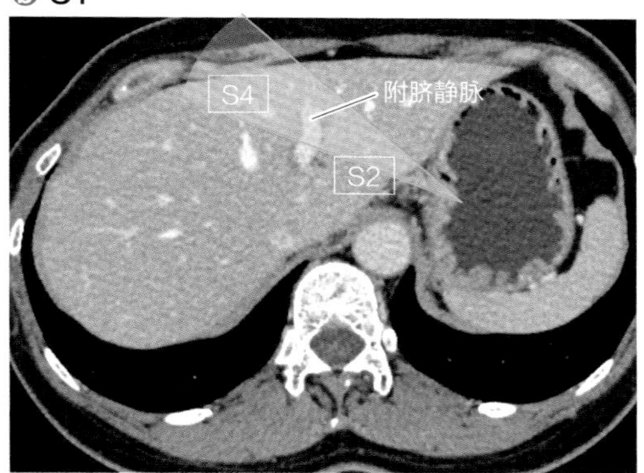

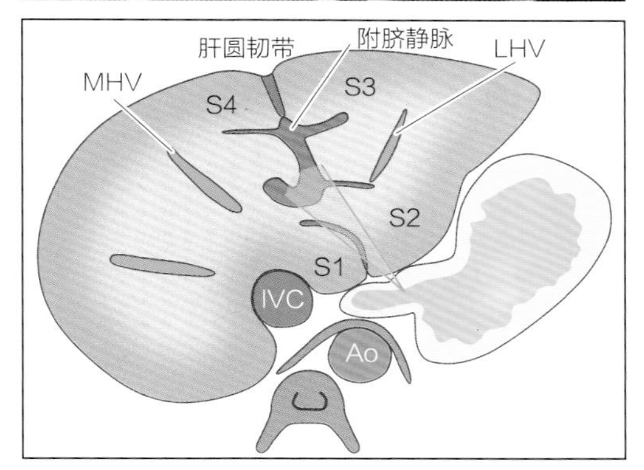

ⓒ CT重建

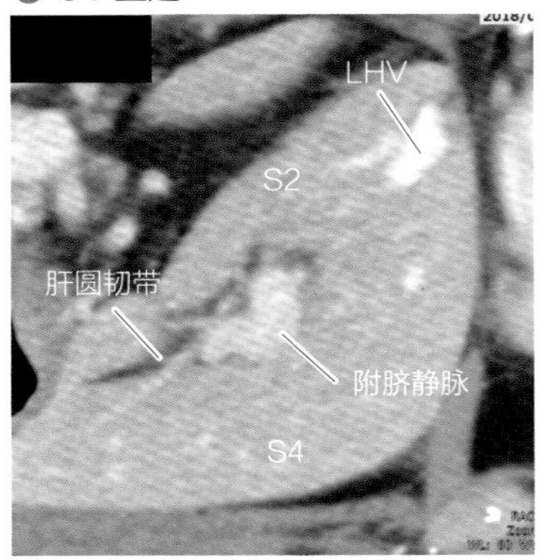

图2 **附脐静脉**

3 肝静脉韧带～MHV（图3）

从图2的位置抽出5cm左右的镜身，可以看到从门脉到IVC的高回声的栅栏状物，这就是**肝静脉韧带**，是胎儿期的残留。在这附近还能看到肝中静脉（MHV），所以肝静脉韧带也就是探头侧是S1，肝静脉韧带和MHV所夹的扇形部分为Segment 4（S4）。

ⓐ EUS像 视频❶-1

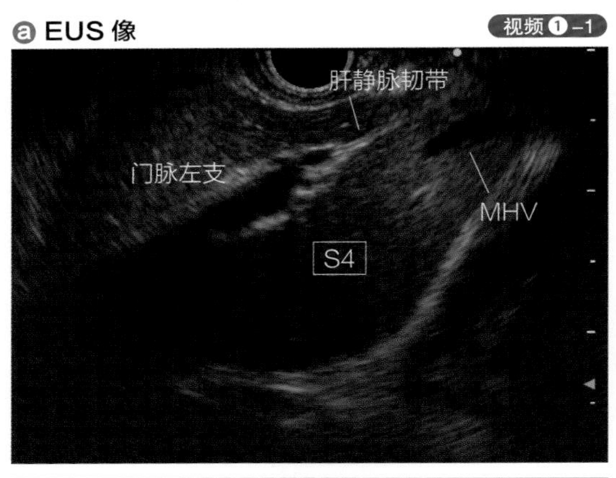

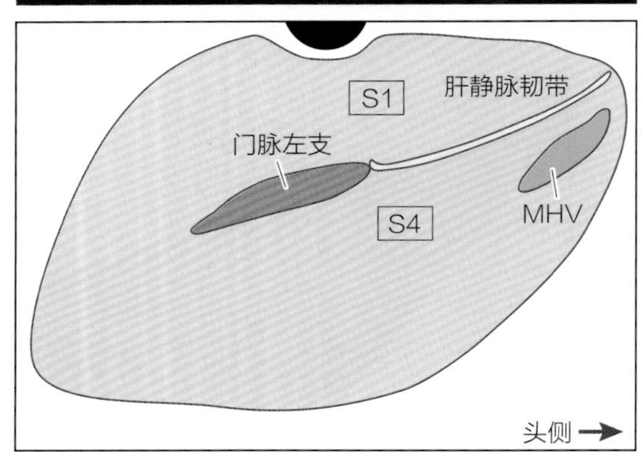

ⓑ CT

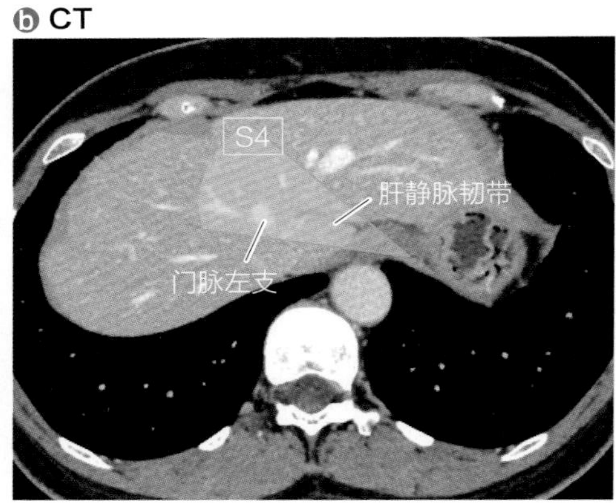

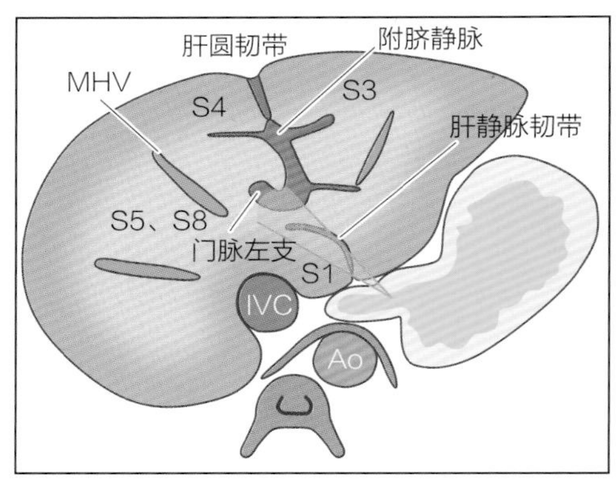

ⓒ CT重建

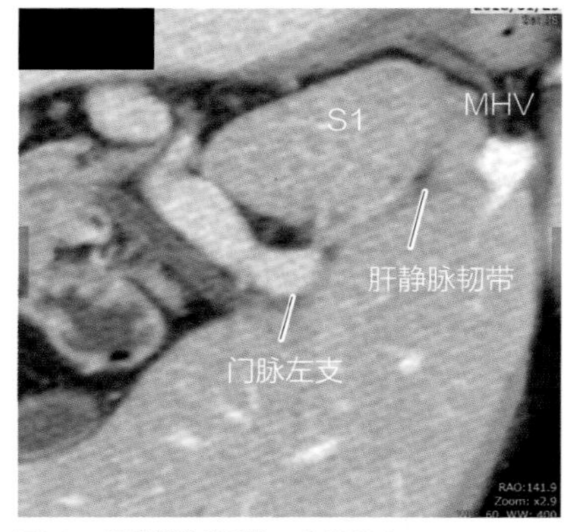

图3　**肝静脉韧带～MHV**

▒：扇形部分（S4）。

4 IVC（图4）

从胃内可以看到肝门部的详细结构，不过那属于中级篇。

门脉左支向6点钟方向调整位置，再顺时针旋转，可以看到**下腔静脉**（IVC）和肝右静脉（RHV）。此外，在足侧（画面左侧），门脉右支~肝外门脉的区域也可以在这个位置看到。

ⓐ EUS像

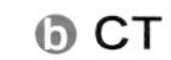

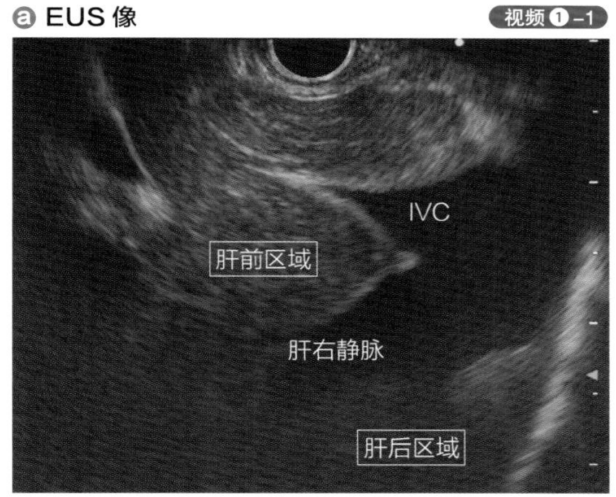

ⓑ CT

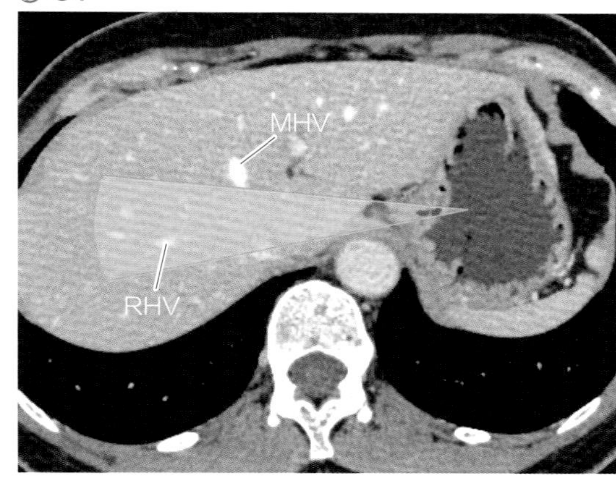

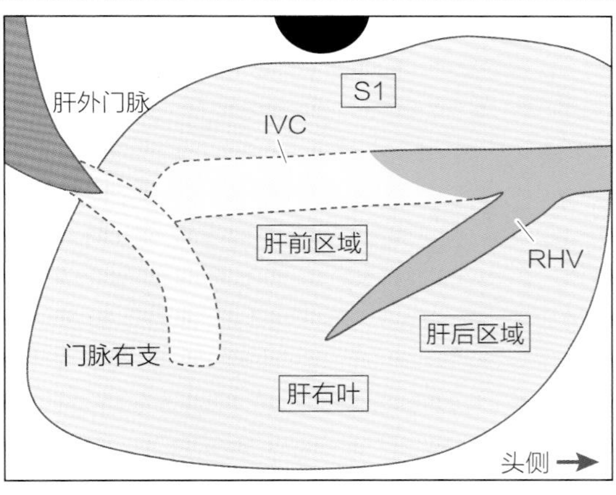

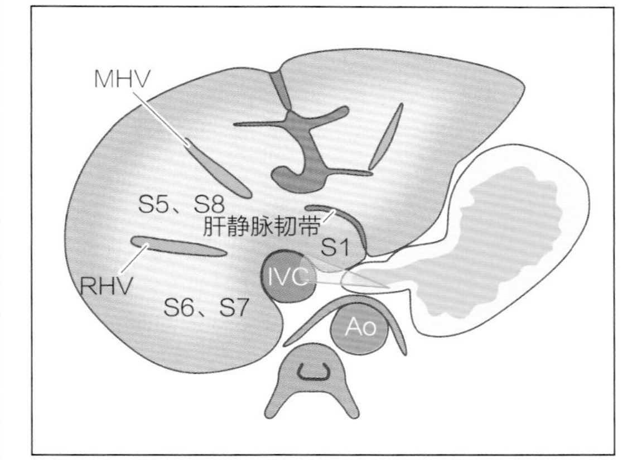

ⓒ CT重建

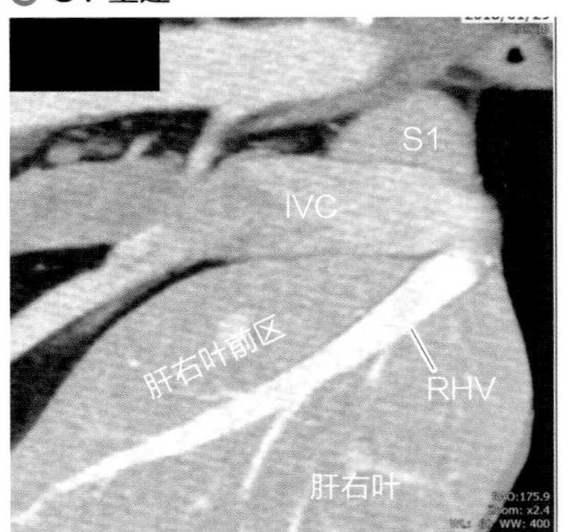

图4 IVC

5 Ao（图5）

再进一步顺时针旋转，就会出现**主动脉**（Ao），从图1开始正好顺时针旋转180°后就可以了。

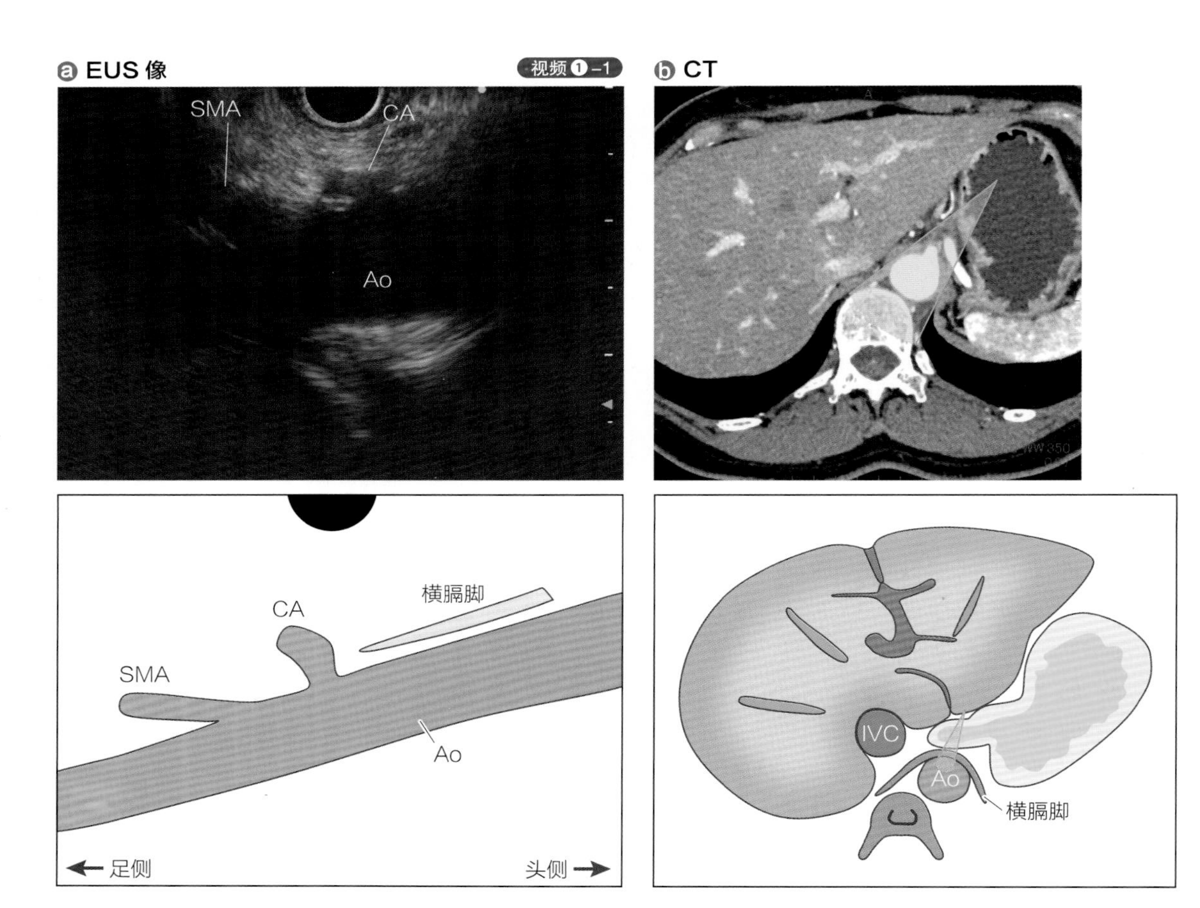

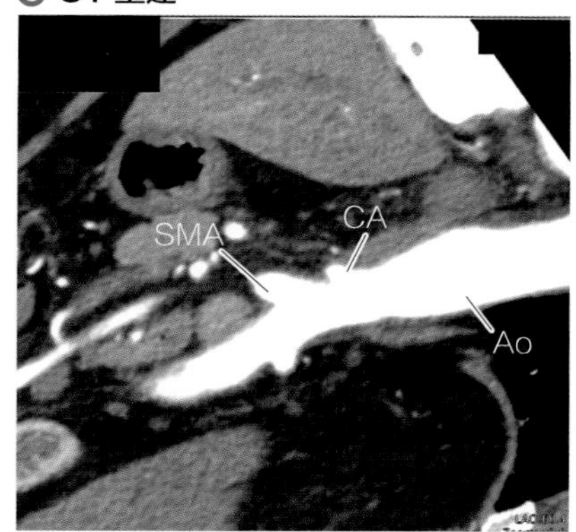

图5 **Ao**

要点

当主动脉沿长轴显示时，如图6所示，有时会看不清腹主动脉（CA）和肠系膜上动脉（SMA）。此时的标志是横膈脚 。正好横膈脚中断的地方就是腹主动脉的根部，在这里向左右轻微摆动，就可以观察到腹主动脉了。

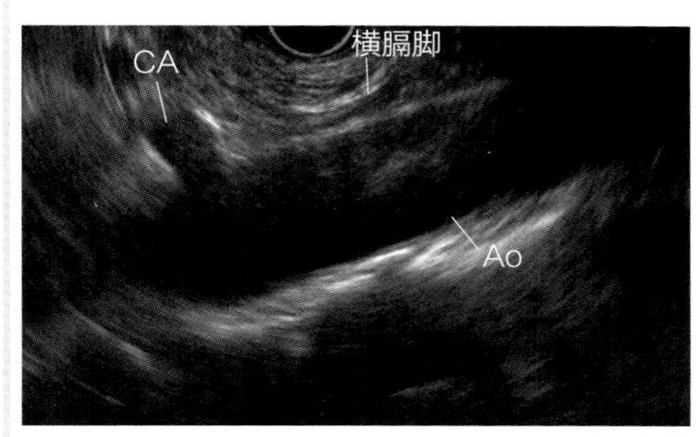

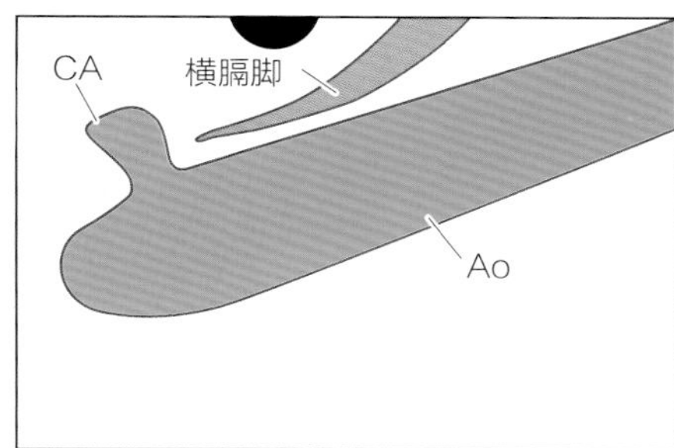

图6 **CA和横膈脚**

Ⓐ从胃内开始的观察

3 Ao～胰尾

视频

概要

- 观察胰腺和胰尾，基本上是顺时针旋转。
- 想在6点钟方向扫出并观察主胰管，大旋钮的操作和拉镜非常重要。

观察目标

起点：CA～SpA

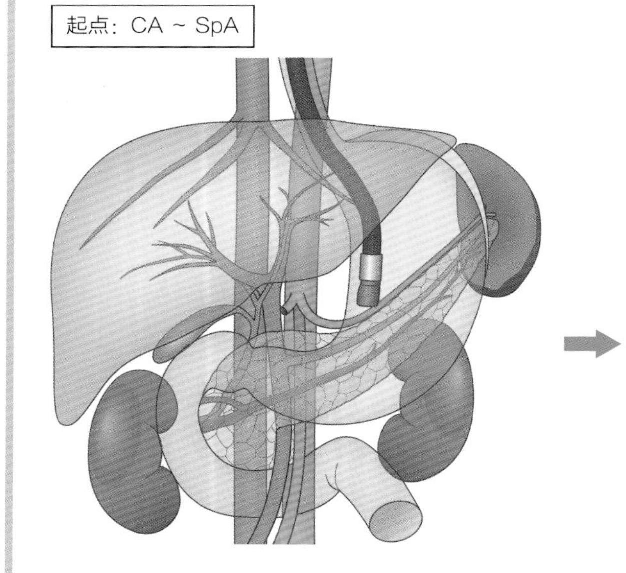

终点：脾～左肾上腺

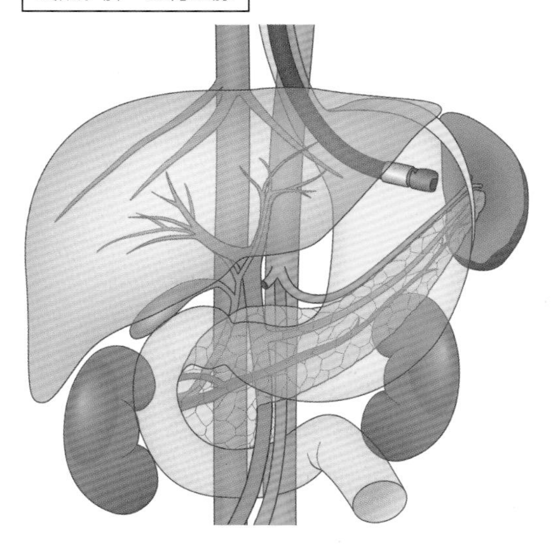

观察顺序

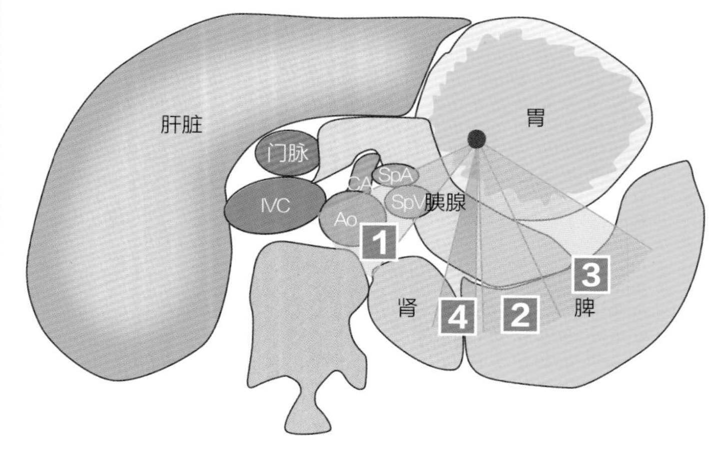

1 CA～SpA
↓
2 SpA～胰尾部
↓
3 胰尾部～脾
↓
4 脾～左肾上腺

1 CA ~ SpA

扫查胰腺，需要从腹主动脉（CA）稍微向足侧移动探头，因此需要推镜。差不多看到CA的时候，探头就在食管胃结合部（eshoagogastric junction，EGJ）附近，此时直接推镜的话会损伤胃黏膜，会引起Mallory-Weiss综合征，所以要轻轻地上推大螺旋送镜，这一点非常重要。

上述操作后，画面左侧的**胰腺实质**（图1）向6点钟方向靠近（图2）。这也是扫查胰腺的一般方法。

ⓐ EUS像 视频①-2

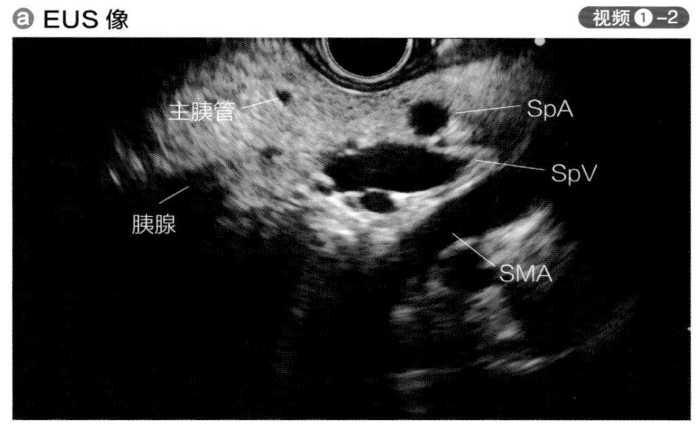

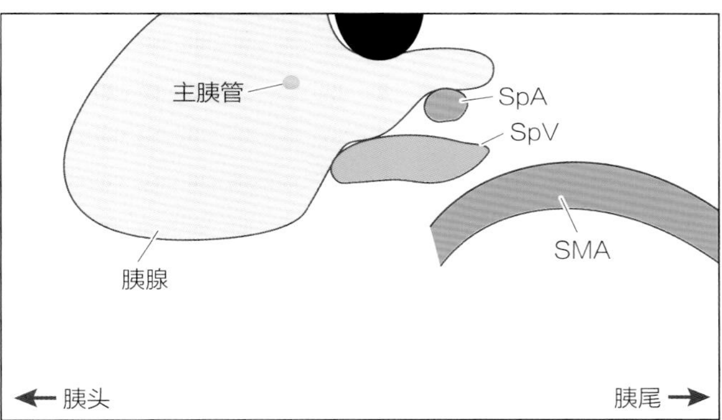

ⓑ CT

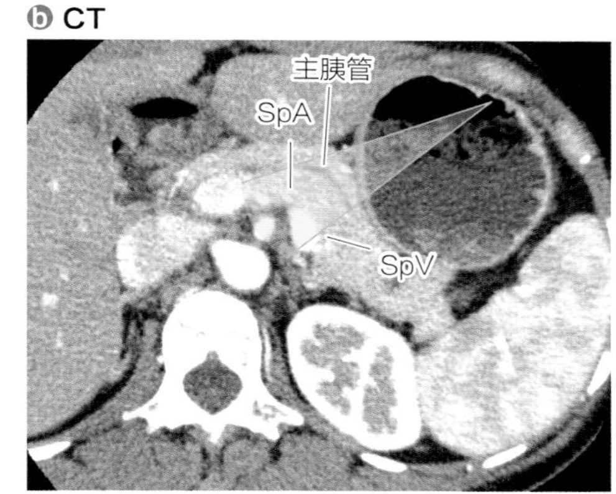

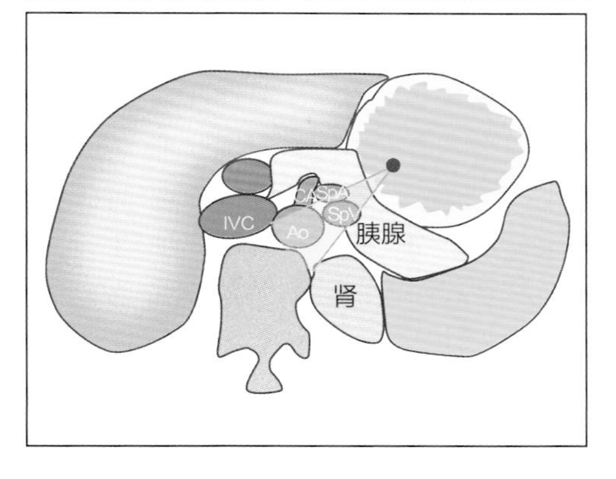

ⓒ CT重建

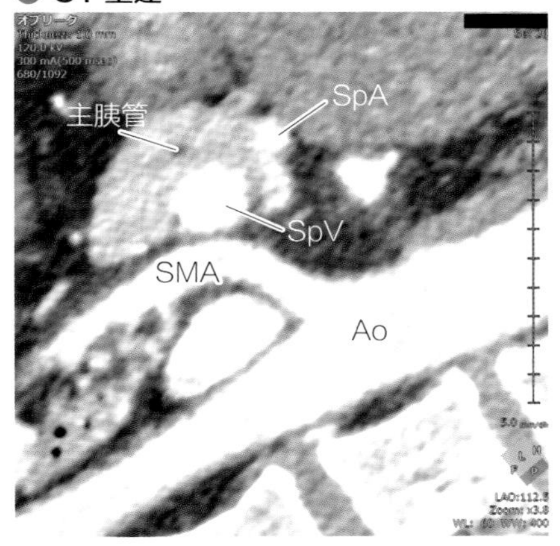

图1 CA ~ SpA

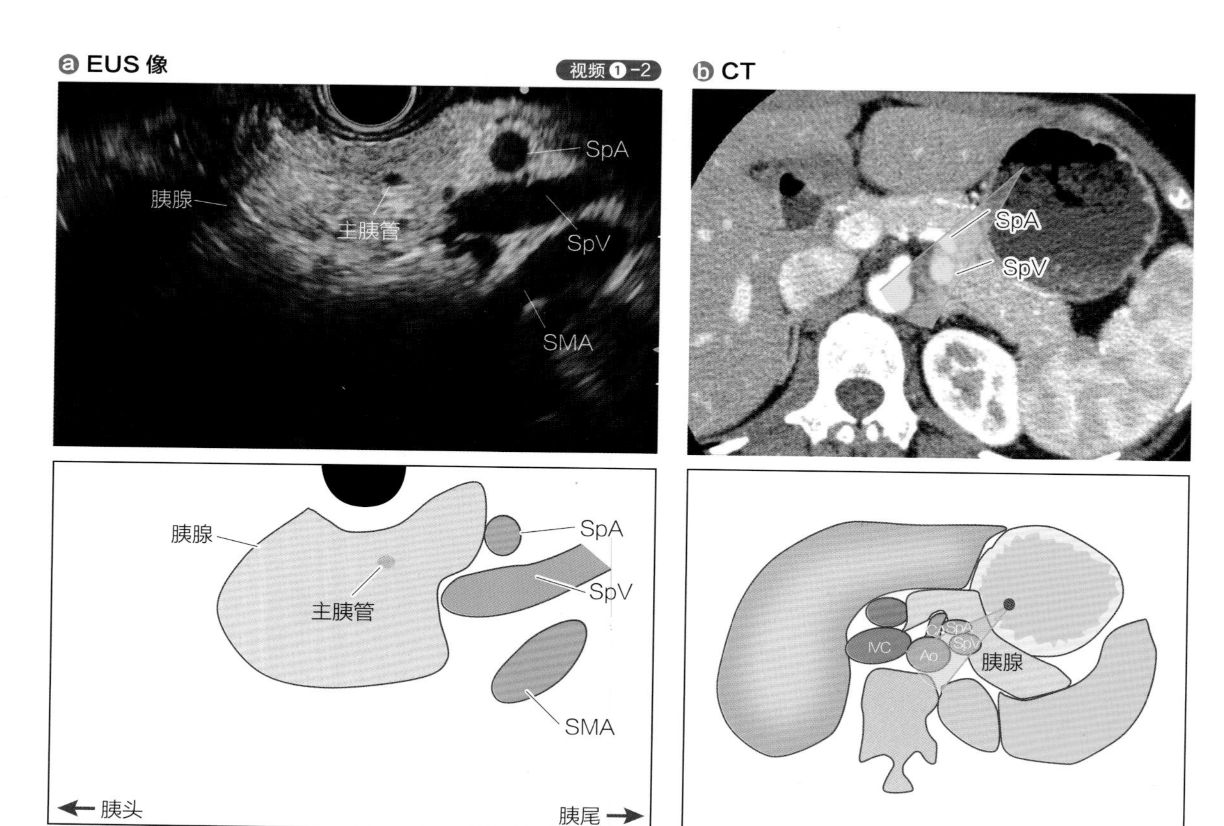

图2 **胰腺实质在6点钟方向的扫查**

要点 不能扫查到胰腺实质的时候

从 CA 开始扫查出胰腺实质的另一个方法是：从 CA 开始一边追着 SpA，一边找胰体。这种情况下，可以稍微逆时针旋转一下，在确认了 SpA 和 CHA 的分支后，再顺时针旋转找到 SpA。

如图 2 所示，胰体的初始观察位置就是主胰管、SpA、SpV 三个结构出现在同一个视野中的位置。

2 SpA ~胰尾

从这里开始再顺时针向胰尾进发。

调整主胰管到6点钟方向。因为胰尾位于胰体的头侧，稍稍拉出一点儿镜身，就可以在6点位固定。如果能看到肾脏在胰腺的背侧出现，那就能判断胰尾了（图3）。

ⓐ EUS像 视频❶-2

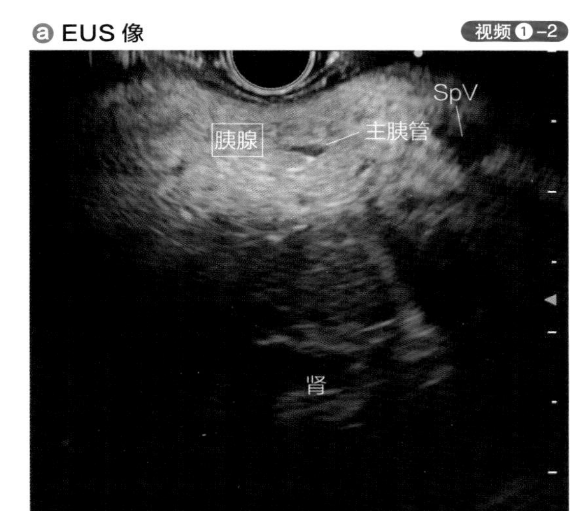

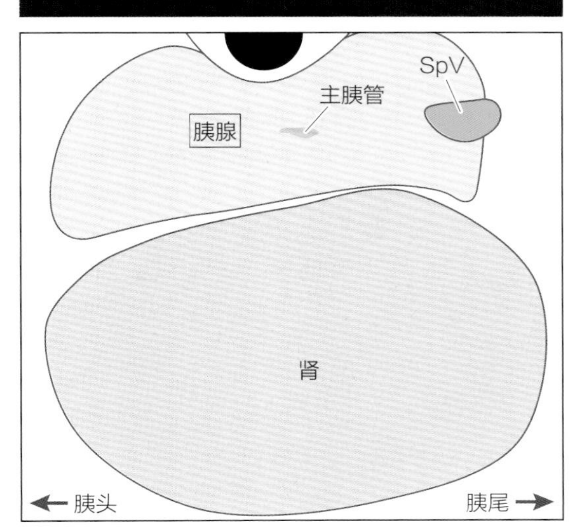

ⓑ CT

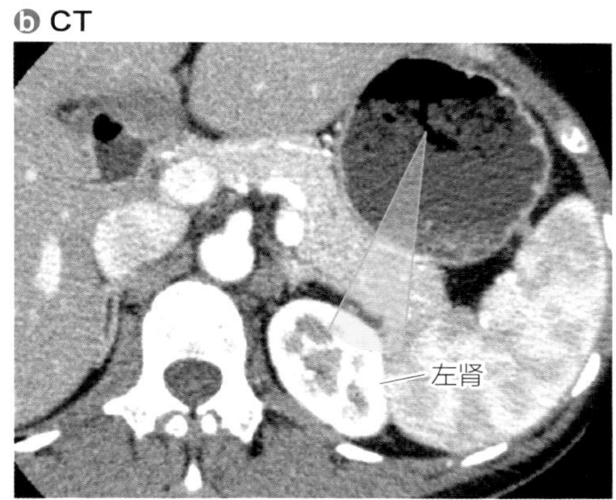

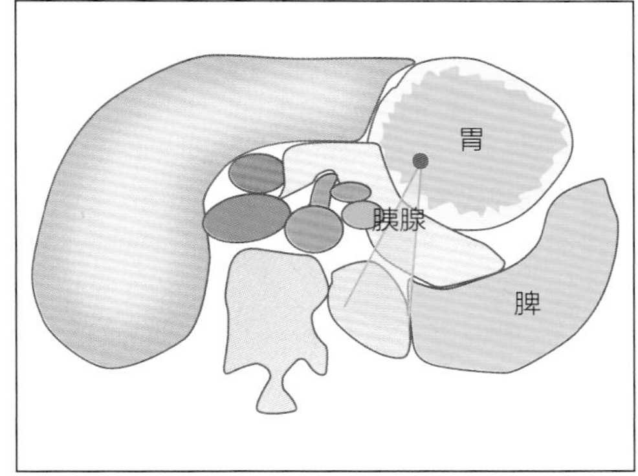

ⓒ CT重建

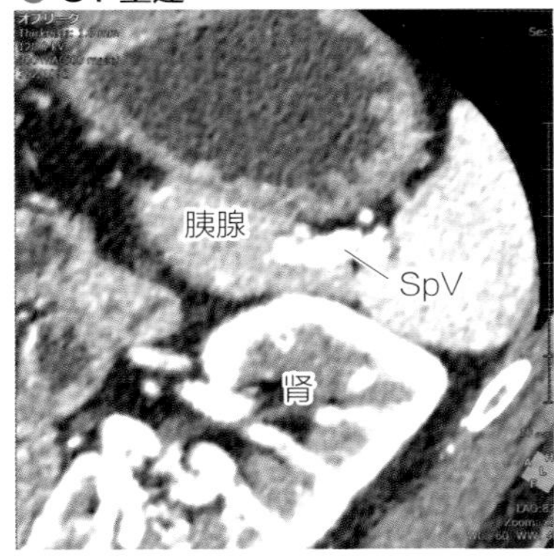

图3 SpA ~ 胰尾

也有主胰管很细、很难追查的情况。这时候，可将SpV作为标志，再追着主胰管，顺时针旋转并拉镜，到达胰尾。

胰尾在左肾与脾之间（脾肾间）下沉的情况比较多（图4）。

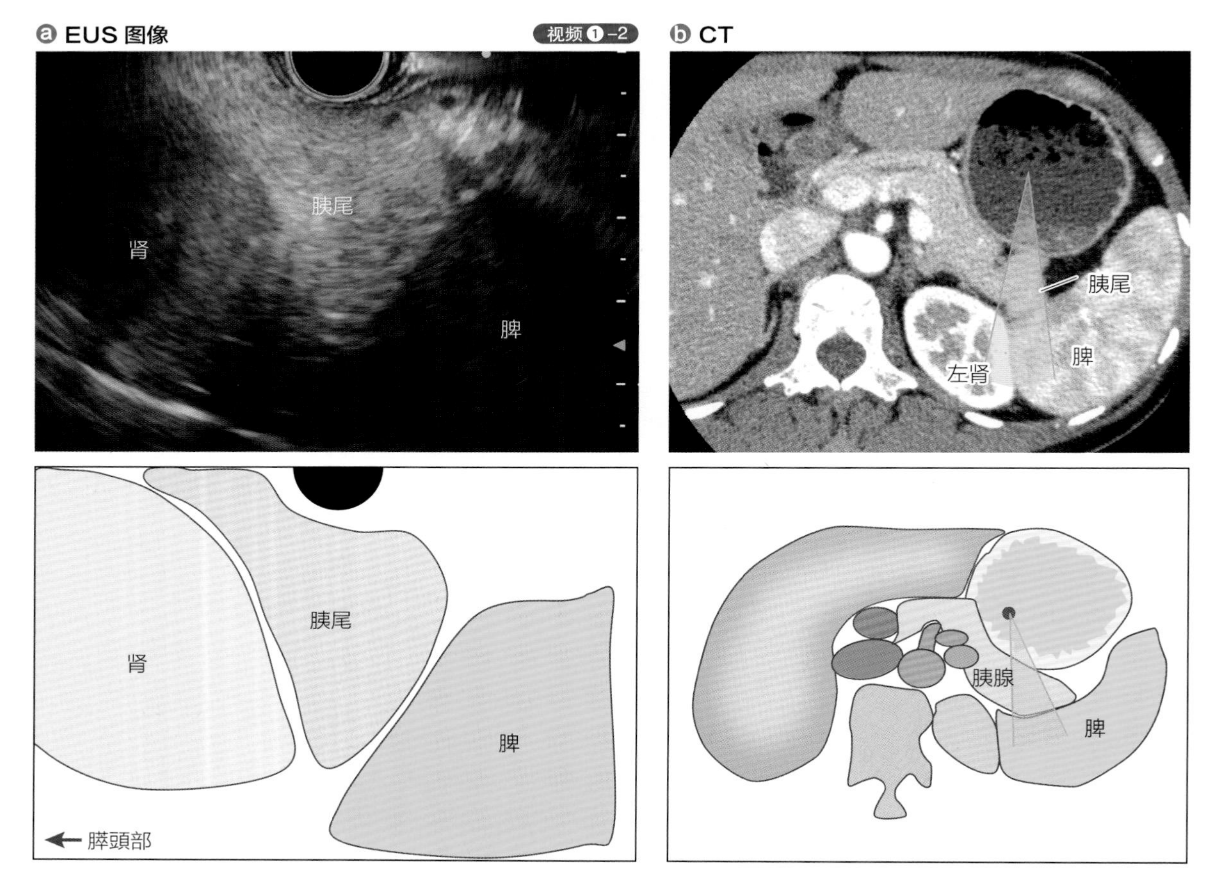

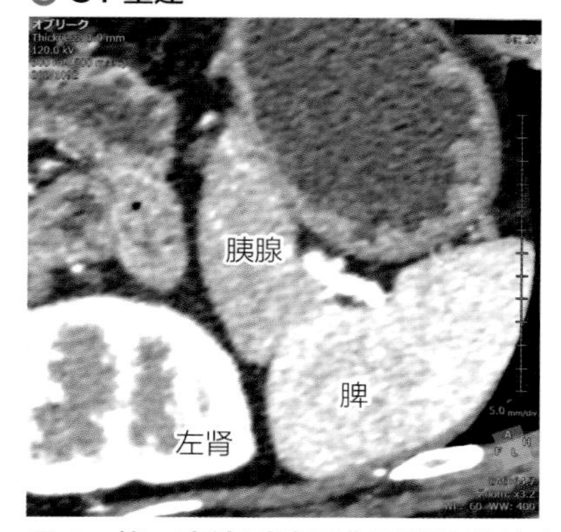

图4 **能一直追到胰尾实质消失的地方**

印象中这种情况占70%，而剩下30%，胰尾朝向脾门方向（图5）。

到了胰尾，也不能完全掉以轻心，因为到了胰尾后，主胰管会变细，基本上都无法识别。而且胰尾部与周围脂肪组织很难区分，有时候根本无法分辨出胰腺实质的边界在哪里。

EUS不仅要追查主胰管，**还要在有意识地观察胰腺实质边界的同时，不漏诊那种主胰管并没有异常的胰野型胰腺癌**（即只局限于胰腺实质且并未侵及胰管的胰腺癌）。因此，在进行EUS检查的时候，要以"追查到实质消失为止"为原则，从能看到胰尾部实质的地方（appearance）到消失（disappearance）为止，有意识地观察胰尾的整体。

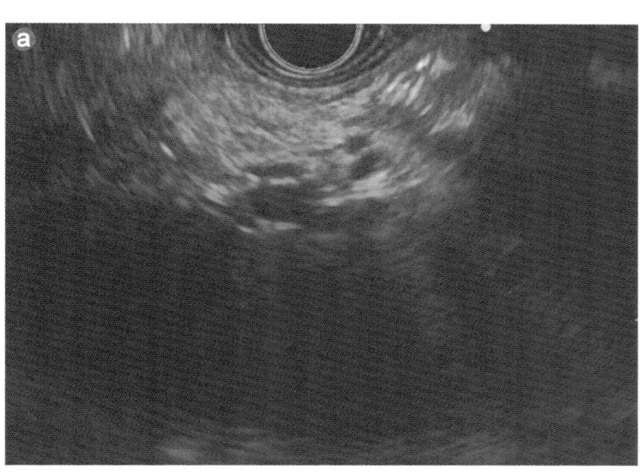

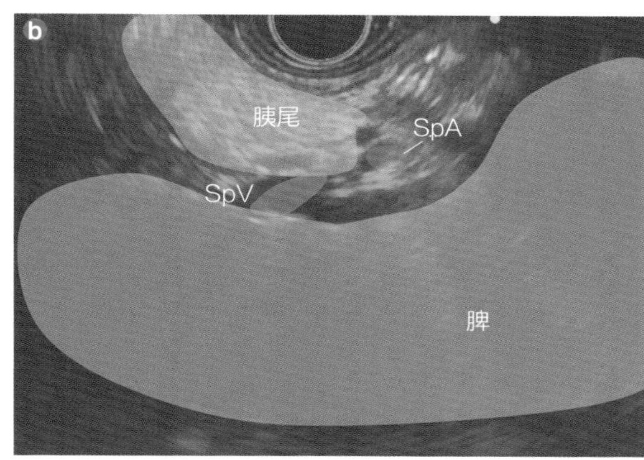

图5 **胰尾朝向脾门的情况** 视频①-3

3 胰尾～脾

继续拉镜，就会到达脾。在这里，除了检查脾之外，还要看有没有副脾，有没有腹水（图6 ►）。检查中因为是在左侧卧位，为腹水最容易积存的体位，所以最好在此时养成确认的习惯。图6程度的腹水是生理性的，没有异常。

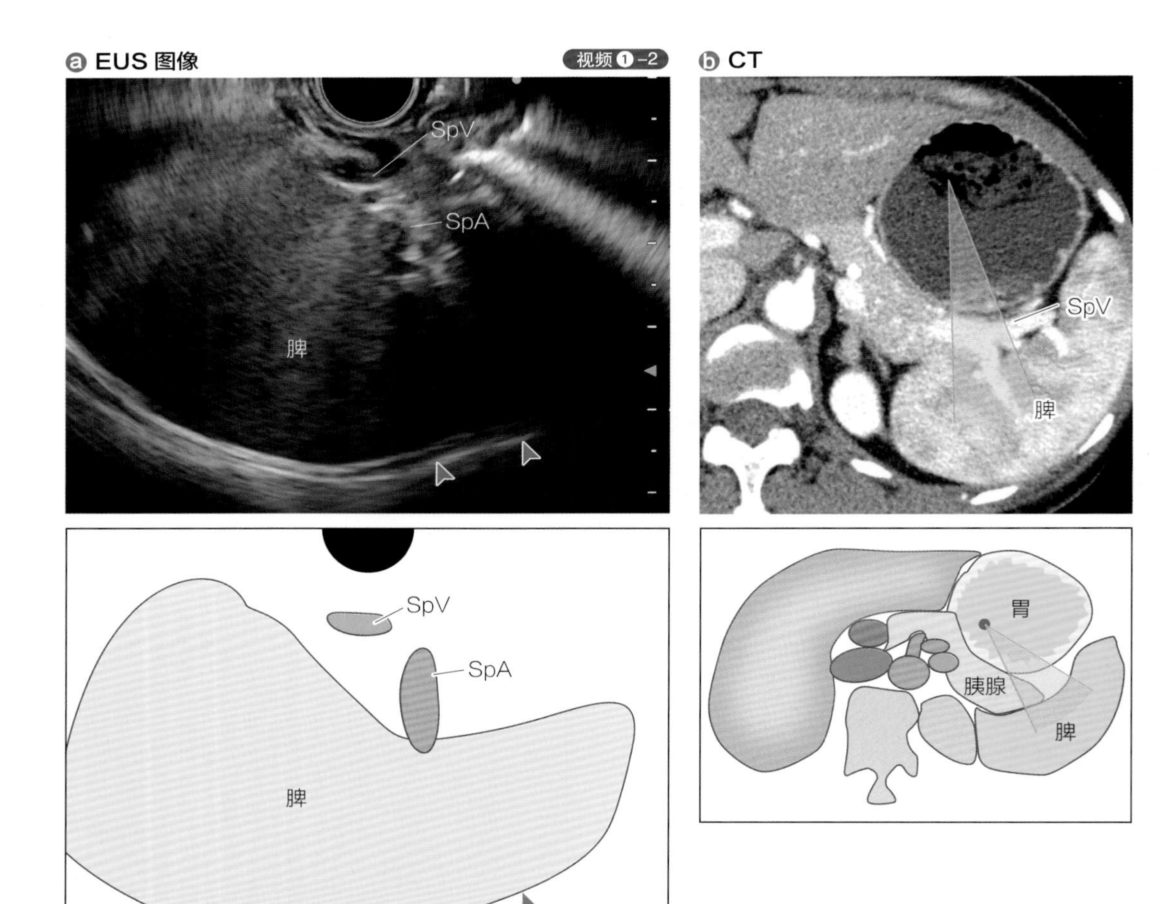

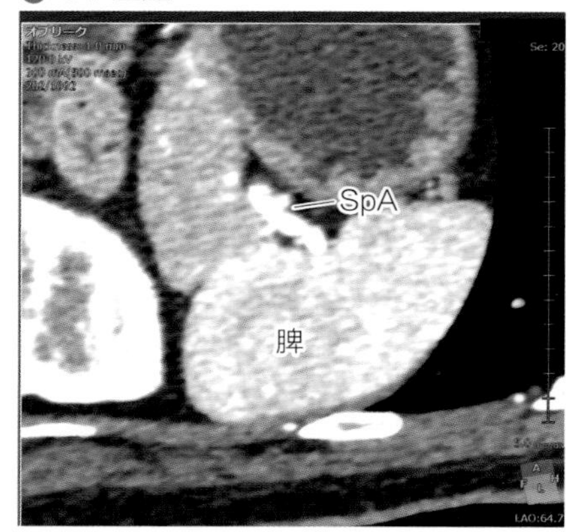

图6　**胰尾～脾**

4 脾～左肾上腺

最后的收尾是左肾上腺。

从这里开始，将内镜逆时针旋转回到脾肾之间，将肾放在大概左半部分的位置（感觉正好是在看肾上极），然后再逆时针旋转，可以看到呈海鸥征（seagull sign）的左肾上腺（图7）。

在这里也要遵守**“追查到实质消失为止”**的原则，观察肾上腺消失的地方。想看到完整的肾上腺，笔者推荐逆时针旋转直至看到Ao。

如果想不明白了，请把内镜看作自己的右手，然后一边想着示意图，一边重新整理。

ⓐ EUS 图像　视频 1-2

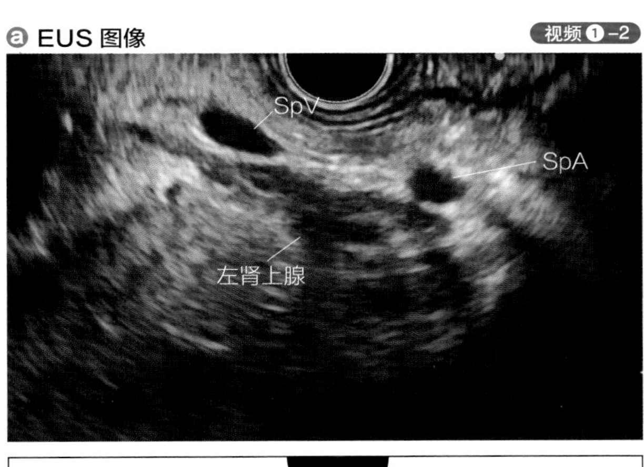

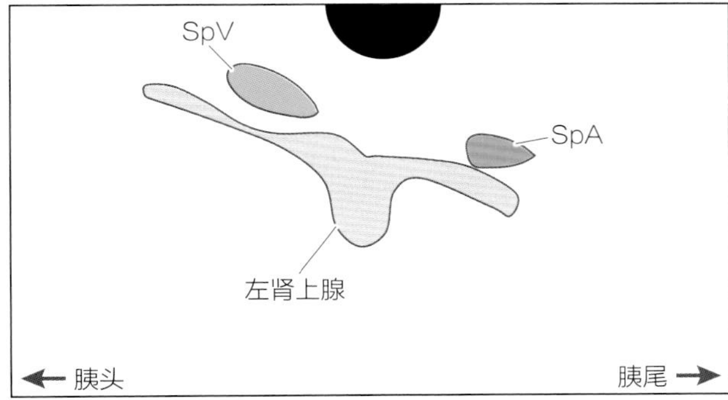

ⓑ CT

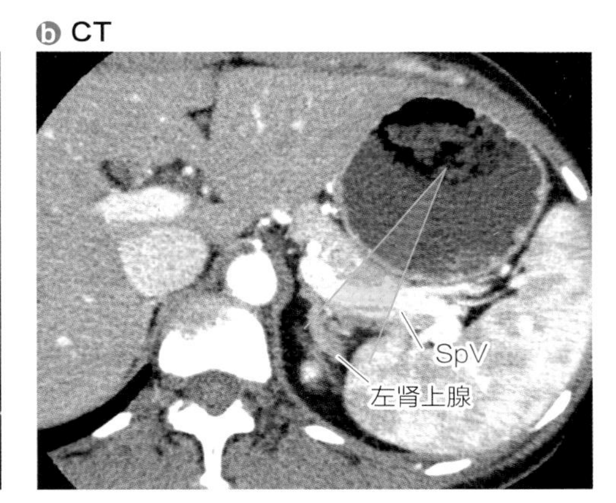

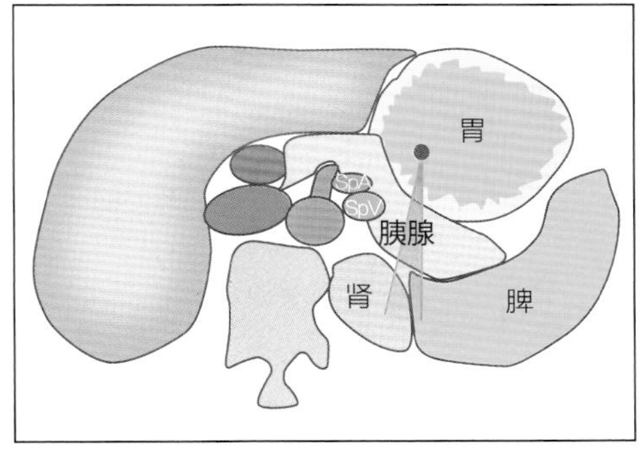

ⓒ CT 重建

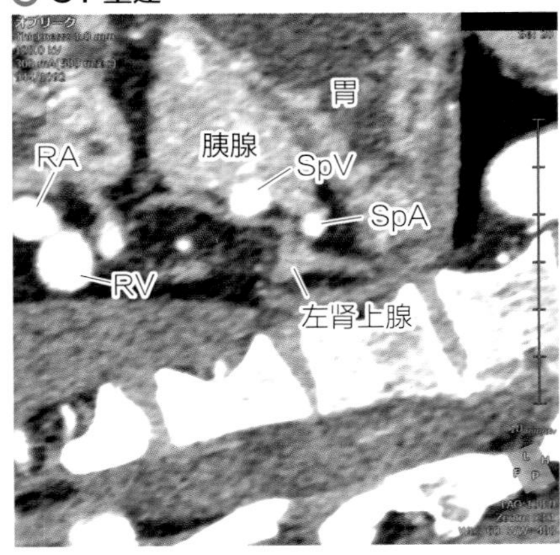

图7　**脾～左肾上腺**
RA：肾动脉；RV：肾静脉。

看到左肾上腺后，内镜下压，回到胰尾部。从这里开始，再次从胰尾向胰体，对胰腺进行观察，回到胰体的初始观察位置。

像这样反复观察可以减少遗漏。

要点

关于球囊

EUS镜身前端硬部较长，插入时容易损伤黏膜，出于保护的目的，安装球囊，并在轻轻膨胀的状态下插入内镜才更安全。开始EUS不久的医生（经验不满1年）在以下3个部位扫查时装上球囊，轻轻膨胀着通过比较好。

1）插镜通过梨状窝时。

2）通过食道管结合部时。

3）进入D1时。

而熟练的医生，即使没有球囊也都可以插入。在EUS扫查观察时，说实话，几乎没有使用球囊的。一个球囊要花费约1100日元（约合人民币61元！？），熟练了的话，不用球囊也没问题。

Ⓐ从胃内开始的观察

4 胰体～胰头

视频

概要

- 部分病例也可以从胃内观察到乳头。
- 要认识到胰头的腹侧、背侧的朝向为镜像，这点非常重要。
- 从胃内观察乳头的扫查，以下3点是基本操作：
  ①内镜的前压操作。
  ②主胰管不超过SMV时逆时针旋转。
  ③超过SMV后到乳头部为止顺时针旋转。

观察目标

起点：初始观察位置

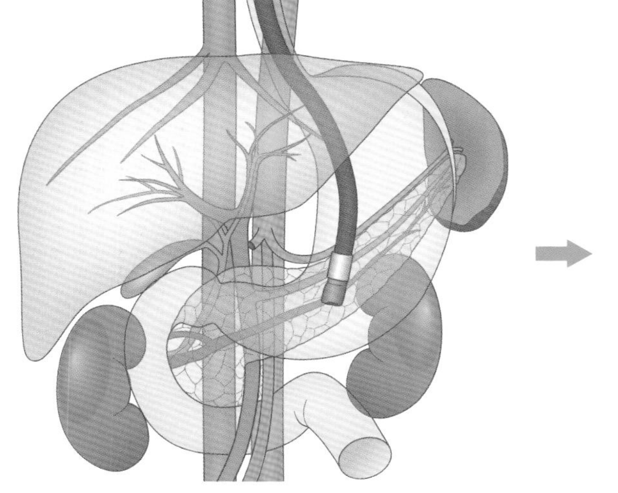

终点：胰腺下缘

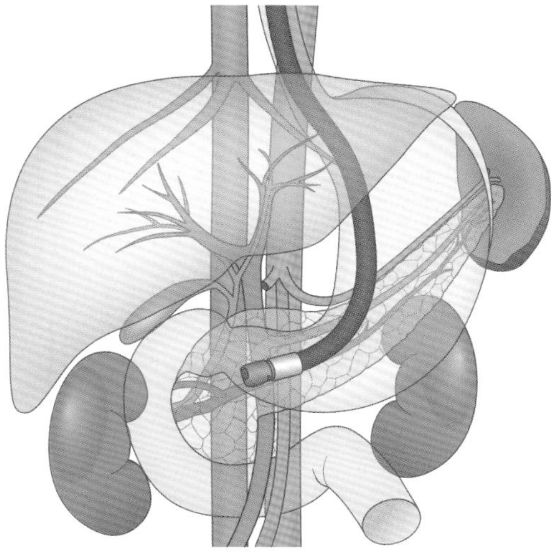

观察顺序

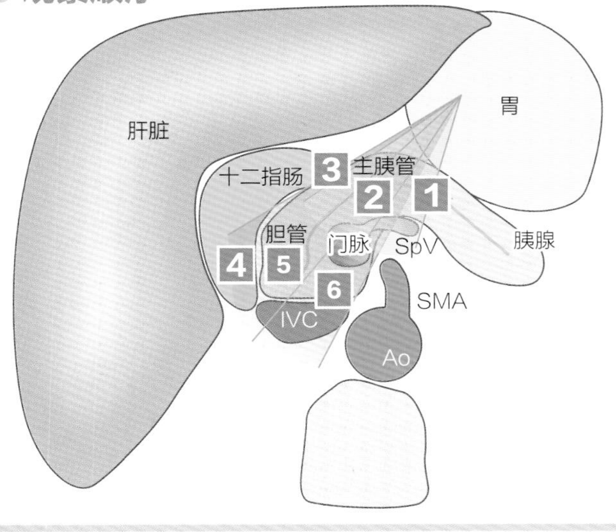

1 初始观察位置（SpA・SpV）
↓
2 胰体部～SMV
↓
3 跨越SMV
↓
4 胆总管・主胰管～乳头
↓
5 主胰管～胰内胆管～乳头
↓
6 胰腺下缘

1 初始观察位置（SpA・SpV）

首先，从与第1章A-3的图2所扫查出图像中相同的胃内初始观察位置开始（图1）。

ⓐ EUS 图像　视频❶-4

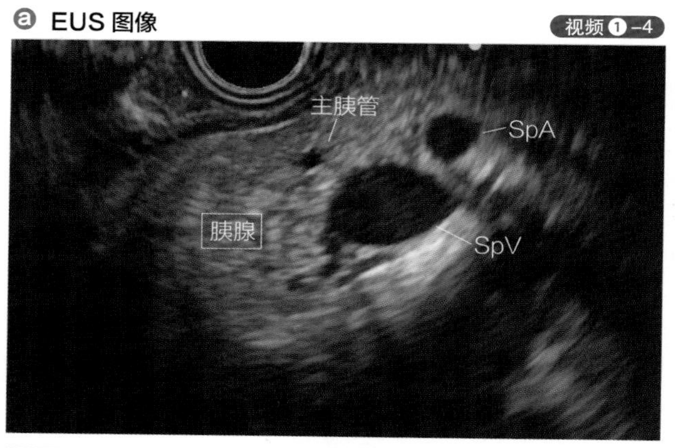

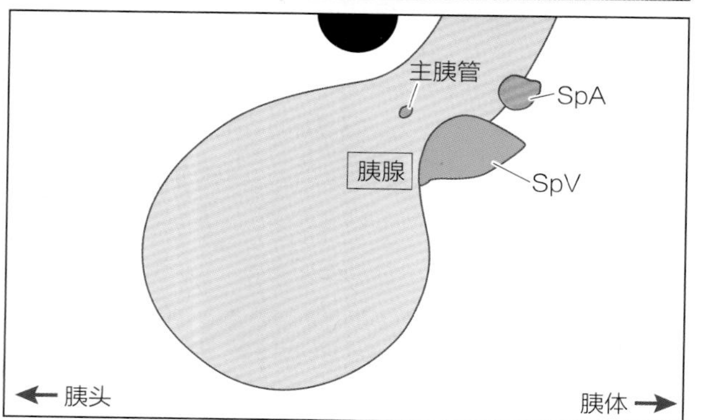

ⓑ CT

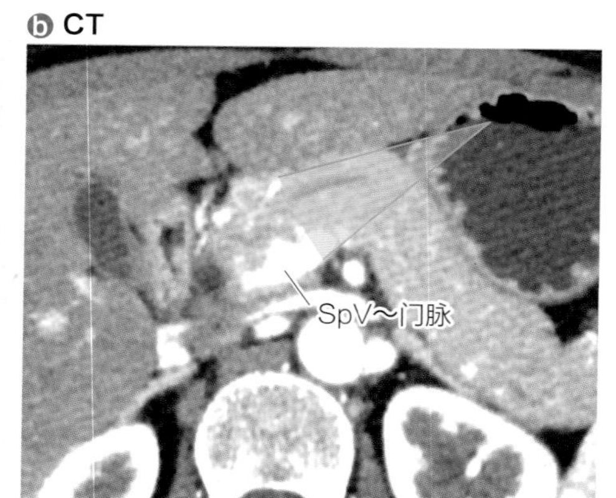

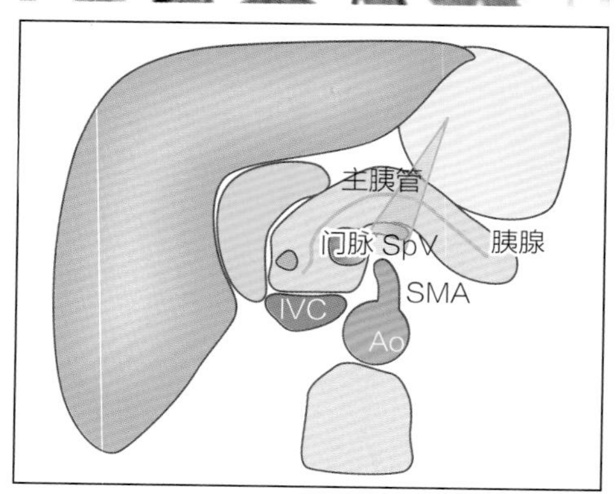

ⓒ CT 重建

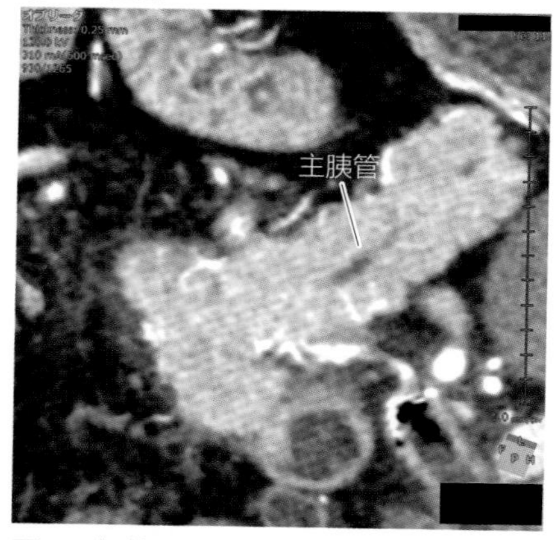

图1　**初始观察位置**

2 胰体部～SMV

从这里开始将主胰管向头侧方向，逆时针旋转向胰头方向推进(图2)。如果主胰管过细难以显示，就将SpV作为标志性结构。在胰头体移行处，交汇区为标志性结构。

ⓐ EUS图像 视频❶-4

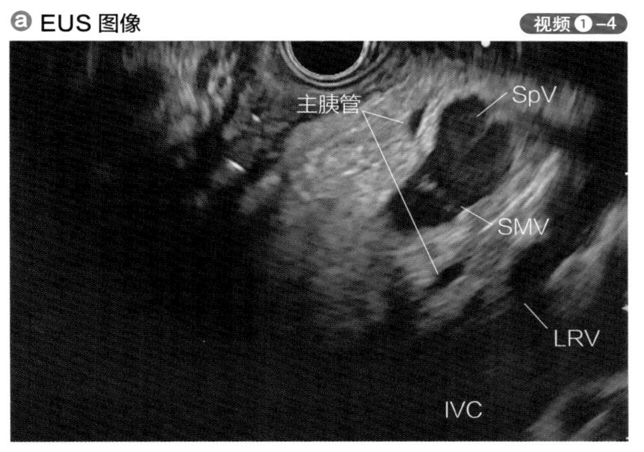

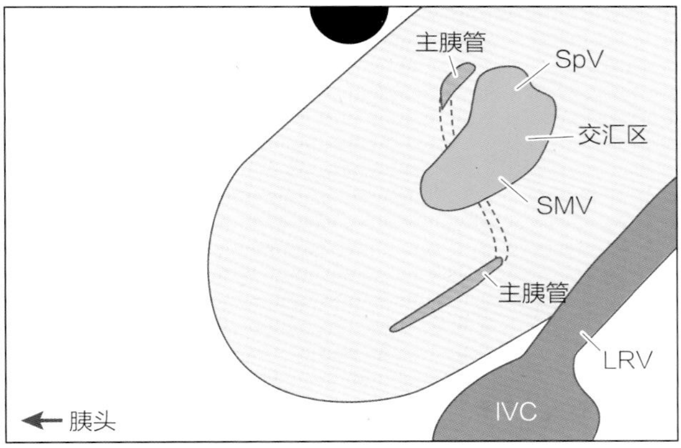

ⓑ CT

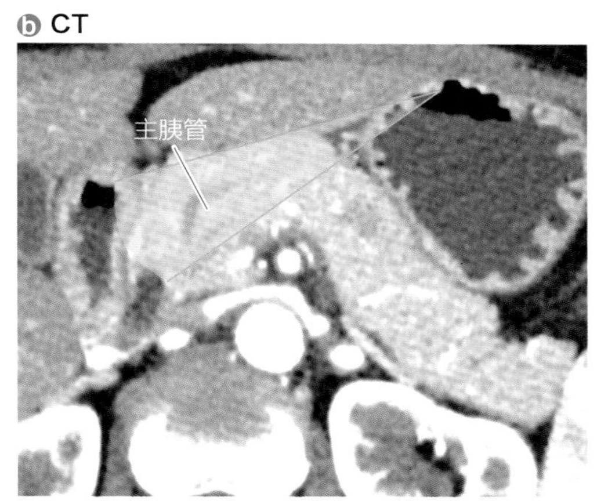

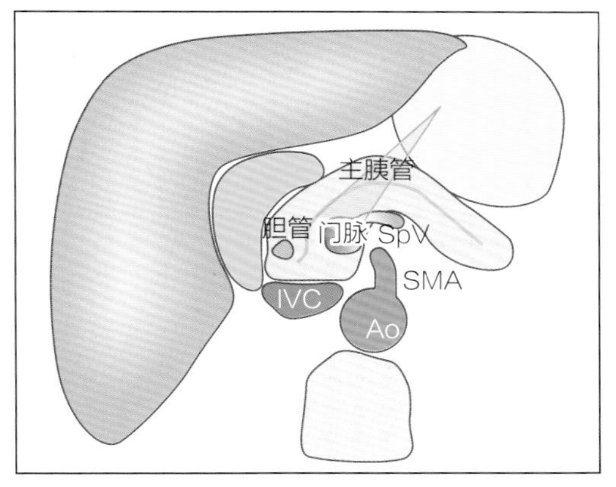

ⓒ CT重建

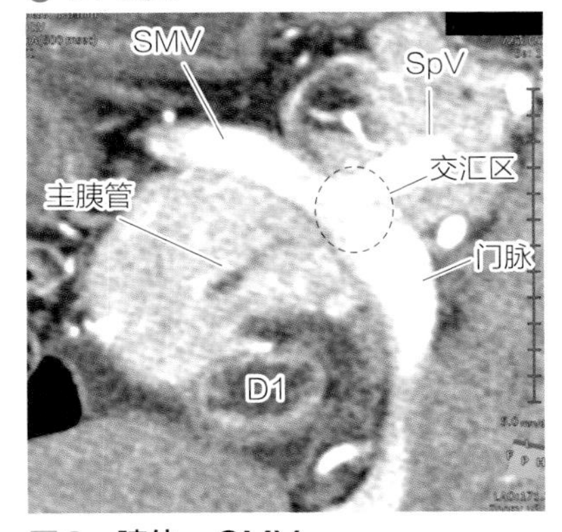

图2 胰体～SMV

3 跨越SMV

再逆时针旋转，可以看到主胰管跨过SMV到了画面下方，即所谓的“跨越SMV”。在这已经可以看到在主胰管的背侧有胆总管和IVC（图3）。

ⓐ EUS图像 视频①-4

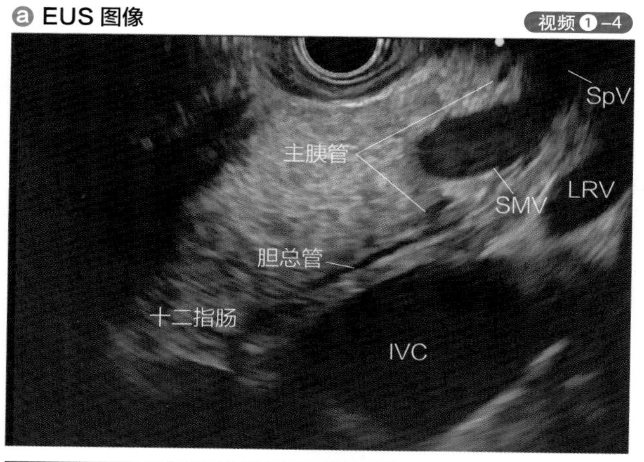

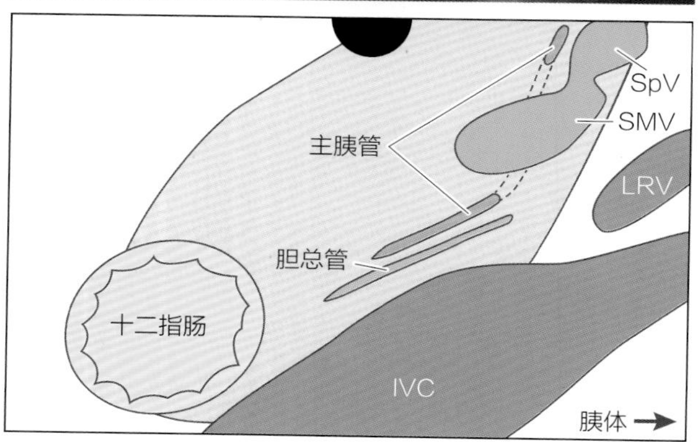

ⓑ CT

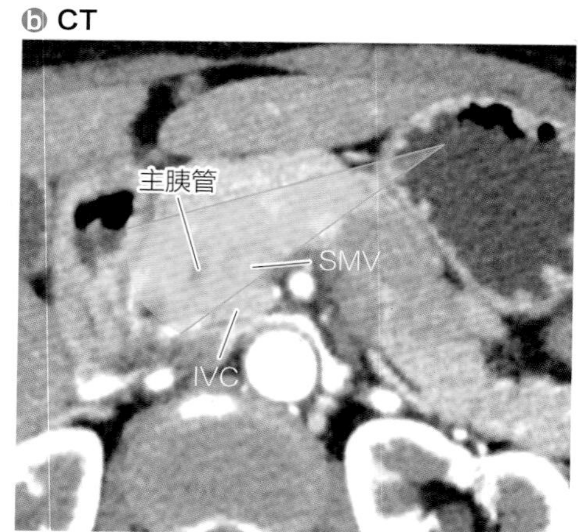

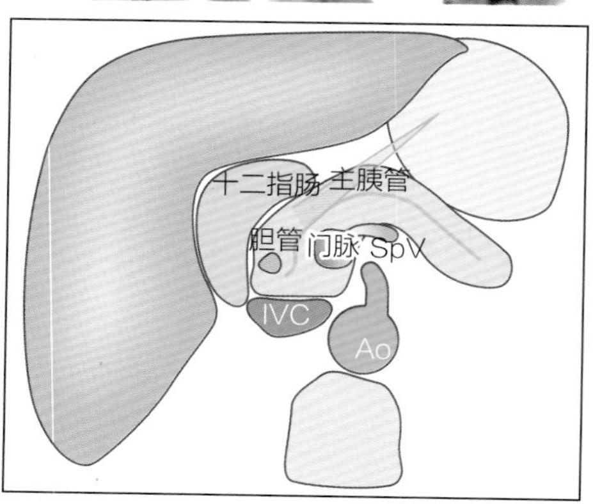

ⓒ CT重建

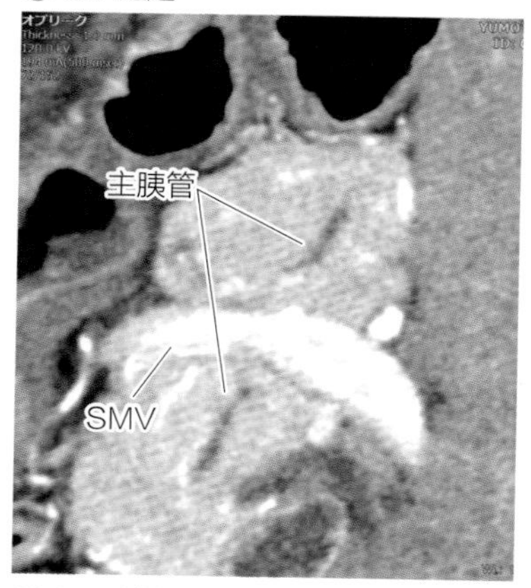

图3 跨越SMV

4 胆总管・主胰管～乳头

从这里到乳头追查主胰管的内镜操作，分为以下3点。

①前压操作使镜身在胃体下部滑动。

②下压大螺旋将胃壁推到靠近胰头部。

③顺时针旋转，让探头朝向胰腺背侧。

这样操作的话，可以追查主胰管一直到乳头附近（图4）。

ⓐ EUS图像 视频❶-4

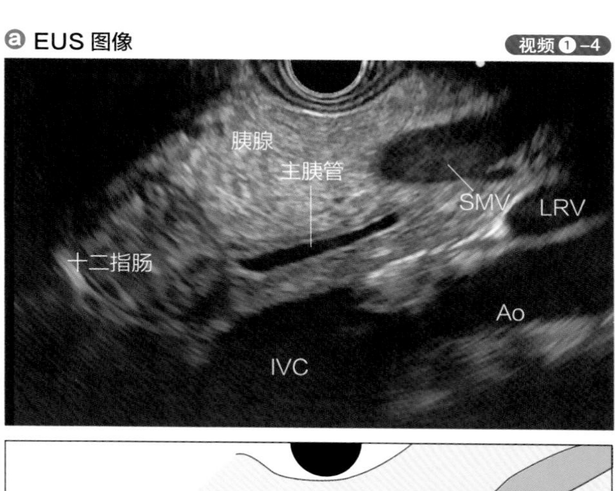

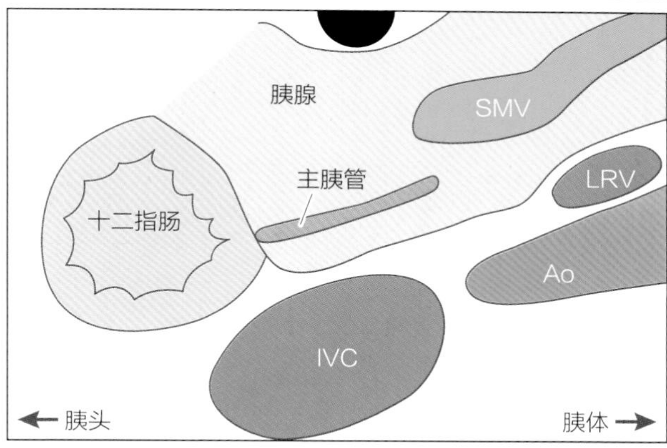

ⓑ CT

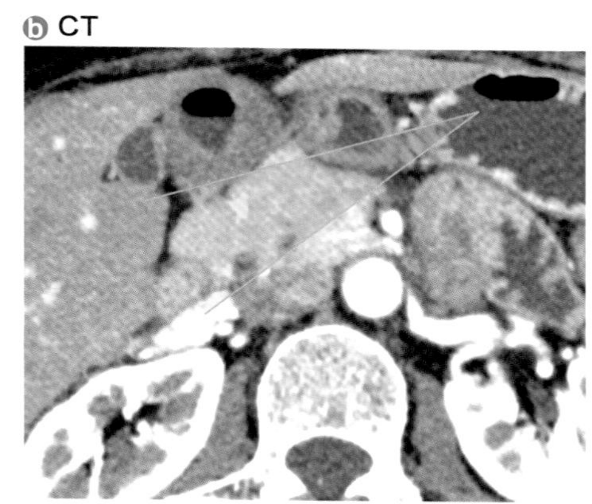

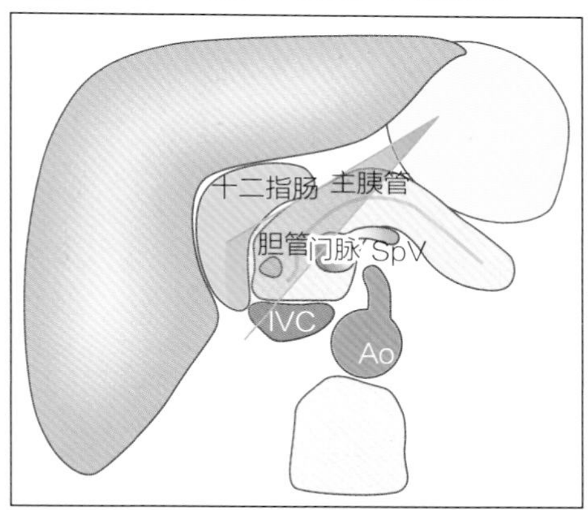

ⓒ CT重建

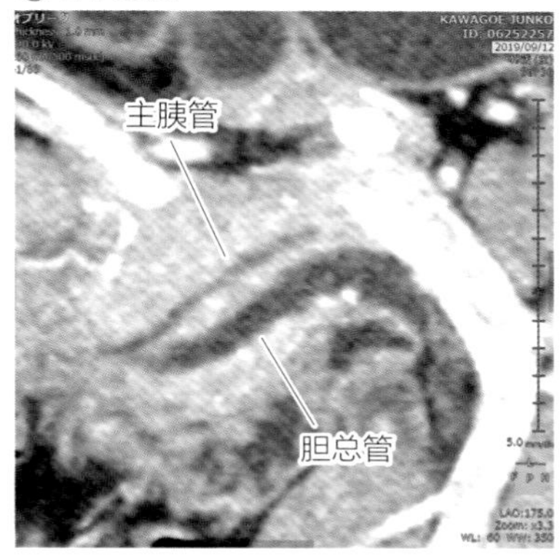

图4 **胆总管・主胰管～乳头**

5 主胰管～胰内胆管～乳头

从这里内镜再顺时针旋转，就能看到胰内胆管（图5）。

ⓐ EUS 图像 视频❶-4

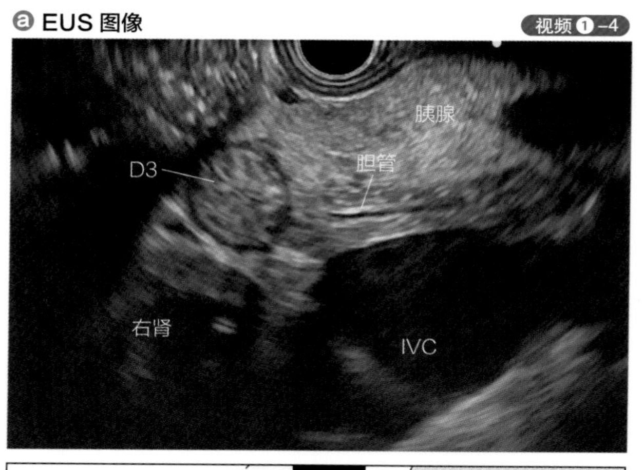

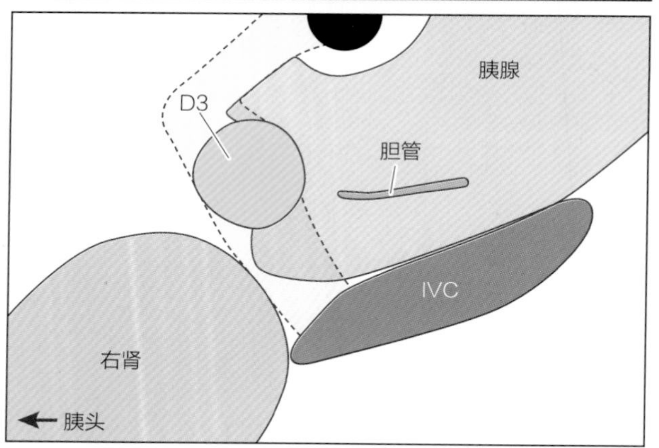

ⓑ CT

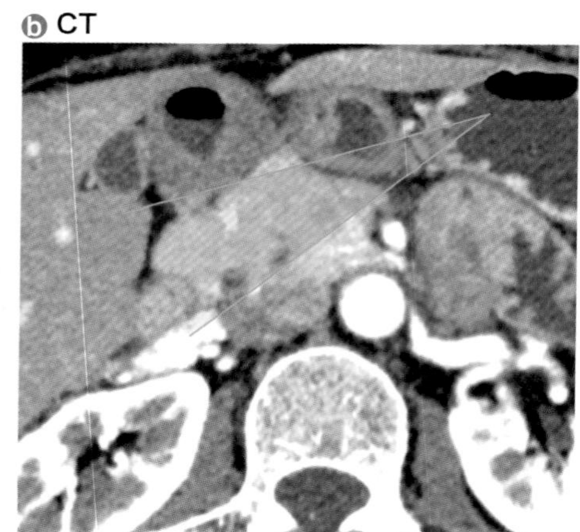

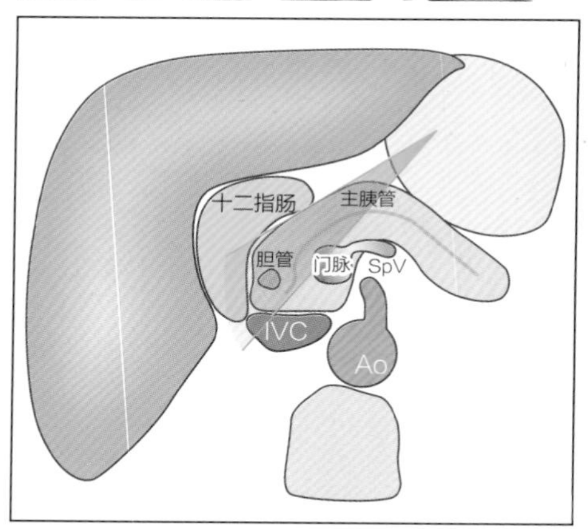

ⓒ CT 重建

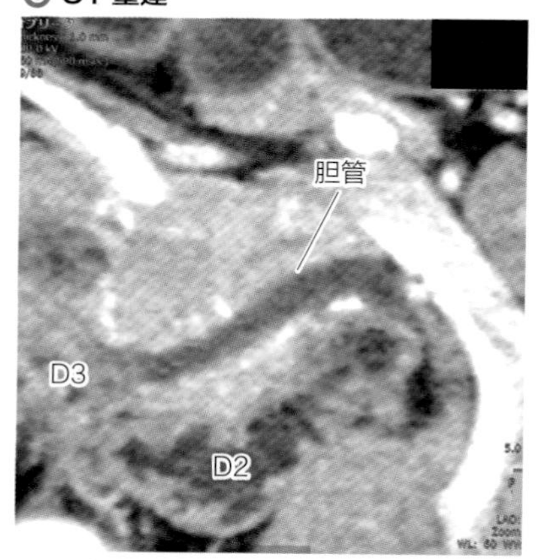

图5 主胰管～胰内胆管～乳头

6 胰腺下缘

因为从乳头部开始顺时针旋转，会看到SMV、SMA，所以通过胃内扫查确认胰腺钩突是非常重要的（图6）。胃内扫查通常可以看到胰腺下缘。重点是将D2~D3作为标志区域。遵循“一直到胰腺实质消失”的原则仔细观察吧。

确认了胰腺下缘，从乳头部开始追查主胰管，反向越过SMV，回到胰体。一定要像这样进行1次以上的往返，确保没有遗漏。

ⓐ EUS 图像　视频①-4

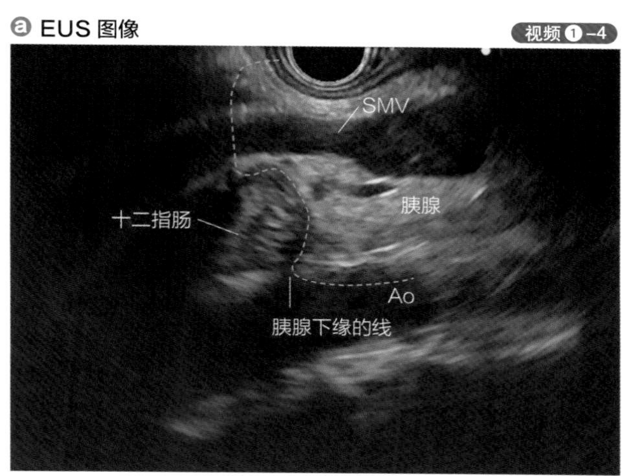

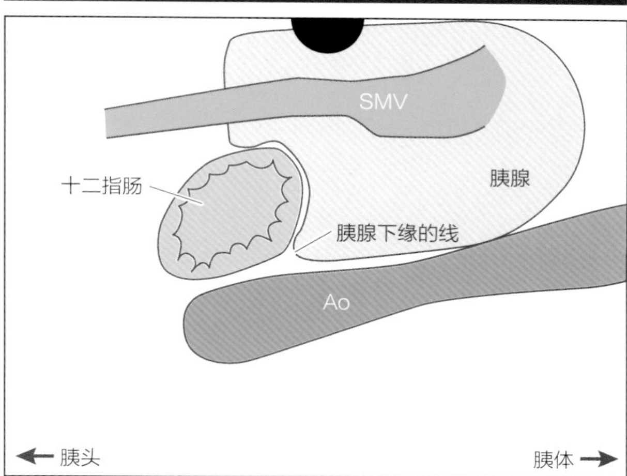

ⓑ CT

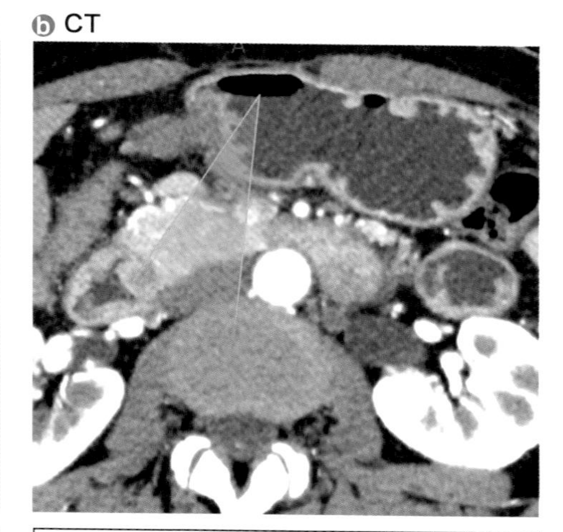

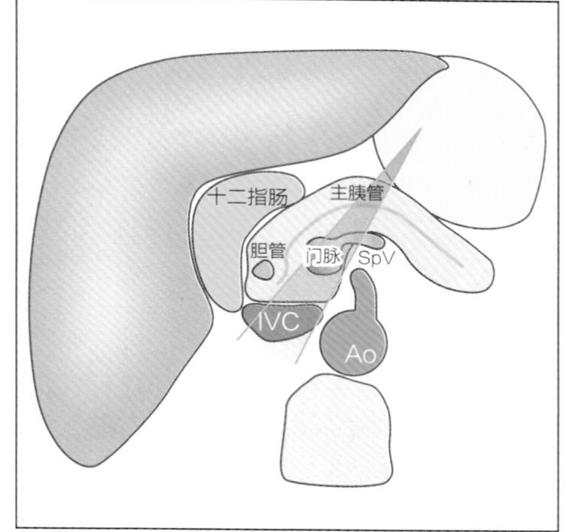

ⓒ CT 重建

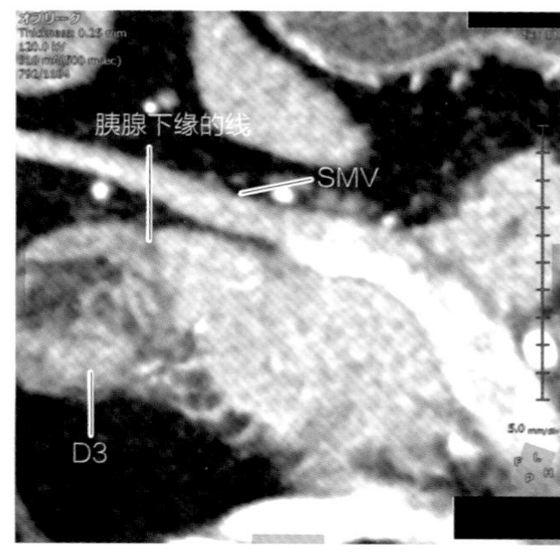

图6　胰腺下缘和十二指肠

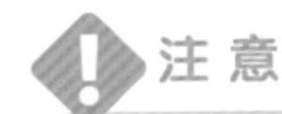

注 意

在这里最重要的是，胰头下部的位置关系 。初学者经常会在如图 7a 所示的认知中进行胃内扫查，这是错误的。实际的胰头下部位于如图 7b 所示的位置。正如第 1 章 A-1 所说明的那样，在胃内扫查中，胰是上下颠倒的。因此，如图 8 所示，靠近探头的一侧是胰头下部，远的一侧是胰头上部。

ⓐ 错误

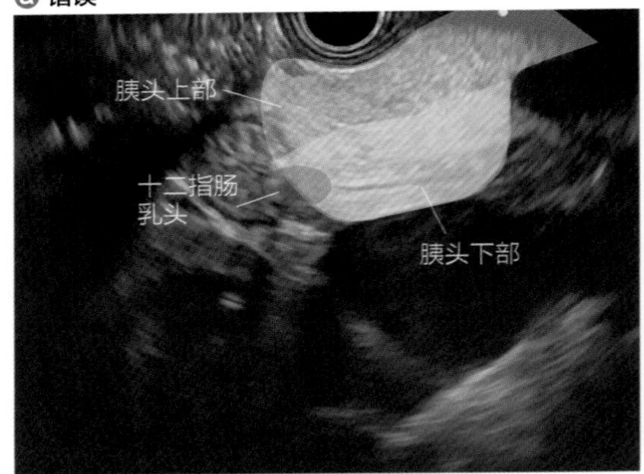

ⓑ 正确

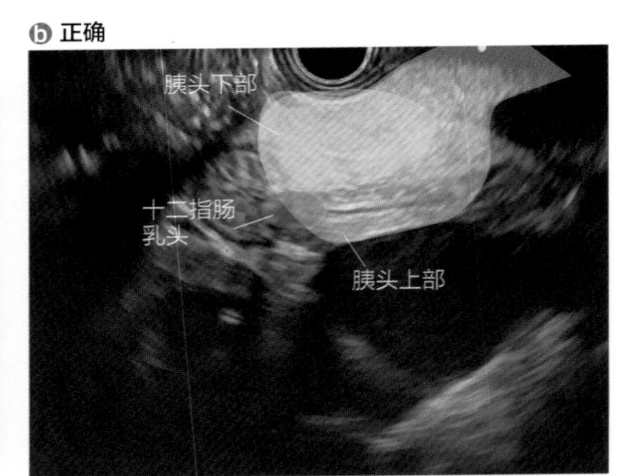

图 7　**胰头下部**

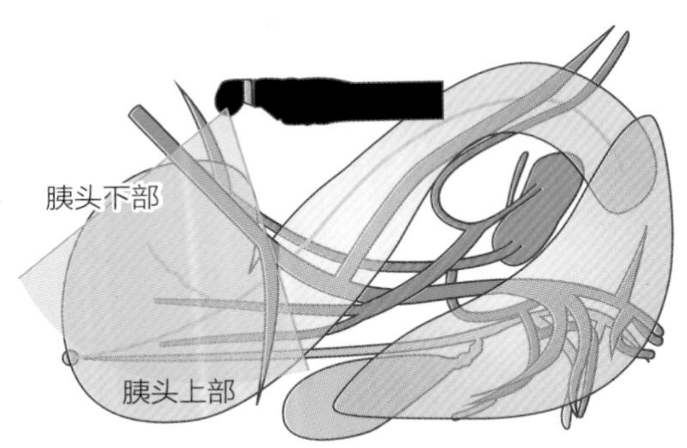

图 8　**胰头上部・下部的位置**

Ⓑ 从 D1 开始的观察

1 初始观察位置和探头的移动

概要

- D1扫查的动作是内镜翻转并前端上扬，所以体会用左手模拟着探头进行扫查的样子就容易理解了。
- 通过把SMA、SMV、GDA作为标志性结构，观察全部胰腺实质非常重要。

1 D1是从下方往上看

下面，我们来看看从十二指肠球部（D1）开始如何进行扫查。

这也和胃内一样，首先想象用自己的手来代替探头做相应的运动（特别是回旋）。在D1中，如图1所示，探头是从下往上看的状态，跟胃内扫查和十二指肠降部（D2）开始的扫查以及探头朝向的上下左右都相反。

2 D1要把左手想象成探头

①因为与胃内扫查相反，所以在D1中，请将左手看作线阵超声内镜的探头，而不是右手（图2）。

②接下来，就应该想起解剖，这和胃不同，不需要上下颠倒（图3）。

③然后请将自己的左手比作探头，保持向D1推进的状态（图4a）。将自己左手的动作与D1扫查中探头的顺时针旋转、逆时针旋转保持一致，此时基本上就是顺时针旋转＝观察背侧、逆时针旋转＝观察腹侧。

D1的初始扫查是将门脉～肠系膜上静脉（SMV）作为标志，扫查出门脉・SMV的位置（图4b）。

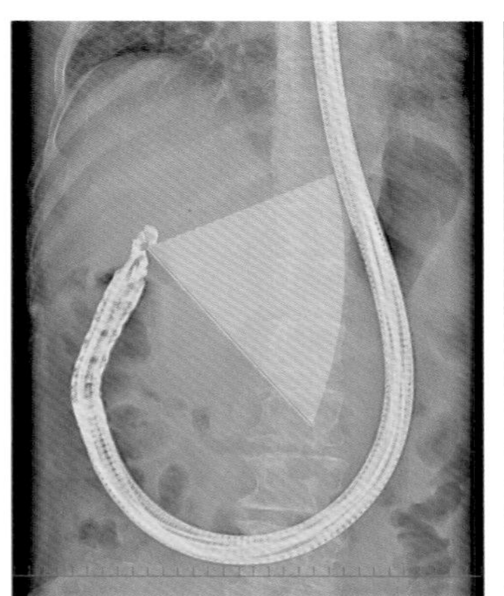
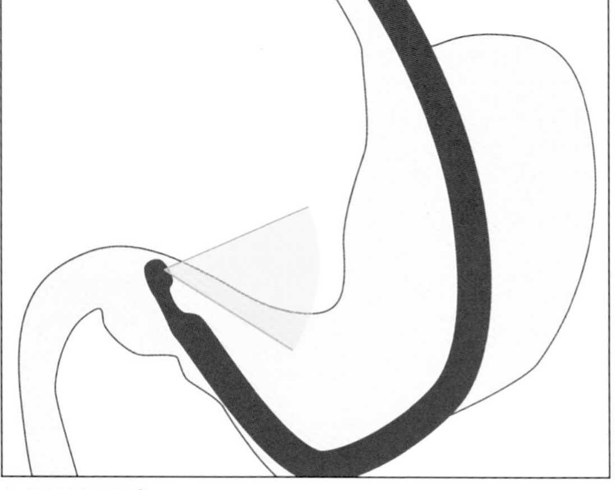

图1　D1扫查中内镜的位置（前端上扬的图示）

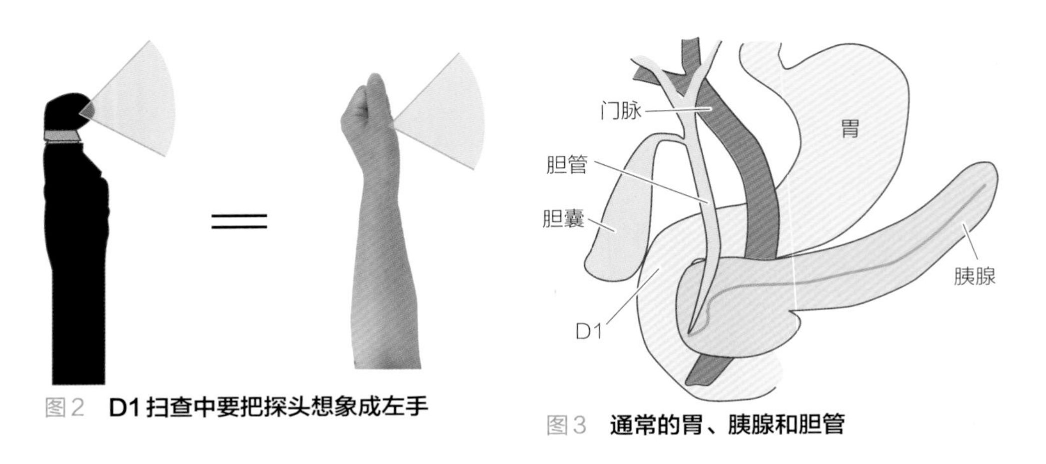

图2　**D1扫查中要把探头想象成左手**

图3　**通常的胃、胰腺和胆管**

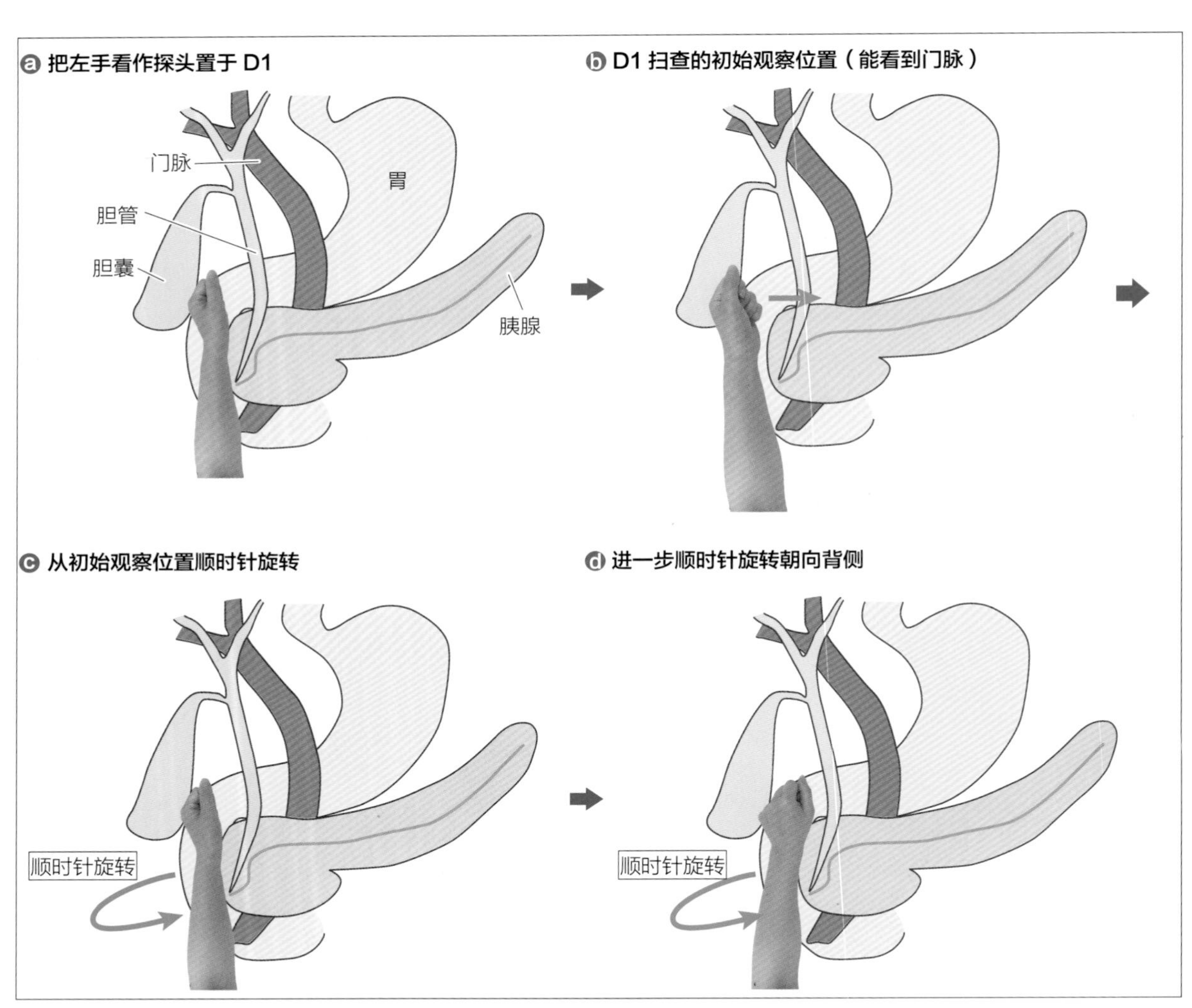

图4　**D1扫查中探头移动的示意图（由初始观察位置观察背侧的动作）**

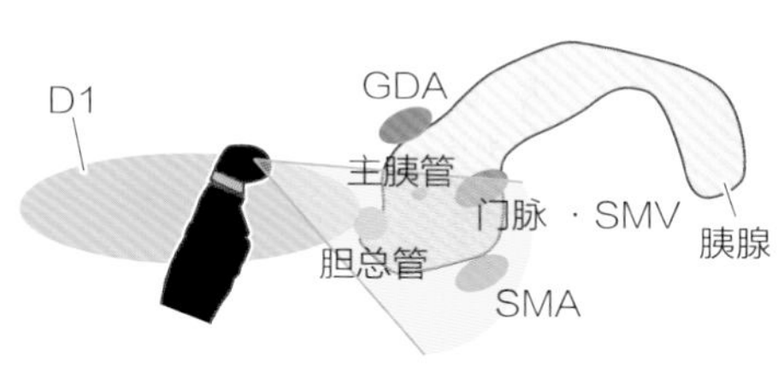

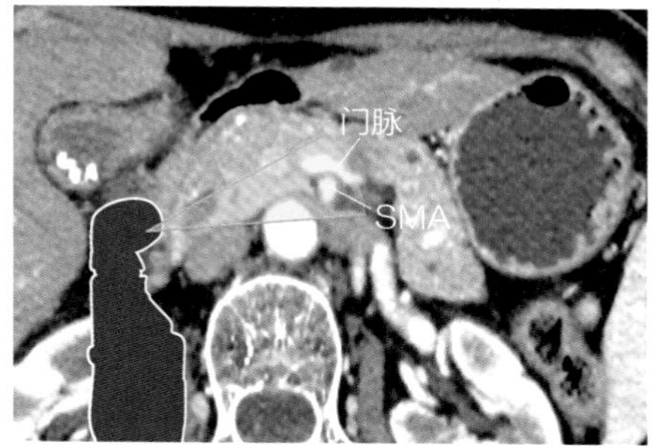

图5　由初始观察位置顺时针旋转（背侧）能观察到的范围

3 初始位置向背侧观察的动作

①从这里开始顺时针旋转，探头朝向背侧(dorsal side)，就可以观察门脉、SMV以及跟它们在一起的胰腺实质、胰头、主胰管了。门脉、SMV背侧的部分胆管也可以观察到（图4c）。

②当然，不能看到胆管就结束，EUS的最大使命是观察到“胰腺实质的尽头”（参考第1章A-3），也就是直到看不到胰腺实质为止。继续顺时针旋转，仔细观察背侧（图4d），胰腺实质背侧的标志性血管是肠系膜上动脉（SMA）。

至此所应该观察的范围如图5所示，一直扫查到背侧的标志性血管SMA，就证明已经观察到“胰腺实质的尽头”了。

4 初始位置向腹侧观察的动作

①接下来再回到初始观察位置的门脉～SMA，向胰腺实质腹侧观察。观察腹侧时镜身应该逆时针旋转（图6）。这样从门脉～SMA开始就可以观察到胰头体移行区、胰体部的主胰管以及胃十二指肠动脉（GDA）了。

②腹侧的标志性结构是GDA（图7）。一直到这里都能仔细观察的话，你就可以自信地认为：我已经看到“胰腺腹侧的尽头”了。

③再进一步逆时针旋转，还可以观察到上部胆管～胆囊（图8），观察肝门区域需要上推大螺旋，详情会在第1章B-3中介绍。

以上就是从D1开始扫查的所有动作。

右手和左手的区别有可能会给大家带来困惑，但是因为并不需要上下翻转，所以理解起来应该还是比较容易的。

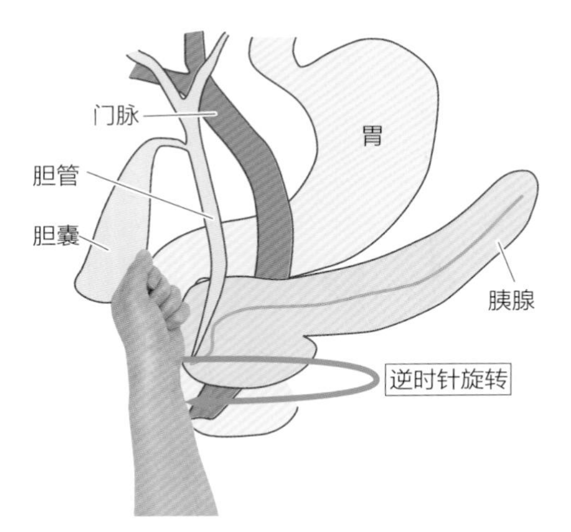

图6　**由初始观察位置逆时针旋转**

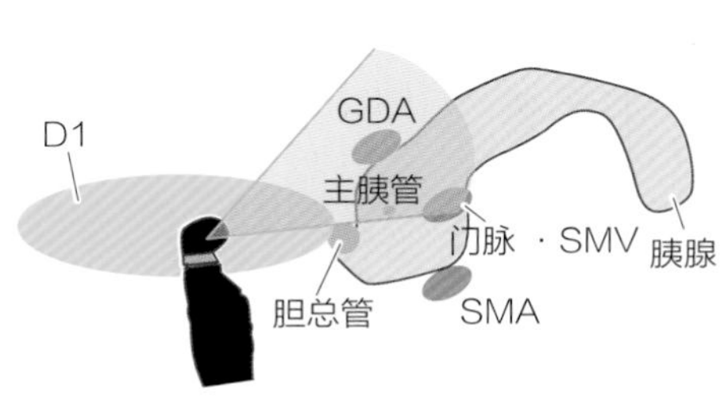

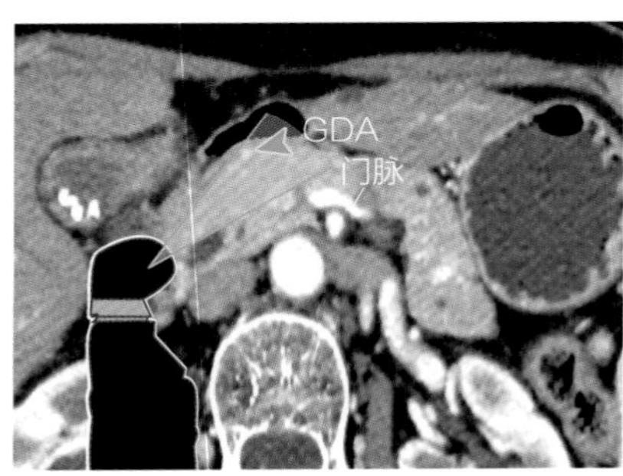

图7　**由初始观察位置逆时针旋转（腹侧）能观察到的范围**

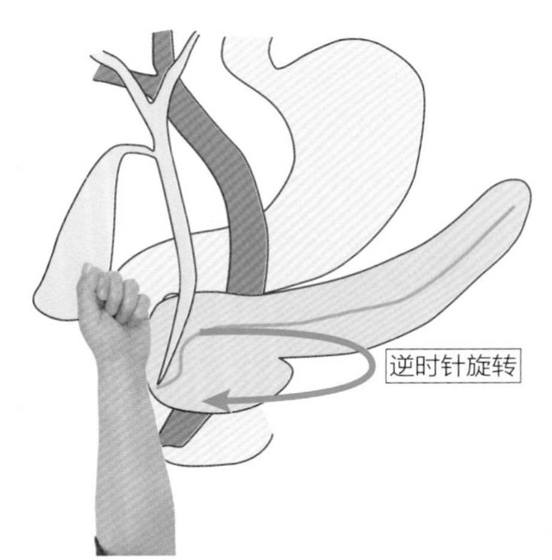

图8　**进一步逆时针旋转可以看到胆囊**

5 实际EUS时的示意图

接下来我们看实际EUS操作时的图像，与胃内扫查一样，需要左右翻转。

图9就是从十二指肠开始实际EUS扫查时整体的俯瞰示意图。

①以不调整大、小螺旋状态下直接所见的门脉～SMV为初始观察位置，右侧是胰头，左侧是胰体（图10）。

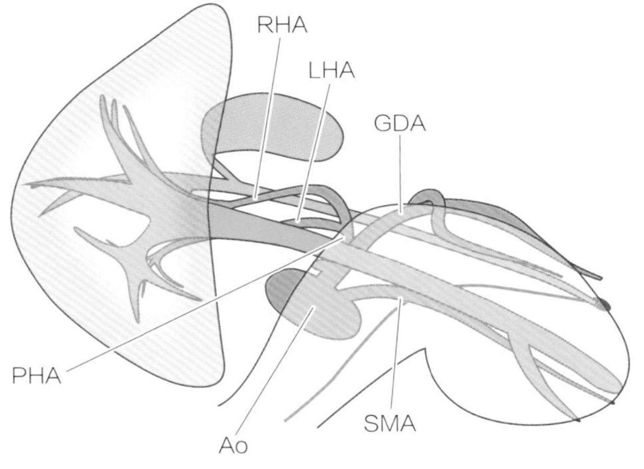

图9 **对照实际EUS图像所画的示意图**

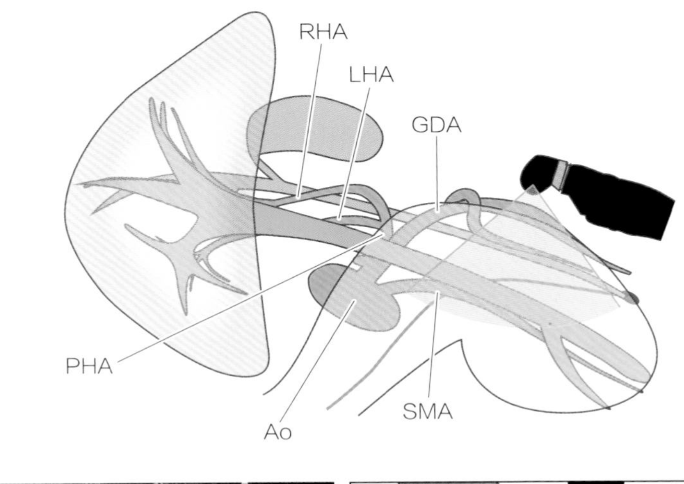

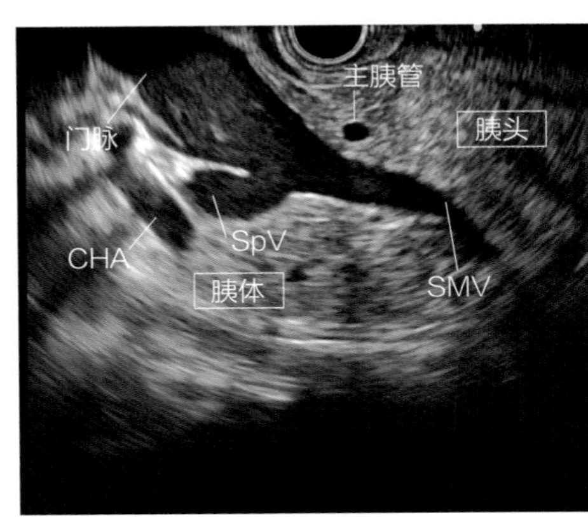

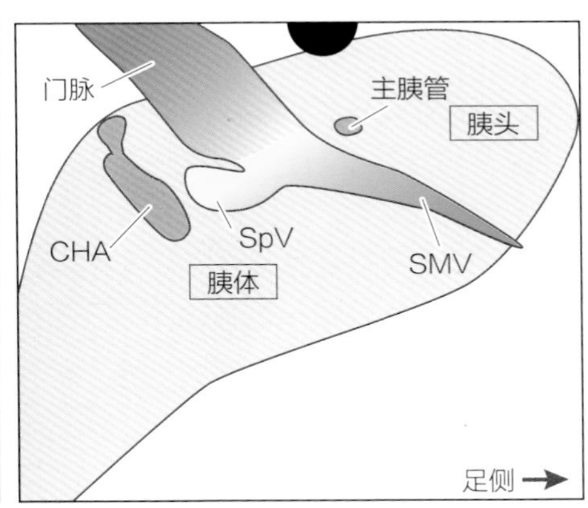

图10 **D1的初始观察位置**

②将镜身逆时针旋转观察腹侧，可以观察到GDA、SMV、胰体（图11）。GDA是腹侧的标志性结构。

③从初始观察位置开始顺时针旋转即朝向胰腺背侧，背侧的标志性结构是SMA（图12）。

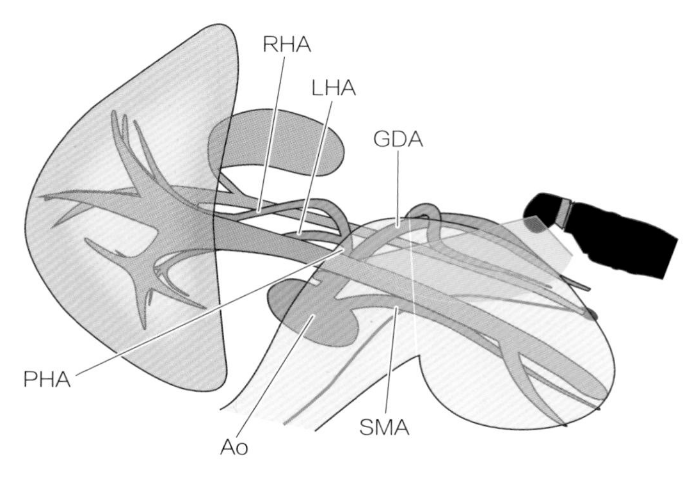

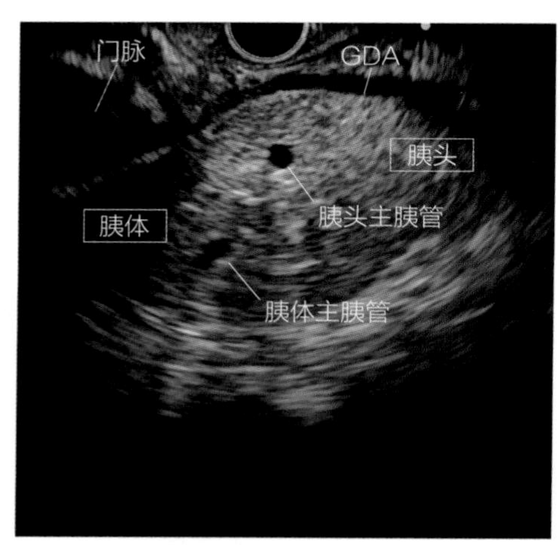

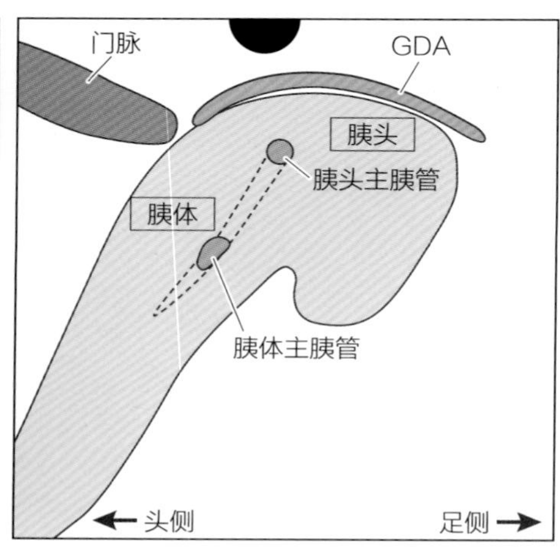

图 11 **腹侧的观察**

综上所述，重点是要知道两个标志性的动脉（胰腺背侧是SMA，胰腺腹侧是GDA），还有就是要将胰头处的胰腺实质看完整（图 13）。

表 1 整理了D1扫查时应该观察的所有部位。线阵EUS的观察都是沿着血管或者胆胰管的流向，就仿佛一笔画出来的一样。反过来，我们如果能意识到要像画一笔画那样去操作，是不是也就可以行云流水、一气呵成了呢？

请尝试一下吧！

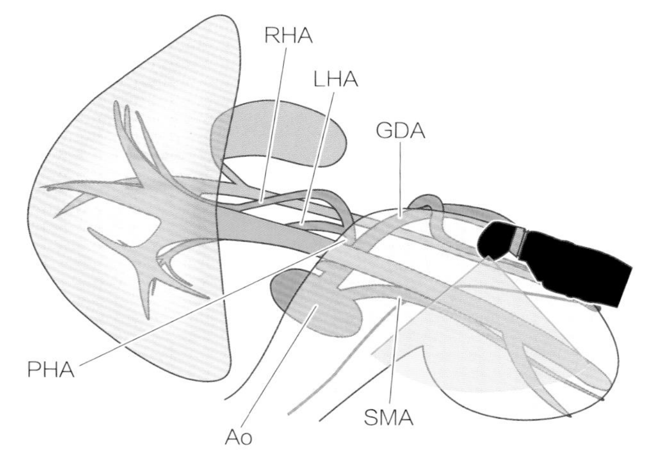

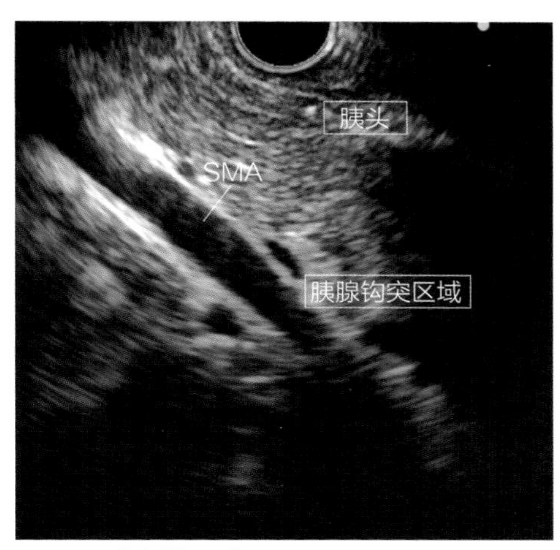

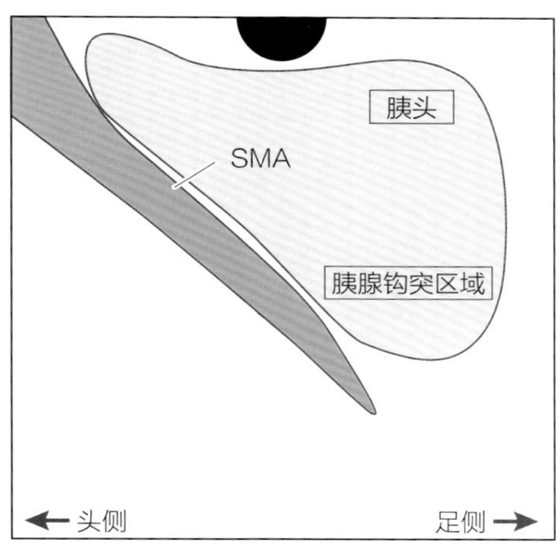

图 12　**背侧的观察**

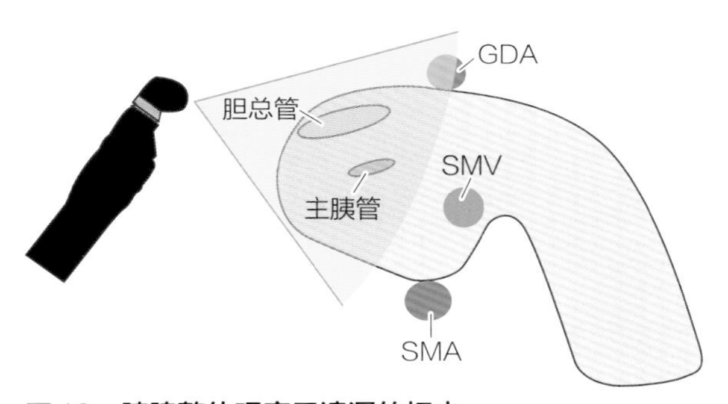

图 13　**胰腺整体观察无遗漏的标志**

表 1　**D1 扫查应该观察的部位一览**

D1 扫查应该观察的部位	本书的说明章节
· 门脉 ~ SMV 交汇处 · SMA · 主胰管 ~ 乳头 · GDA ~ CHA · 胆总管 ~ 乳头	第 1 章 B-2
· 胆囊管 ~ 胆囊	第 1 章 B-3

Ⓑ从D1开始的观察

2 胰头体移行处～胰头、直到十二指肠乳头

视频

概要

- 先做到能扫查到门脉～SMV，也就是初始观察位置。
- 将探头轻轻地压在十二指肠壁上，就可以观察到清晰的图像了，这个“轻轻地压”的感觉一定要掌握。

观察目标

起点：门脉・SpA・SMA・主胰管

终点：胆管

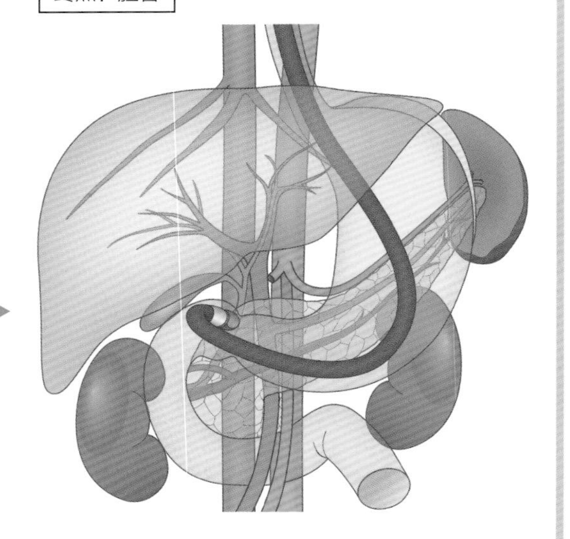

观察范围

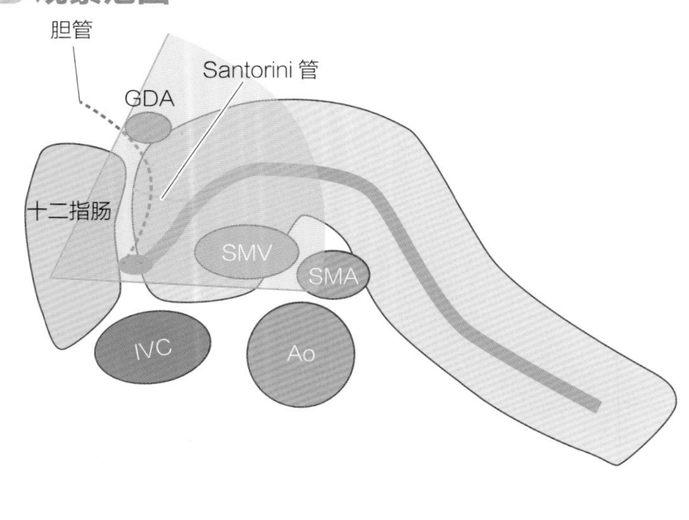

1 门脉・SpA・SMA・主胰管
↓
2 胰头部主胰管～乳头部
↓
3 Santorini 管
↓
4 SMA
↓
5 胰头体移行处
↓
6 胆管

1 初始观察位置（门脉 · SpV · SMV · 主胰管）

D1扫查的初始观察位置是沿长轴扫描出门脉～肠系膜上静脉（SMV）的图像（图1）。交汇处就是指SpV和SMV汇合成一支门脉的部位。在线阵EUS中说到的交汇处，就是指这个位置，一定要牢记。在这里要观察到门脉、脾静脉（SpV）、SMV、主胰管。

ⓐ EUS图像 视频❶-5

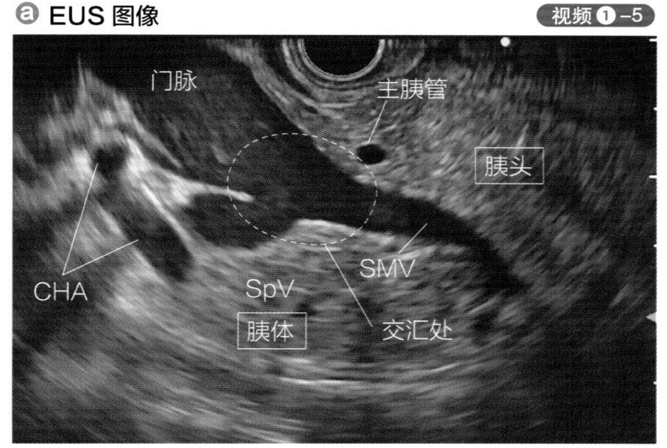

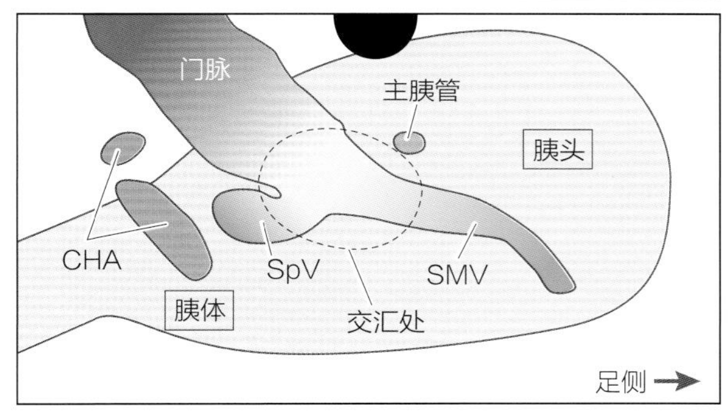

ⓑ CT

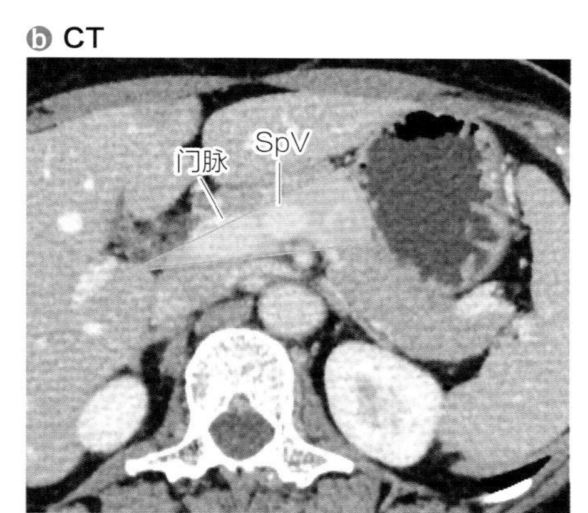

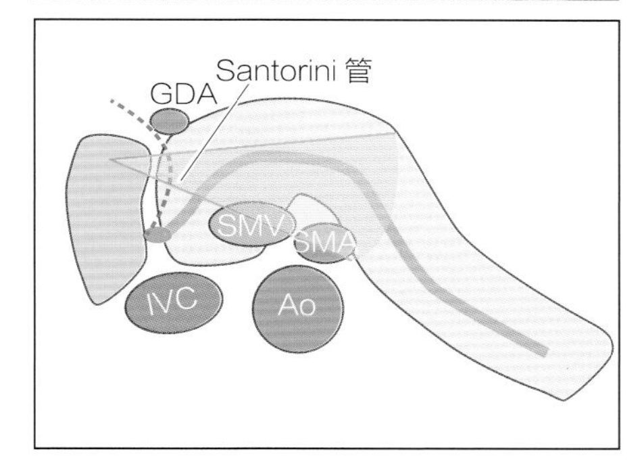

ⓒ CT重建

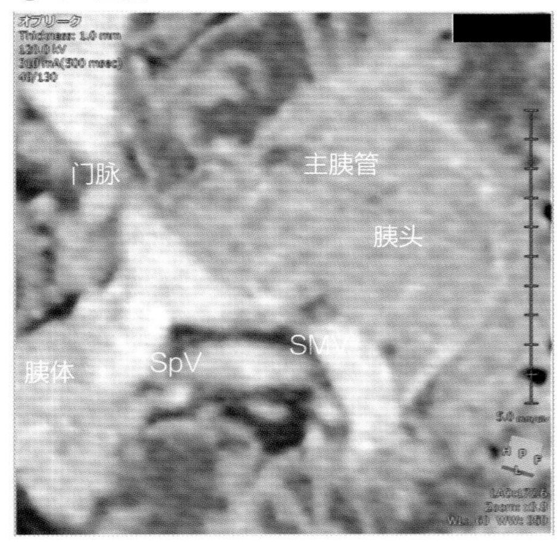

图1 **从D1扫查的初始观察位置**

2 胰头主胰管～乳头

下面以主胰管作为标志性结构。

首先，因为要朝向乳头侧追扫主胰管，所以要顺时针旋转。直到能够看到十二指肠固有肌层，即可明确已经追扫主胰管到了乳头附近（图2）。

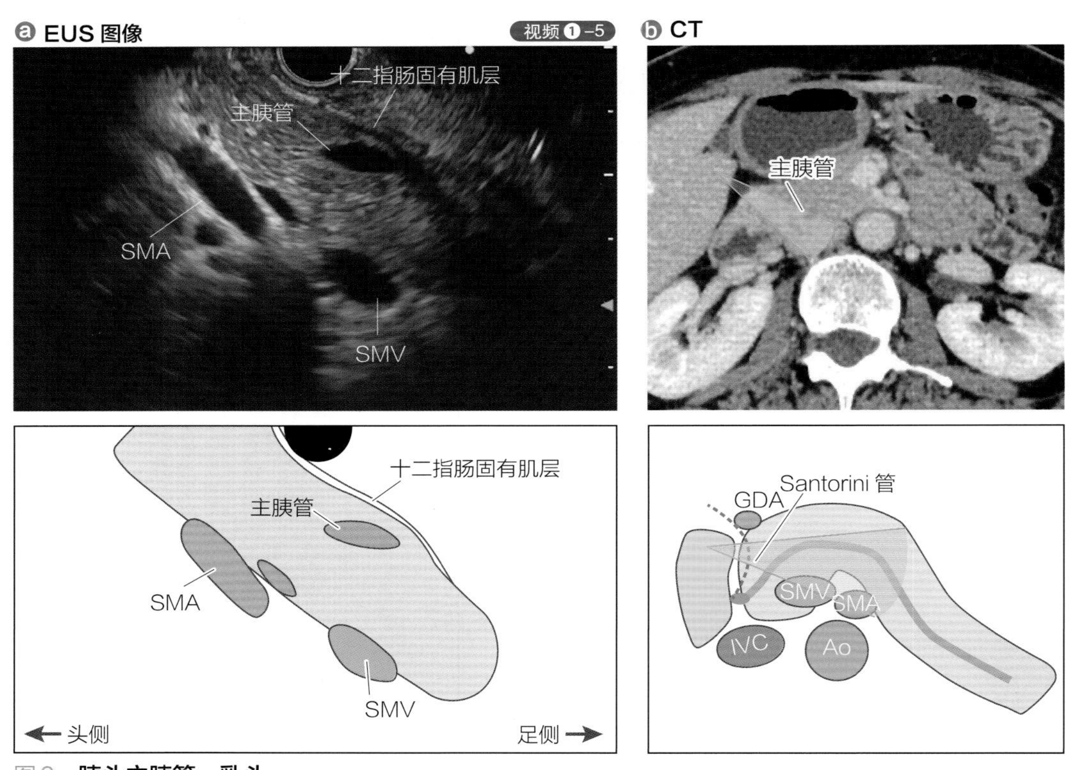

图2　**胰头主胰管～乳头**

3 Santorini管

稍稍逆时针旋转一点点，就可以看到Santorini管和主胰管汇合（图3）。在D1开始的扫查中所说的Santorini区域，就是指图像中右上方1−3点钟方向的区域。

ⓐ EUS图像 视频①-5

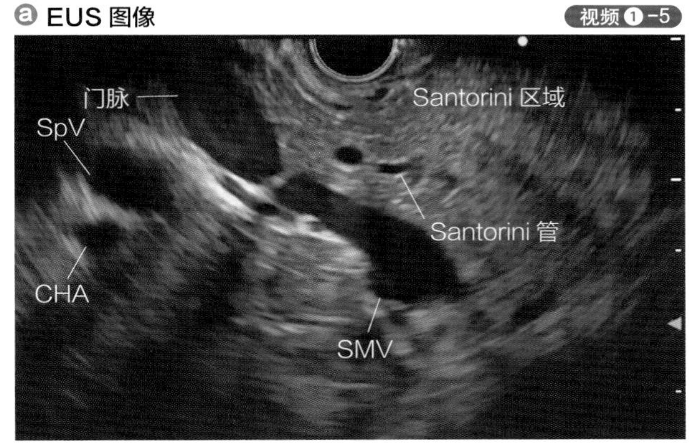

ⓑ CT

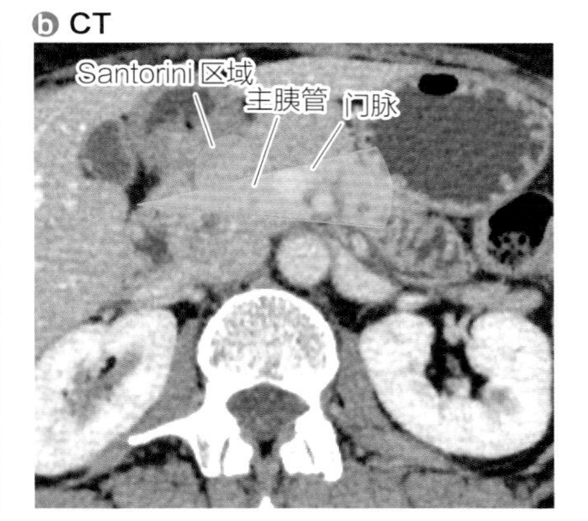

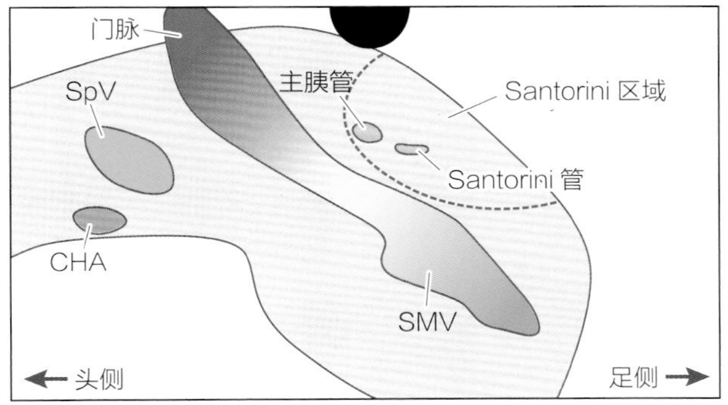

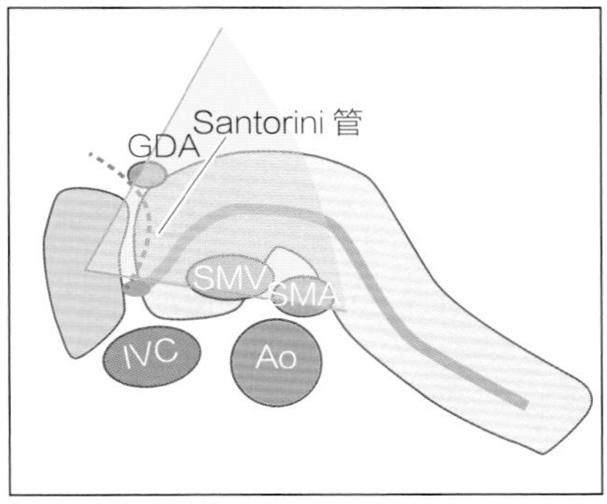

ⓒ CT重建

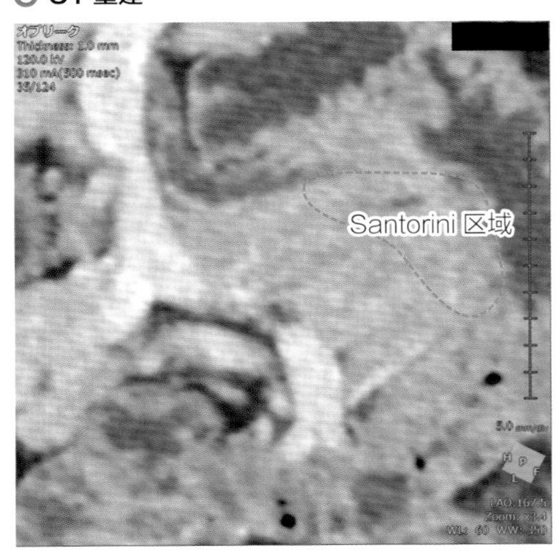

图3 Santorini区域

4 SMA

再顺时针旋转，一直扫查到胰腺背侧～胰腺钩突的标志性结构肠系膜上动脉（SMA）非常重要（图4）。

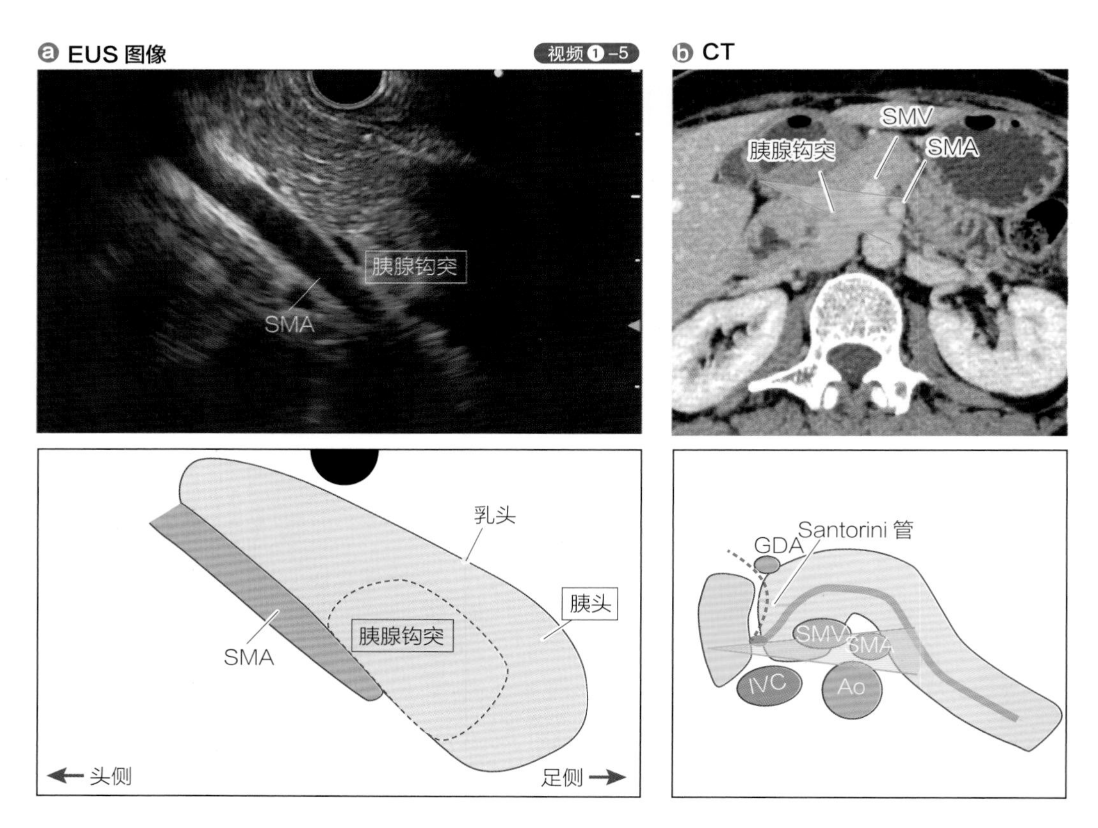

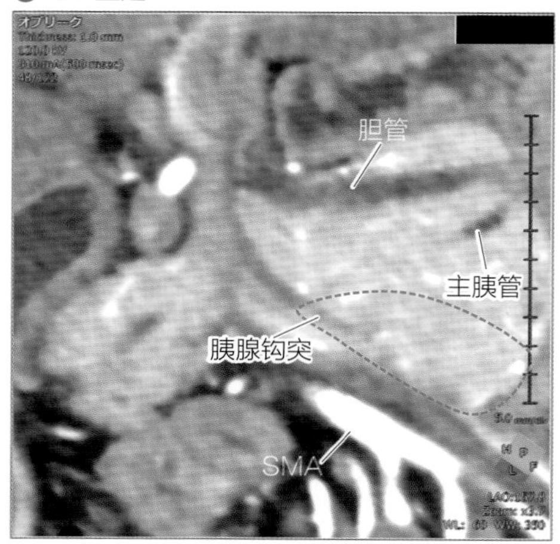

图4　**SMA是胰腺背侧～胰腺钩突的标志性结构**

5 胰头体移行处

接下来，再从乳头朝向胰体方向追扫主胰管。

逆时针旋转回到初始观察位置，继续逆时针旋转，就会越过SMV到达胰体的主胰管，可以继续观察胰头体移行处（图5）。这就是“跨越SMV”。

ⓐ EUS图像 视频❶-5

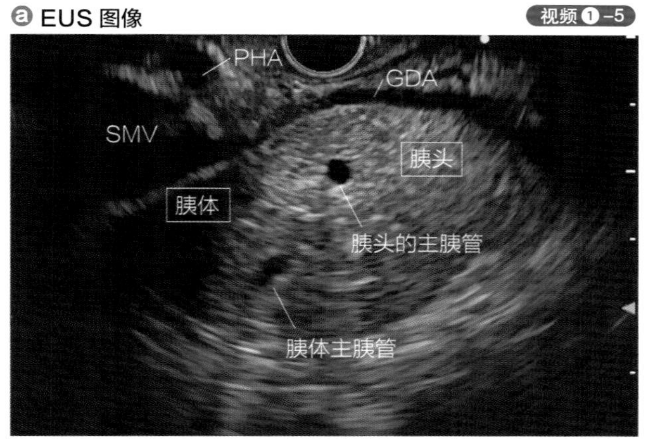

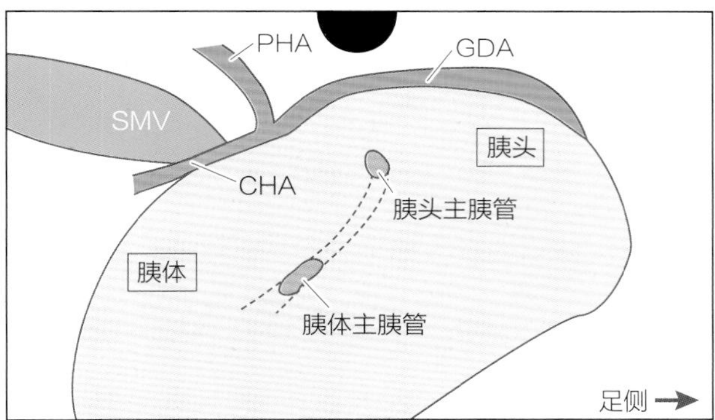

ⓑ CT

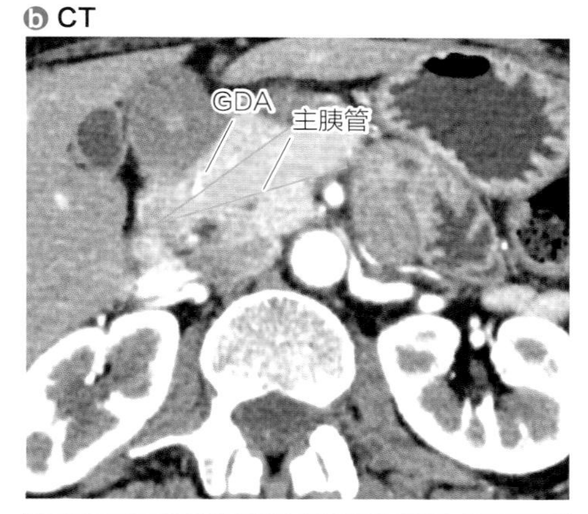

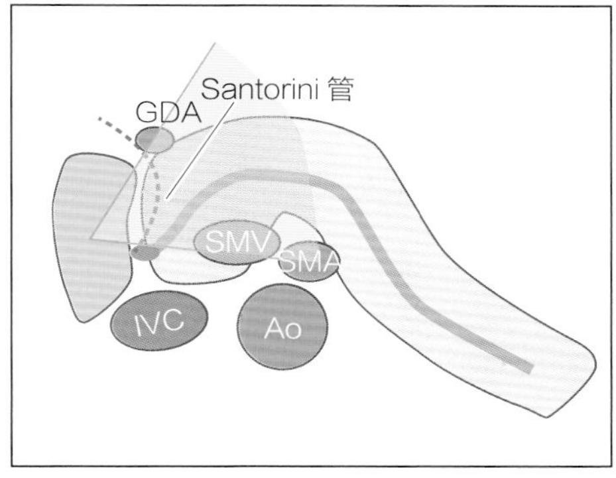

ⓒ CT 重建

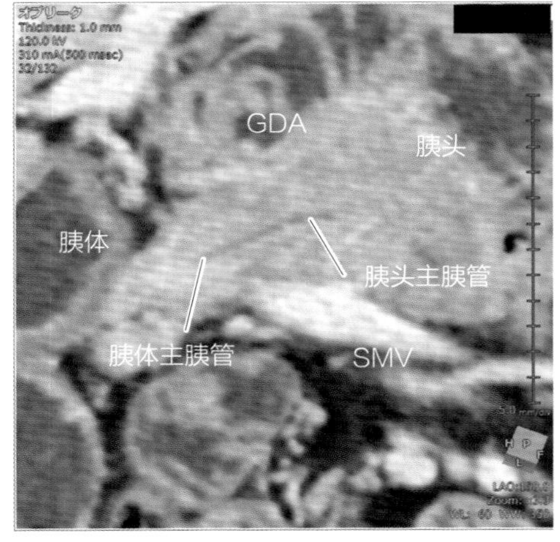

图5 跨越SMA进行胰头体移行处的观察

这个时候，确认观察胰腺腹侧的标志性结构胃十二指肠动脉（GDA）~肝总动脉（CHA）非常重要（图6）。

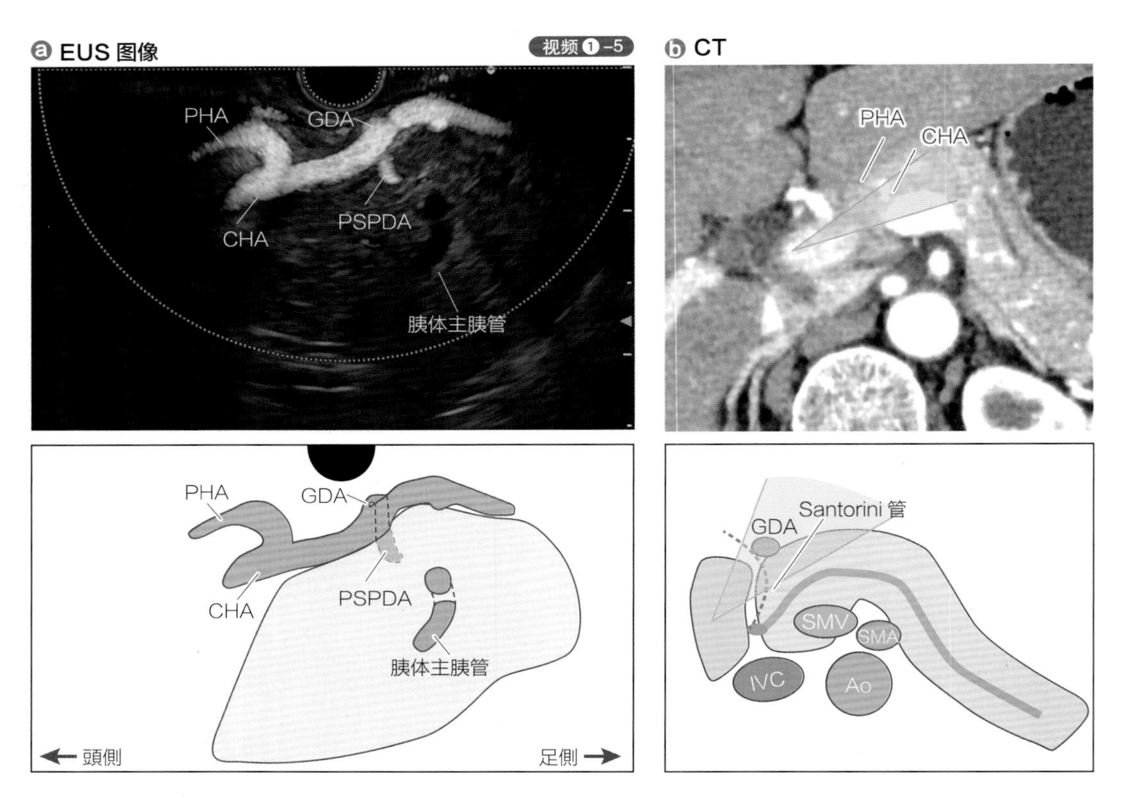

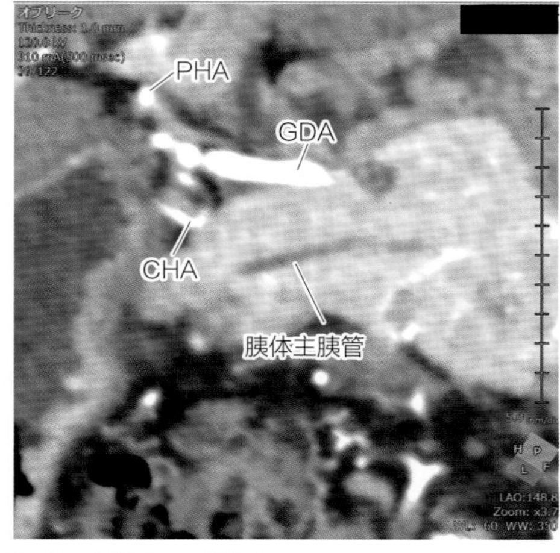

图6 **GDA ~ CHA**

6 胆管

最后扫查胆管。

从初始观察位置顺时针旋转，朝向背侧后，探头附近就可以扫查到胆管（图7）。因为距离十二指肠壁很近，过度调整旋钮可能会导致影响观察，所以在观察不到的情况下要将旋钮放到相对自然的状态，这一点也很重要。

ⓐ EUS 图像

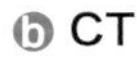

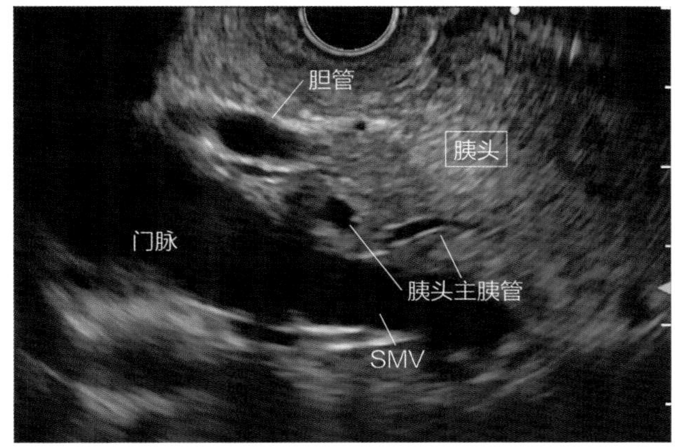

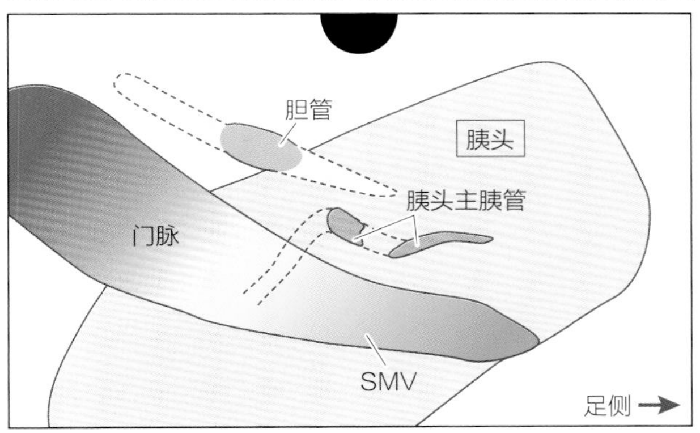

ⓑ CT

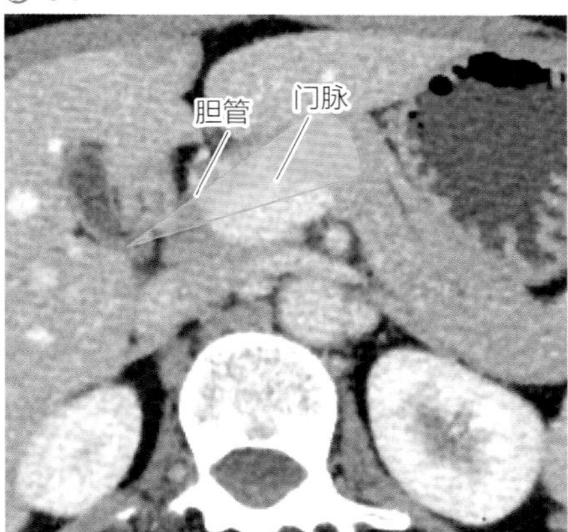

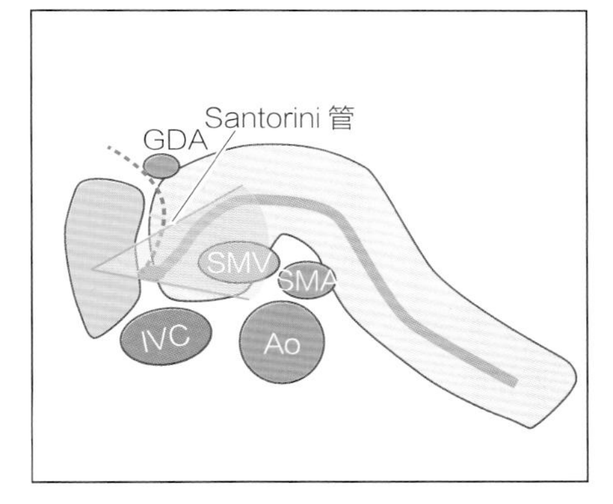

ⓒ CT 重建

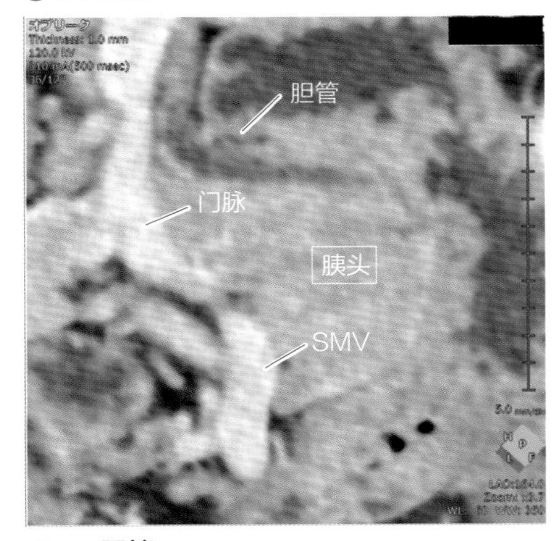

图7 **胆管**

与观察主胰管一样，观察胆管也要顺时针旋转一直观察到乳头（图8）。

但是，受体形以及乳头位置的影响，有的患者很难观察完全，如果过度强行操作又容易引起穿孔。针对乳头的观察，一般从D2开始扫查可以得到最清晰的图像，所以如果遇到操作困难的情况，就不要勉为其难，只观察到胆管也可以。

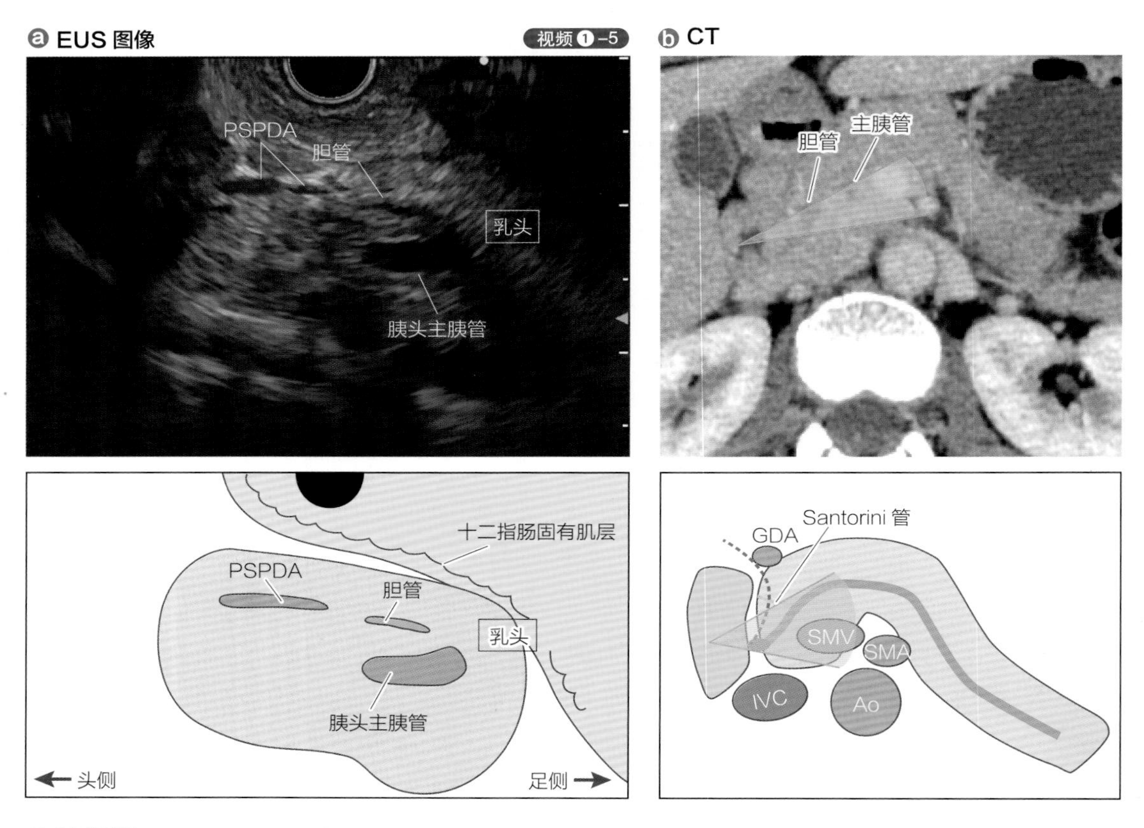

ⓒ CT 重建

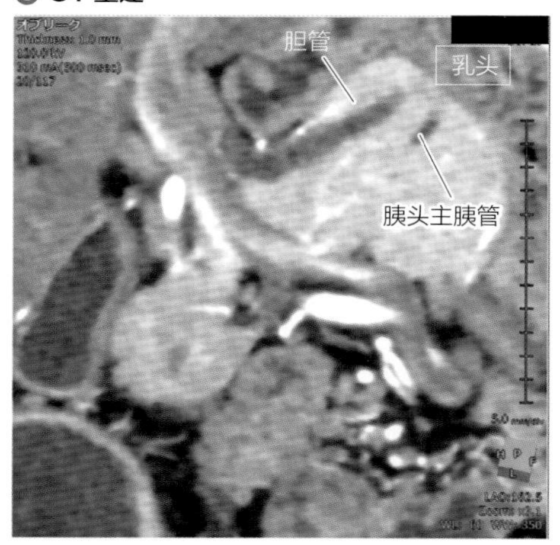

图8　**胆管～乳头**

Ⓑ从D1开始的观察

3 胆管～胆囊

视频

概要

- 胆囊管是一般超声检查及CT检查观察困难的部位，所以在EUS的观察中显得尤为重要。
- 无结石胆囊炎或者无症状性胆囊肥大的诊断一定要慎重，要考虑胆囊管肿瘤的可能性，需要EUS检查对胆囊管进行评估。
- 因为这是个CT中难以观察的部位，所以本文仅对EUS图像进行解说。

观察目标

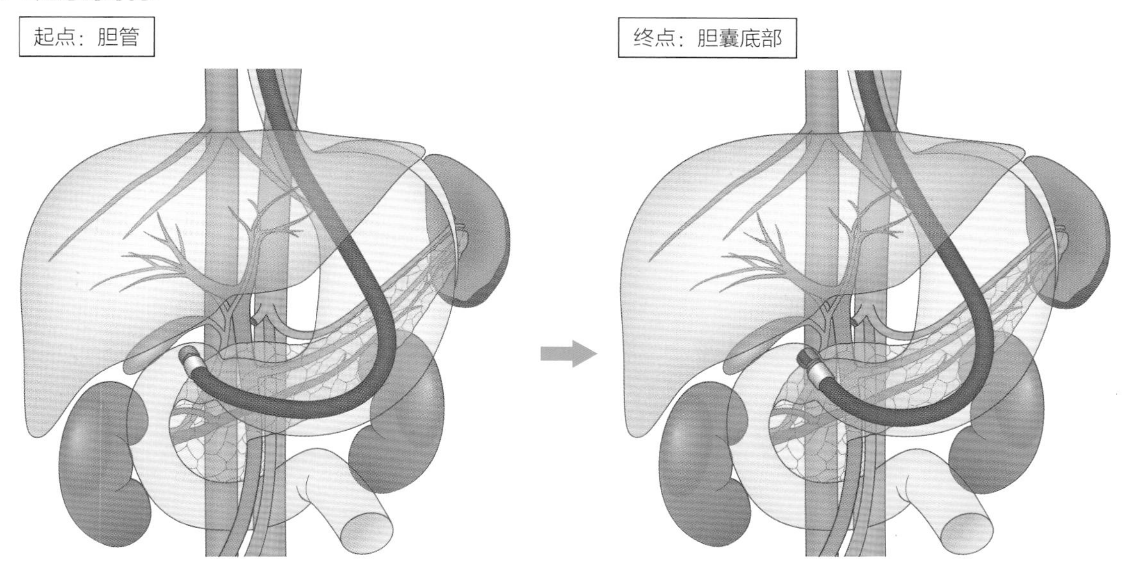

观察顺序

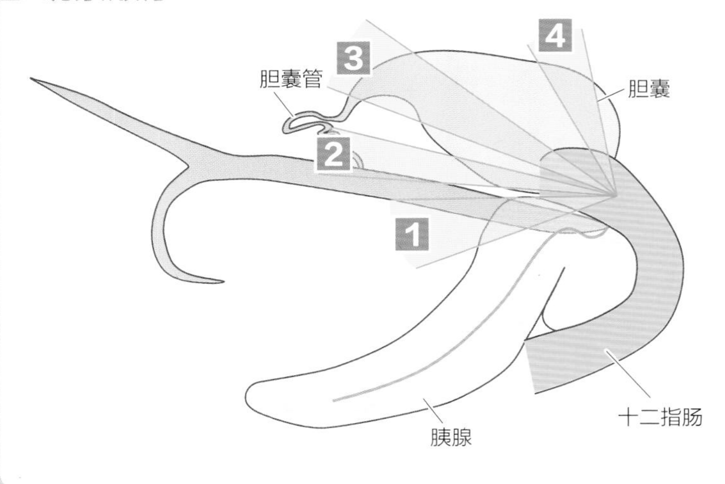

1 胆管
↓
2 胆囊管和胆管的汇合处
↓
3 胆囊管～胆囊颈
↓
4 胆囊体、胆囊底部

1 胆管

先进行基础操作扫出胆管，朝向肝门方向上推大螺旋轻压，再稍稍逆时针旋转，向肝门追扫胆管。

在上部胆管与探头之间所见到的螺旋状的结构就是胆囊管（图 1）。

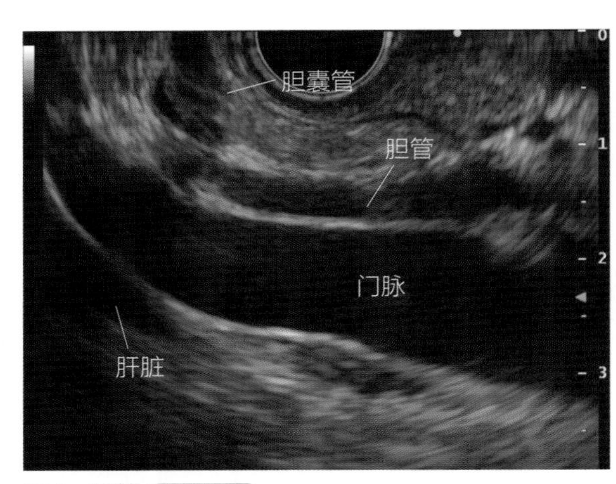

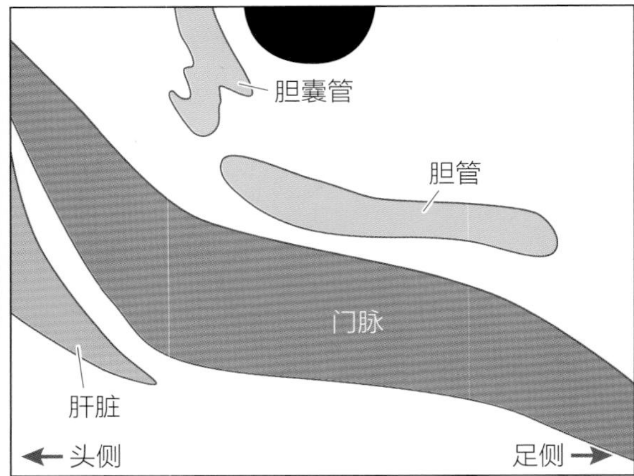

图 1 **胆管** 视频❶-6

2 胆囊管和胆管的汇合处

先确认胆囊管和胆管的汇合处（图2）。

在图2中可见是直接汇合到了胆管的上部，但是其他的病例中也有在胆管的下段（也就是胆管的左侧）汇合（图3a）、在胰腺内或者胰腺上缘汇合（图3b）等各种各样的情况。所以操作时应该反复顺时针旋转或逆时针旋转调整画面位置，直到能够确认汇合处为止。

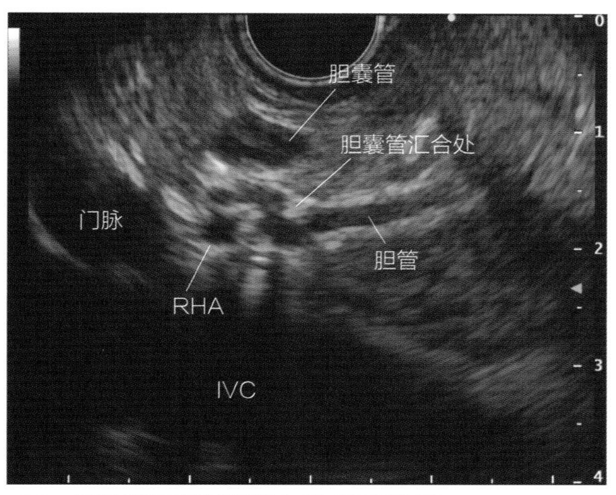

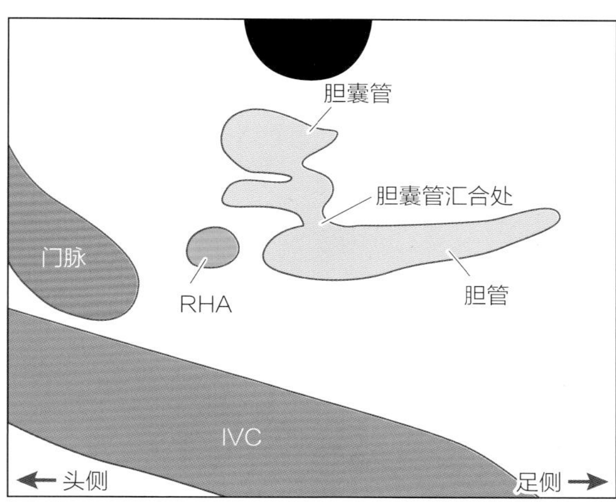

图2 胆囊管和胆管的汇合处 视频❶-6
RHA：肝右动脉；IVC：下腔静脉。

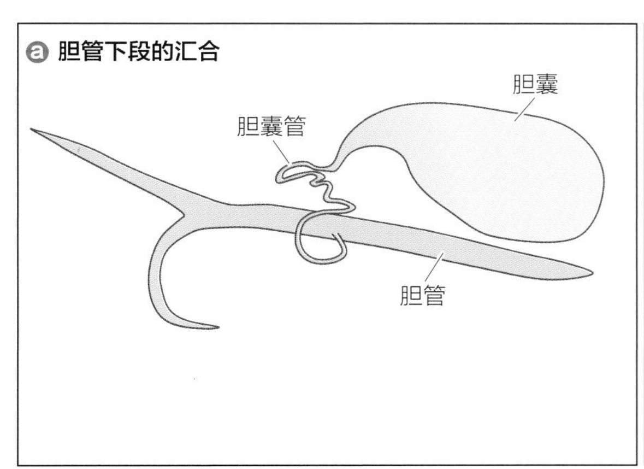

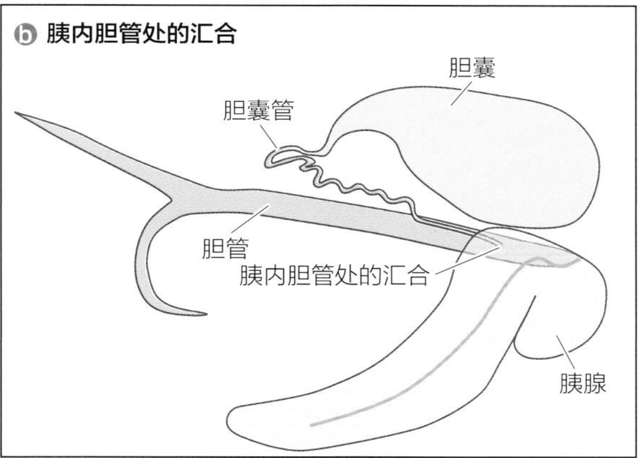

图3 胆囊管和胆管的汇合处示意图

3 胆囊管～胆囊颈

胆囊管到**胆囊颈**（图 4）需要从背侧朝向腹侧才能看到，所以得一点点地拉镜再配合逆时针旋转去追扫。

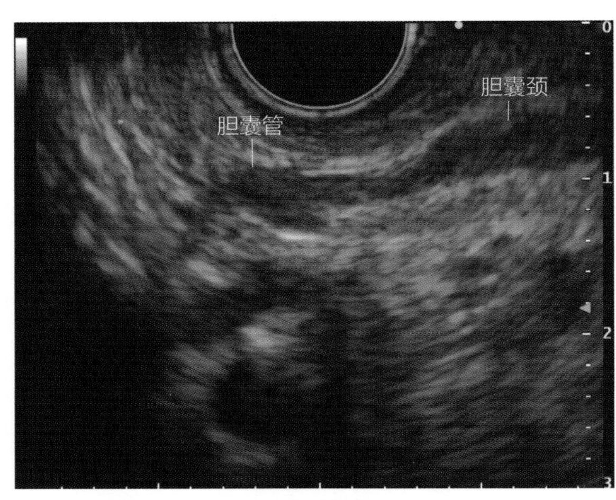

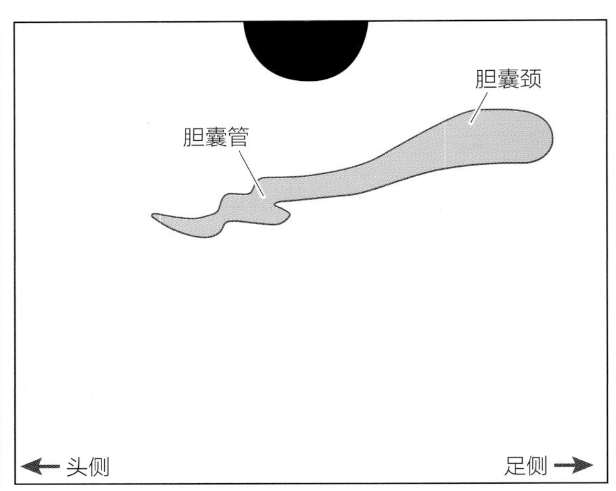

图 4　**胆囊管～胆囊颈** 视频❶-6

4 胆囊体、胆囊底

看到了胆囊颈，这个时候再大幅度逆时针旋转，就可以观察**胆囊体**和**胆囊底了**（图5，图6）。

另外，因为胆囊癌在胆囊底部的发病率最高，所以最好在胆囊底部方向尽可能地观察到“胆囊的尽头”（胆囊完全消失为止）（图7）。

如果可以，最好再反向操作一次，将胆囊底⇒胆囊体⇒胆囊颈⇒胆囊管⇒胆管进行再次观察，确认一下胆囊～胆囊管是否还有遗漏。

另外，胆囊～胆管这部分在胃内扫查时也可以观察到（参考第1章A-4），多方位的观察也很重要。

注 意

观察胆囊底的时候，大幅度地逆时针旋转非常必要，但是因为是在D1这个狭小的管腔内操作，所以注意不要过度操作。

胆囊的位置和形状多种多样，也会有观察困难或者无法扫查出的情况，千万注意不要过度操作。安全第一是最基本的原则。

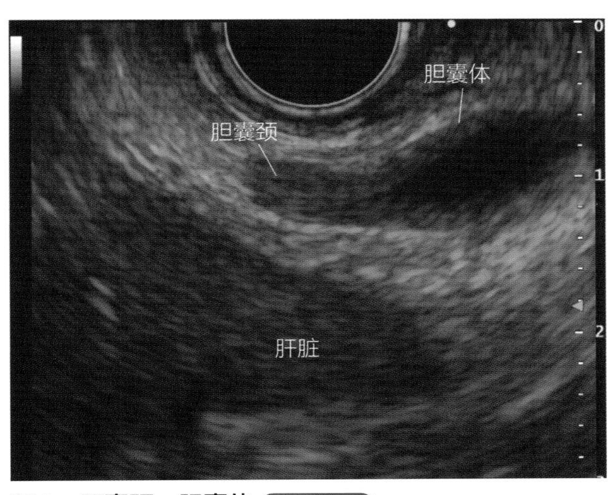

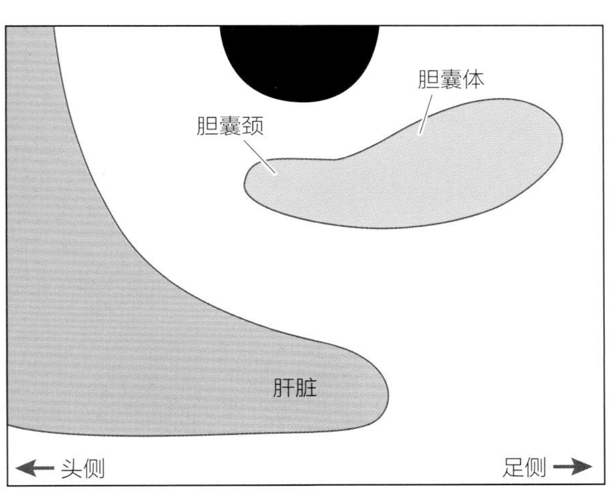

图5 **胆囊颈～胆囊体** 视频❶-6

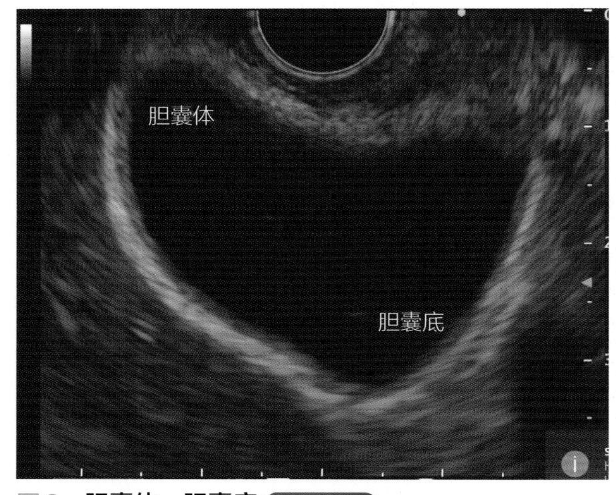

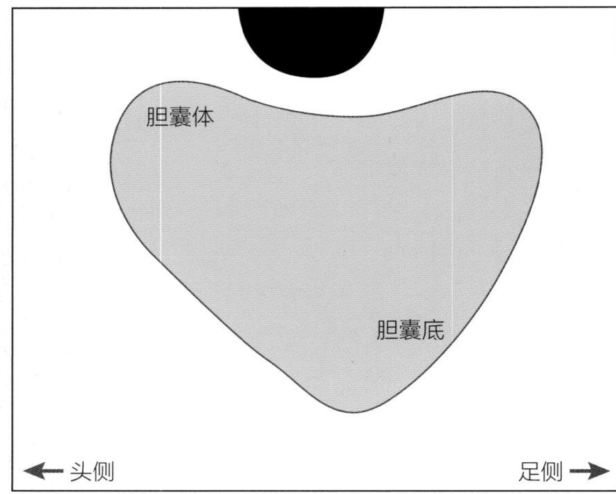

图6　**胆囊体、胆囊底** 视频❶-6

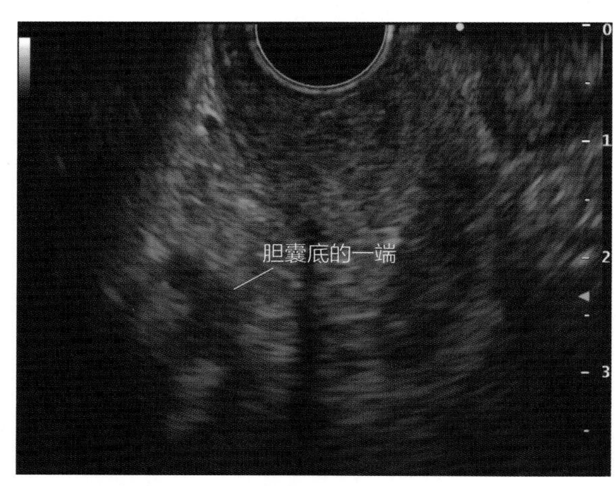

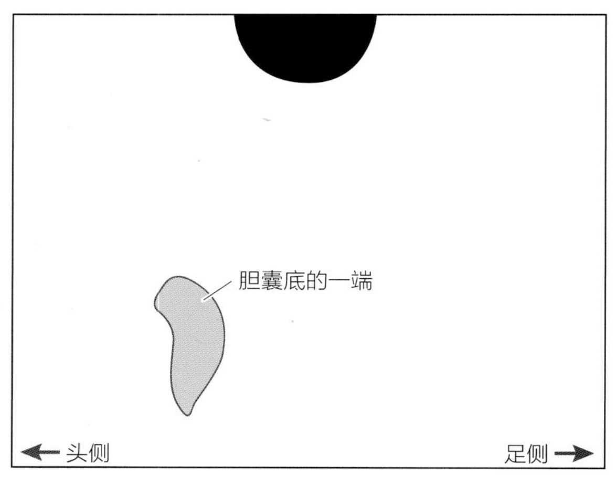

图7　**胆囊底的一端** 视频❶-6

Ⓒ 从D2开始的观察

1 初始观察位置和探头的移动

概要

- D2扫查的动作与胃内扫查类似，体会用右手模拟着探头进行扫查就可以了。

1 能理解EUS动向的方法

接下来从十二指肠降部（D2）开始进行扫查。因为与胃内扫查探头的朝向一致，所以也要跟胃内扫查一样，将胃和胰腺的示意图反转。

①想象正常的解剖结构（图1）。

②将这个图上下左右翻转（图2）。

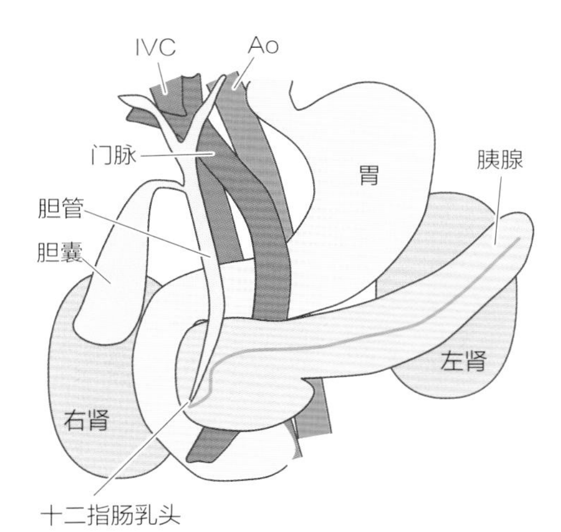

图1 **正常胃、胰腺、胆管和门脉示意图**

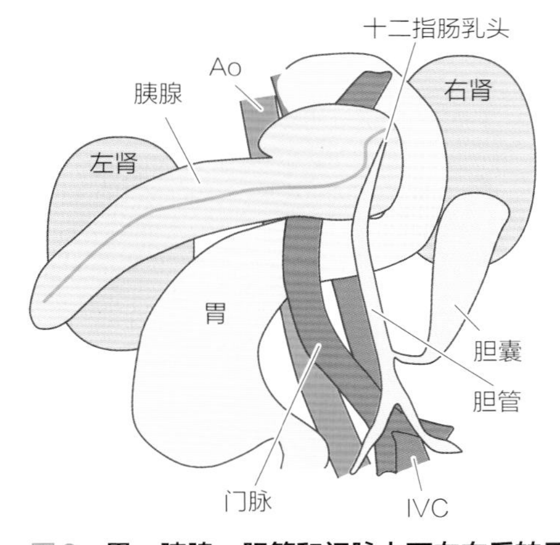

图2 **胃、胰腺、胆管和门脉上下左右反转示意图**

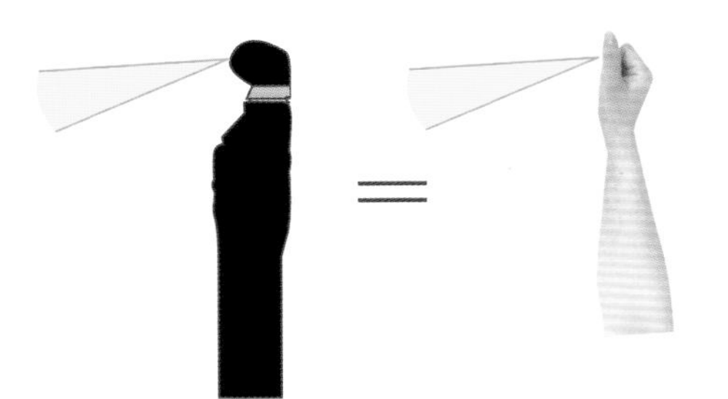

图3 **将右手比作探头**

③接下来像胃内扫查一样，将自己的右手想象成线阵超声内镜的探头（图3）。

④在内镜插入至D2的状态下扫出主动脉（Ao），即D2扫查的初始观察位置（图4a）。也就是相当于从乳头上缘的高度观察胰腺。

⑤从这里逆时针旋转，探头朝向背侧后，可以观察到IVC、右肾（图4b）。

⑥从这里再顺时针旋转，可以观察十二指肠水平部（D3）、胰头下部、乳头（胆管、主胰管）、肠系膜上静脉（SMV）、肠系膜上动脉（SMA）（图4c）。

虽说D2的初始观察位置是Ao，但是由于内镜插入D2时的状态不同，也有开始观察时最先看到SMA、SMV的情况。这个时候探头应该是朝向胰腺的腹侧，不用再调整回到Ao、IVC的初始观察位置，可以直接逆时针旋转观察SMV、SMA⇒D3⇒Ao、IVC，一直到背侧。当然，SMV、SMA这一侧"一定要观察到腹侧胰腺实质的尽头"，这一点可千万不能忘记。

归根结底，头脑中要牢记如何旋镜会观察到哪些相应部位，尽量减少无效的EUS操作。

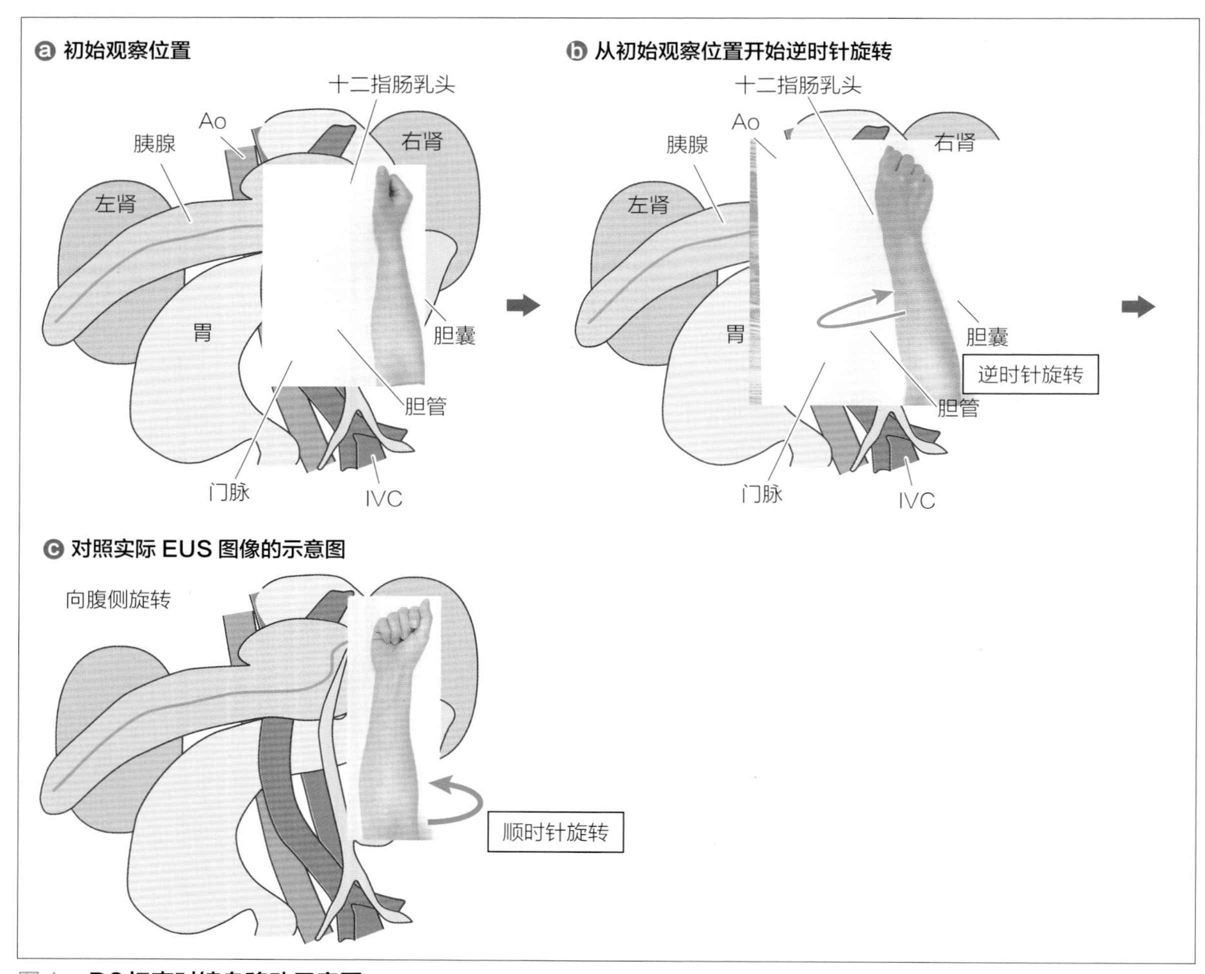

图4　**D2扫查时镜身移动示意图**

2 实际EUS时的示意图

接下来，我们看实际EUS的操作观察方法，实际EUS的图像就没有必要上下左右翻转了。

图5就是从D2观察的实际EUS图像所包括的全部范围（俯瞰图）。

①笔者一般会将观察到主动脉（Ao）的位置作为初始观察位置，在这里进行逆时针旋转，到了背侧后可见下腔静脉（IVC）和右肾。如同第2章A-1所述，胰腺背侧的标志性结构是IVC（图6），所以记住一定要观察确认IVC和右肾。

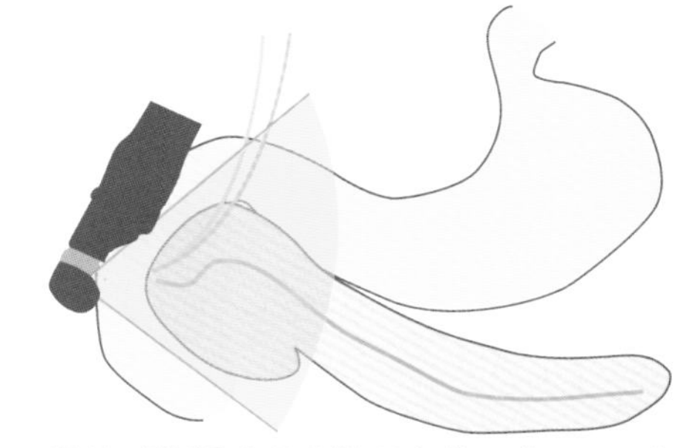

图5 EUS在D2的观察范围（俯瞰图）

②接下来从初始观察位置的Ao开始顺时针旋转可见胰腺下缘，此时要知道D3的位置，在这里可以明确地扫出胰腺下缘（图7）。这里是胰腺钩突和胰头下部区域的胰腺实质，一般回声偏高（发白）。

③再顺时针旋转（配合稍稍拉镜），可见乳头。在扫查乳头时，要从胰胆管向乳头侧搜寻，因为与胰头下部区域的胰腺实质相比，乳头的回声更低（超声下更显发黑），所以可以根据这一点搜寻（图8）。

ⓐ 胰腺背侧是IVC ~ Ao

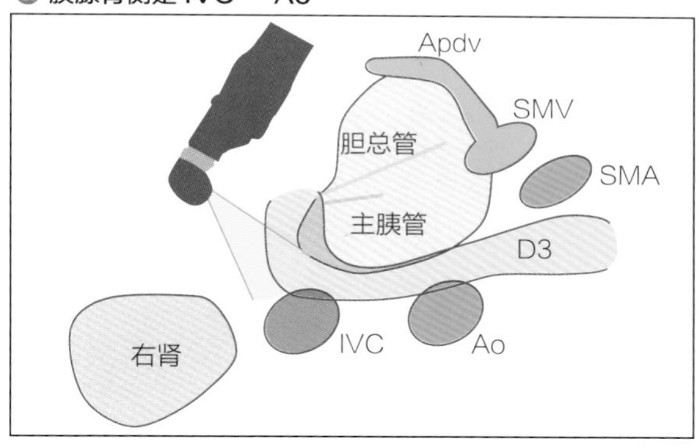

ⓑ 背侧最远端（左旋）

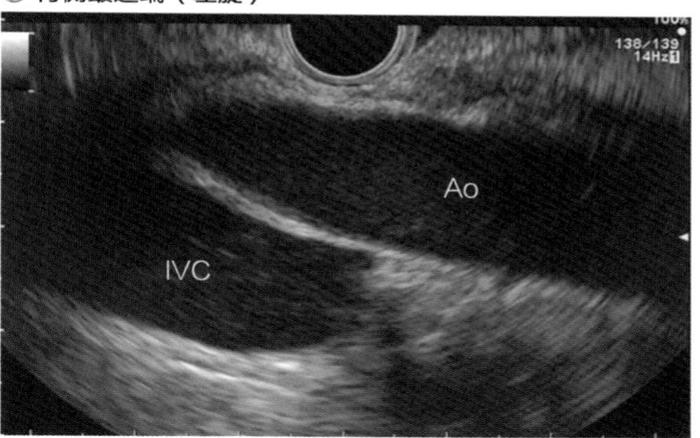

图6 D2的初始观察位置是IVC ~ Ao

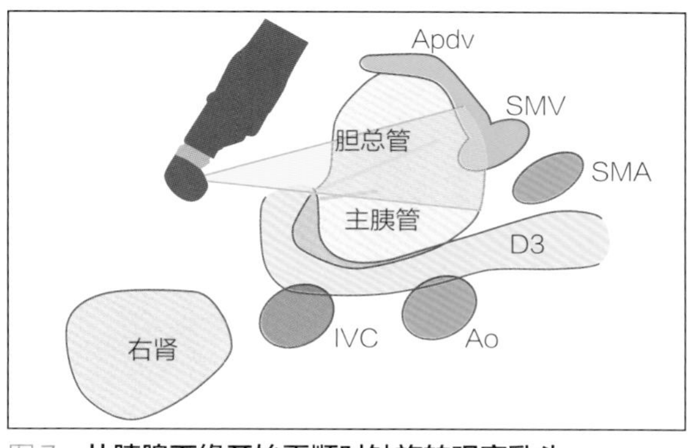

图7 从胰腺下缘开始再顺时针旋转观察乳头

④从乳头处再顺时针旋转，可以观察SMV、SMA（图9）。

⑤从SMV、SMA处再顺时针旋转，可以观察胰腺腹侧。

⑥胰腺腹侧的标志性结构是胰前十二指肠静脉（Apdv，参考第2章D-1）。虽说也有很多医生看到SMV就结束扫查了，但是在SMV的腹侧其实还有很多胰腺实质，所以应该继续顺时针旋转直至见到Apdv的分支为止（图10）。

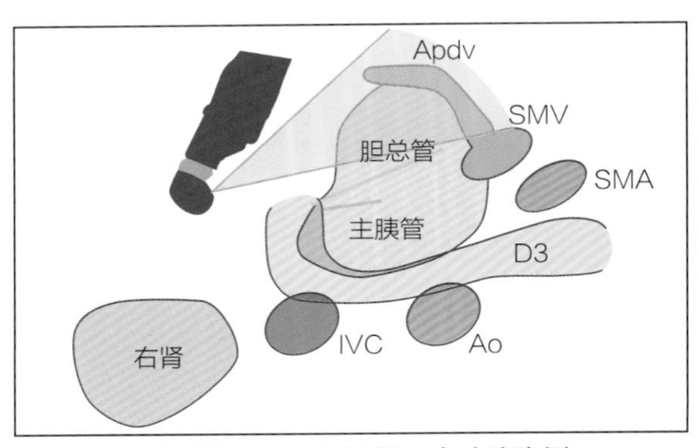

图8　**从乳头开始再顺时针旋转观察胰腺腹侧**

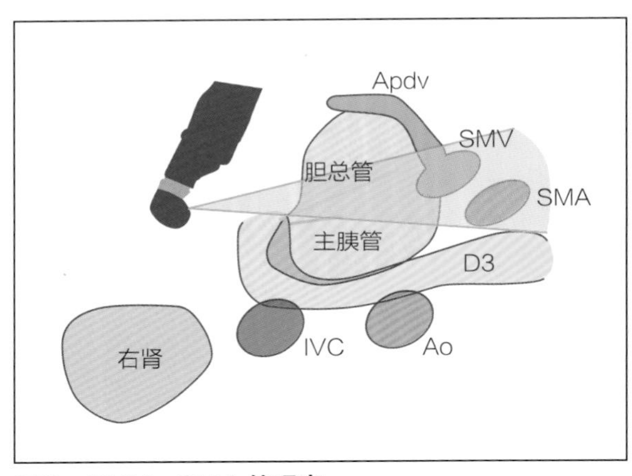

图9　**SMV・SMA的观察**

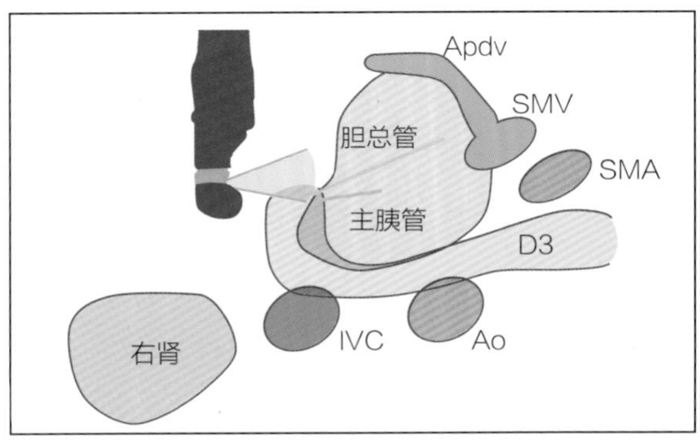

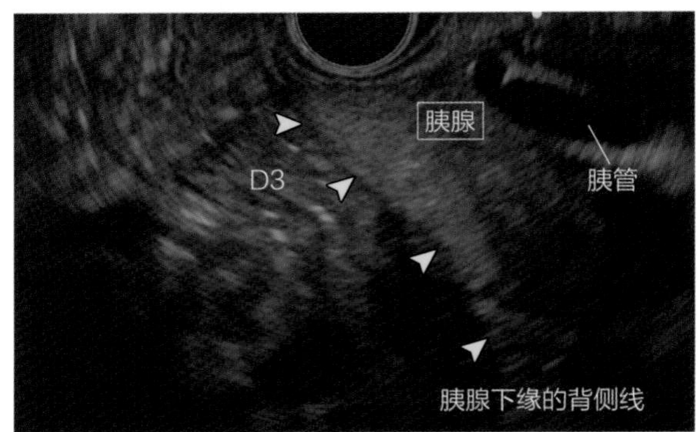

图10　**从初始位置开始再顺时针旋转即达到胰腺下缘**

最后，D2 扫查应该观察的部位如表 1 所示。

表 1　D2 扫查应该观察的部位一览

D2 扫查应该观察的部位	本书的说明章节
· 右肾 · IVC · Ao · D2 ~ D3（胰腺下缘） · SMA · SMV · 胰头下部	第 1 章 C-2
· Papilla（胆总管 ~ 主胰管）	第 1 章 C-3
· Apdv · GDA	第 2 章 D-1

Ⓒ 从D2开始的观察

2 胰腺下缘背侧～腹侧

视频

概要

- 胰头下部的胰腺下缘尤其是边缘处是很容易漏诊的区域。要清楚胰头下部的标志性结构，特别是要分清腹侧、背侧。
- 从最背侧的右肾或者IVC开始，顺时针旋转着观察胰腺下缘的腹侧。
- 途中也可能会看到乳头的胰胆管，要先将胰腺下缘完整地观察完之后再回头观察乳头。

观察目标

起点：右肾

终点：乳头

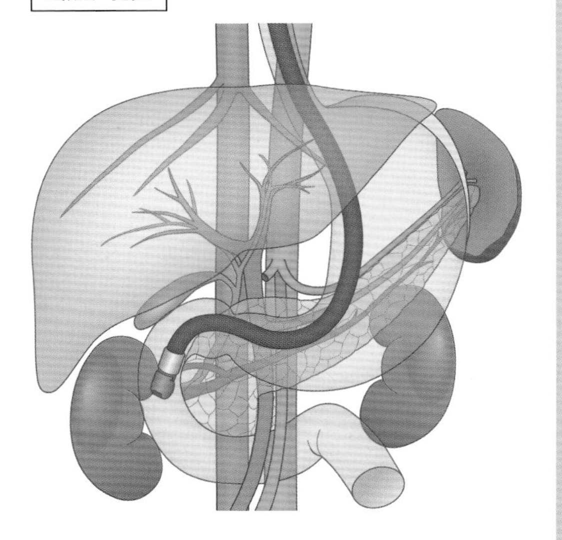

观察顺序

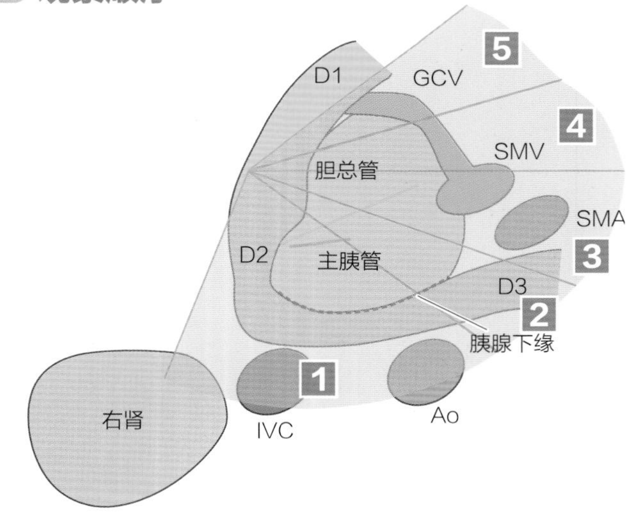

1 右肾～Ao、D3
⬇
2 D3～胰腺下缘背侧
⬇
3 胰腺下缘背侧～SMV、SMA
⬇
4 SMV、SMA～Apdv
⬇
5 胰腺下缘腹侧～Ao、乳头

十二指肠的拉镜方法 视频❶-7

首先，将内镜拉入D2时，用ERCP的拉镜方法是不行的。

EUS不用像ERCP那样需要将镜子拉入D2的深处，也不用像ERCP那样做很大幅度的顺时针旋转（图1）。这是因为ERCP的侧视镜是向后方斜视，而EUS是向前方斜视，看到的视野完全不同。将内镜很自然地拉入十二指肠降部后，通常看到的是**右肾或者IVC附近的胰腺下缘背侧**。因此，D2的初始观察位置就是IVC ~ Ao，从这里开始观察。尽量省掉无效的操作，争取施行更加简单高效的EUS操作。

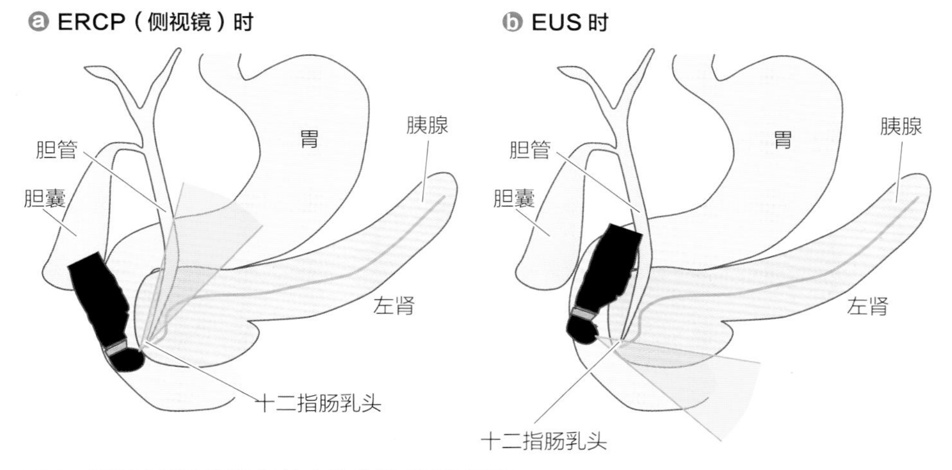

图1　**ERCP和EUS时的内镜位置** 视频❶-7

a）侧视镜时需要进到比乳头更深的位置。

b）EUS时内镜在乳头口侧一点儿也可以。

1 右肾～Ao、D3

从D2的初始观察位置也就是右肾（图2）及IVC、Ao（图3，图4）开始扫查。

这个IVC、Ao是胰头下部最背面的标志性结构。因为也有难以观察到右肾的情况，此时以IVC作为标志也没问题。观察右肾后，顺时针旋转将探头朝向腹侧，观察右肾IVC⇒Ao。到达Ao的水平后，开始可以见到D3以及胰腺实质。这里就是胰头下部的最背面。因为在这里的胰腺癌尤其是早期的时候很难引起主胰管的变化，所以一定要仔细观察，避免漏诊。

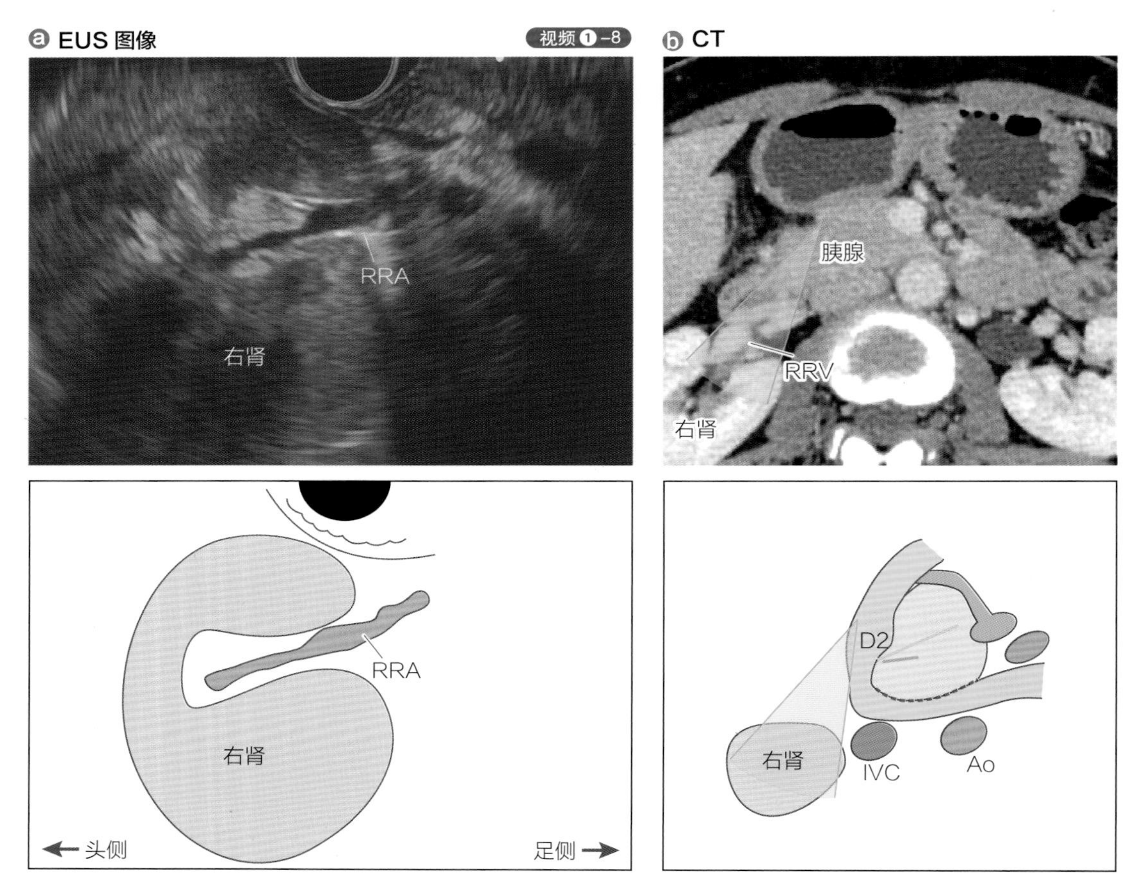

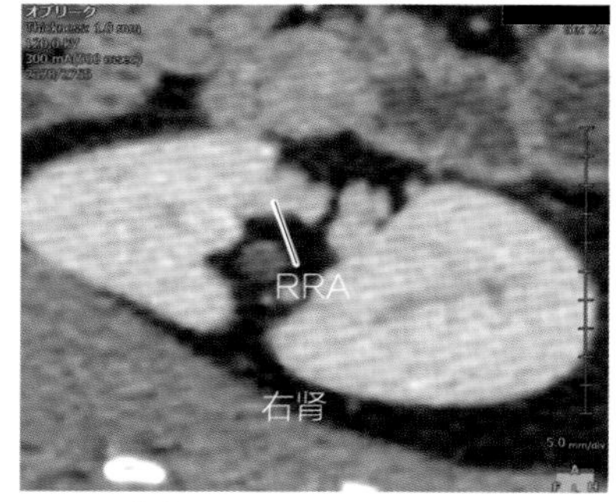

图2　**右肾**

ⓐ EUS 图像 视频❶-8

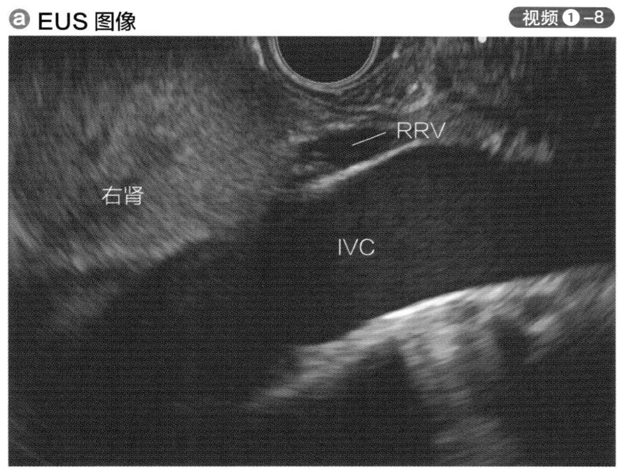

ⓑ CT

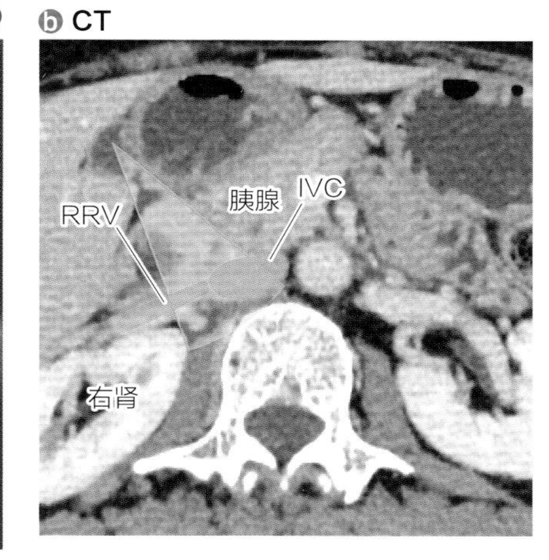

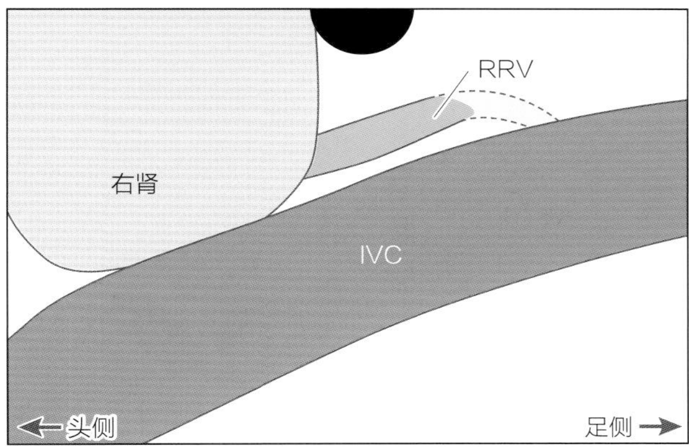

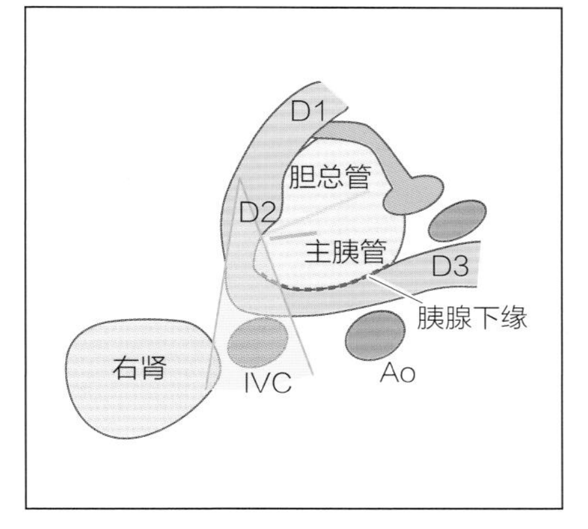

ⓒ CT 重建

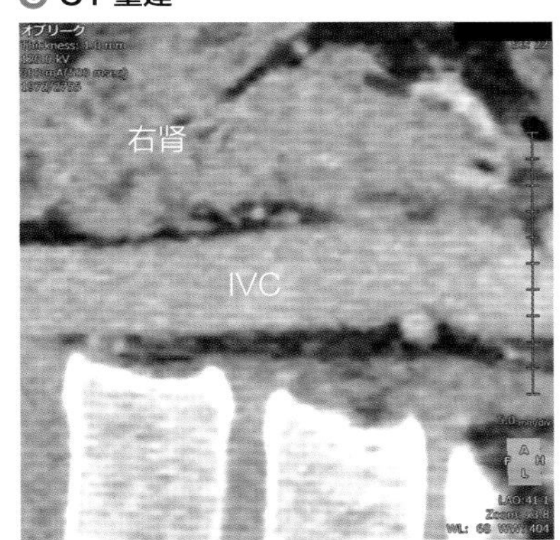

图3 右肾～IVC

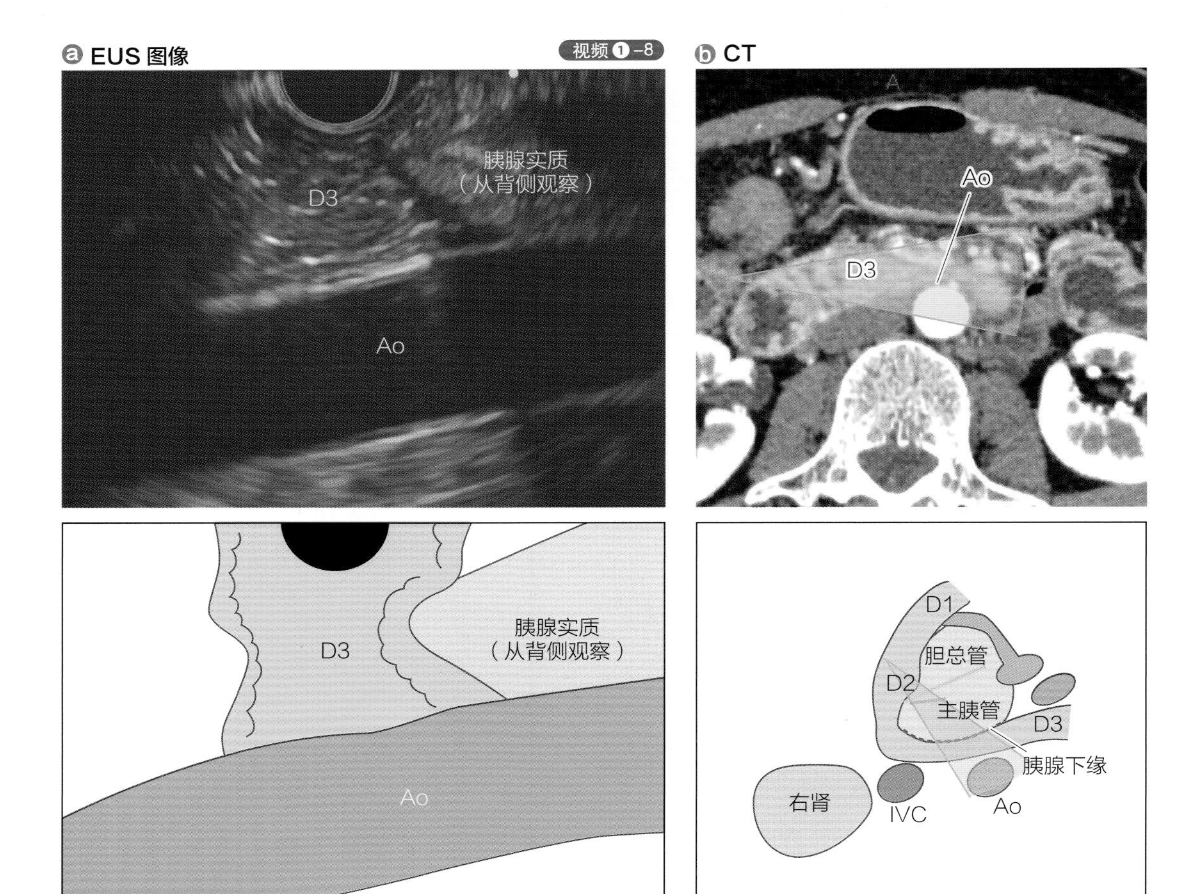
ⓐ EUS 图像
视频❶-8
D3
胰腺实质
（从背侧观察）
Ao
头侧
ⓑ CT
Ao
D3
D1
胆总管
D2
主胰管
胰腺下缘
右肾
IVC

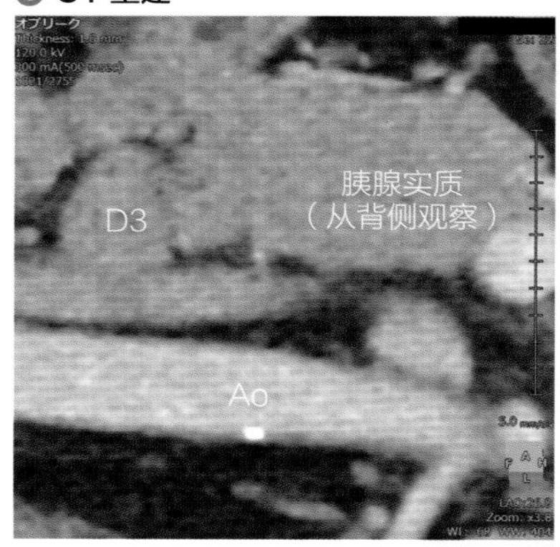
ⓒ CT 重建
D3
胰腺实质
（从背侧观察）
Ao

图4　**Ao、D3**

2 D3～胰腺下缘背侧

进一步顺时针旋转，将探头向腹侧移动，就可以看到D3的长轴（图5）。这个时候也能看到胰腺的实质，而所见的边界线就是**胰腺下缘背侧**的边缘。此时要仔细扫查直至右下方远处（胰腺钩突方向）。这个包括胰腺下缘和D3的边界线的摄图，是证实观察到胰头下部足侧的图片，非常重要。这个时候，还可以看到乳头处的主胰管，在这里有的初学者可能会想“太好了，发现主胰管了！”，然后注意力就全部转移到那边去了，这样可不行啊！一定要控制住。

胰头下部腹侧的观察还剩余一部分，首先，我们从胰腺下缘的观察开始。

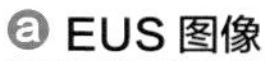

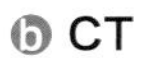

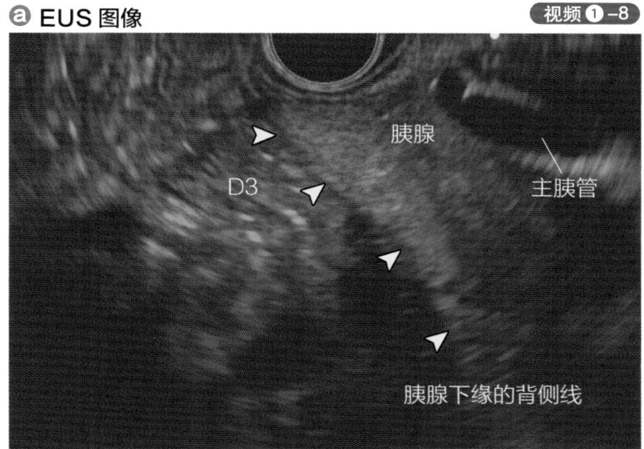

b CT

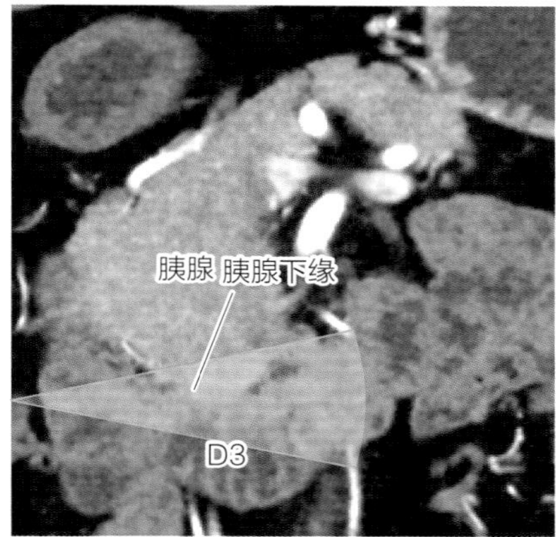

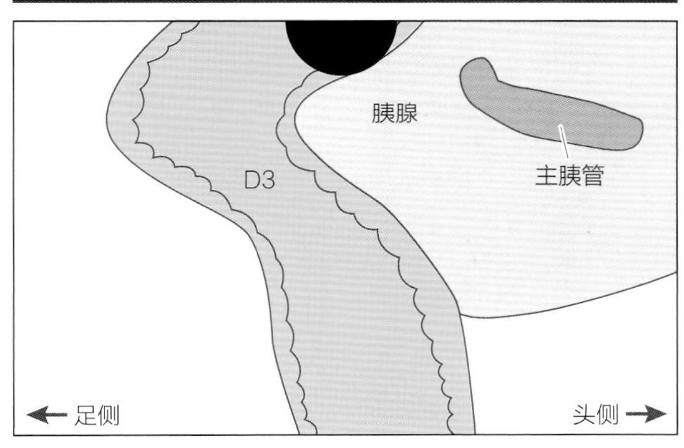

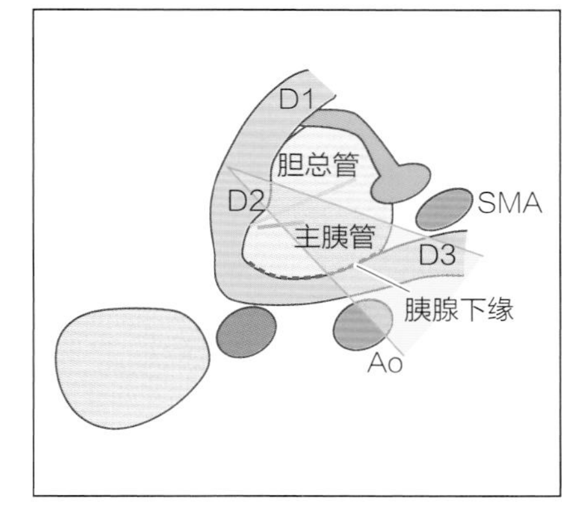

c CT 重建

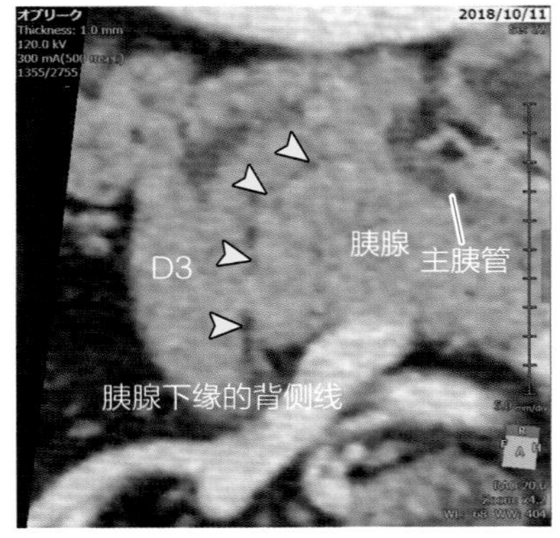

图5 **D3和胰腺下缘背侧**

3 胰腺下缘背侧～SMV、SMA

从观察D3和胰腺下缘的位置开始进一步顺时针旋转，就可以看到SMV和SMA（图6）。距离探头较近的是SMV，较远的是SMA。在观察胰头下部时，有的医生看到这个SMV就结束扫查了，但实际上胰头下部的胰腺实质还没有观察完，尤其是腹侧的胰腺实质，还需要继续顺时针旋转去扫查。

胰腺腹侧的标志性结构，没有那种"是它、是它、就是它"的血管，有可能会看到**胰前十二指肠静脉**（Apdv）之类的结构（参考第2章D-1）。有时候也看不到什么明确的血管，所以能看到胰腺实质的话，尽量顺时针旋转看到"胰腺实质的尽头"就可以了。

ⓐ EUS 图像　　视频①-8

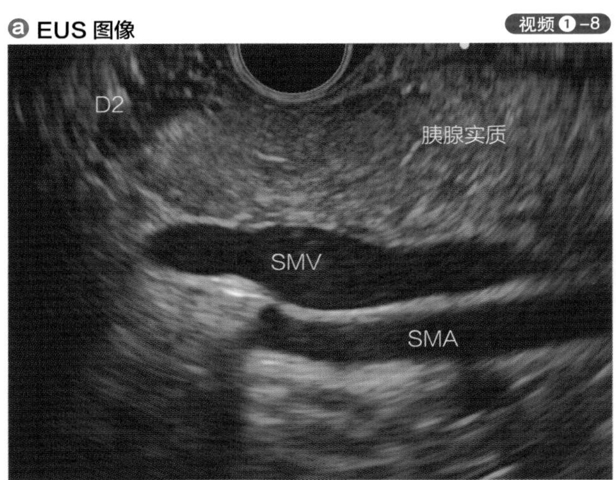

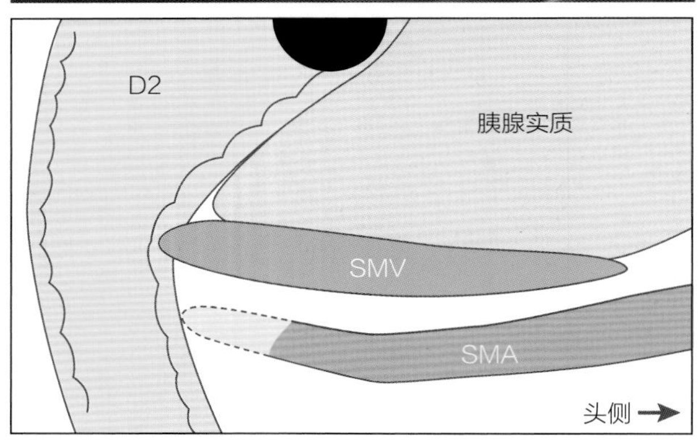

ⓑ CT

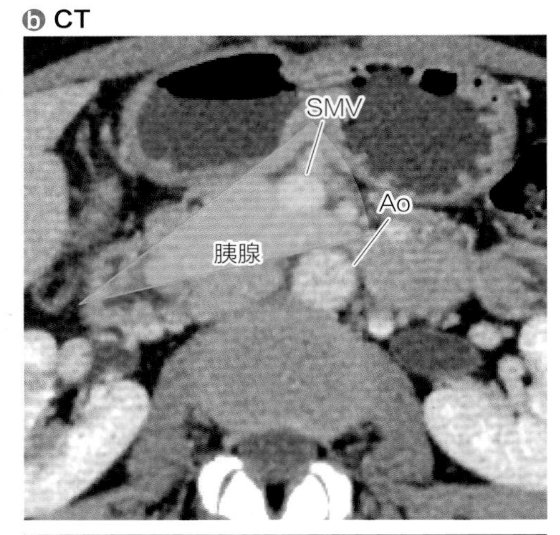

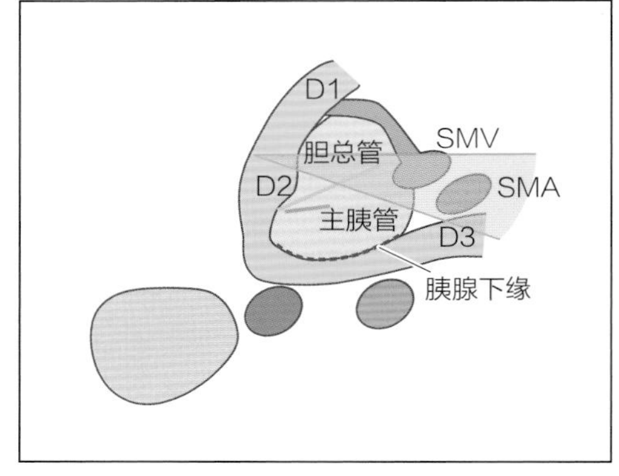

ⓒ CT 重建

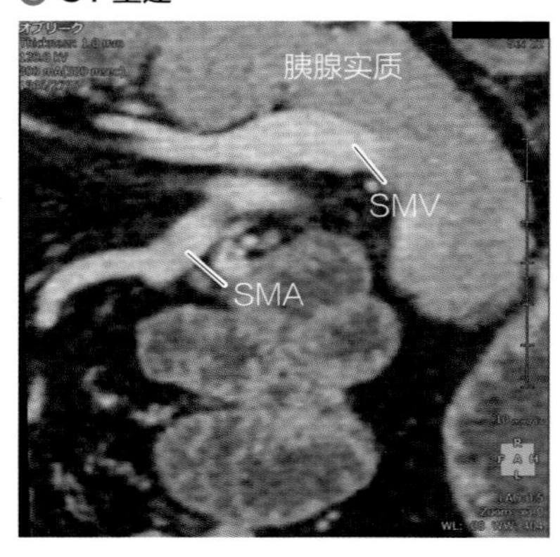

图6　**胰腺下缘背侧～SMV、SMA**

4 SMV、SMA ~ Apdv

从SMV开始再顺时针旋转观察腹侧，可见随着Apdv逐渐向探头侧靠近，胰腺实质也逐渐看不到了（图7，图8）。

为了观察胰腺下缘的腹侧，这里让探头顺时针旋转是很必要的。

到这里，从胰腺下缘最背面开始到最腹侧的观察就结束了。

所观察的标志性结构，按照顺序依次是右肾⇒ IVC ⇒ Ao ⇒ D2 ⇒ D3 ⇒ SMV、SMA ⇒ Apdv。

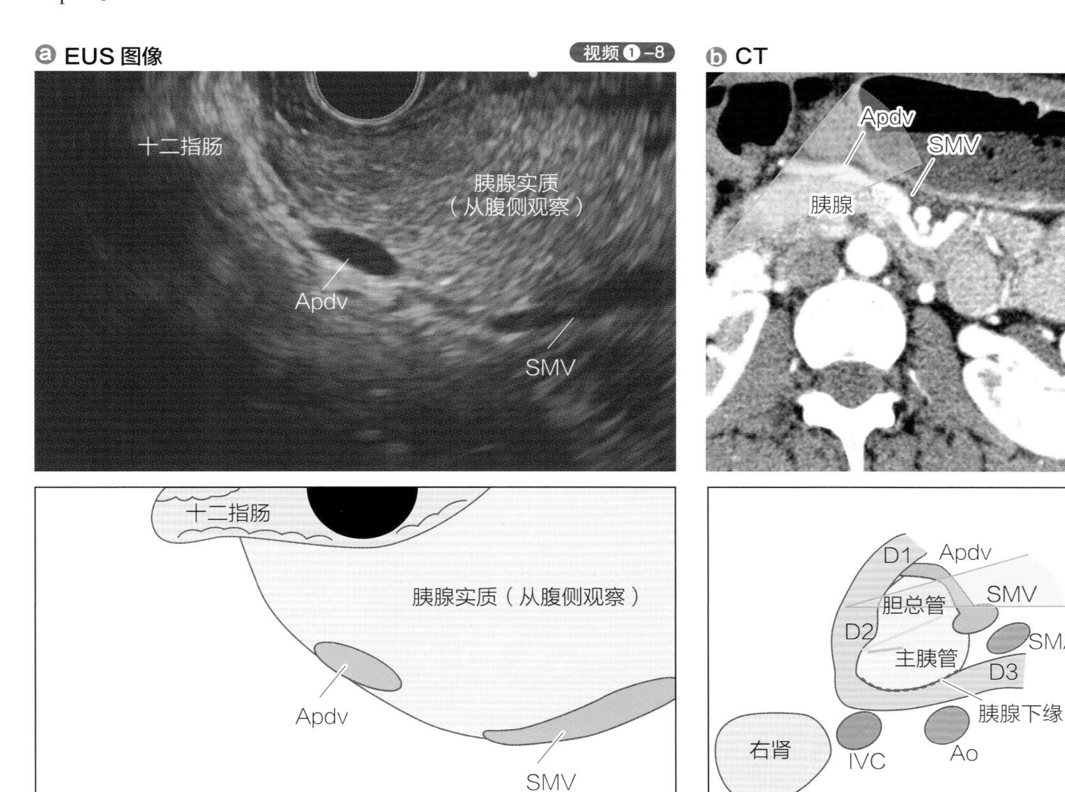

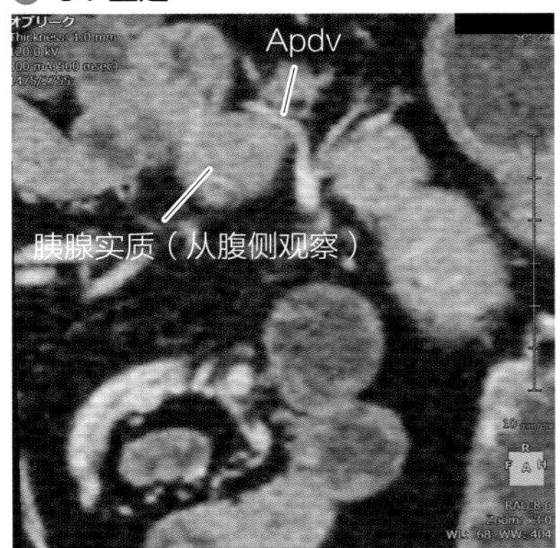

图7 Apdv

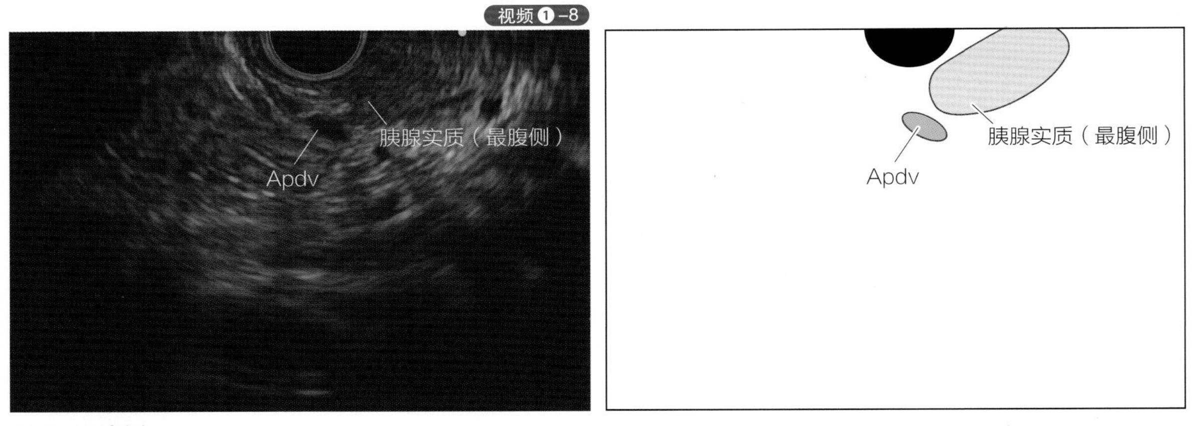

图8　**最腹侧**

5 胰腺下缘腹侧～Ao、乳头

胰腺下缘的最腹侧观察完之后，从这里逆时针往回旋转。在这里还可以确认汇入SMV的第一空肠静脉（1ST JV）（图9）。1ST JV作为胰腺钩突的标志性结构，是非常重要的血管（1ST JV的重要性在第2章A-1中会有详细记载，请参考）。

ⓐ EUS图像 视频❶-8

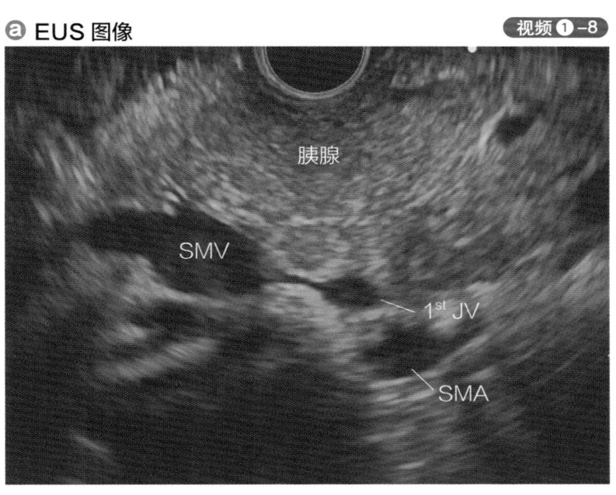

ⓑ CT

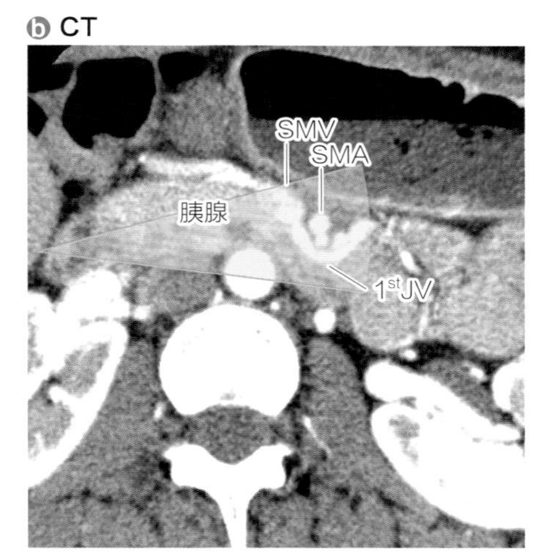

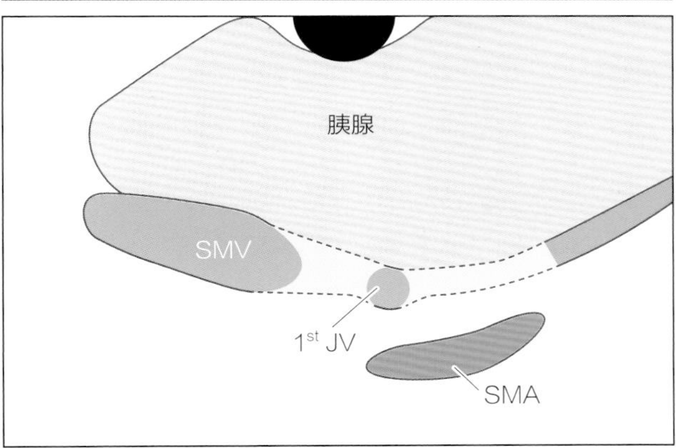

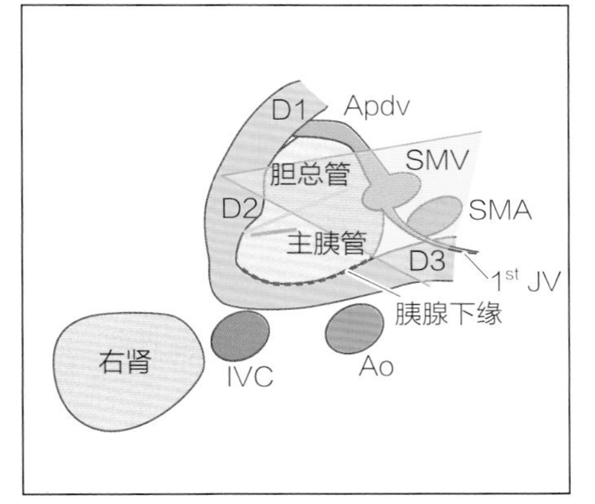

ⓒ CT重建

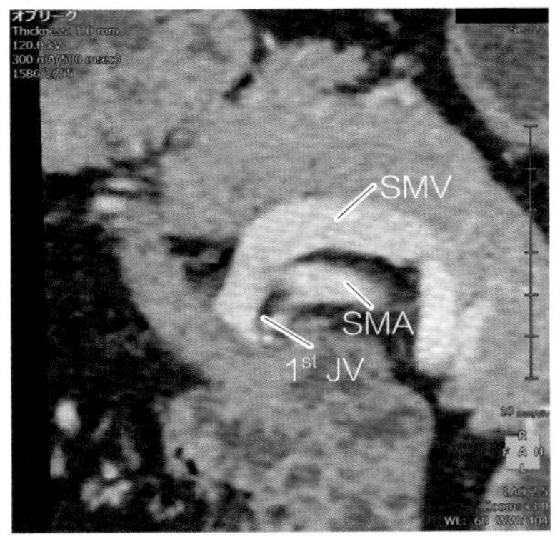

图9 1st JV

逆时针旋转所观察的标志性结构，按照顺序依次是 Apdv⇒SMV、SMA⇒1ST JV⇒D3 Ao⇒乳头。经过这样一个往返的观察后，最终移动到乳头（图 10）。

下面来“实战”一下如何?

为了观察胰腺下缘的腹侧，必须要将探头大幅度顺时针旋转，是不是超出了大家原本的想法了呢? 很意外是吧!

但是，也要注意有的地方难以观察时也不能强求，尤其是**有肿瘤存在的情况下，还是有穿孔风险的**。抵抗明显时最好就停止在当时观察的位置，剩下的再从胃内等安全的地方扫查时进行相应的补充就可以了。

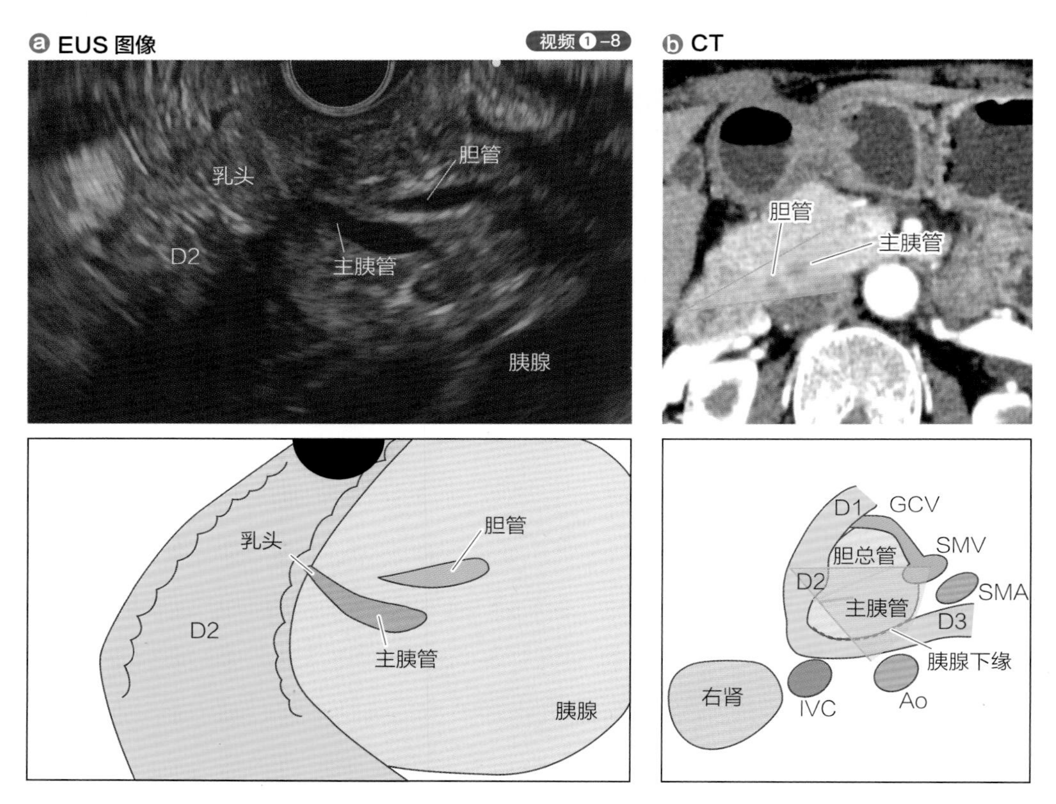

ⓒ CT 重建

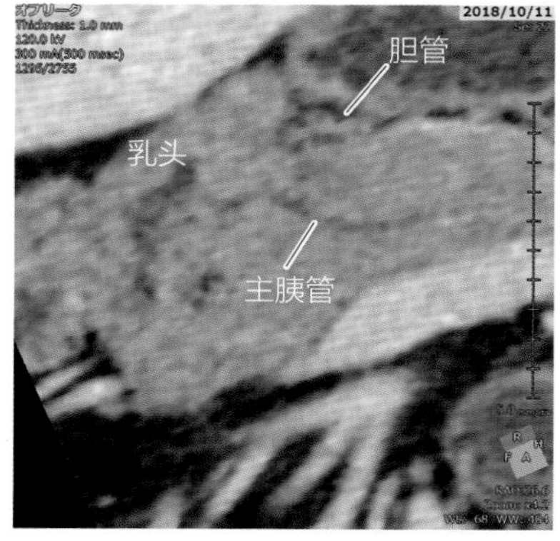

图 10　**乳头**

Ⓒ 从D2开始的观察

3 乳头的观察

视频

概要

- 乳头处有个体差异，需要慢慢探查。胆管在主胰管的背侧（逆时针旋转），主胰管在胆管的腹侧（顺时针旋转）。
- 乳头观察的要点是要一边留意十二指肠肌层一边扫查。
- 本文以乳头为中心进行解说，只提示EUS图像。

1 乳头的探查方法

在D2扫查时观察了胰头下部之后，继续观察乳头。

习惯了操作后，可能一下子就找到了。但是因为个体差异，乳头的位置（高度或者前后壁）会有些许不同，此时就得稍稍探查一下才行。

乳头通常位于观察胰腺下缘时拉镜3～4cm的位置。因为也有在大概胰头下部的高度开口的患者，所以重点为慢慢地拉镜扫查。

另外，扫查乳头的前壁、后壁相对容易，一般在Ao到SMV之间的区域（图1）。扫查乳头的标志性结构也是这两个血管，即在两者之间扫查是否有低回声区域、是否见胆管和主胰管的管腔结构。

因为个体差异，直到比Ao更加后壁方向的IVC处才终于看到乳头的患者也是存在的，所以找不到乳头时的操作技巧就是再逆时针旋转进一步搜索。

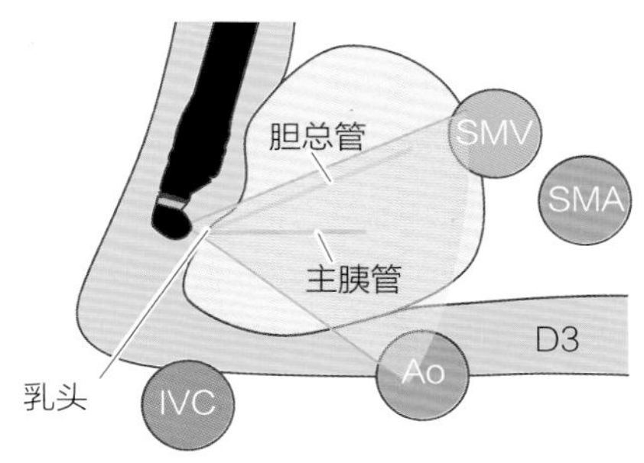

图1 乳头位于Ao和SMV之间

2 扫查胆管、主胰管的方法

因为主胰管位于胆管的腹侧，所以先看到胆管后，向腹侧进行顺时针旋转就可以看到主胰管了（图2）。反过来，如果先看到的是主胰管，那朝向背侧逆时针旋转，就可以看到胆管了（图3）。当分不出两者哪个是主胰管、哪个是胆管时，顺时针旋转（腹侧方向）距离探头较远的是主胰管，逆时针旋转（背侧）距离探头较近的就是胆管。

刚开始时可能还需要大家死记硬背，习惯了之后就可以“信手拈来”了。

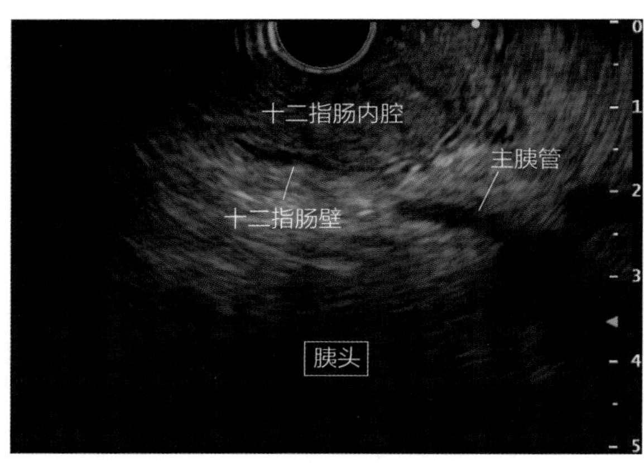

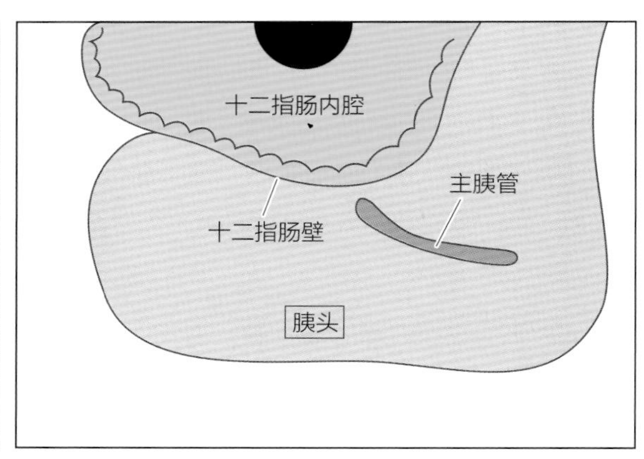

图2 **主胰管的扫查** 视频❶-9

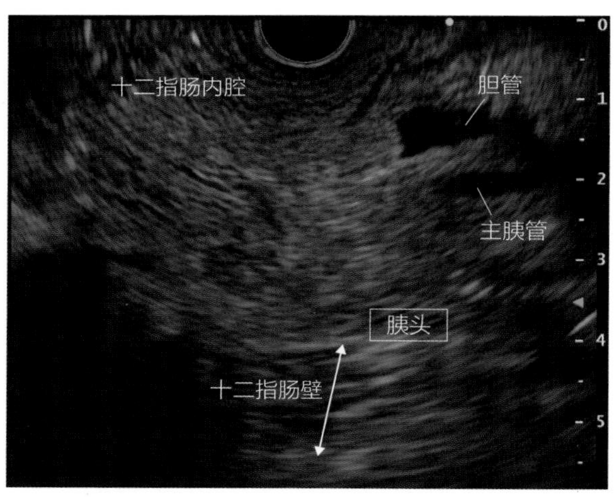

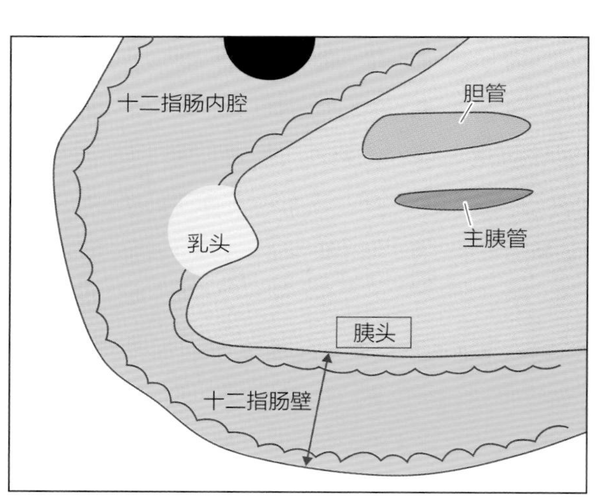

图3 **胆管的扫查** 视频❶-9

3 乳头的观察

乳头处发现了异常，或者患者有不明原因的胰胆管扩张时，就需要进行乳头的精查。乳头处的EUS观察当然非常重要，但与之相比直接观察乳头（十二指肠镜）更加重要。在必要的病例中，不要嫌麻烦，EUS检查后最好再换一个十二指肠镜进一步观察。

而一般的检查，如果没有发现胰胆管的扩张或乳头的肿瘤，那就没有必要再做一次十二指肠镜检查了。

下面看1例有胆管扩张的病例。

EUS检查发现胆管扩张，但未见明确的狭窄部位，乳头处可见肿瘤。

十二指肠镜也提示乳头处可疑腺瘤或者腺癌（图4）。

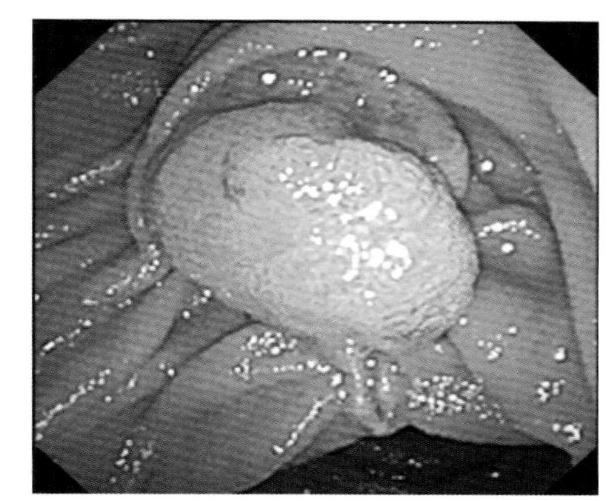

图4 内镜（十二指肠镜）图 视频1-9

如果想对乳头处仔细进行EUS的检查，推荐注入无气水，可以使得乳头和十二指肠肌层变得更加清晰（图5，图6）。而一般的检查时没有这个必要。

图4的病例中可见胆管内也有肿瘤的进展，但肿瘤周围的十二指肠肌层保持完整，所以判断没有胰腺的浸润（图7）。

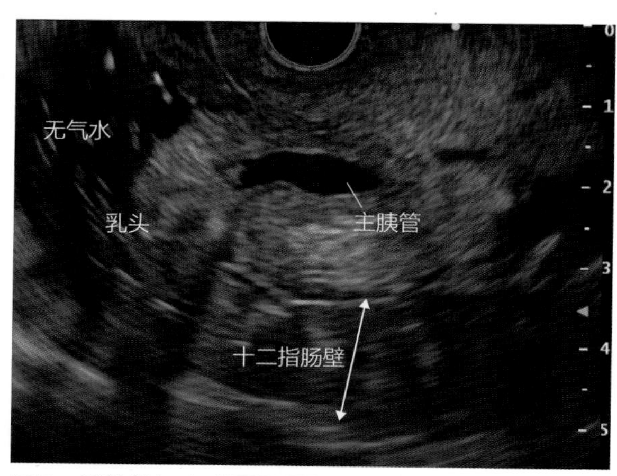

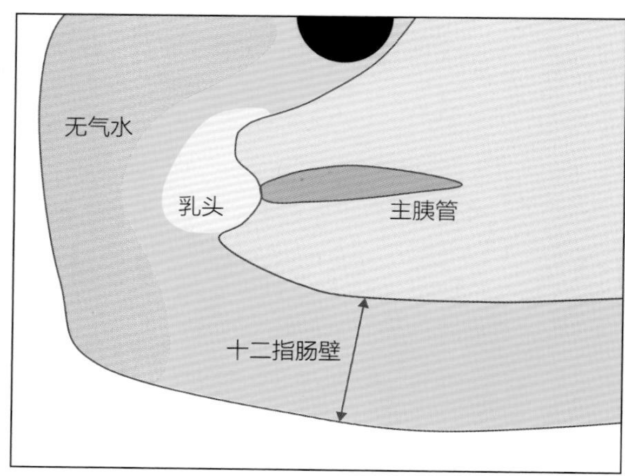

图5　**胰管的扫查** 视频1-9

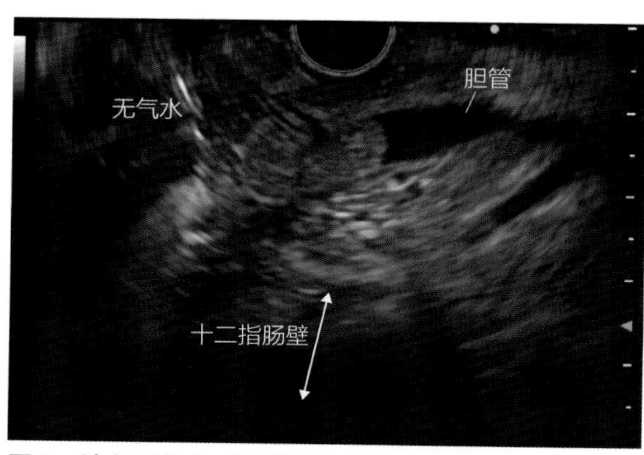

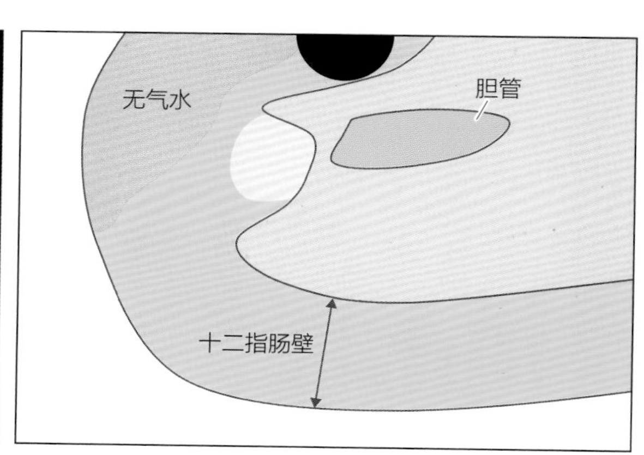

图6　**注入无气水时胆管的扫查** 视频1-9

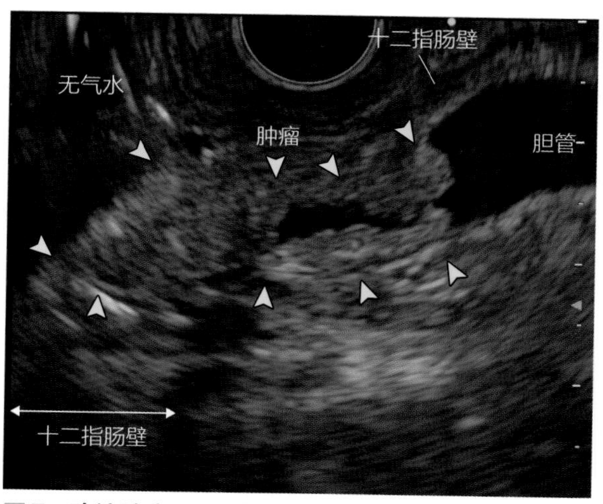

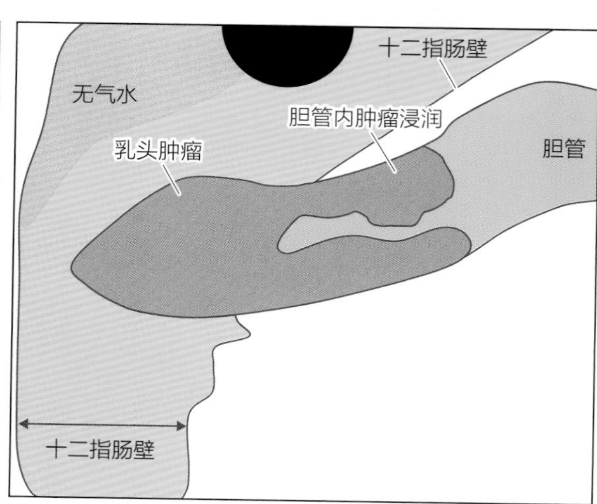

图7　**确认肿瘤浸润** 视频1-9

Ⓒ 从D2开始的观察

4 主（副）胰管、胆管的观察

视频

概要

- 从乳头到胰胆管同时观察时，也有顺时针、逆时针旋转交替进行并拉镜的方法，本文分别对主胰管、胆管的追扫方法进行说明。
- 从乳头到主胰管的追扫主要是顺时针旋转，而从乳头到胆管的追扫主要是逆时针旋转。
- 要记住朝向胰体是顺时针旋转，朝向肝门是逆时针旋转。

观察目标

起点：乳头

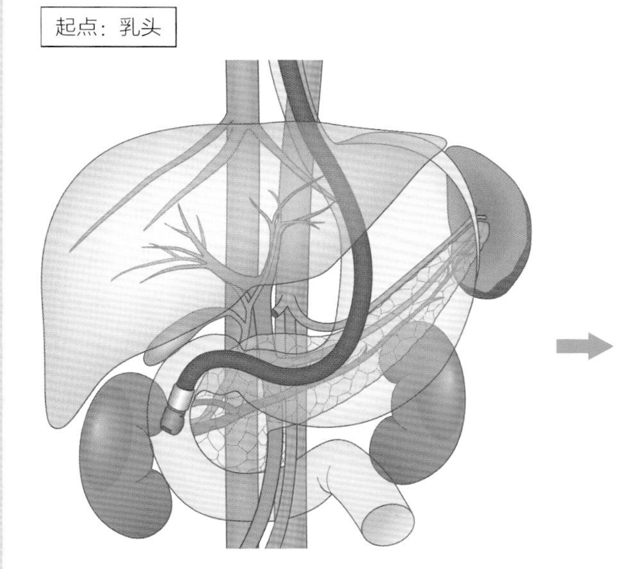

终点：肝门部胆管

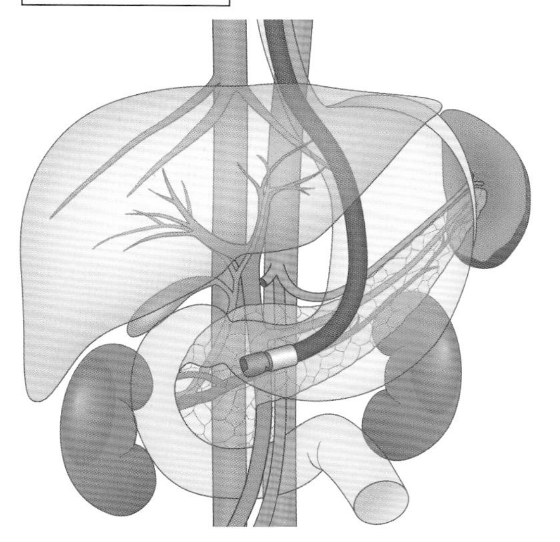

观察顺序

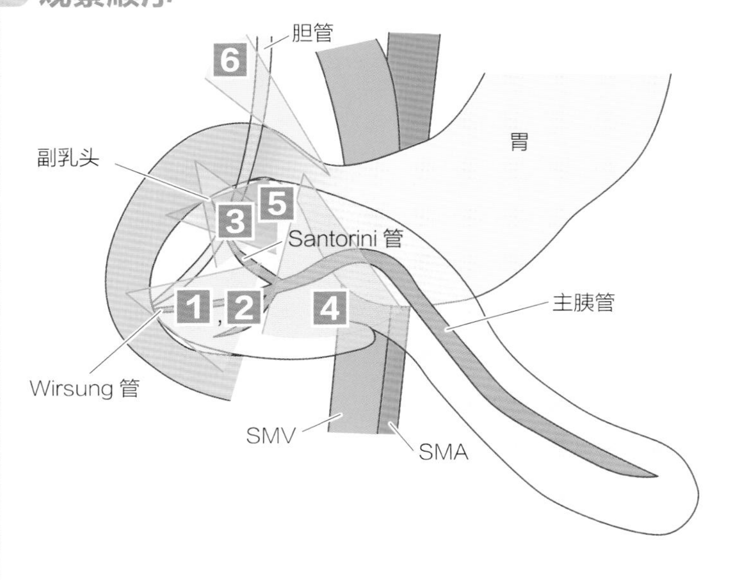

1 乳头
↓
2 乳头部主胰管
↓
3 主胰管～Santorini 管
↓
4 胰头体移行处的主胰管
↓
5 乳头～胰内胆管
↓
6 胰内胆管～肝门部胆管

1 乳头

因为乳头处的主胰管位于胆管的腹侧，所以如果先看到了胆管，则向腹侧顺时针旋转即可看到主胰管（图 1）。主胰管和胆管的区别方法请参考 5。

ⓐ EUS 图像　视频 1 -10

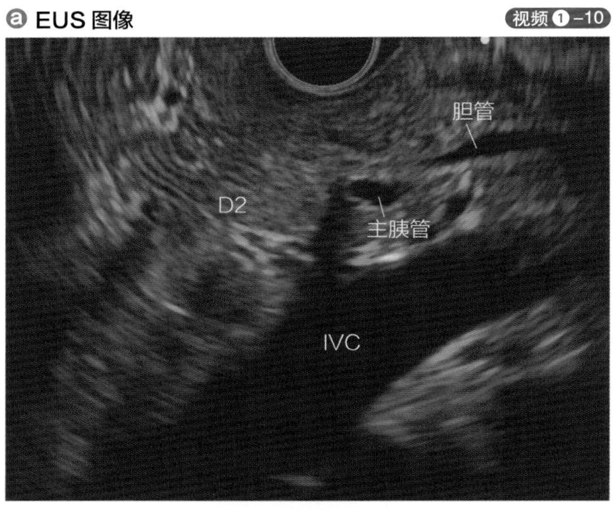

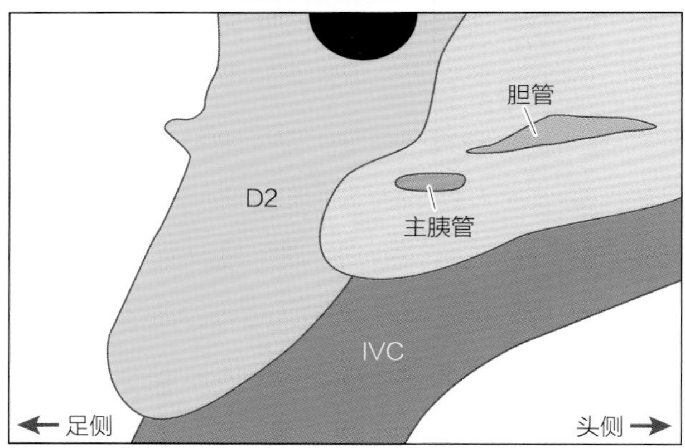

ⓑ CT

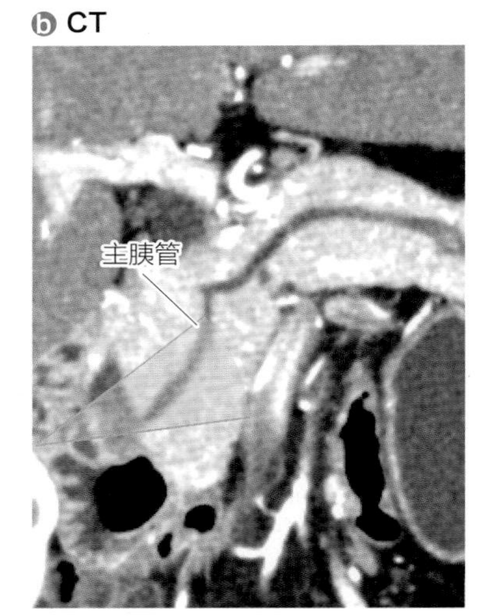

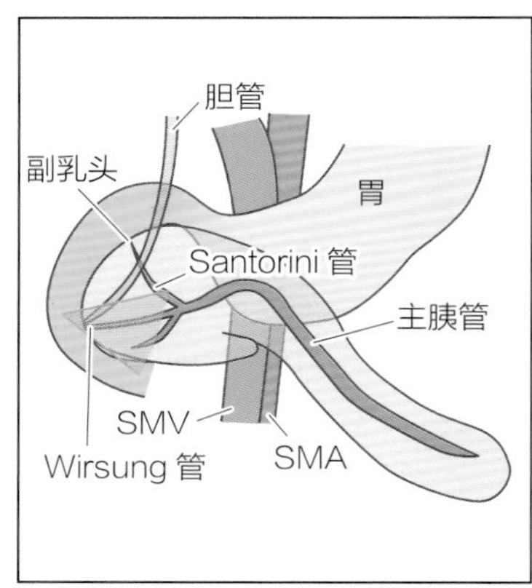

ⓒ CT 重建

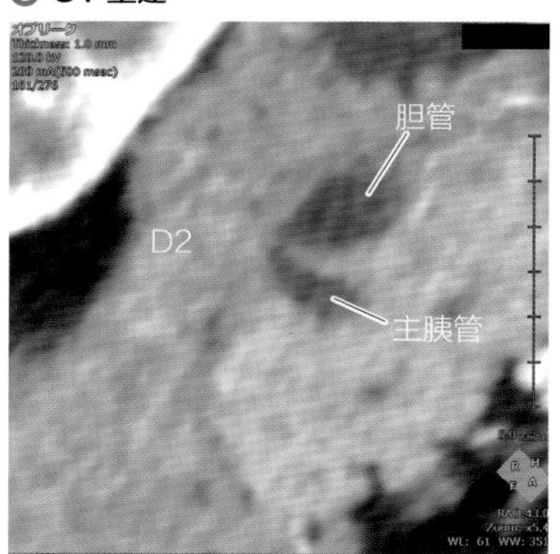

图 1　**乳头处的胆管、主胰管**

2 乳头处的主胰管

一边留意着主胰管和十二指肠肌层，一边扫查（图2）。

如果想针对乳头精细扫查，可以注入20mL无气水，填满D2之后再操作（图3）。乳头处会变得更清晰。

但是，因为内镜很容易脱出至胃内，所以建议先扫查一遍，最后再注入无气水进行精细扫查。

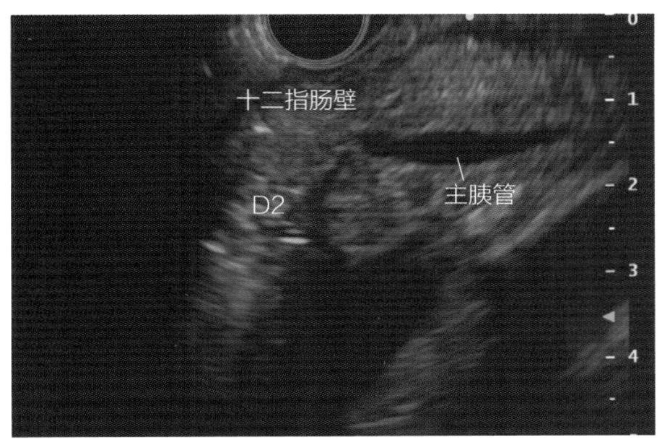

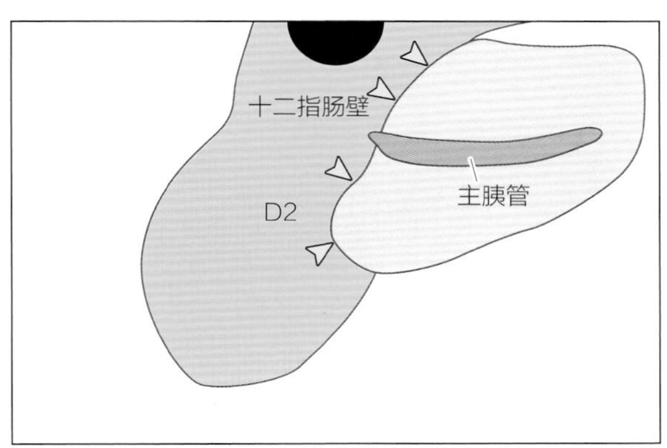

图2　乳头处的主胰管　视频1-10

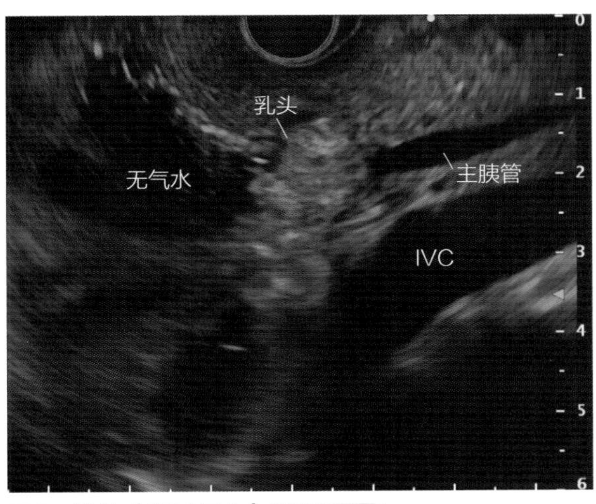

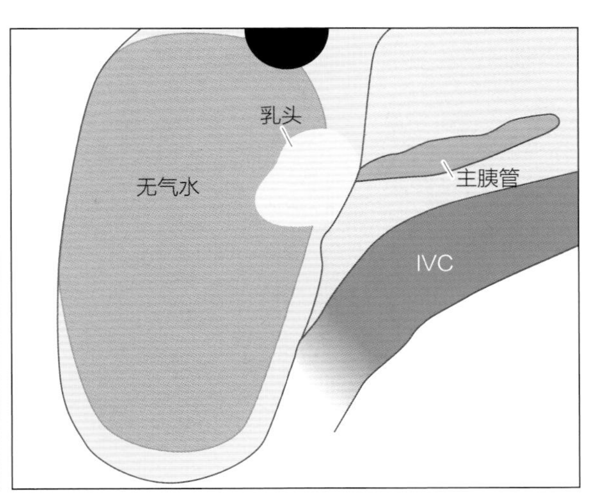

图3　乳头（有无气水）　视频1-10

3 主胰管～Santorini管

追扫主胰管时要稍稍顺时针旋转并且一点点地拉镜（图4）。

为了保持镜身不脱出至胃内，可以下压大螺旋进行扫查，或者轻轻将球囊吹起，膨胀后即不易脱出。在追扫主胰管时，朝向探头侧的区域可观察到Santorini管（图5）。

因为Santorini管朝向腹侧，所以在观察到主胰管后再顺时针旋转，就能看到朝向副乳头的Santorini管了。图5中的Santorini管较细，难以判断。关于Santorini管以及有分支型IPMN的病例针对胰管如何操作，可以参考第4章-1，那里有详细的解说。

ⓐ EUS图像 视频❶-10

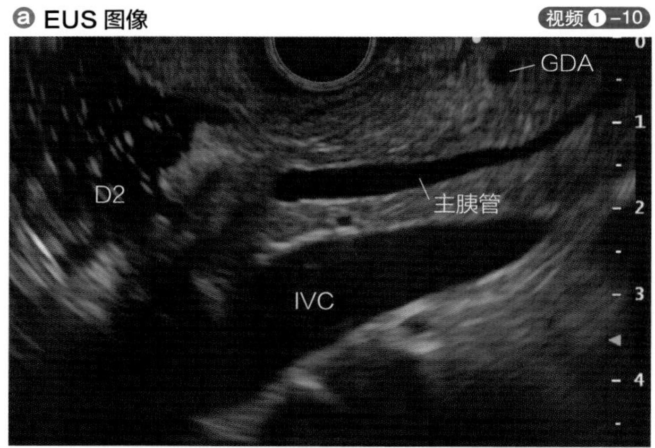

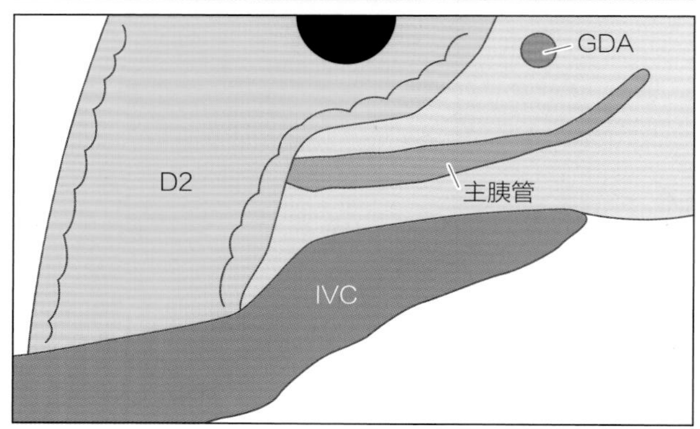

ⓑ CT

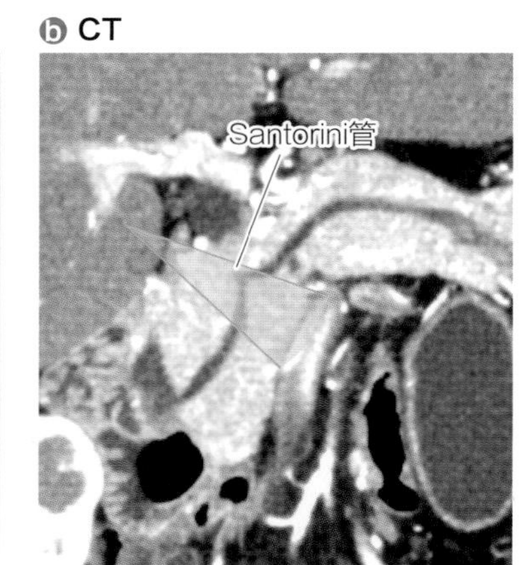

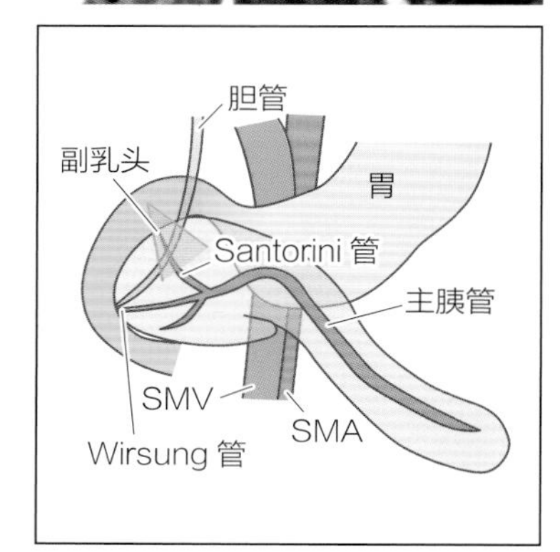

ⓒ CT重建

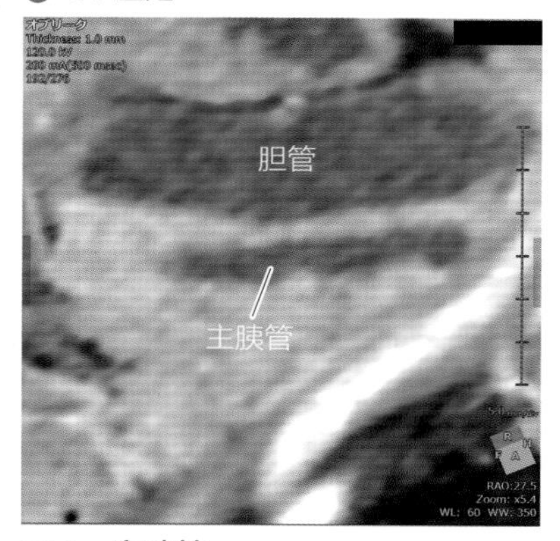

图4 **主胰管**

ⓐ EUS 图像 视频❶-10

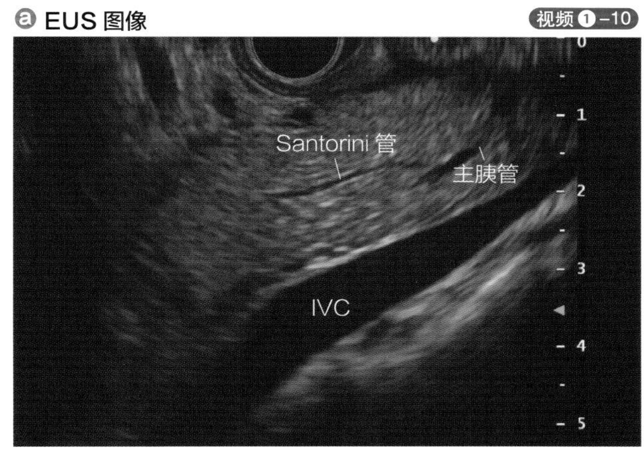

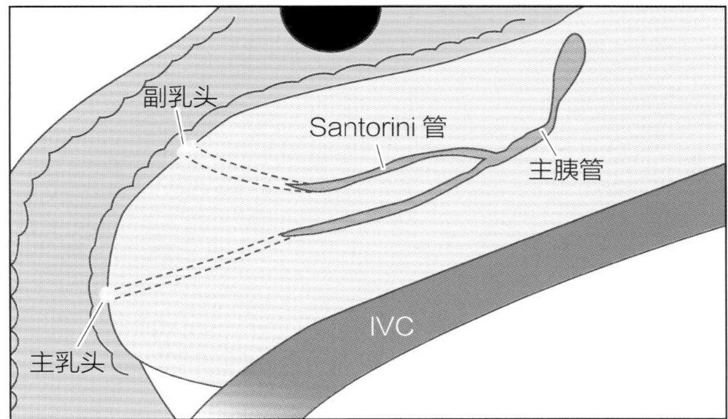

ⓑ CT

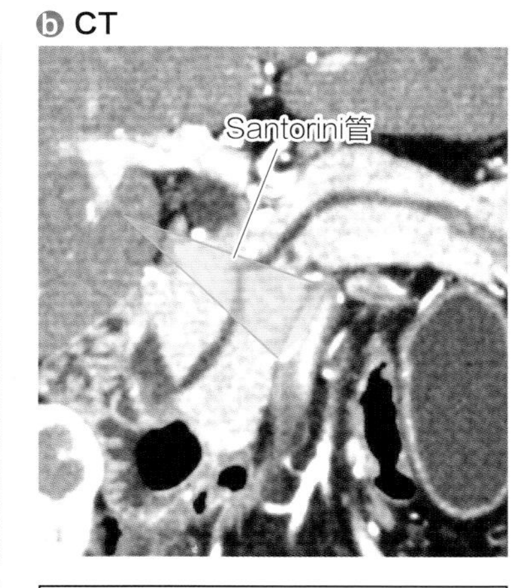

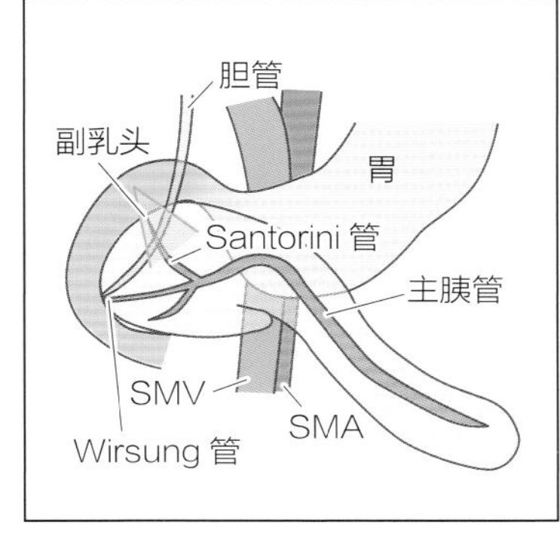

ⓒ CT 重建

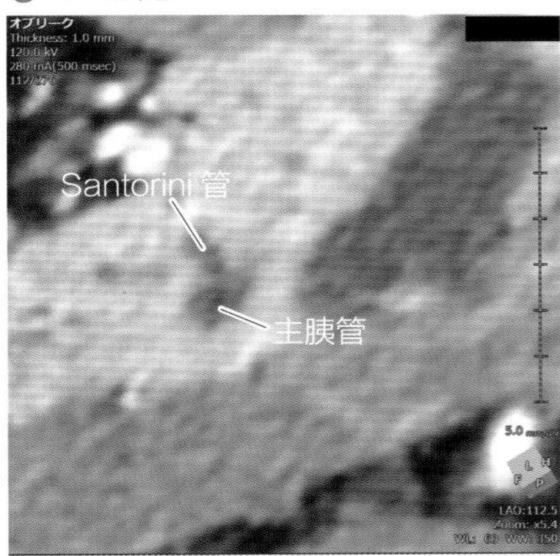

图5 **Santorini 管**

4 胰头体移行处的主胰管（反向跨越SMV）

接下来再稍稍顺时针旋转，一点点拉镜追扫主胰管后就可以看到跨越SMV的部位（图6）。这就是观察胰头体移行处的状态。

前面我们说过胃内扫查时从胰体向胰头追扫主胰管会有一个“跨越SMV”，因为此时是完全反方向的扫查，所以称之为“**反向跨越SMV**”。

此时内镜前端正好位于D1～幽门。

因为十二指肠走行的个体差异，也会有容易脱出到胃内或者观察困难的情况，此时可以考虑胃内扫查时再做相应补充。

综上，从乳头到胰头、胰体追扫主胰管，总体上是顺时针旋转。

ⓐ EUS图像 视频❶-10

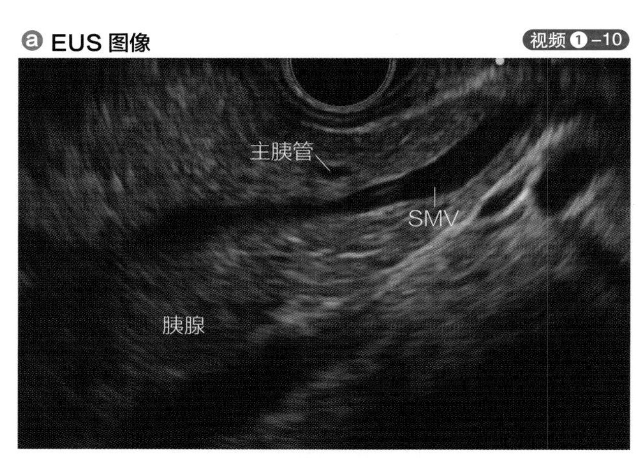

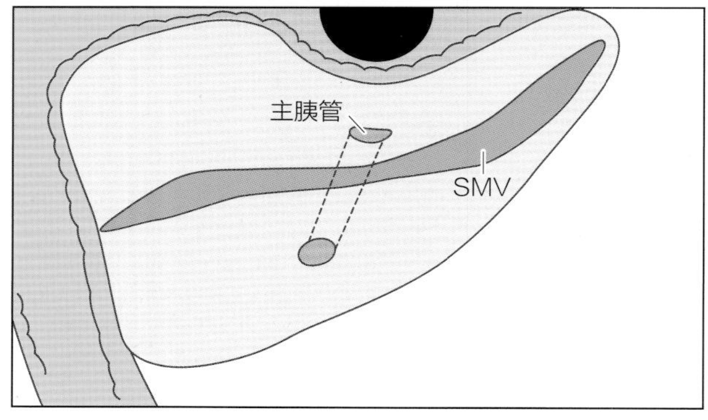

ⓑ CT

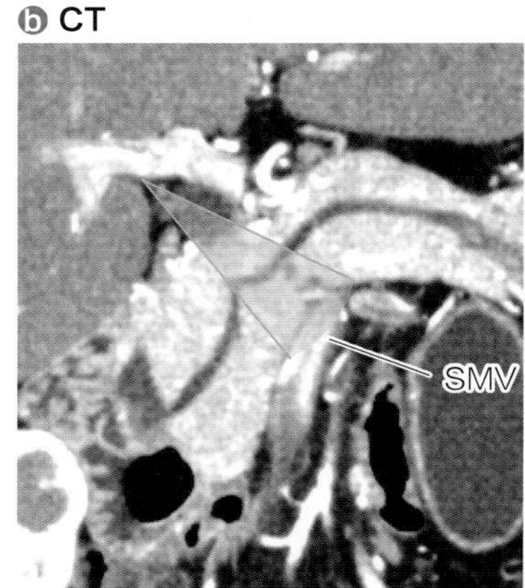

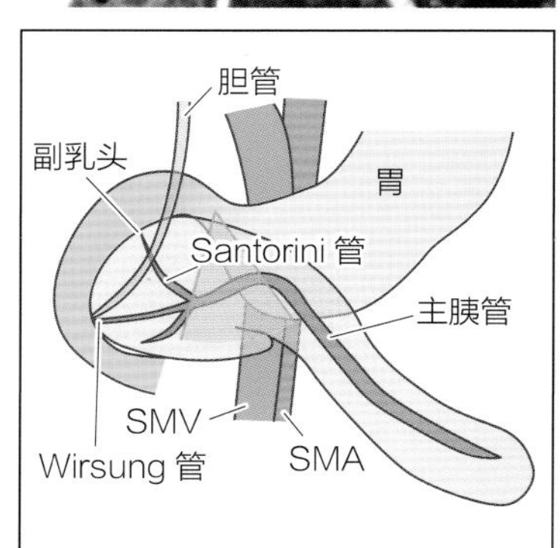

ⓒ CT重建

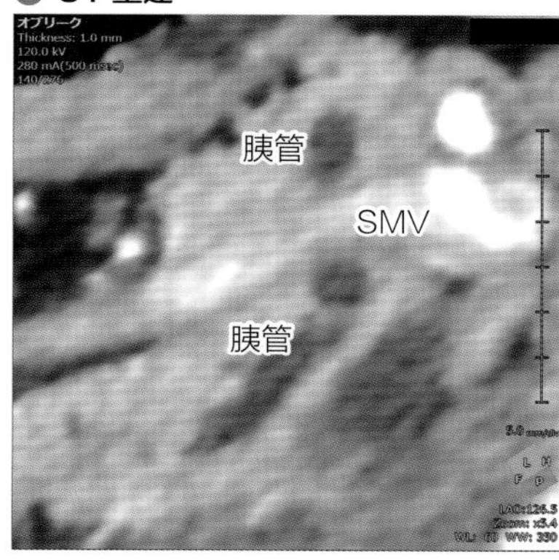

图6 **反向跨越SMV**

5 乳头～胰内胆管

接下来再观察胆管。

从乳头朝向背侧，即可见胆管。所以从乳头追扫胆管的话，总体上都需要逆时针旋转。

在D2如果不知道哪个是胆管哪个是主胰管，可根据下面两点进行区分。

① 距离探头近的是胆管，远的是主胰管。
② 从Ao、IVC开始顺时针旋转，最先出现的是胆管，进一步再顺时针旋转才出现的是主胰管（从SMV开始逆时针旋转最先出现的是胰管，再逆时针旋转才出现的是主胰管）。

总之，不管用什么样的方法去找胆管，只要能一点点地拉镜并配合逆时针旋转，让内镜和胆管轴一致，从长轴方向就可以扫出了（图7）。

ⓐ EUS 图像

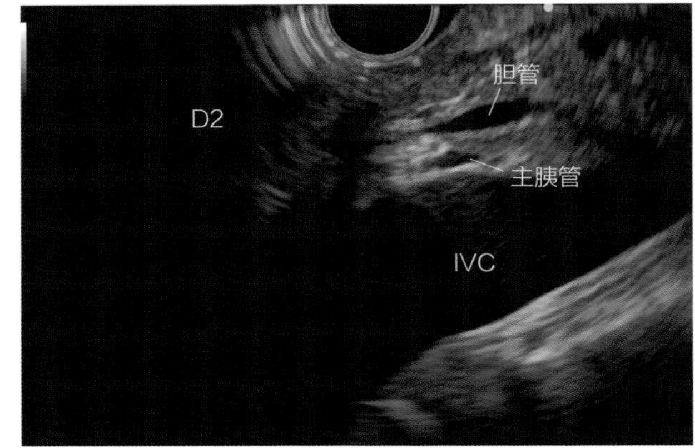

ⓑ CT

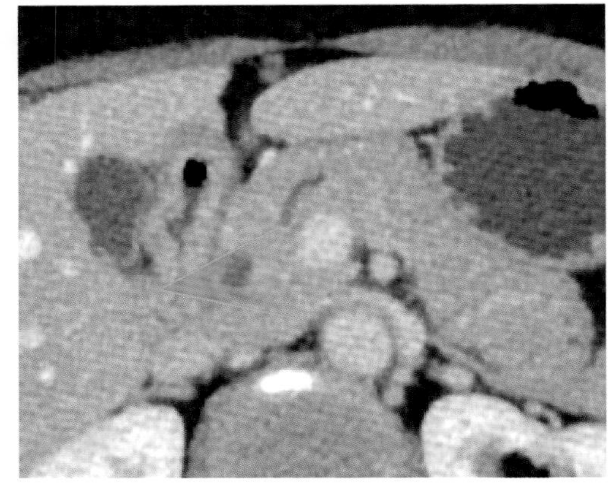

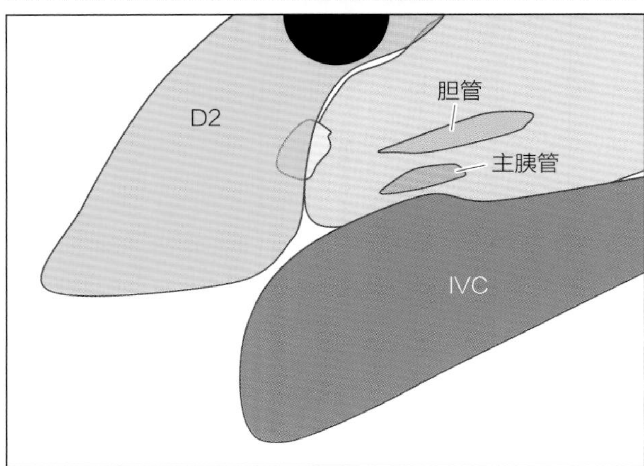

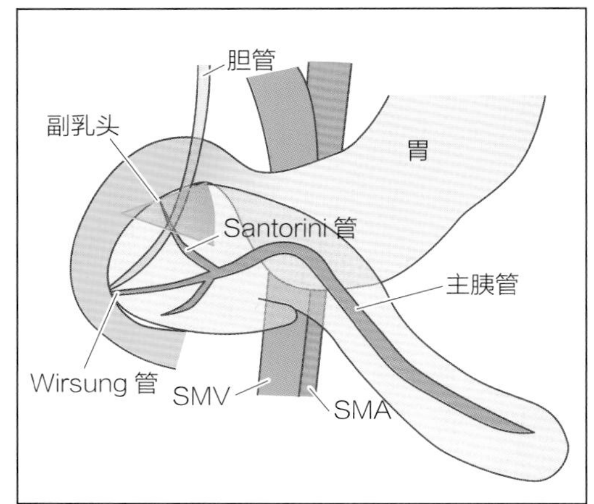

ⓒ CT 重建

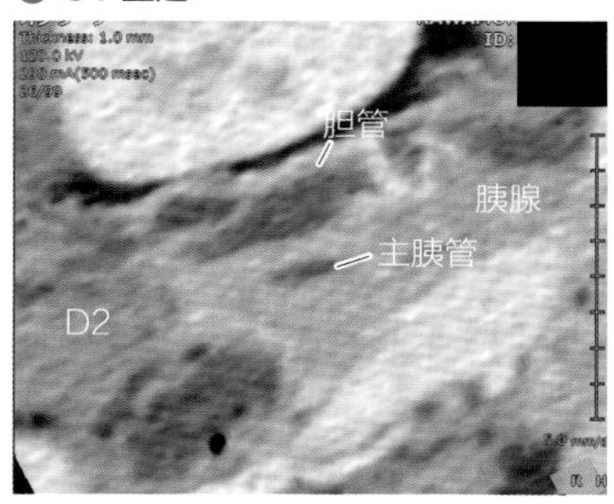

图 7　**胆管的扫查**

接下来与胆管轴继续保持一致，进一步逆时针旋转再配合拉镜，朝肝门方向继续观察胆管。

在胆管走出胰腺的位置附近，一般内镜会从D2脱出至D1或者幽门处（图8）。

ⓐ EUS图像 视频❶-10

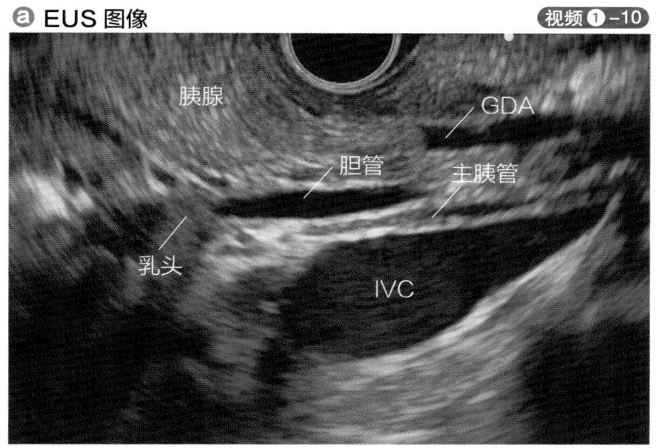

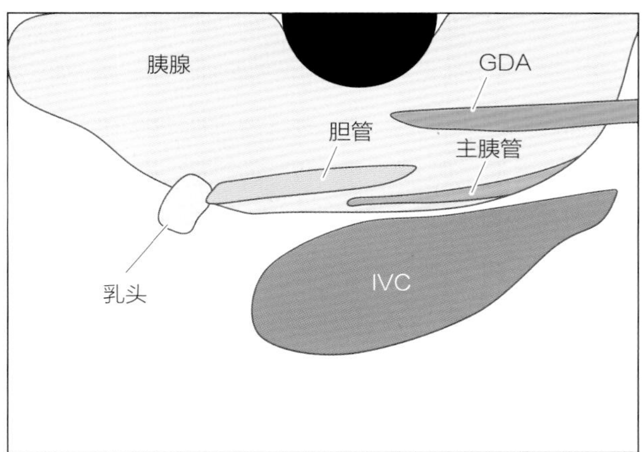

ⓑ CT

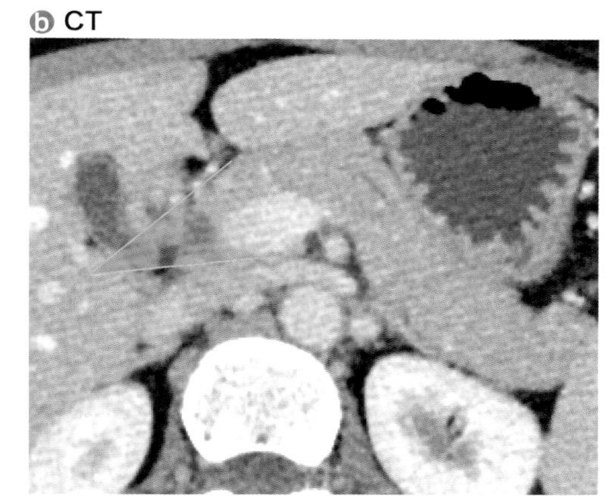

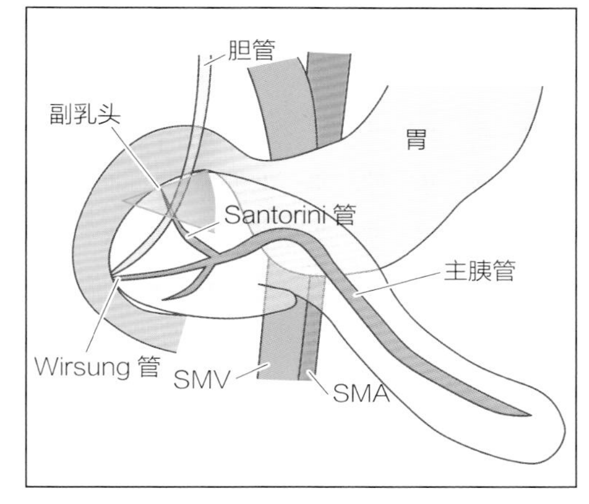

ⓒ CT重建

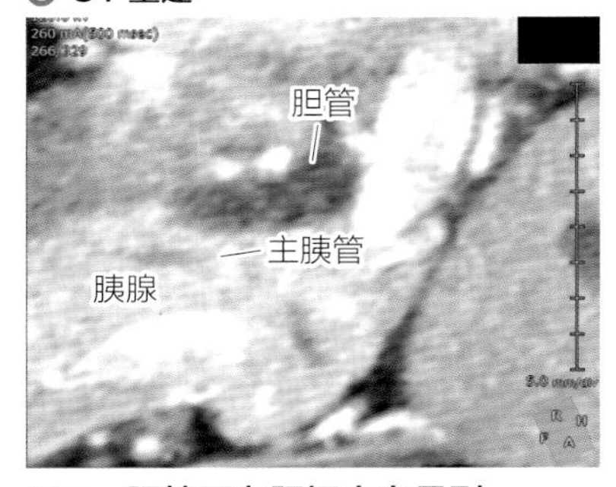

图8 **胆管可在肝门方向见到**

6 胰内胆管～肝门胆管

虽说观察胰内胆管时，内镜前端在D1或者幽门。但不用担心，一边调整保持与胆管轴向一致，一边逆时针旋转并拉镜，就可以到达肝门胆管（图9）。

这里与胃内观察胆管的图基本一样（参考第2章B-4）。

ⓐ EUS 图像　视频❶-10

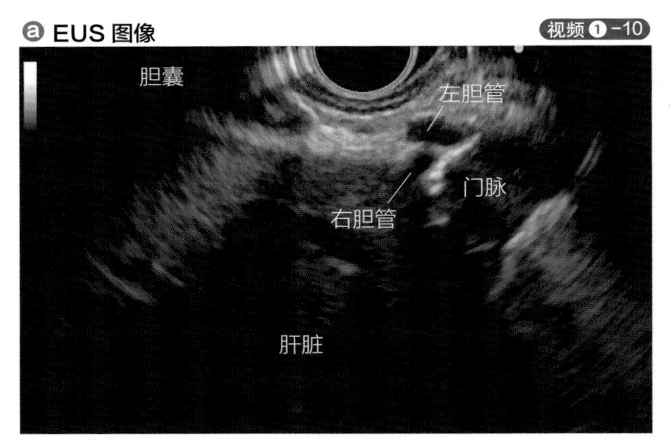

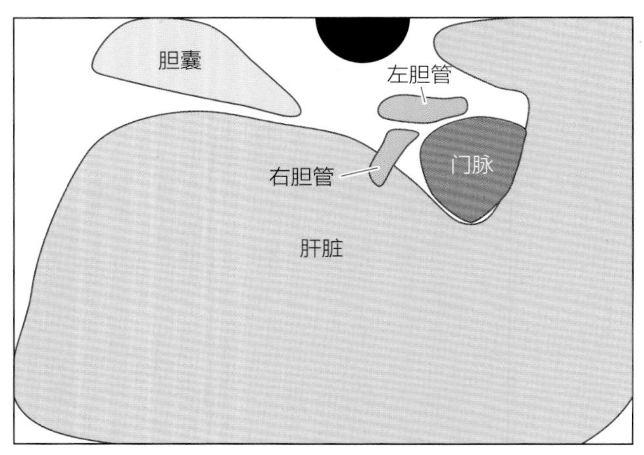

ⓑ CT

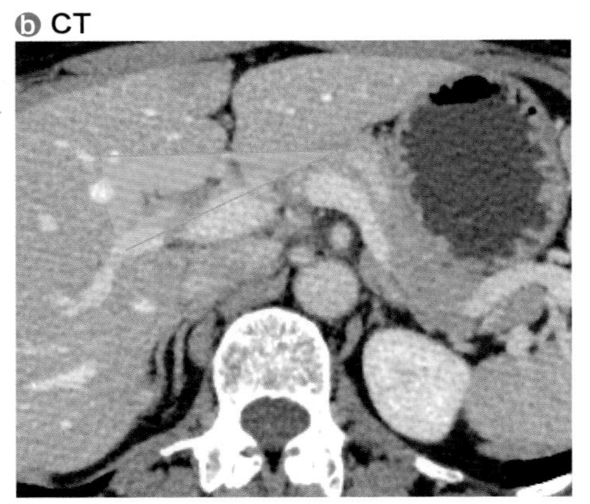

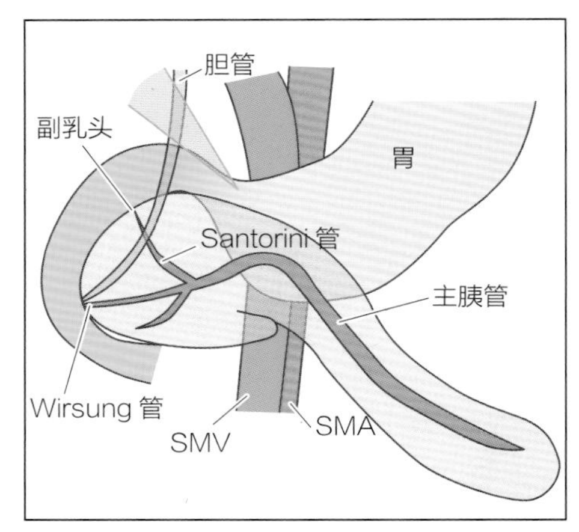

ⓒ CT 重建

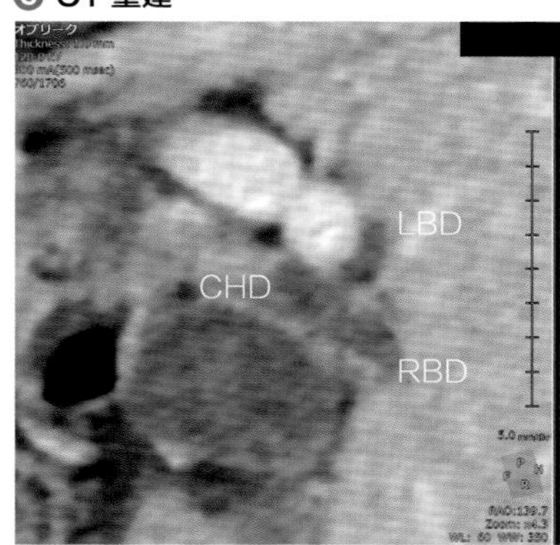

图9　**肝门胆管**

Ⓐ精查的目的

为什么血管的扫查特别必要?

概要

- 在线阵 EUS 检查中，理解腹腔内血管的解剖结构的意义在于：①作为检查时的标志性结构；②术前评估血管浸润的状态；③更安全地施行 EUS-FNA。
- 如果有余力，要养成将主要血管按一定顺序进行扫查的习惯。

1 可以作为标志性结构的血管

虽说有EUS可以观察完整的胰腺这样的说法，但是实际上的观察死角还是很多。胰腺边缘的病变就很容易漏诊。为了避免漏诊，要注意的要点之一就是第1章A-3提到的要留心从能看到实质的地方（appearance）到消失（disappearance）为止。第二个要点就是留心观察经过胰腺边缘与十二指肠之间的血管（图1），将这些血管也作为标志性结构。换句话说，就是充分理解标志性血管的位置并能扫查出，以及一直观察到“胰腺实质的尽头”（即观察至消失为止）。

具体的4个主要标志性结构如下：

①胃十二指肠动脉（GDA）：胰头上部腹侧。

②胃结肠静脉（GCV）：胰头下部腹侧。

③第一空肠动、静脉（1stJA，1stJV）：胰腺钩突。

④ D2、D3：胰腺下缘。

能够按照顺序扫查出上述这些标志性结构，确认胰腺边缘，就可以尽可能减少胰头扫查的死角。

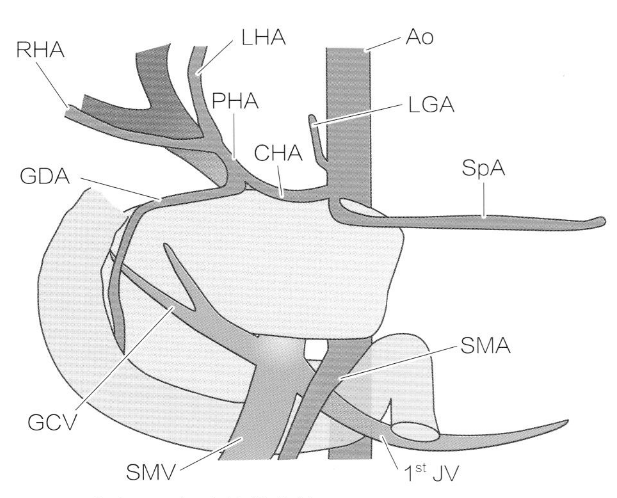

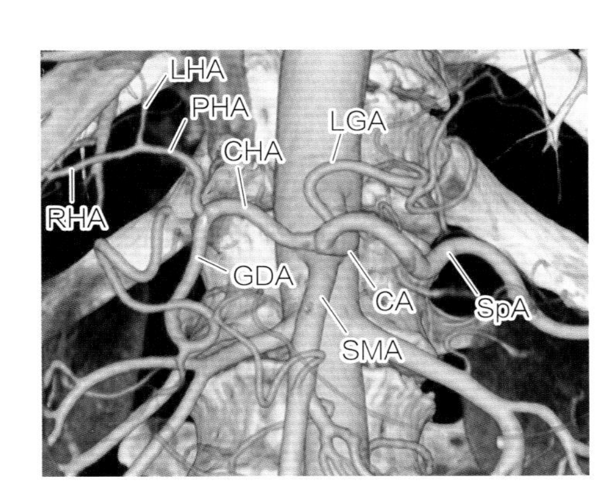

图1 胰头周围标志性的血管

2 术前评估血管浸润的状态

对于胆管癌的病例，需要评价肝右动脉（RHA）~肝总动脉（CHA），而对于胰腺癌则需要评价一系列腹腔动脉（参考第2章B-2中观察的顺序）和SMA。

尤其是胰腺癌，近年来针对伴有血管浸润的局限性进展期胰腺癌，提出了有切除可能的交界性胰腺癌（borderline resectable 胰腺癌，BR-PC）的概念。为了能确定正确的治疗方针，针对血管进行详细的评估尤为重要。应用CT造影当然是最基本的术前评估手段，而应用EUS也可以对CHA、GDA、SMA、SMV等血管进行与CT一样的评估，并且可以评估得极为详尽，可以说是对最终的治疗方针起决定作用的重要一环。

3 确保施行EUS-FNA的安全性

想要安全地施行EUS-FNA，防止出血最为重要。

FNA时见到的血管都是什么血管当然一定是要掌握的。在此基础上，为了能避开这些血管，还要知道内镜探头的位置在哪里比较好，再顺时针旋转一点点某血管就会出现，或者再逆时针旋转某静脉就会在这个位置等。

Ⓑ从胃内开始的观察

1 肝右叶的观察方法

视频

概要

- 肝右叶可以在胃内进行观察。
- 要知道肝内门脉的走行。

观察顺序

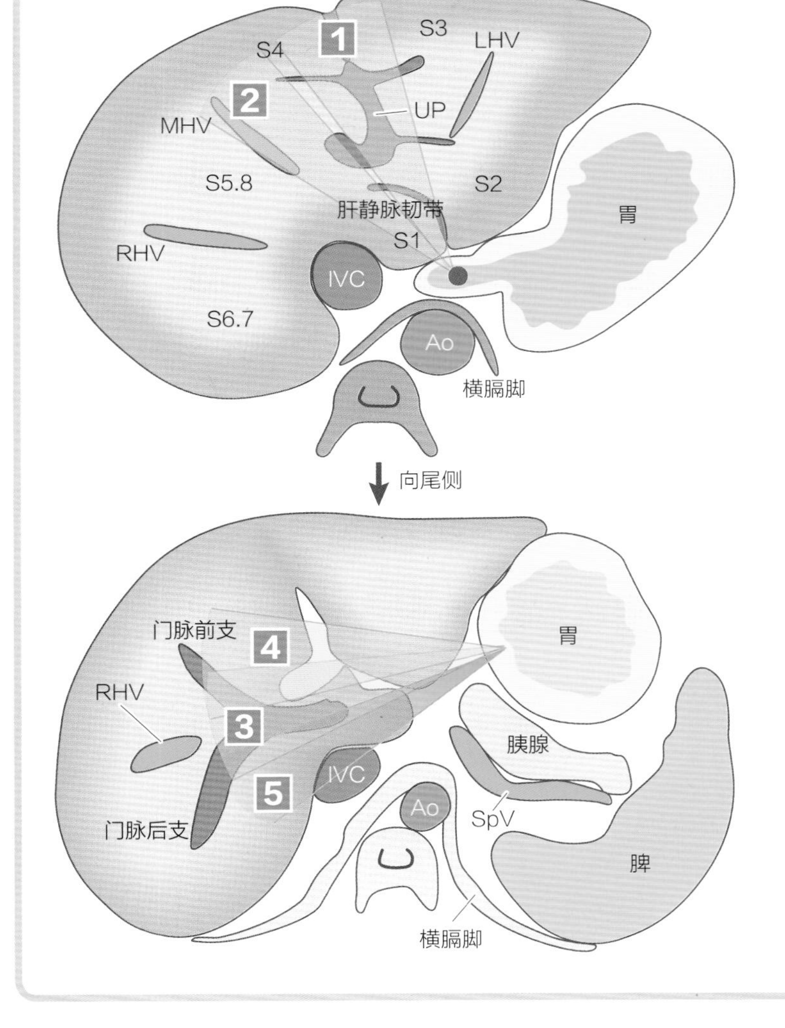

1 附脐静脉（UP）
↓
2 门脉左支，肝外门脉
↓
3 门脉右支
↓
4 门脉前支
↓
5 门脉后支

观察目标

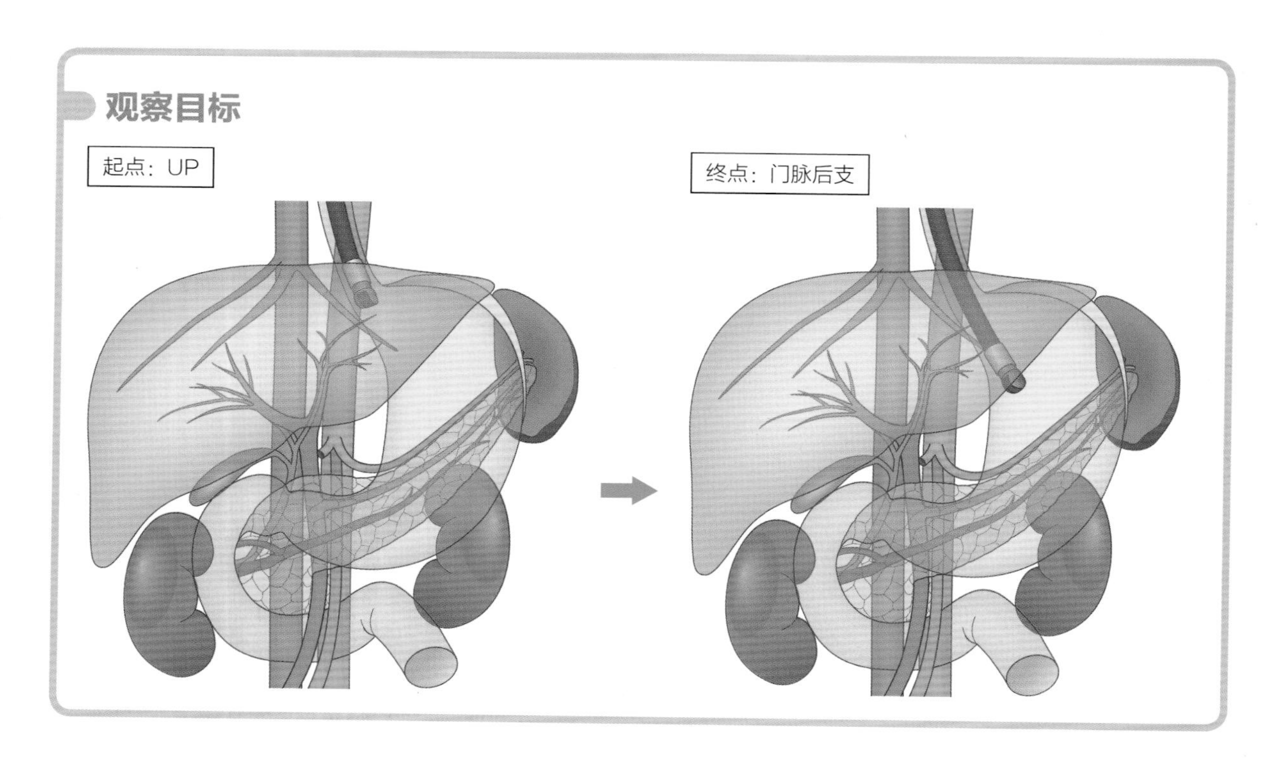

我们来记一下从胃内扫查肝内门脉走行的观察顺序吧！关于肝内各结构的位置关系，追扫门脉就容易理解了（图 1）。

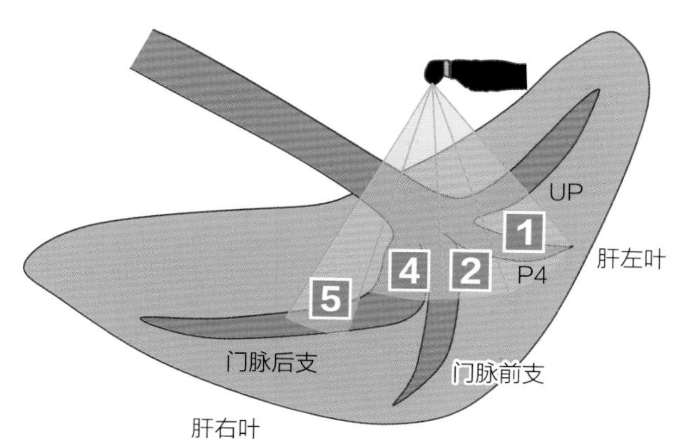

图 1　**要有意识从胃内观察肝内门脉的走行**

1 附脐静脉

从附脐静脉（UP）开始将内镜顺时针旋转，首先看到开始时的P4（图2）。P4在稍稍远离探头的方向。

ⓐ EUS图像　视频❷-1

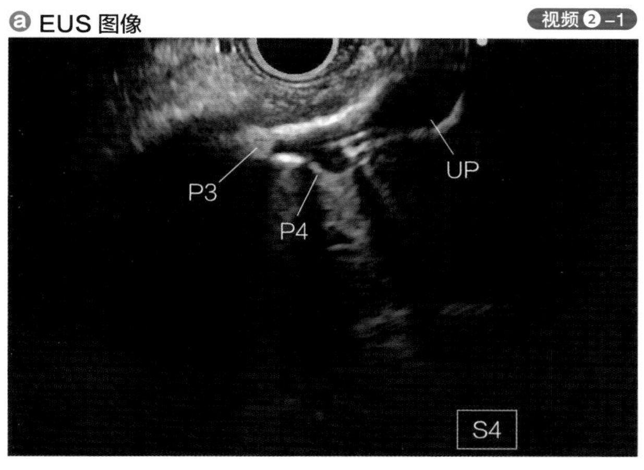

ⓑ CT

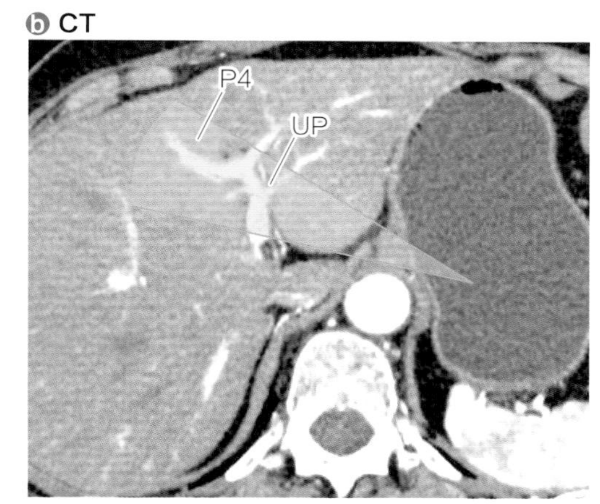

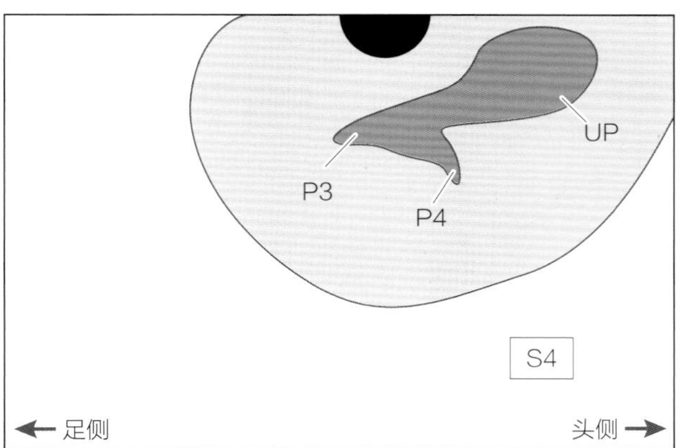

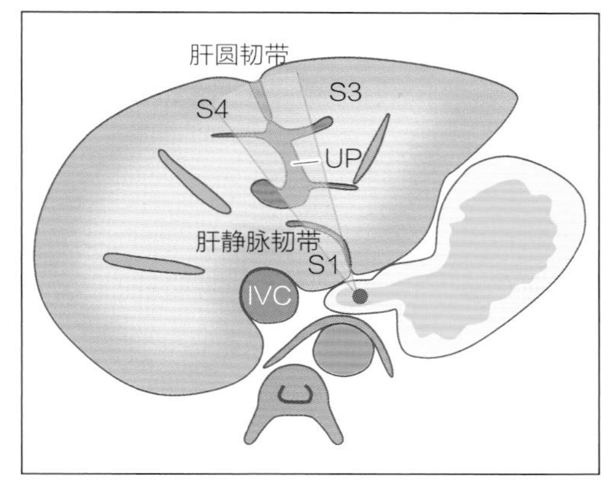

ⓒ CT重建

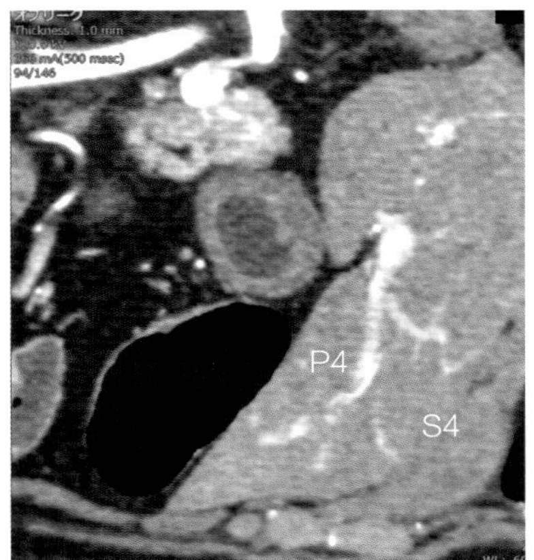

图2　**观察肝左叶**

2 门脉左支，肝外门脉

进一步将内镜顺时针旋转，就可以看到门脉左支（图3）和肝外门脉（图4）。要时刻牢记尽量将想要观察的对象调整到6点钟方向。

ⓐ EUS 图像　　视频❷-1

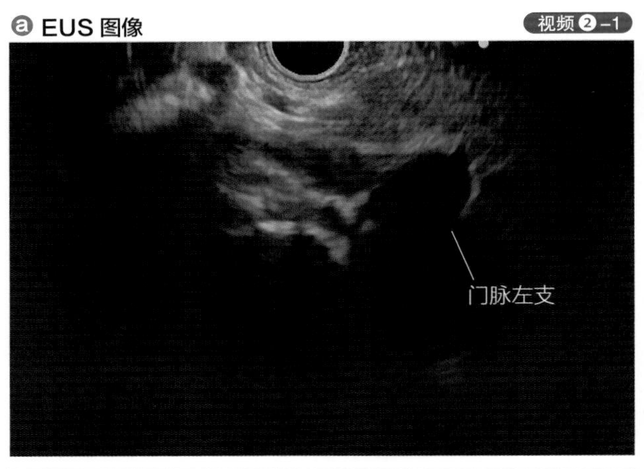

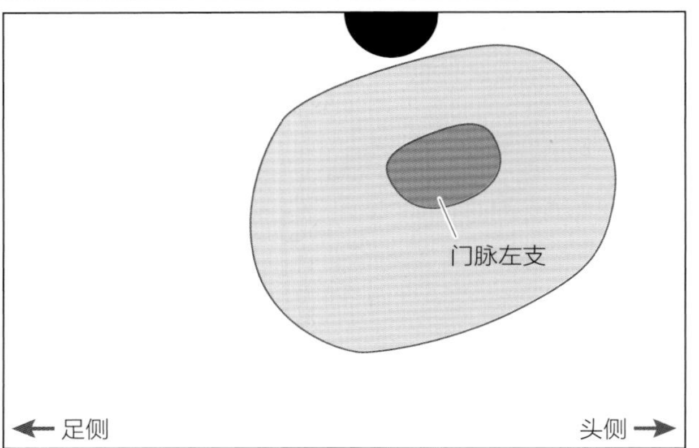

ⓑ CT

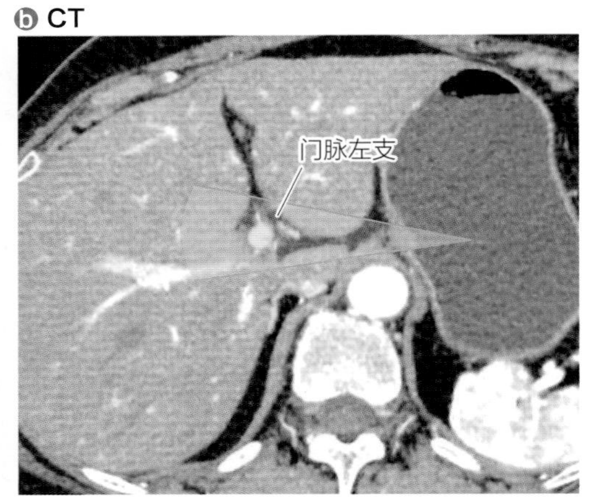

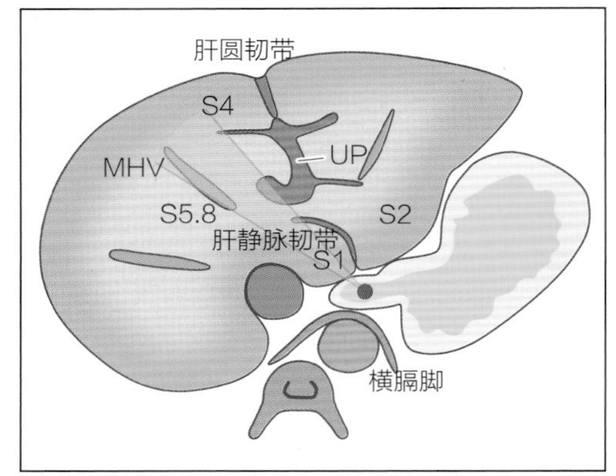

ⓒ CT 重建

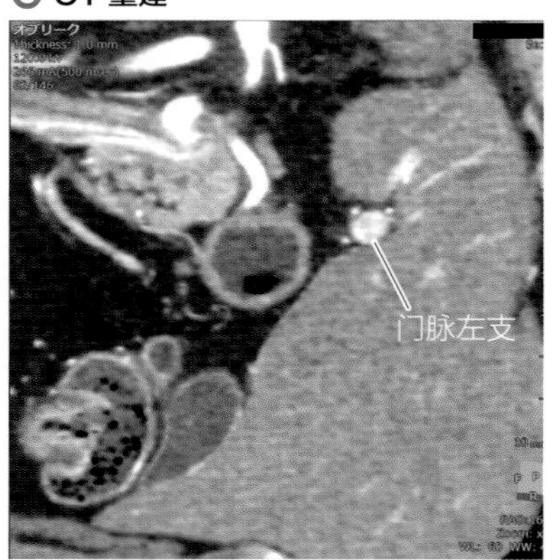

图3　**门脉左支**

ⓐ EUS 图像 视频❷-1

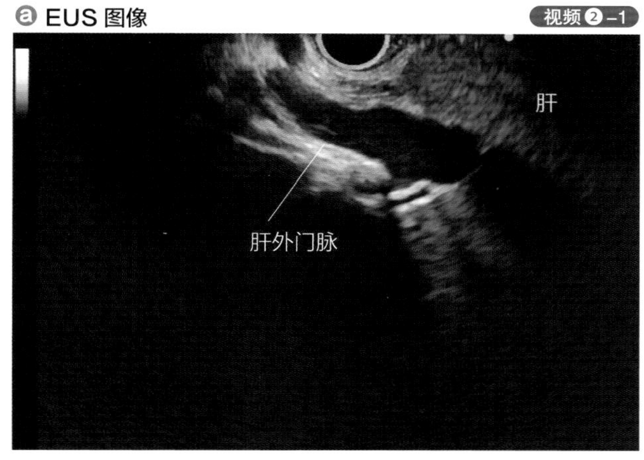

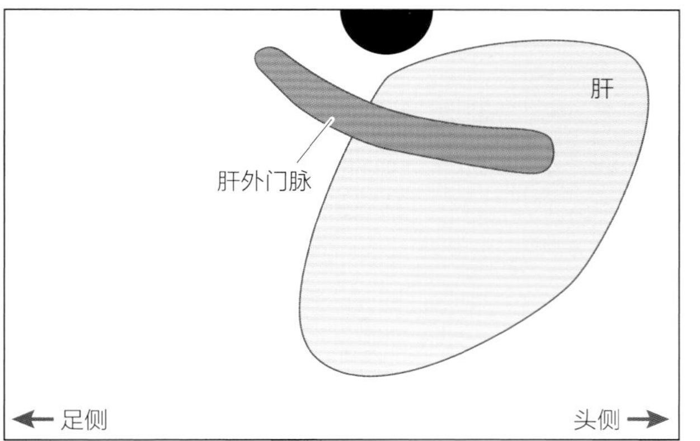

ⓑ CT

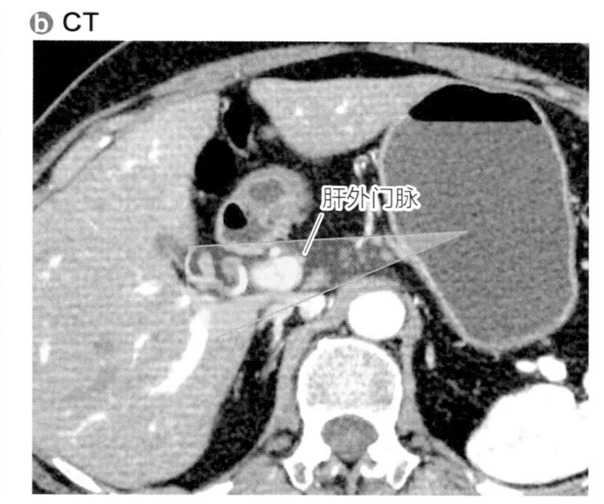

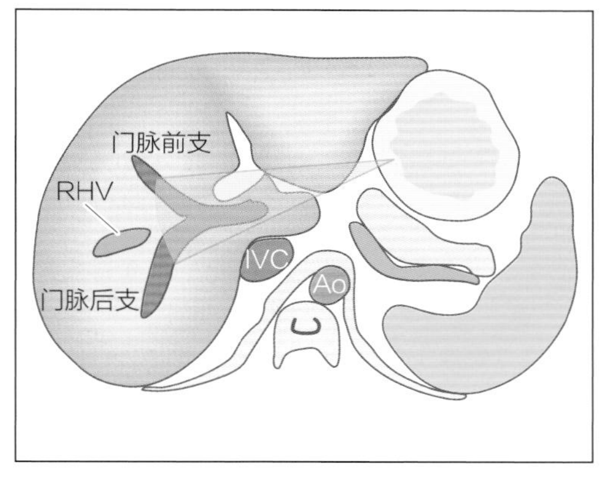

ⓒ CT 重建

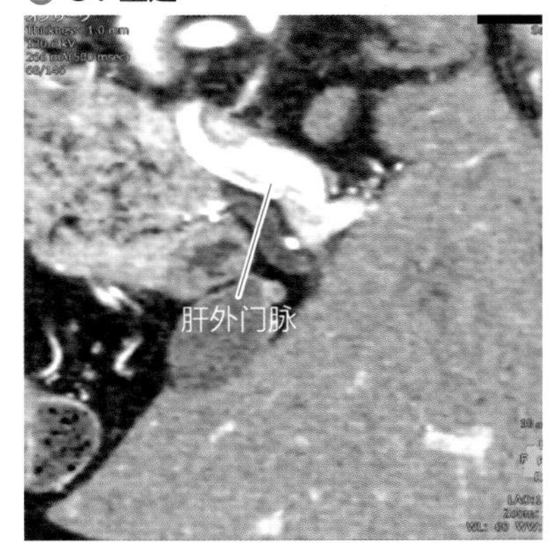

图4 **肝外门脉**

3 门脉右支

一般在胃内扫查时，看到肝外门脉之后是按照IVC⇒主动脉（Ao）⇒胰腺的顺序观察。我们这里是要观察肝右叶（门脉）。

首先，想要让门脉右支出现，要在看到肝外门脉之后将内镜一边顺时针旋转一边稍稍拉镜。就可以与P4一样，在稍稍远离探头的位置看到门脉右支了（图5）。

ⓐ EUS图像 视频❷-1

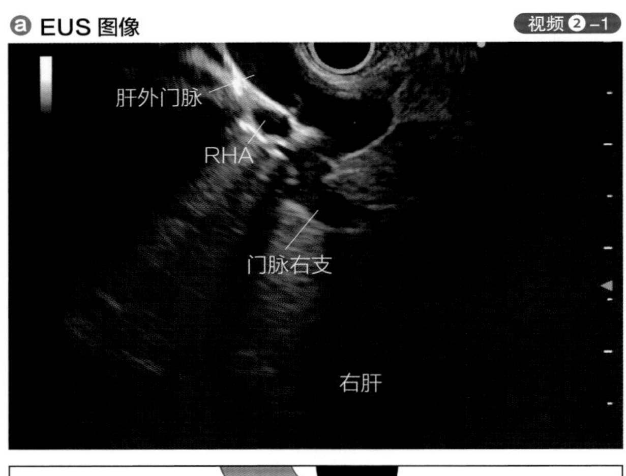

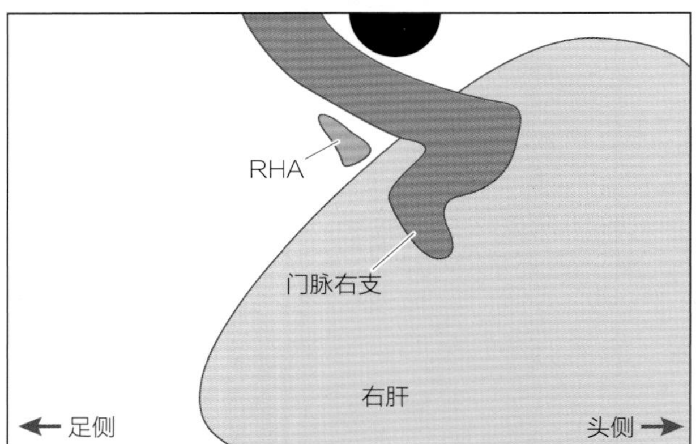

ⓑ CT

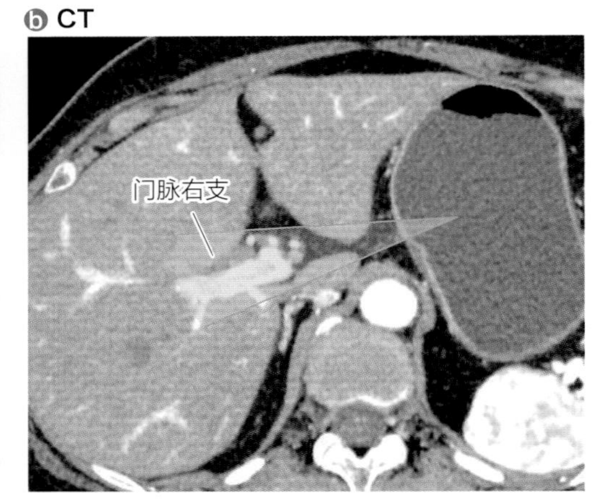

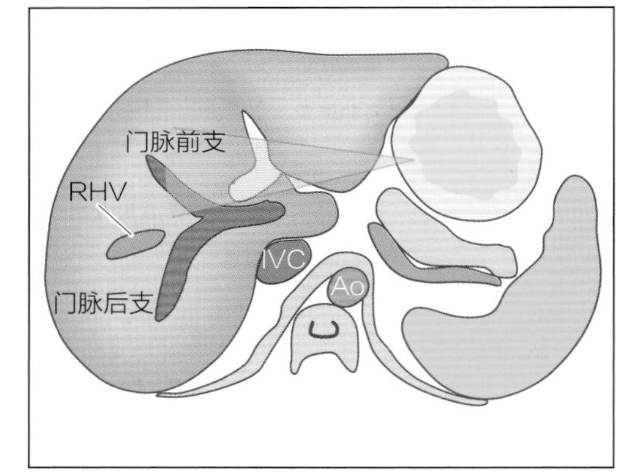

ⓒ CT重建

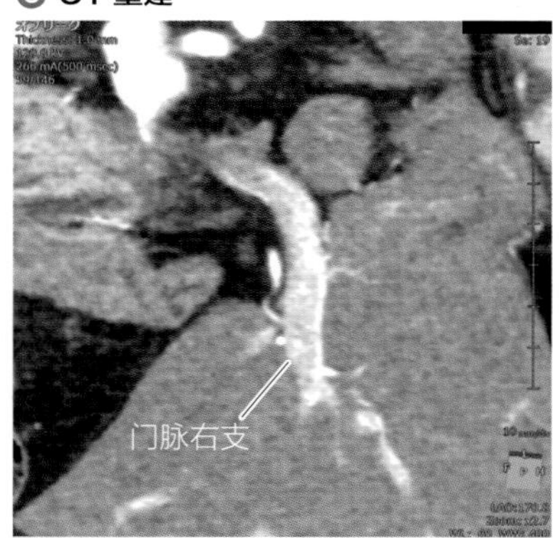

图5 **门脉右支**

4 门脉前支

从这个位置再稍稍拉镜，就可以看到门脉前支（图6），也就是前区域。

ⓐ EUS 图像　视频②-1

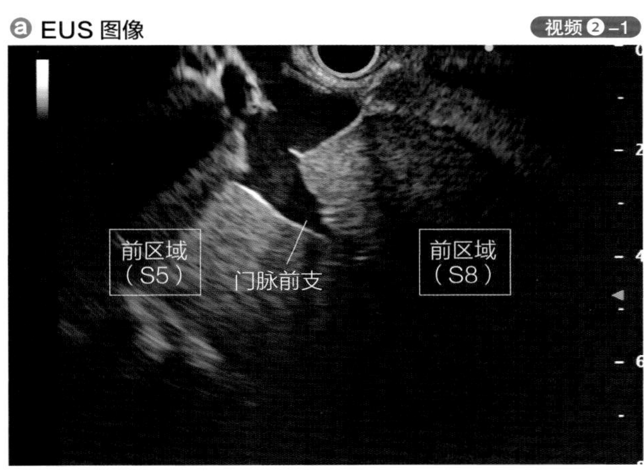

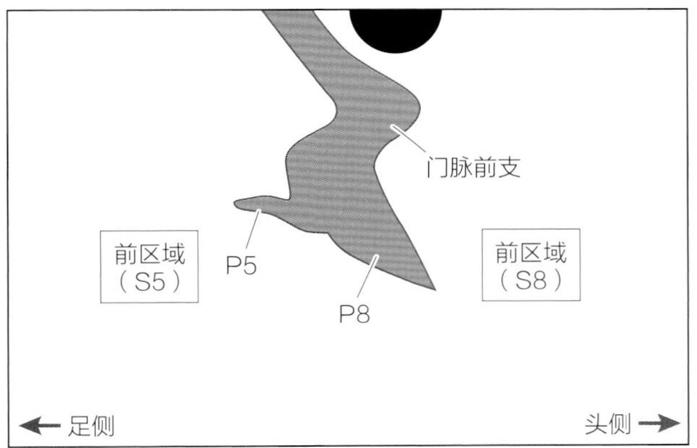

ⓑ CT

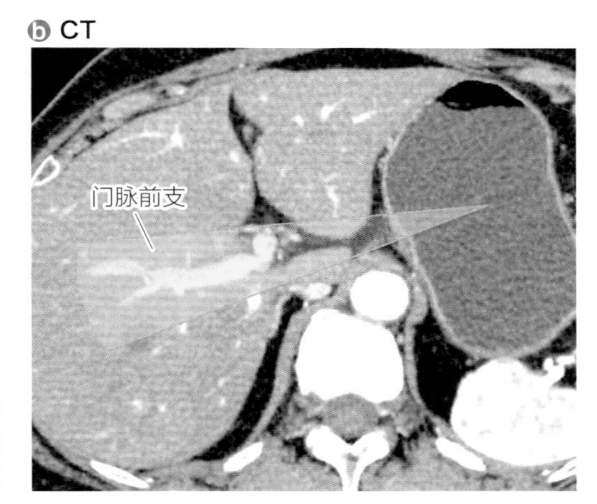

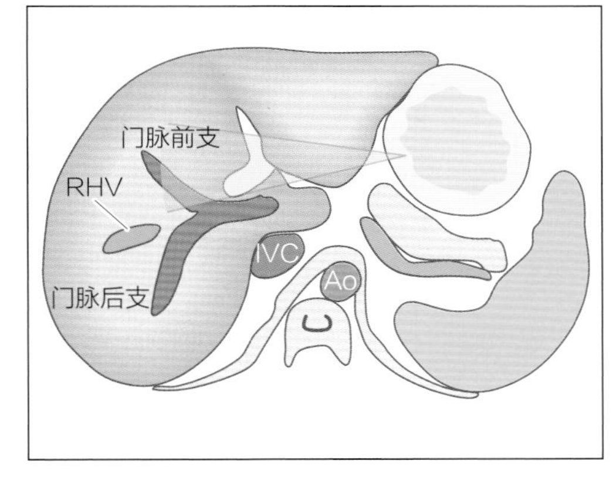

ⓒ CT 重建

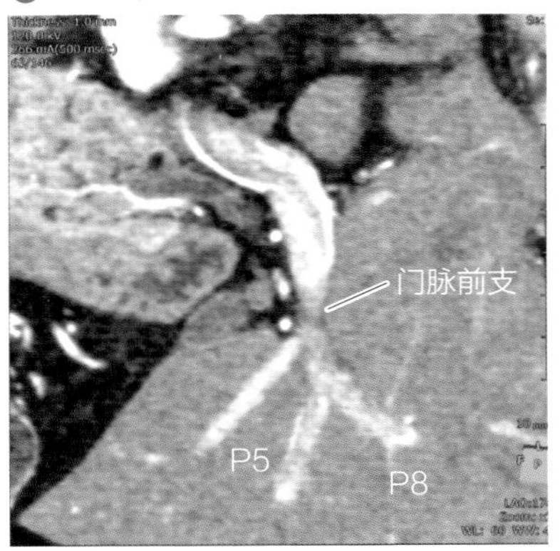

图6　**门脉前支**

5 门脉后支

接下来再从图5的位置开始顺时针旋转，就可以看到门脉后支（图7）。

如果要追扫到门脉后支的末梢，就要一直顺时针旋转，跨过IVC，直至追扫到较远的后区域（图7）。

视频中即按照UP⇒P4⇒门脉左支⇒肝外门脉⇒门脉右支⇒门脉前支⇒门脉后支⇒返回UP的顺序观察。

ⓐ EUS图像 视频❷-1

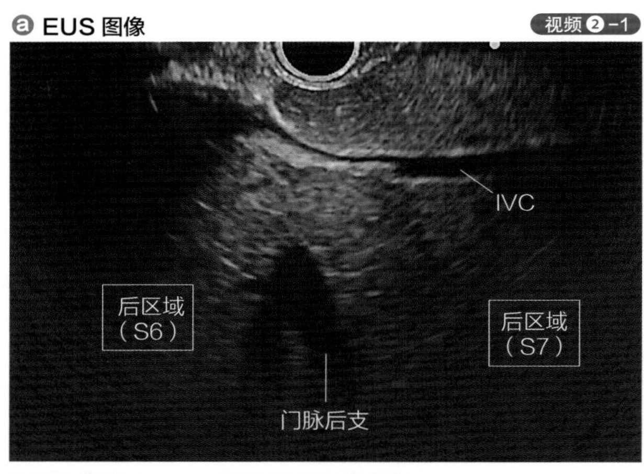

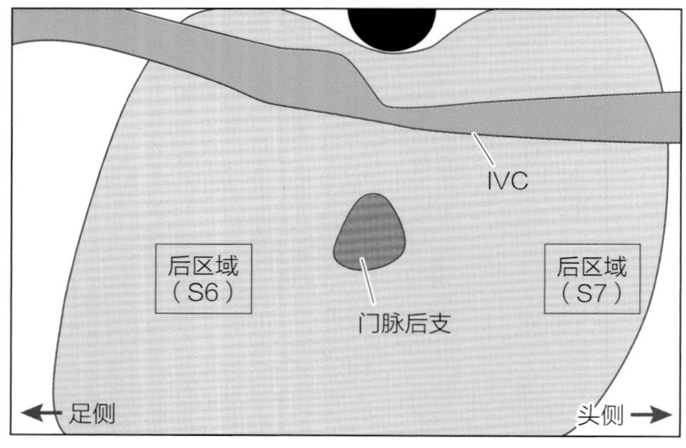

ⓑ CT

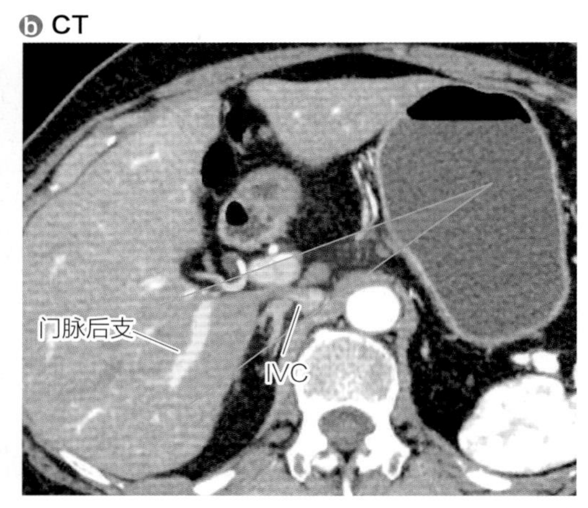

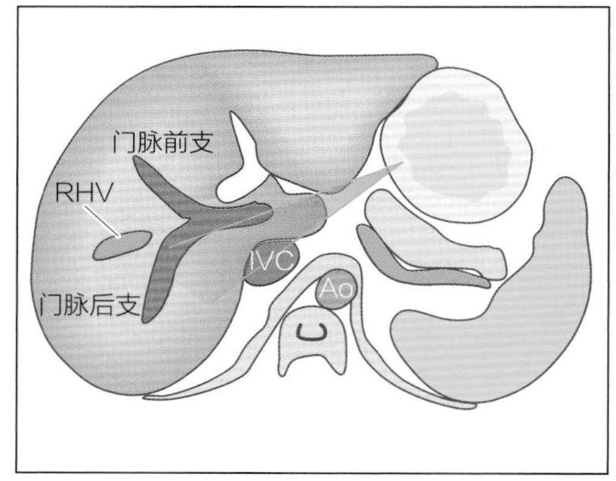

ⓒ CT重建

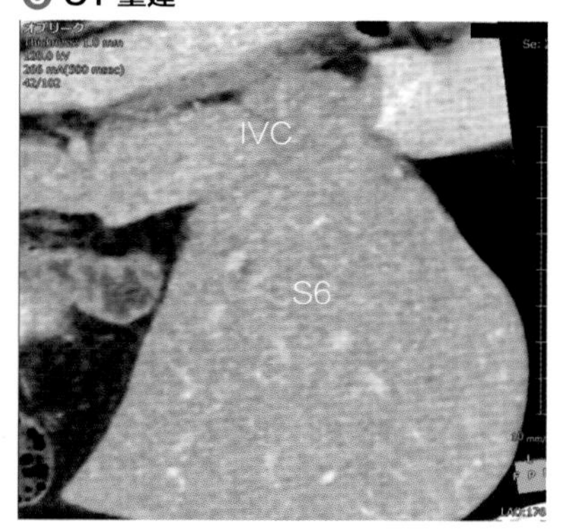

图7 **后区域范围**

Ⓑ从胃内开始的观察

2 腹腔动脉系列的追扫方法

视频

概要

- 追扫腹腔动脉系列就是指要观察到CHA、GDA、PHA、LHA、RHA。
- 也许会有一些例外情况，但是总体上这个方法还是我们扫查时手中最有效的“武器”。
- 腹腔动脉系列在CT中多数都是横断面，非常难以判断，所以本文只应用示意图对观察的顺序进行解说。

血管解剖

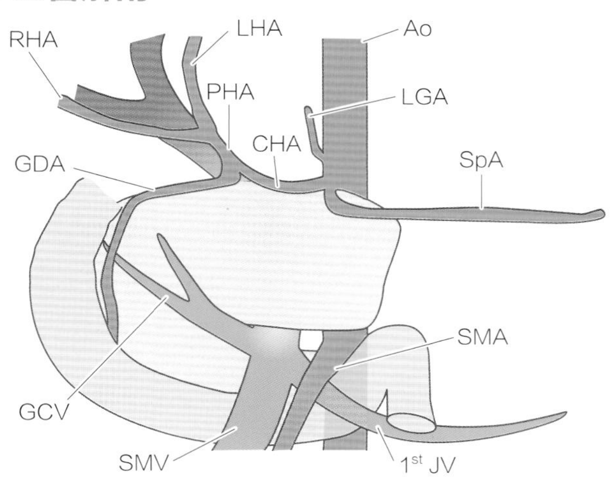

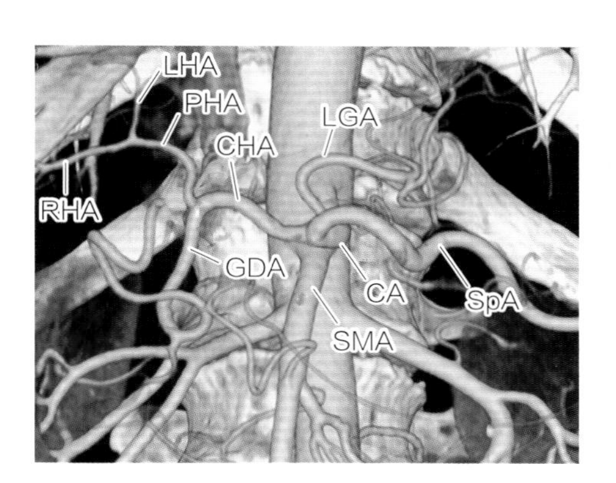

观察顺序

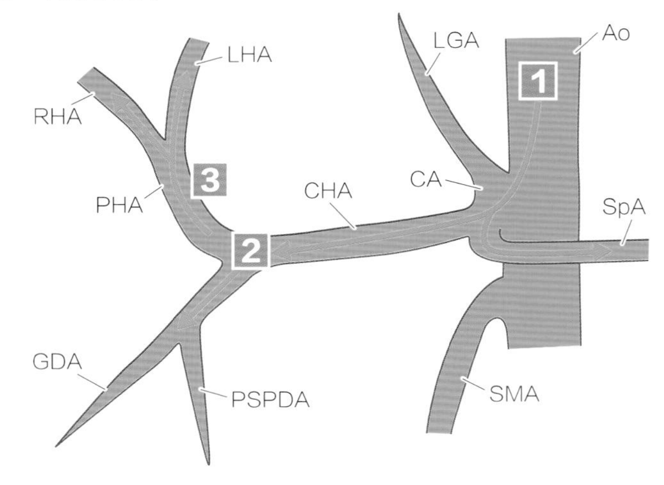

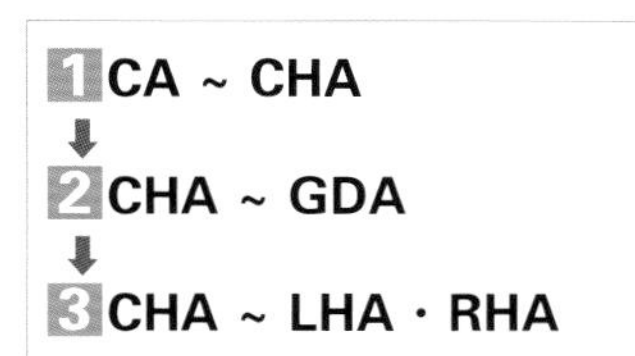

1 CA ~ CHA

实际的EUS操作从腹主动脉（CA）开始观察。

CA从主动脉（Ao）开始分支出来，它自身的第一个分支是胃左动脉（LGA，图1）。

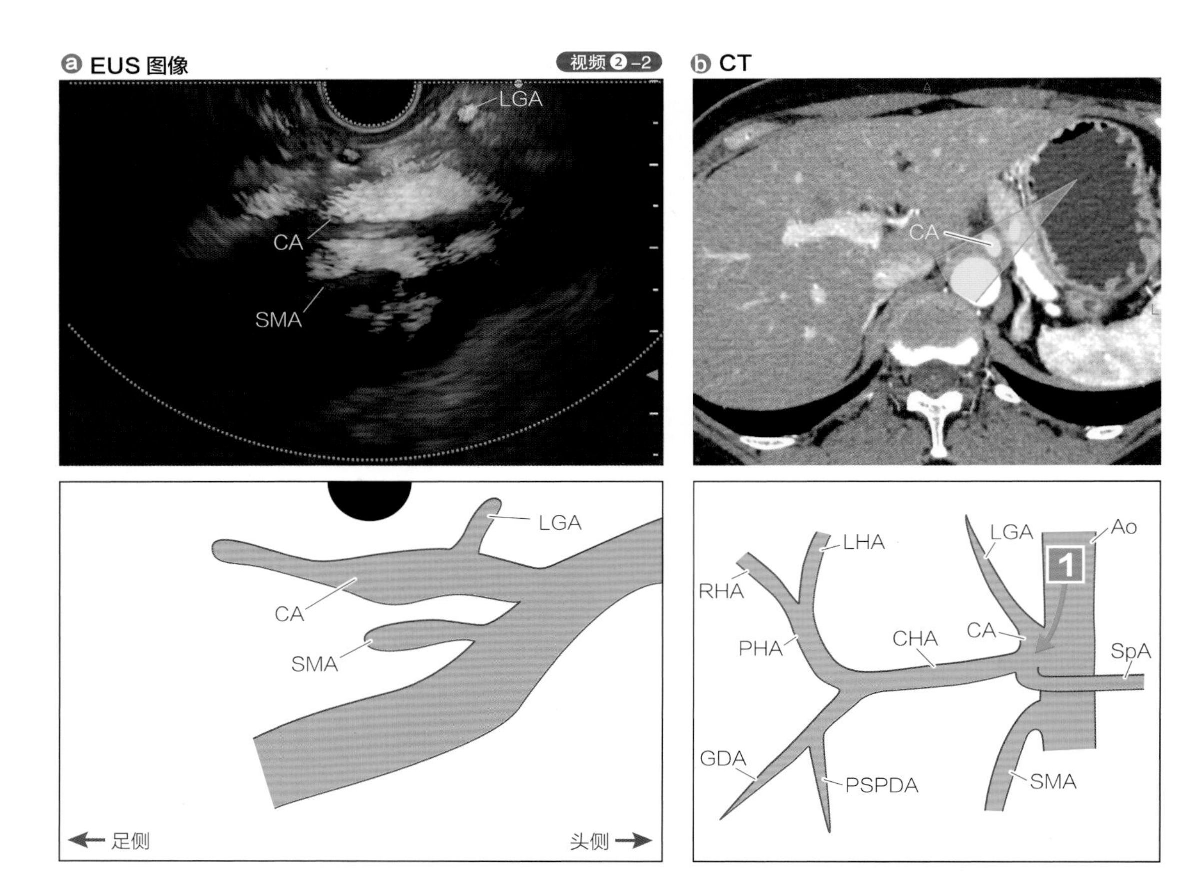

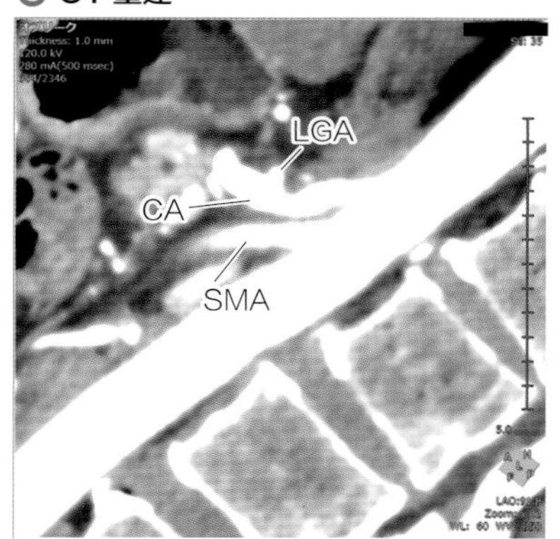

图1 **LGA**

稍稍前送镜身继续追扫CA，可见脾动脉（SpA）和CHA的分支（图2）。看到SpA之后，从该处顺时针旋转，可以一直追扫到SpA的末梢（SpA的扫查方法可参考第1章A-3）。

ⓐ EUS 图像 视频❷-2

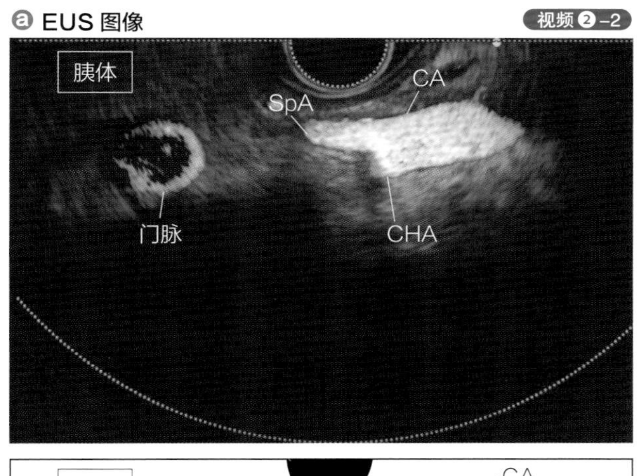

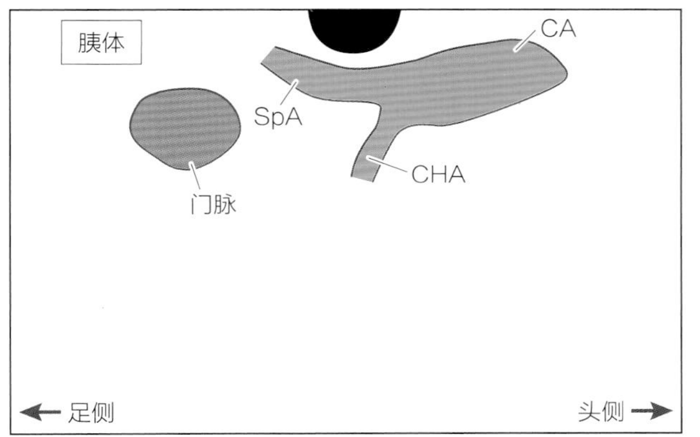

ⓑ CT

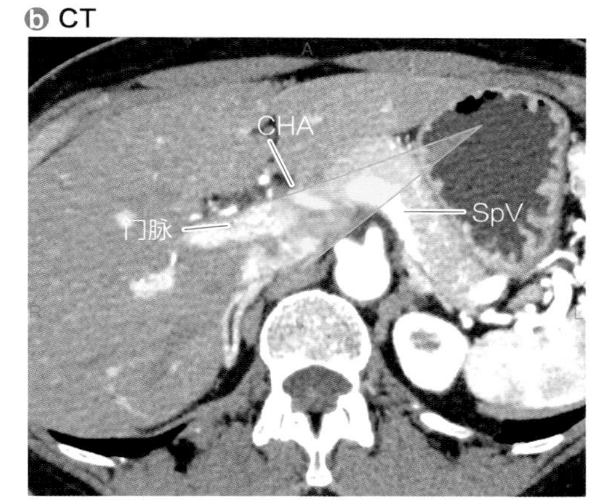

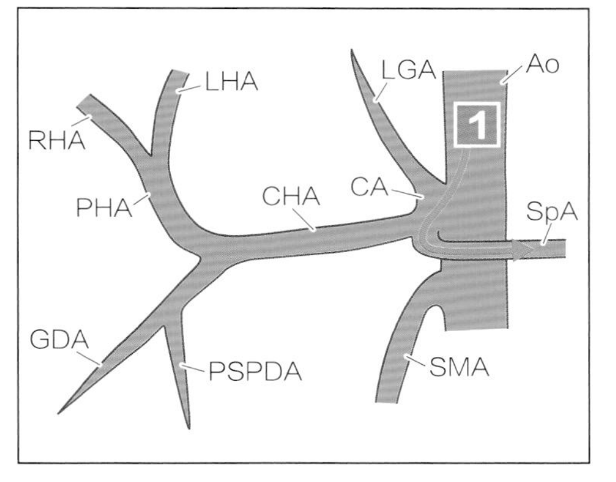

ⓒ CT 重建

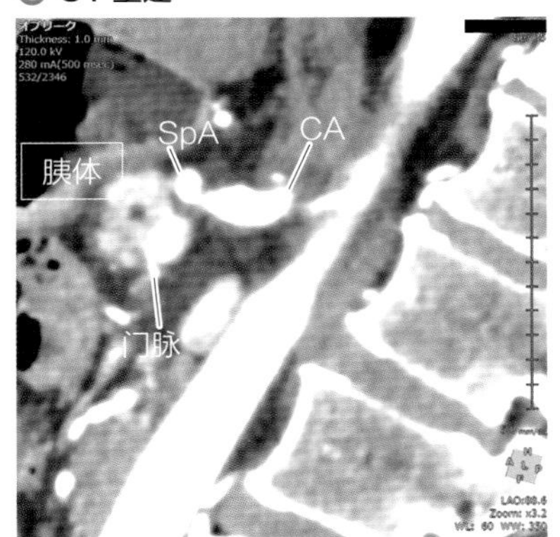

图2 **SpA和CHA的分支**

从这个分支点（图2）开始将内镜逆时针旋转即可扫出CHA（图3）。在此处继续轻轻逆时针旋转即可持续追扫CHA。因为CHA就在门脉腹侧～左侧的旁边走行，所以门脉的位置就如图3所示，与CHA正好交叉的感觉。

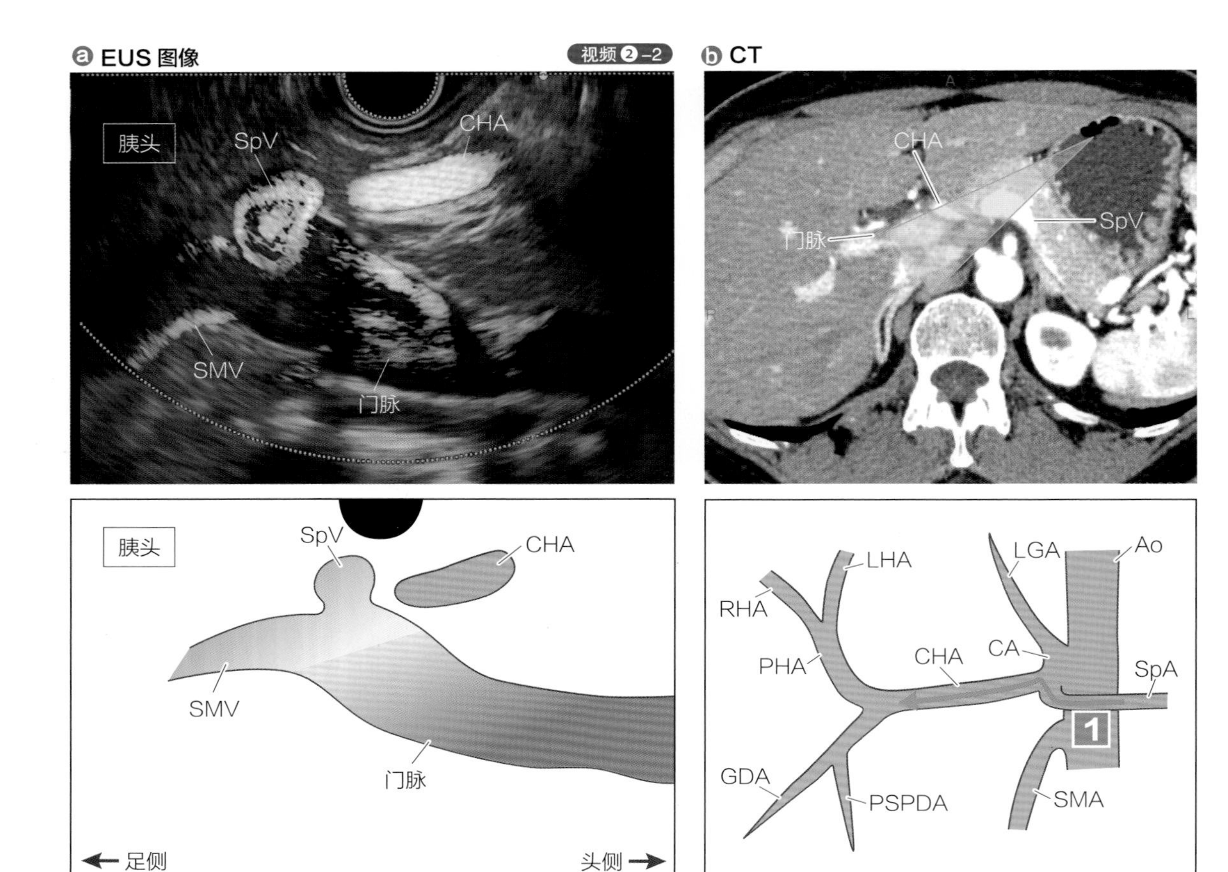

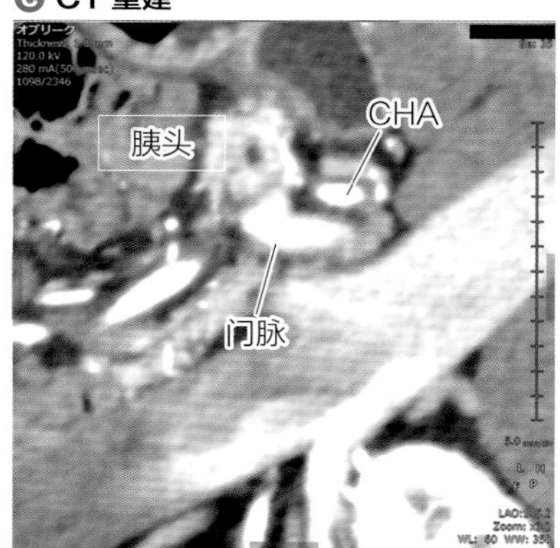

图3　CHA

继续追扫CHA，会出现一个“人”字形的图像（图4）。

左撇（左侧方向）为胃十二指肠动脉（GDA），右捺（右侧方向）为肝固有动脉（PHA）。如果想继续追扫GDA，就从此处开始前送镜身并顺时针旋转，如果想继续追扫PHA，则拉镜并逆时针旋转。

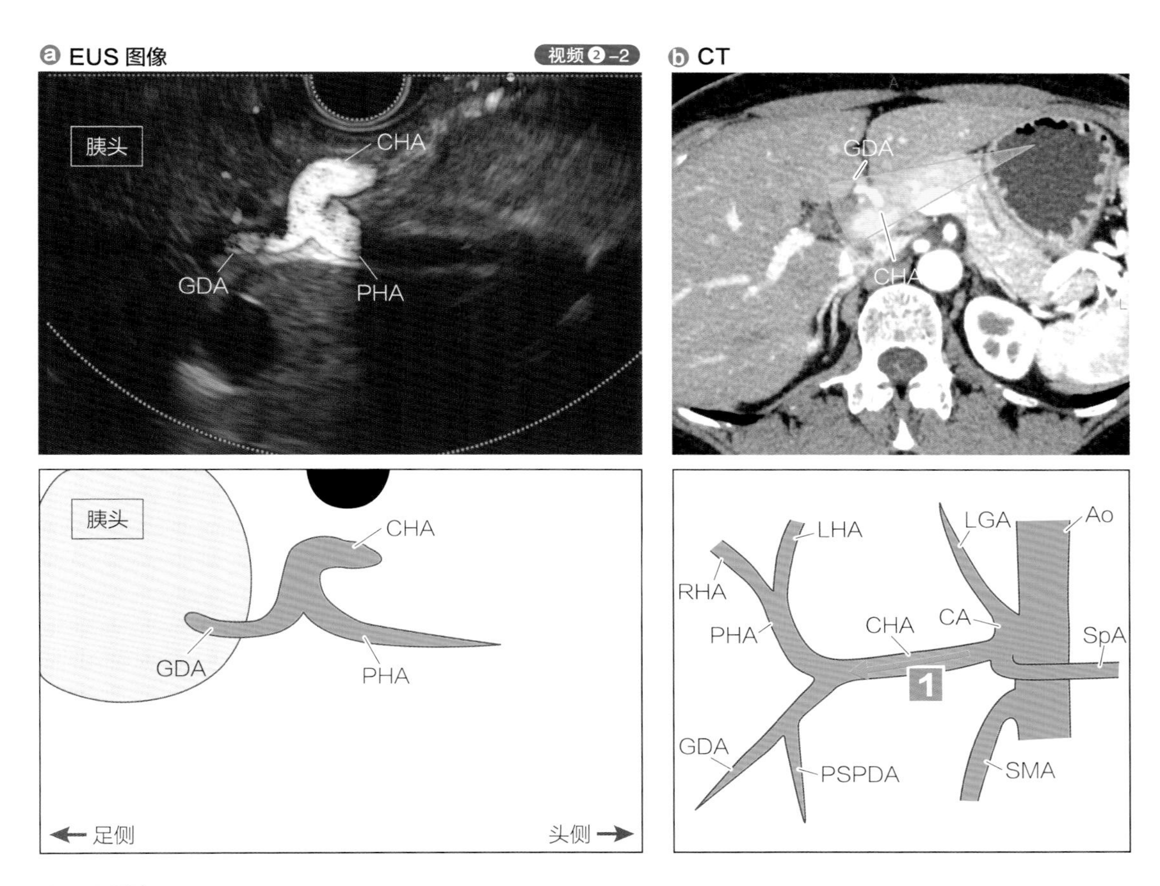

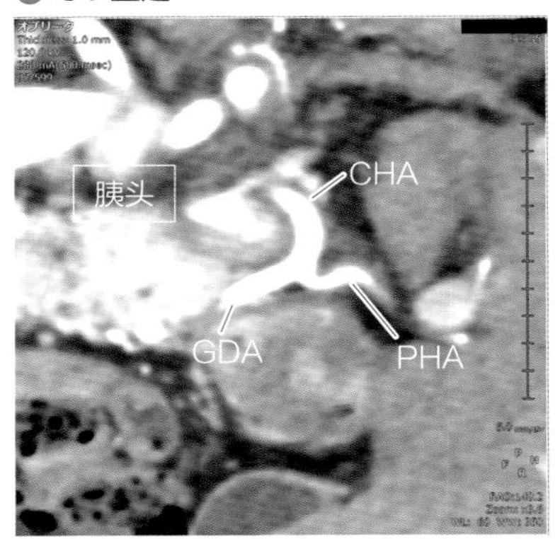

图4 **GDA和PHA**

2 CHA ~ GDA

从图 4 开始追扫 GDA。

因为 GDA 在胰腺的腹侧向足侧下行，所以要前送镜身，在长轴方向扫出（图 5）。当然有的时候还需要顺时针或者逆时针旋转一点点。

GDA 是胰头腹侧的标志性结构，非常重要。它分支出来的胰后上十二指肠动脉（PSPDA）朝向胰腺背侧，与胰后上十二指肠静脉（PSPDV）一起，沿着胆管向乳头走行。

在 EUS-FNA 时要记住 GDA 和 PSPDA 的走行并识别，这是穿刺时一定要避开的血管。

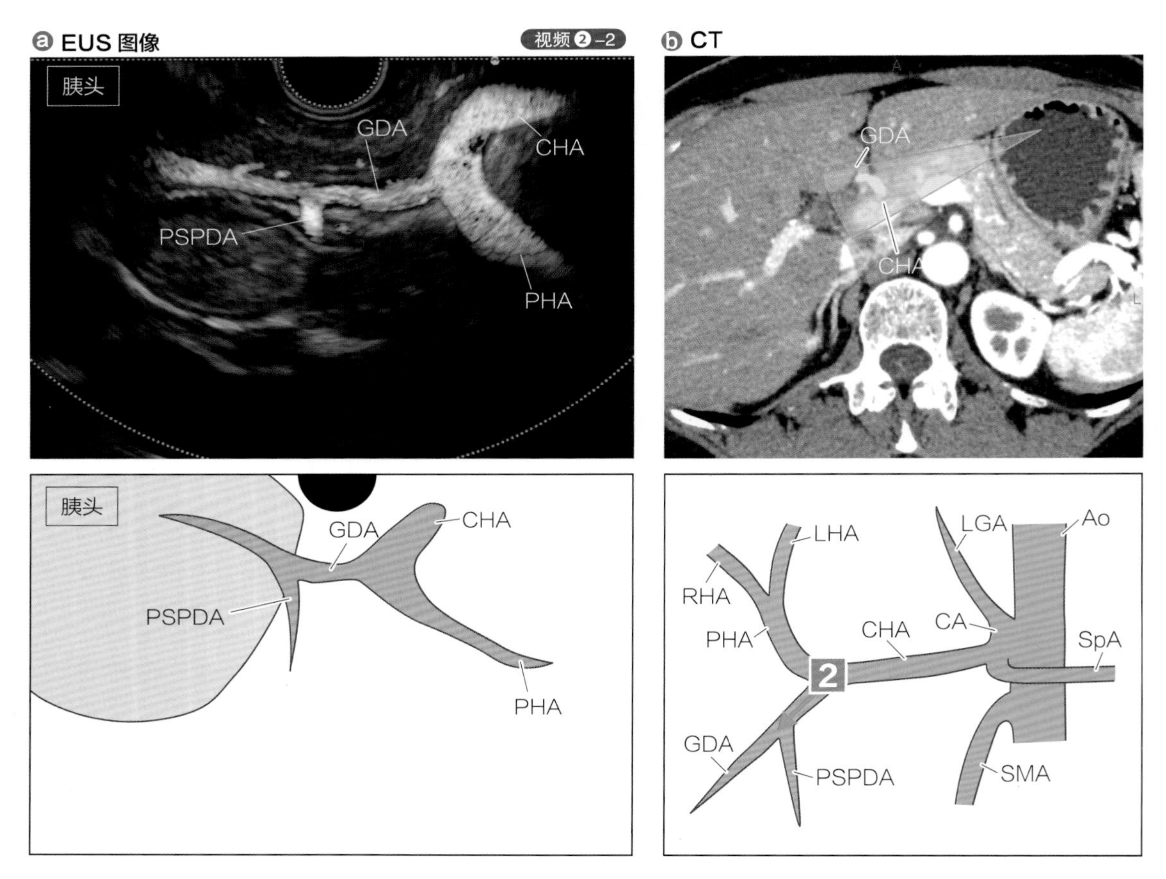

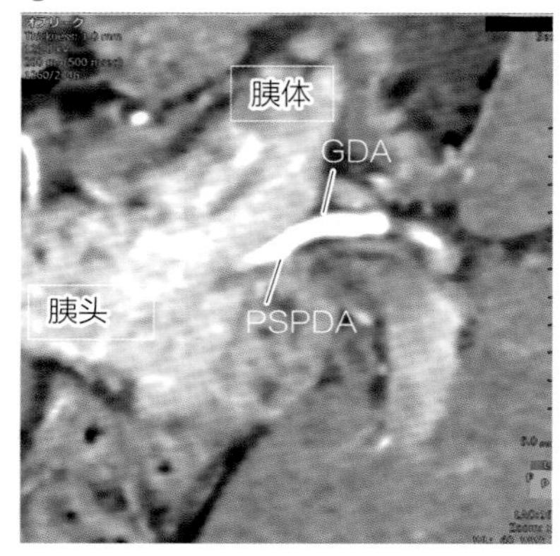

图 5 **GDA 的追踪**

3 CHA ~ LHA · RHA

从 GDA 回到"人"字形，再追扫 PHA(图 6)。追扫 PHA 的手法是一边逆时针旋转一边拉镜。此时可以扫出肝左右动脉（图 7)。距离探头近的是肝左动脉（LHA)，远的是肝右动脉（RHA)。当然肝左右动脉同时出现的情况比较少见，所以要通过顺时针或逆时针旋转，仔细确认。

肝左右动脉，有时候也有个体差异，与正常走行不同。事先通过 CT 检查确认非常重要（对于 replaced RHA 的解说参考第 3 章 -4)。

ⓐ EUS 图像 视频❷-2

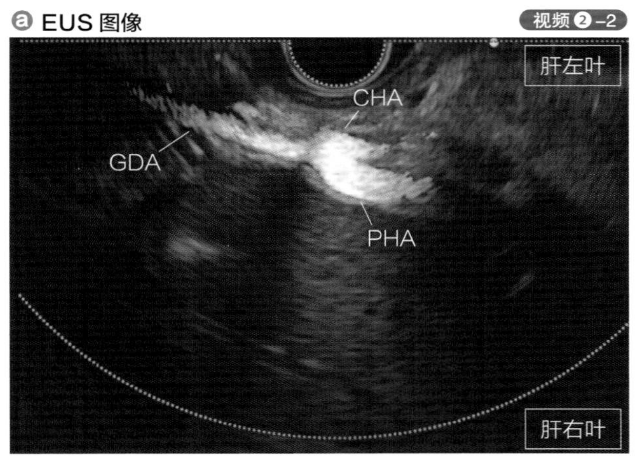

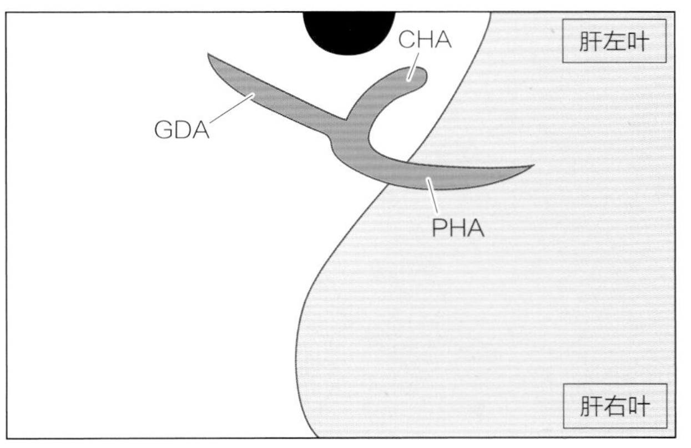

ⓑ CT

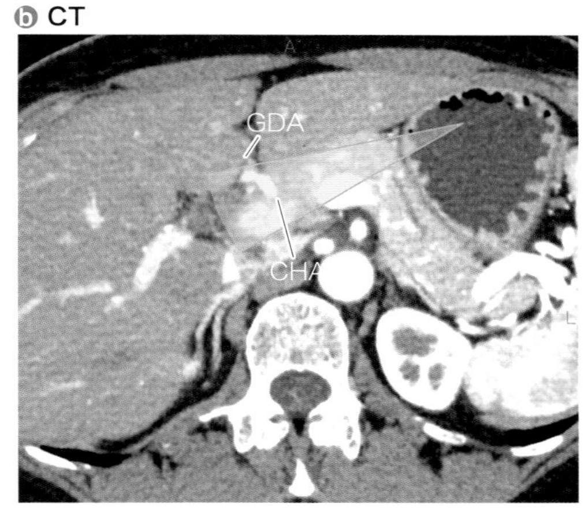

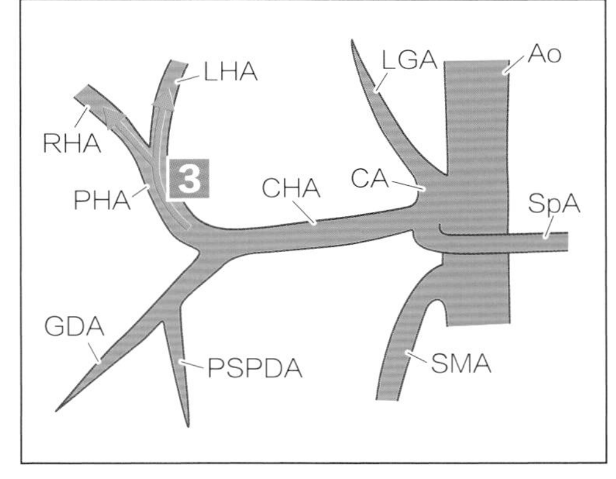

ⓒ CT 重建

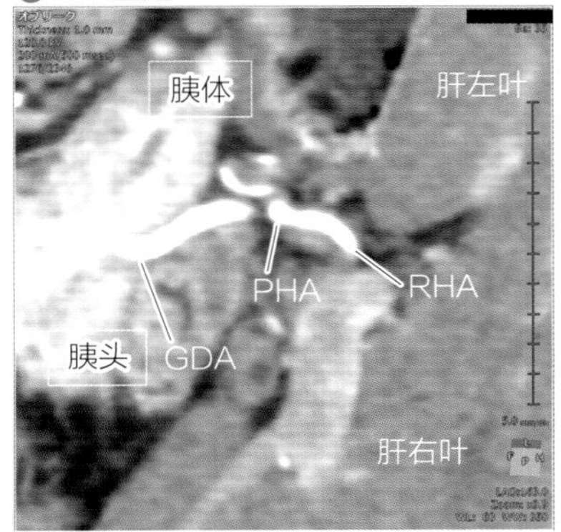

图6 PHA

要点

动脉的不典型是什么?

血管在非正常的部位出现了分支，但是对本身功能没有影响。

例如：

· CHA从SMA中分支。

· RHA从SMA中分支。

· LHA从LGA中分支。

ⓐ EUS图像 视频❷-2

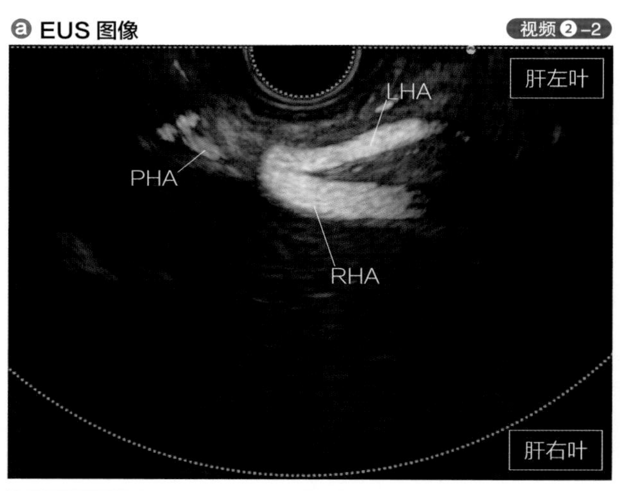

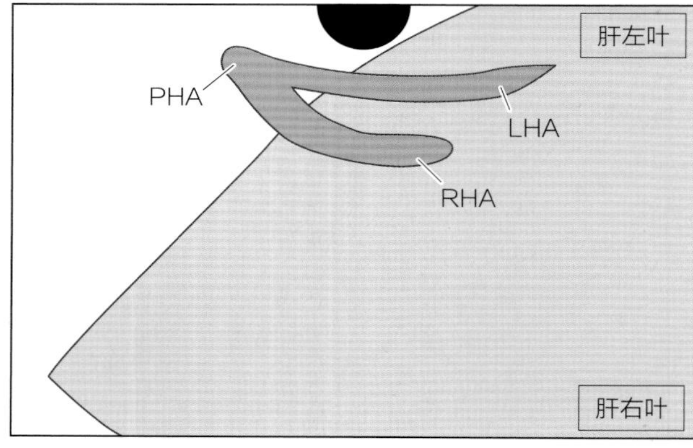

ⓑ CT

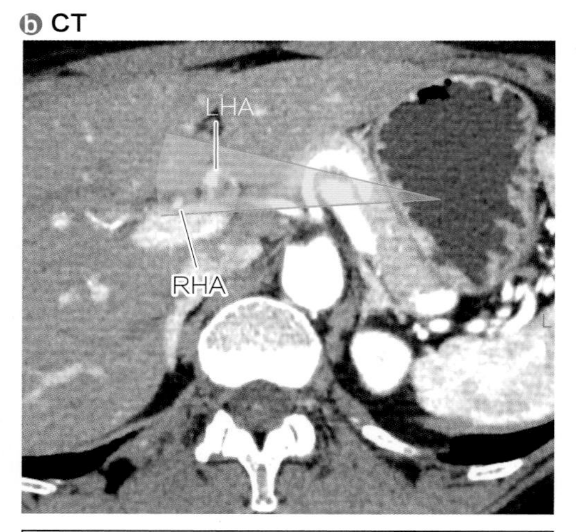

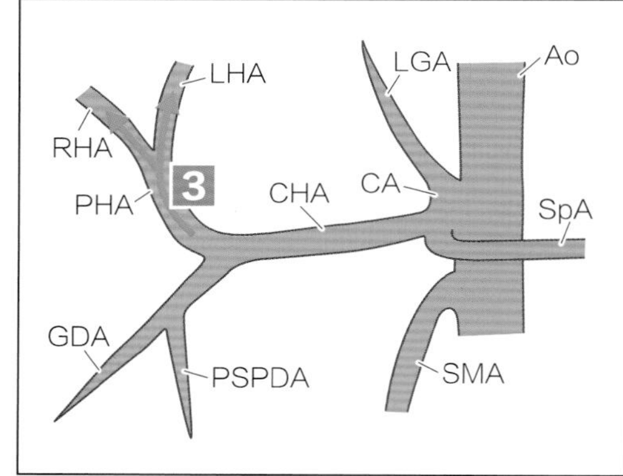

ⓒ CT重建

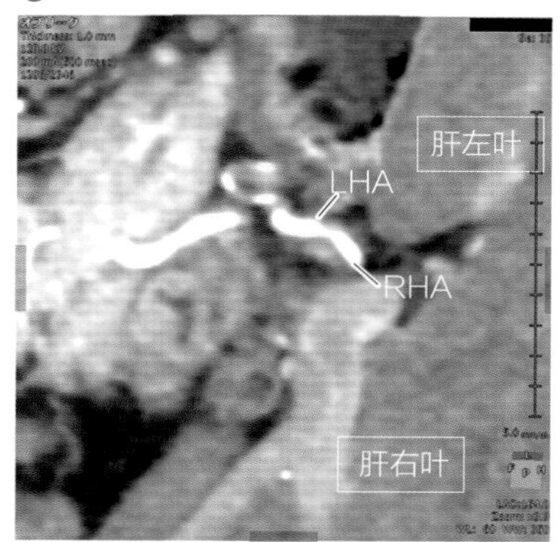

图7 **肝左右动脉**

接下来，从图7处顺时针旋转观察RHA，RHA与门脉交叉进入肝内（图8）。

胆管癌时，明确肿瘤是否浸润RHA特别重要。虽说一般从D1开始扫查更加容易接近观察，也更适合对此进行评估，但是因为考虑到尽可能多角度观察，所以也要充分理解胃内扫查的方法。

ⓐ EUS图像 视频❷-2

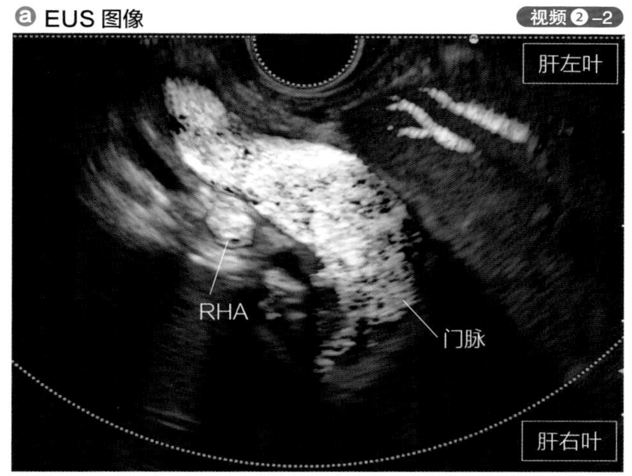

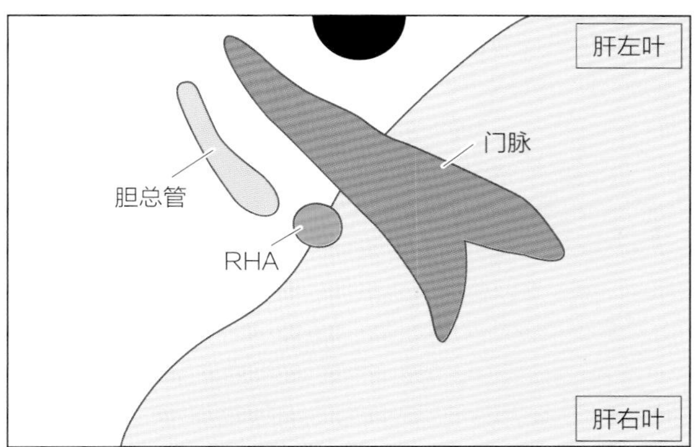

ⓑ CT

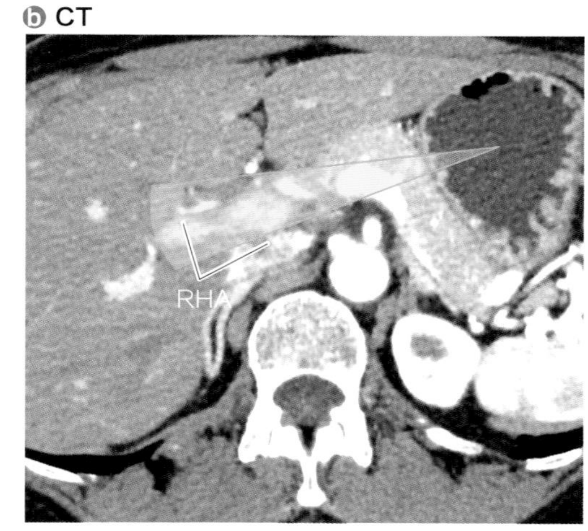

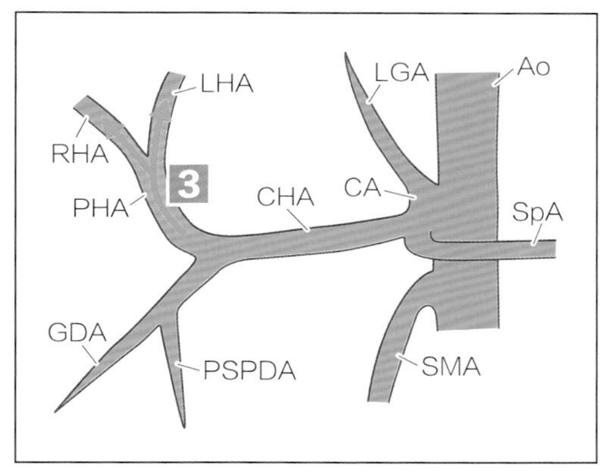

ⓒ CT重建

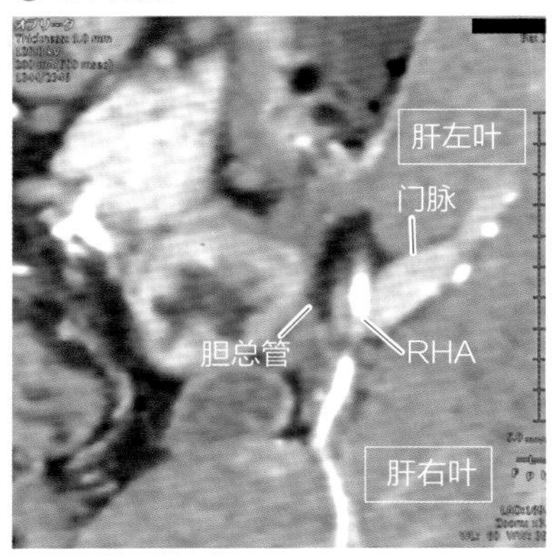

图8 RHA

观察技巧方面，因为RHA走行偏远，所以需要下压大螺旋，尽可能将探头凑近观察。观察LHA时，可以从PHA开始逆时针旋转进行追扫（图9）。

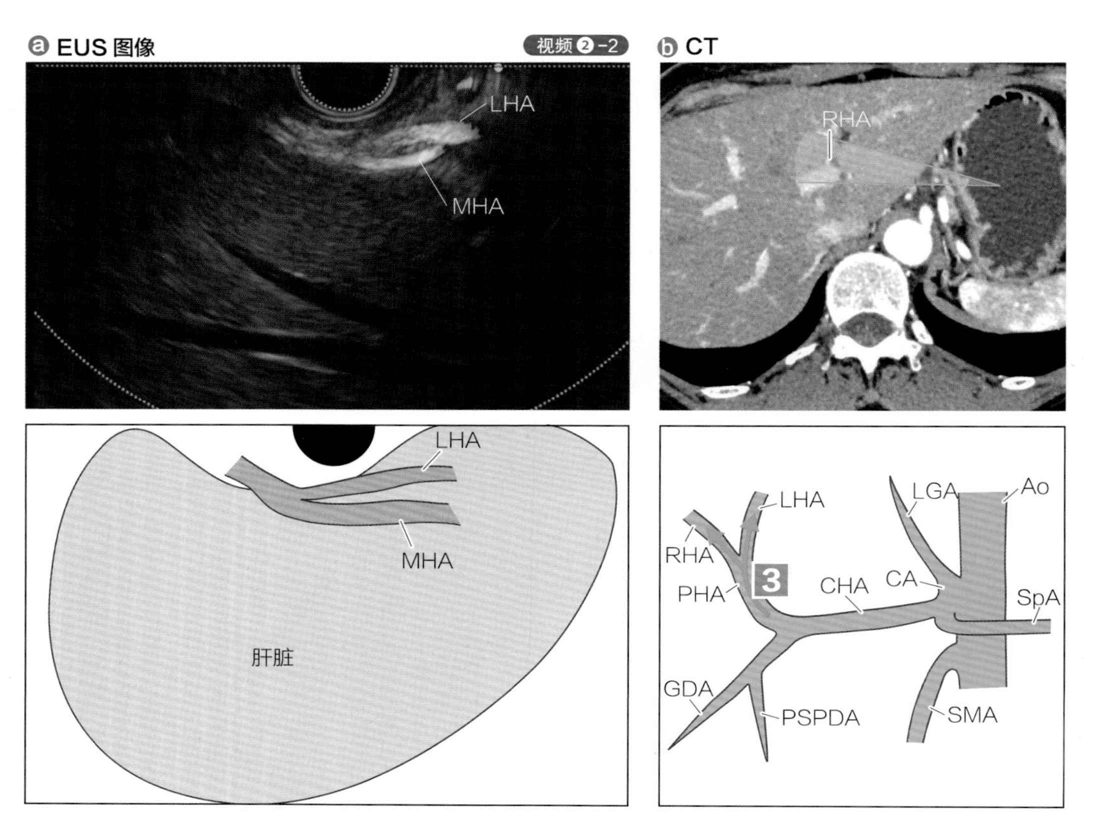

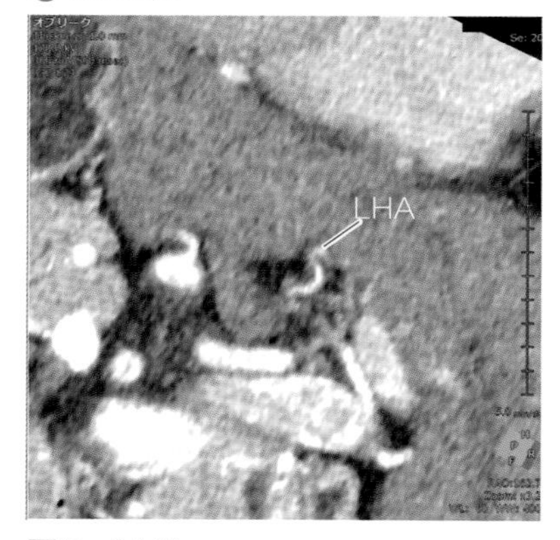

图9 **LHA**

Ⓑ 从胃内开始的观察

3 门脉系统

视频

概要

- 从胃内开始扫查门脉系统（包括GCV和1^{st} JV）时，想从胃内观察完整的肝脏，找到胰头边缘的标志性结构非常重要。

门脉系统解剖

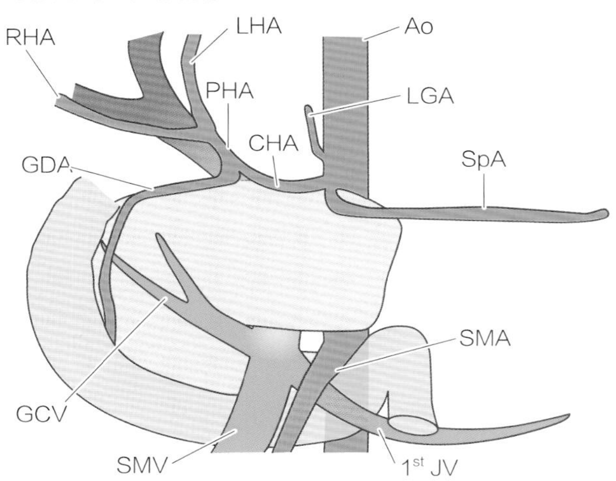

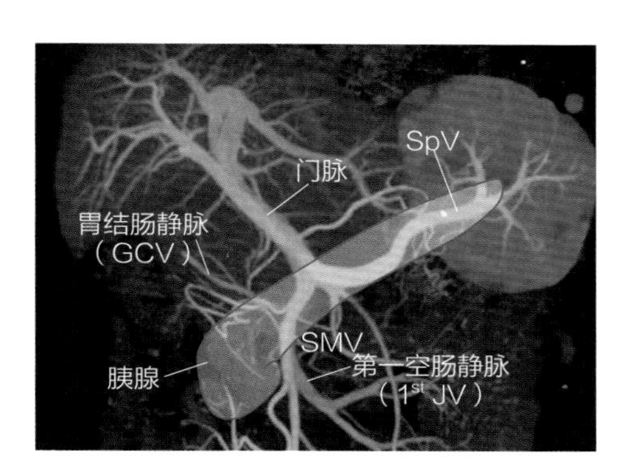

观察顺序

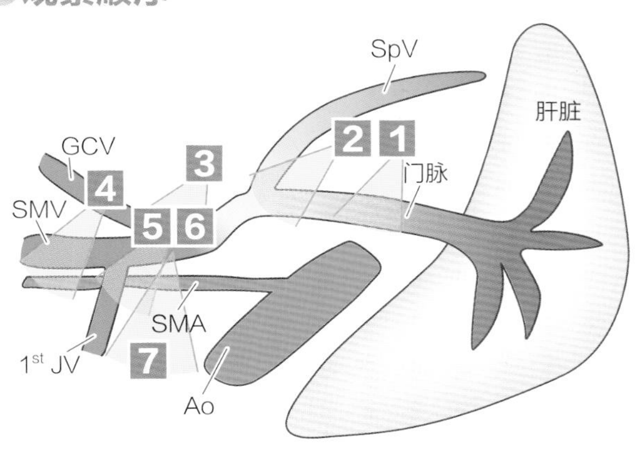

1 肝外门脉
2 SpV ~ SMV
3 SMV ~ GCV
4 SMV ~ D3
5，6 SMV ~ 1st JV，1st JV 的走行
7 1st JV ~ 左肾

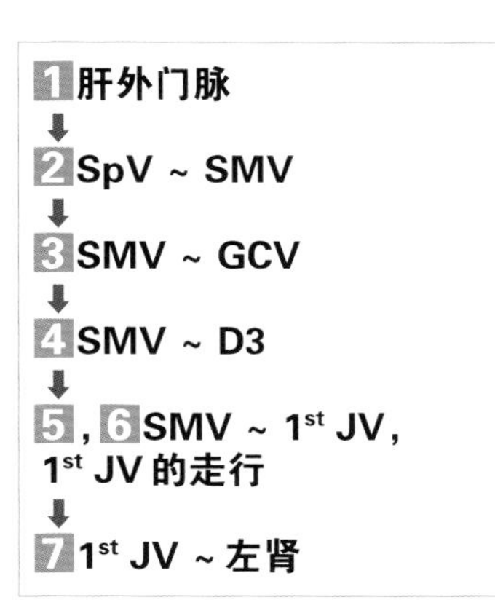

1 肝外门脉

观察完肝内门脉之后，接下来再“转战”到肝外门脉。从胃内进行肝内的门脉观察在第2章B-1中已经讲解完毕，下面我们直接从肝外门脉的观察开始（图1）。

ⓐ EUS 图像　视频❷-3

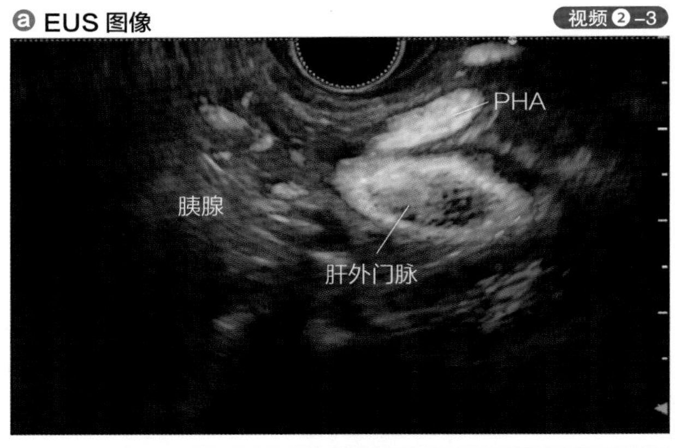

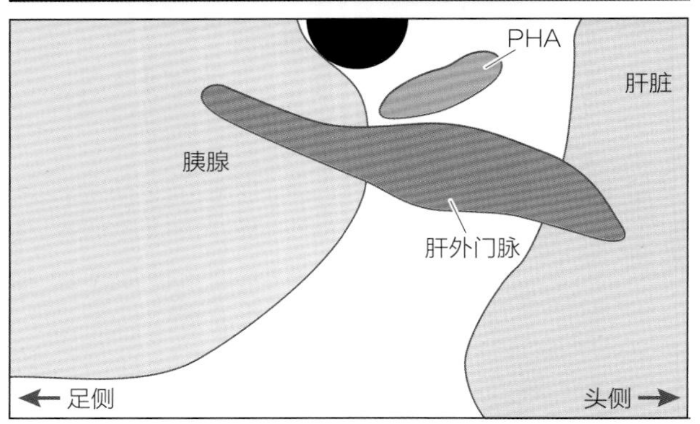

ⓑ CT

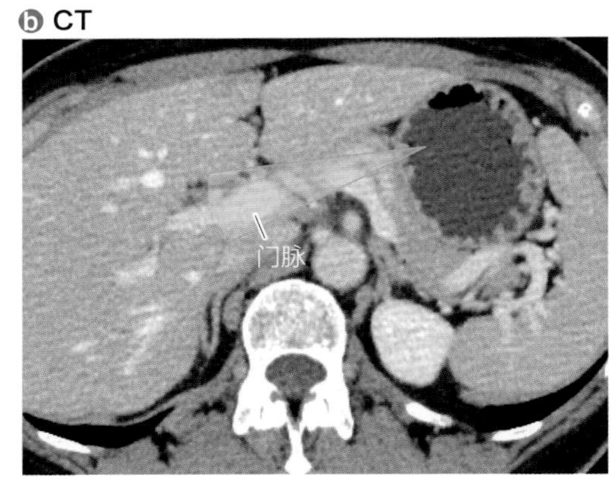

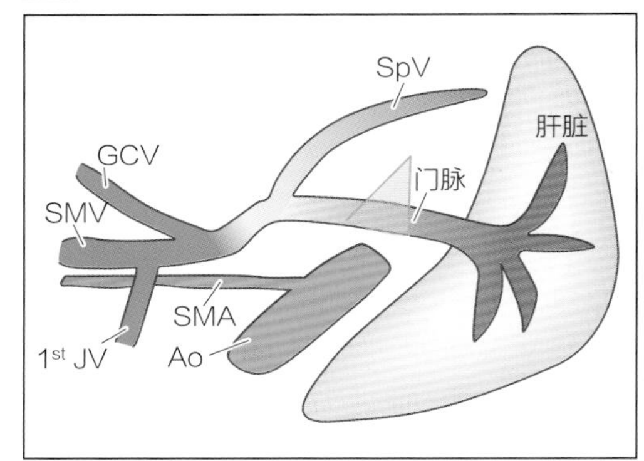

ⓒ CT 重建

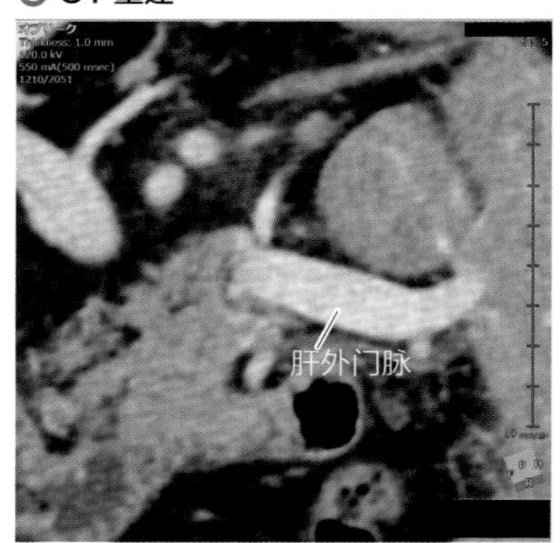

图1　**肝外门脉**

2 SpV ~ SMV

观察肝外门脉时轻轻顺时针旋转，稍稍送镜，在画面右上方可见SpV，可以看到SpV与门脉汇合的地方（交汇处）（图2）。此时再轻轻顺时针旋转及送镜，可以观察到进入胰头背侧的SMV。

ⓐ EUS 图像 视频❷-3

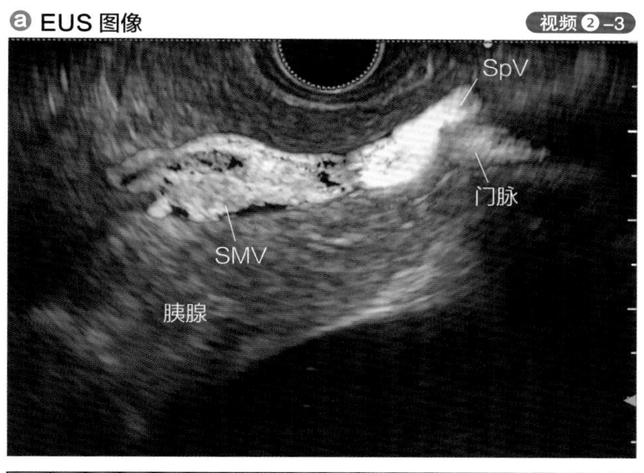

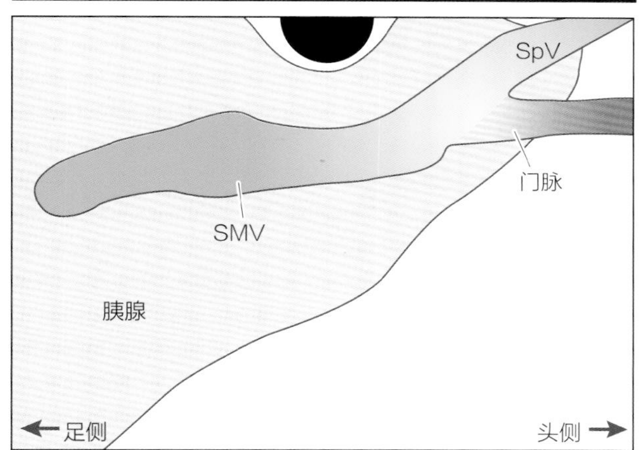

ⓑ CT

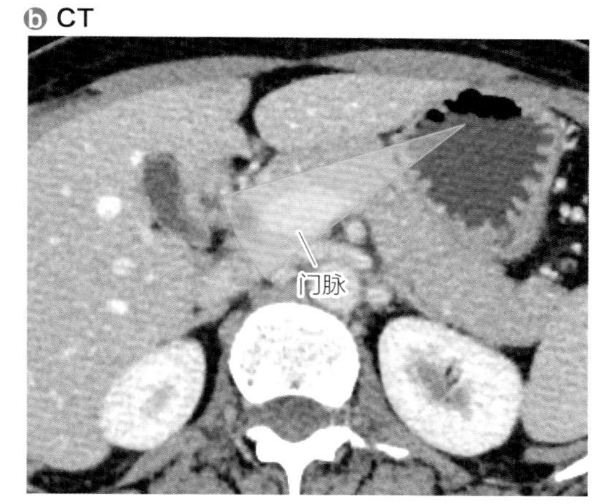

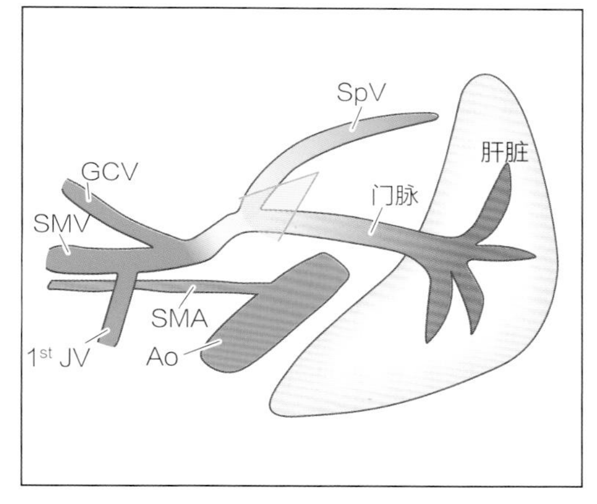

ⓒ CT 重建

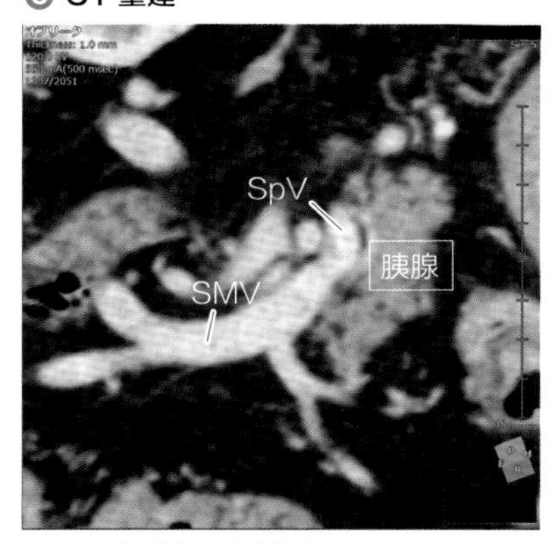

图2 SpV ~ SMV

3 SMV ~ GCV

接下来再确认走行于SMV腹侧的GCV。将内镜逆时针旋转，即可观察到流入SMV的GCV（图3，GCV在第2章C-2中也有说明）。因为是在胰腺实质的腹侧走行，所以要确认该血管，以防胰头腹侧观察的遗漏。

ⓐ EUS图像 视频❷-3

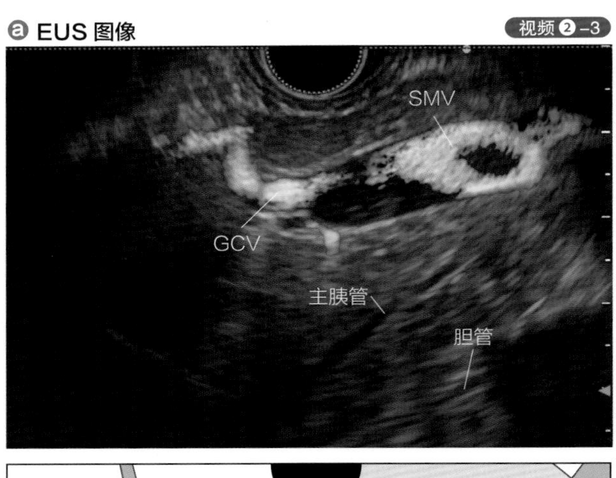

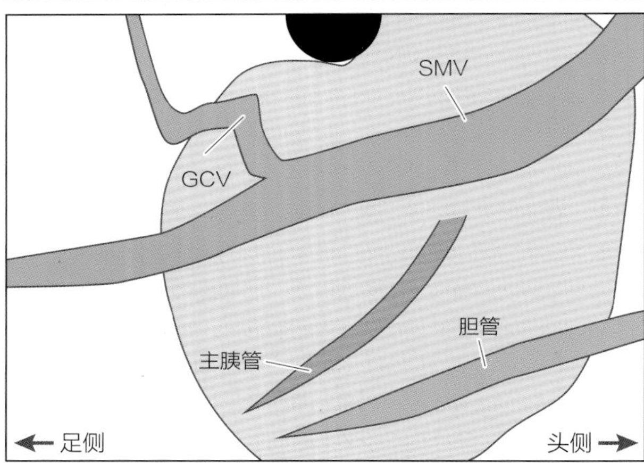

ⓑ CT

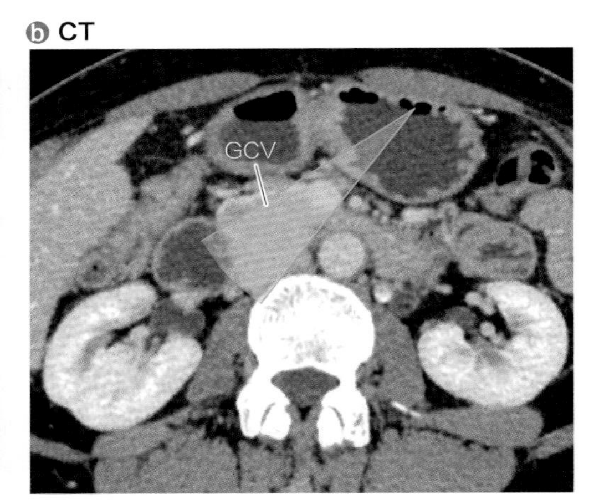

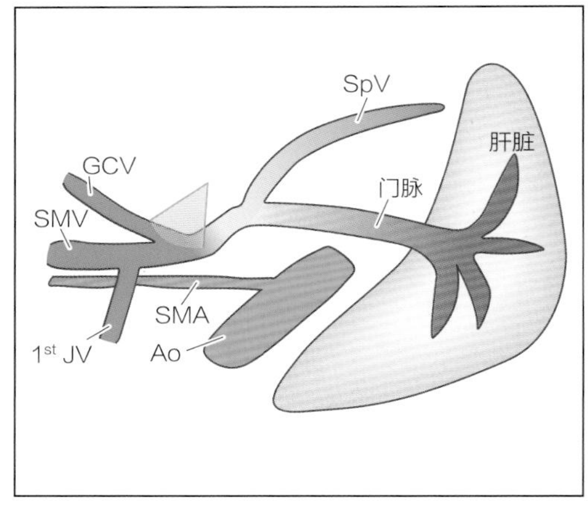

ⓒ CT重建

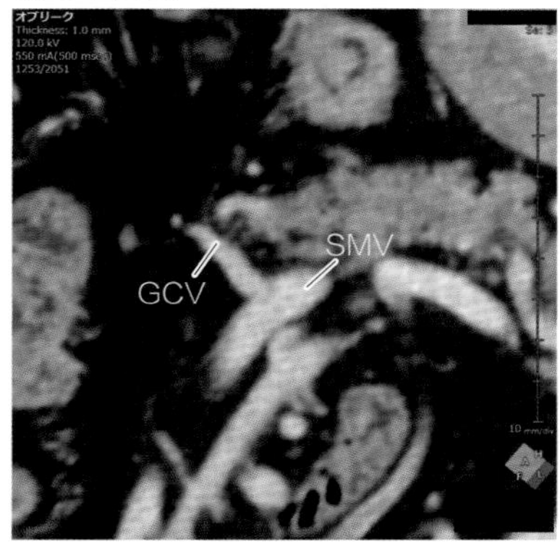

图3 SMV ~ GCV

4 SMV ~ D3

接下来回到SMV主干，再向足侧追扫SMV，可以观察到D3（图4）。确认了SMV和D3，也就可以确认胰腺下缘的边缘线了。

ⓐ EUS图像 视频❷–3

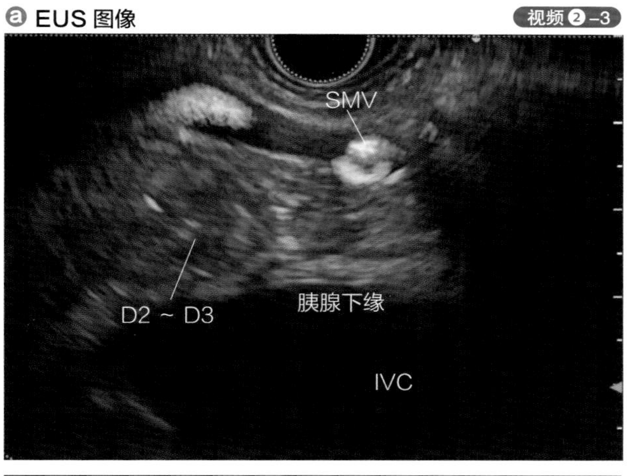

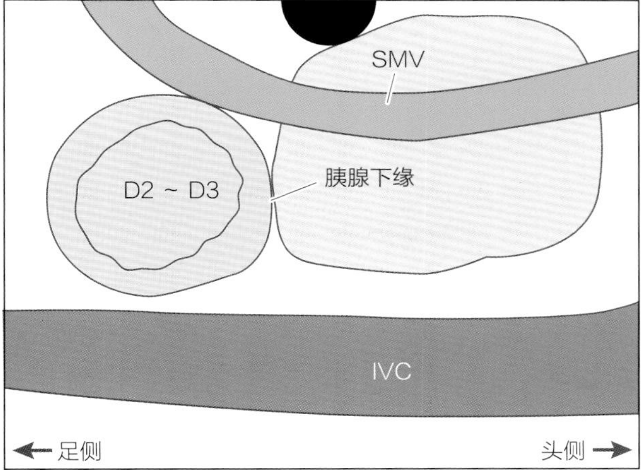

ⓑ CT

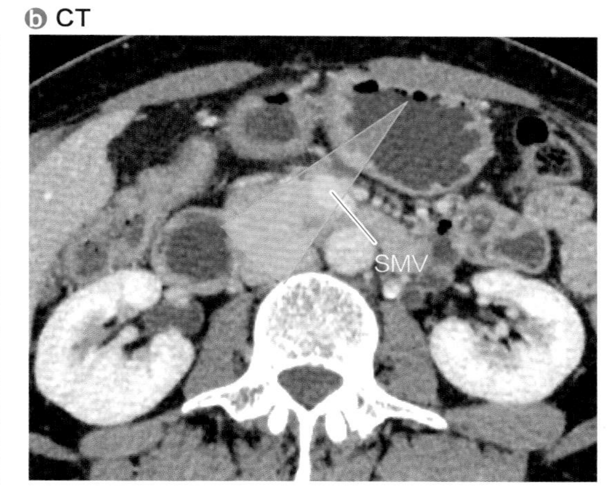

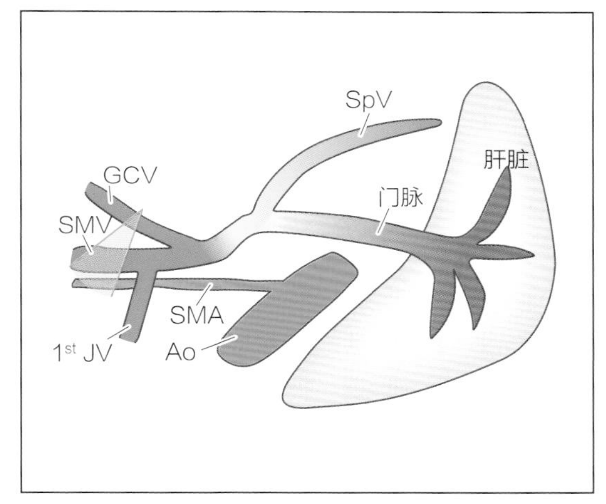

ⓒ CT重建

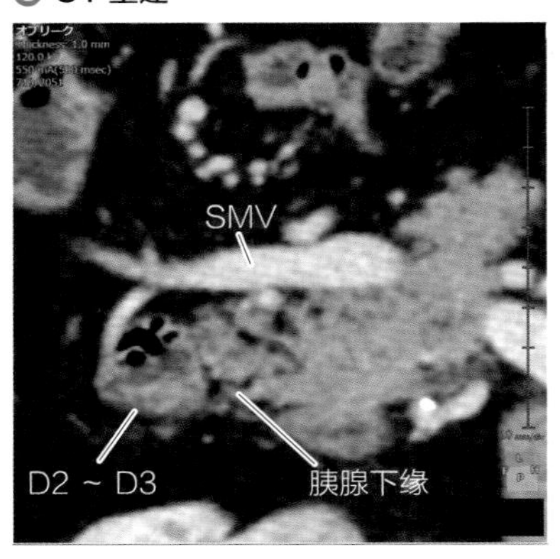

图4 SMV ~ D3

5 SMV ~ 1st JV

接下来再确认走行于SMV背侧的第一空肠静脉（1st JV）（图5）。这里也是胰腺下缘的标志性结构，为了不漏诊胰腺钩突的癌，这是一定要确认的主要血管（参考第2章A-1）。从SMV主干开始顺时针旋转，即可追扫1st JV。

ⓐ EUS图像 视频❷-3

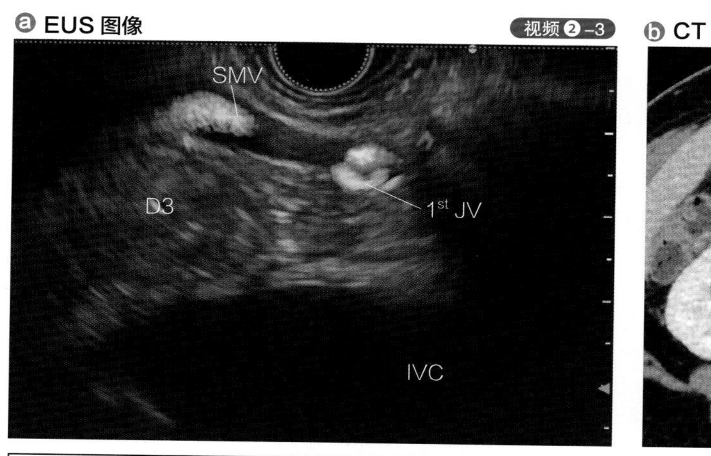

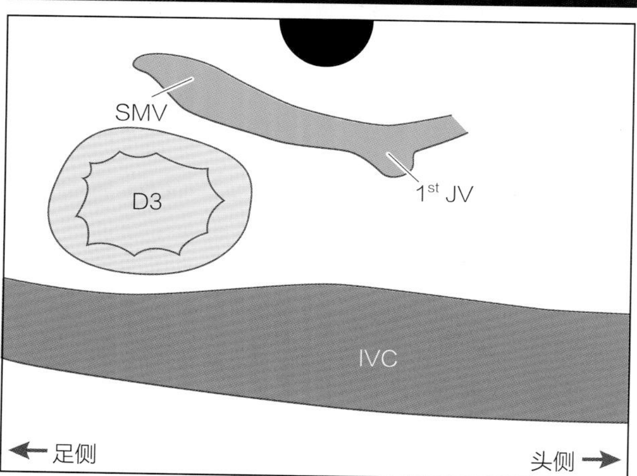

ⓑ CT

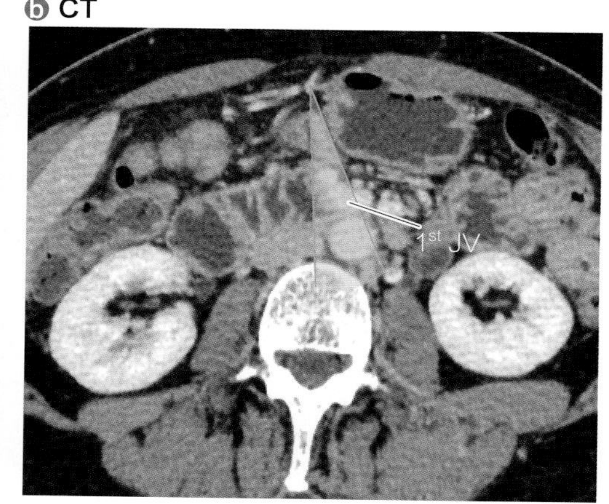

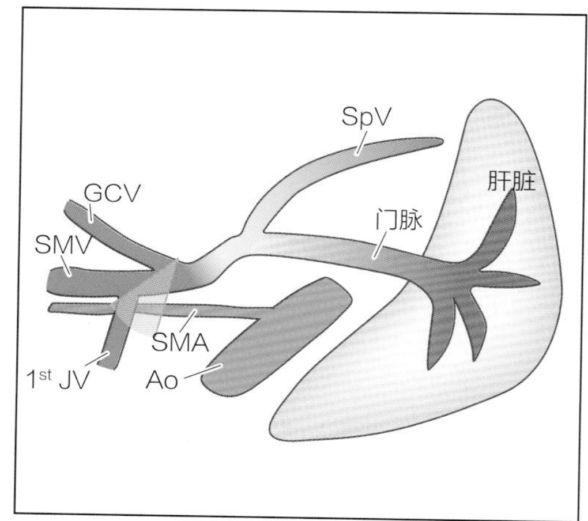

ⓒ CT重建

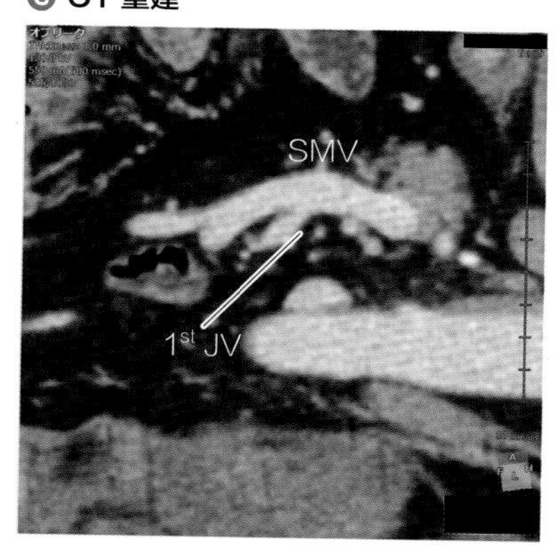

图5 **SMV ~ 1st JV**

6 1st JV的走行

继续将镜身顺时针旋转，从最背侧的Ao开始，让探头朝向身体的左侧方向（图6）。

1stJV绕过SMA的背侧。而1st JA与D2～D3伴行。如图6所示，可见横跨SMA的静脉即1st JV。

ⓐ EUS图像 视频❷-3

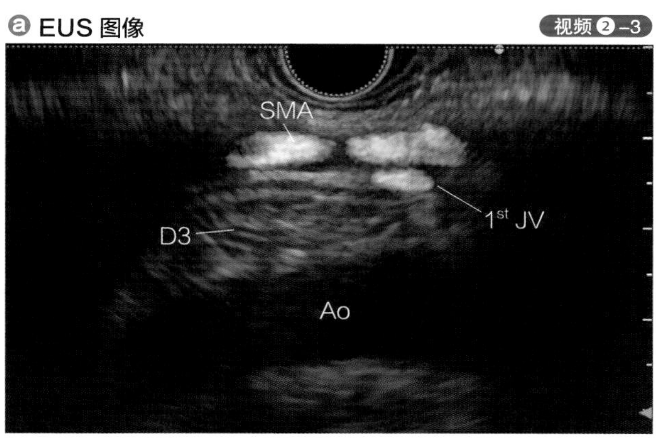

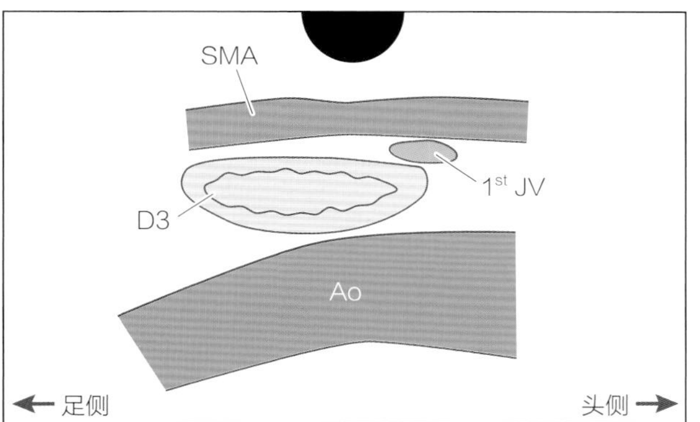

ⓑ CT

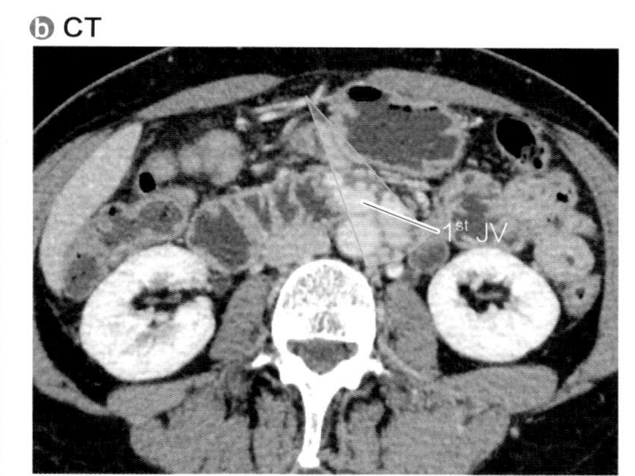

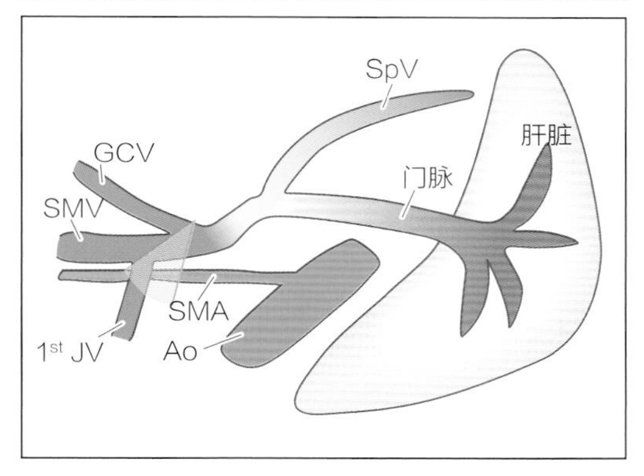

ⓒ CT重建

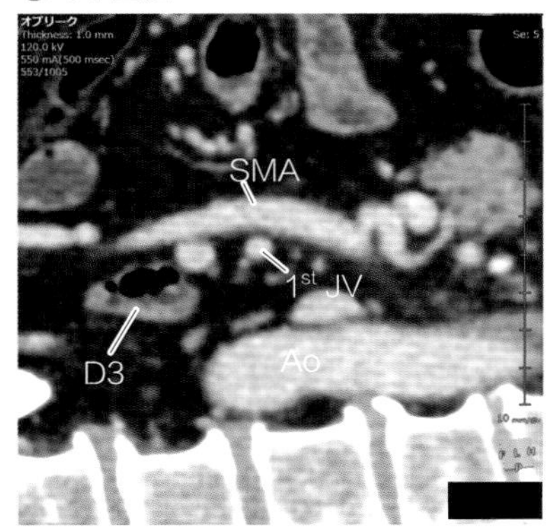

图6 1st JV的走行

7 1st JV ~ 左肾

接下来继续顺时针旋转，从D3 ~ 屈氏韧带到空肠可以扫出左肾（图7）。一直到这里为止，一般是不需要观察1st JV的。但是想要确认十二指肠的时候，或者其他有需要的情况下，这样的方法还是有一定作用的。

视频中是从该处开始转回，按1st JV⇒（跨过SMA）流入SMV⇒肝外门脉⇒门脉右支⇒门脉左支的顺序进行观察 。EUS的精髓应该就是：①像一笔画那样不中断地连续扫查；②血管或者胆管都要尽量做到双向往返而不是只沿一个方向扫查，既要图片漂亮，又要不留遗漏。

ⓐ EUS 图像 视频❷-3

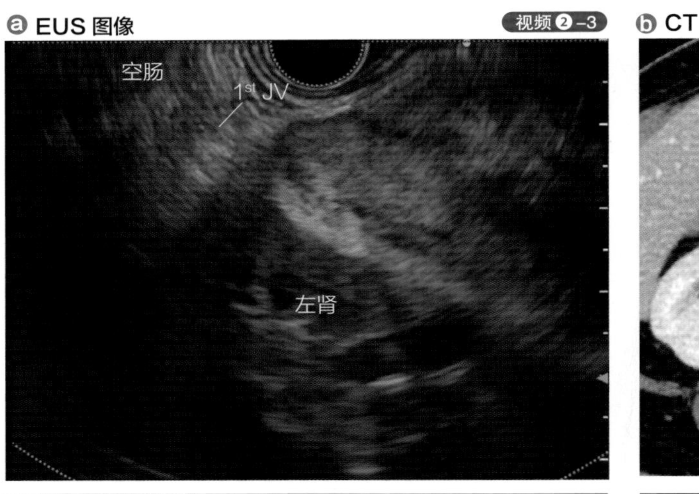

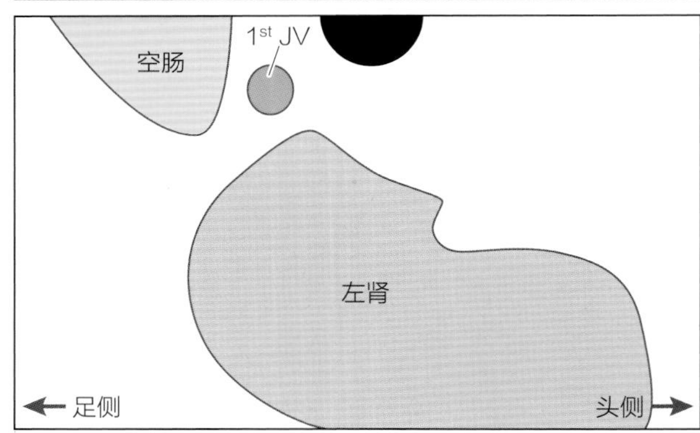

ⓑ CT

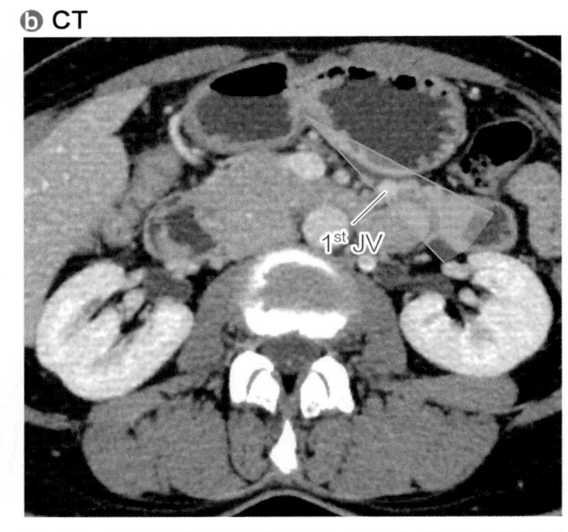

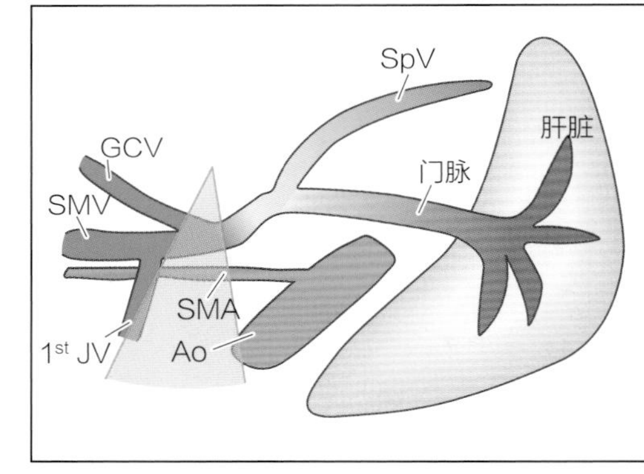

ⓒ CT 重建

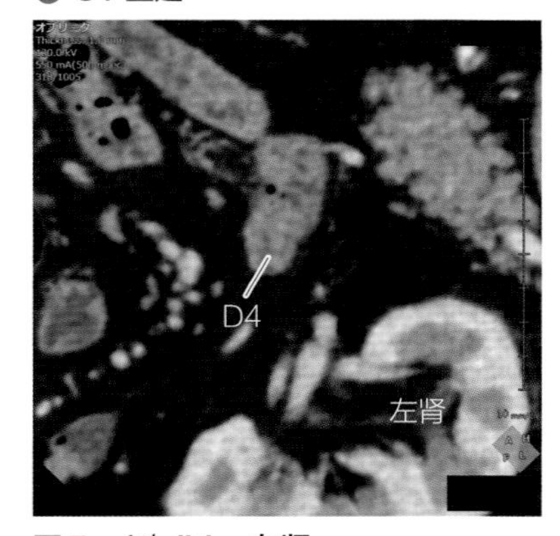

图7 1st JV ~ 左肾

Ⓑ从胃内开始的观察

4 肝内～肝外胆管

视频

概要

- 有些病例中在胃内扫查也可以观察到右肝管。
- 胆管评估的关键点是B4根部（对胆管分离的临界点评估有重要意义）、左右肝管汇合处、前区后区的分支等。

胆管解剖、观察顺序

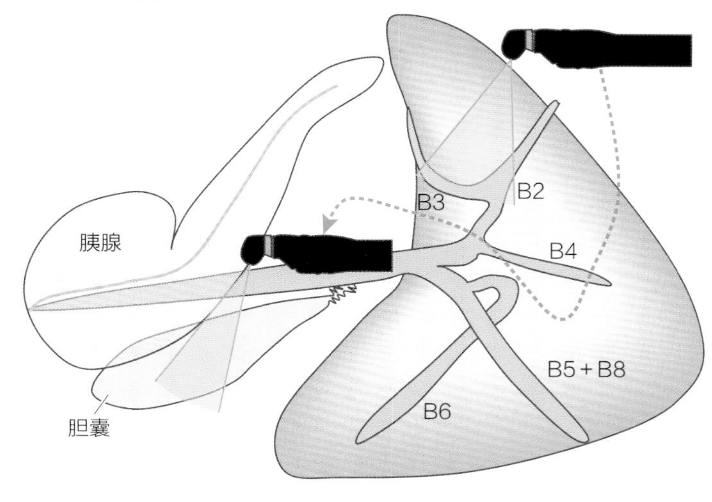

1 肝左叶～B2＋B3
↓
2 左肝管
↓
3 肝总管
↓
4 右肝管～前区域
↓
5 后区域
↓
6 肝总管～胆囊管
↓
7 胆囊管、胆囊

1 肝左叶～B2+B3

没有扩张的正常肝内胆管一般是很难观察到的，本文使用的是下部胆管有梗阻、肝内胆管中度扩张的病例图片。首先，这个病例的ERCP图为图1。

胆管一般是高位区域的汇合，图中的B5+B8呈稍稍低位的汇合，与正常结构略显不同，记住这个胆管的图，接下来我们看EUS。

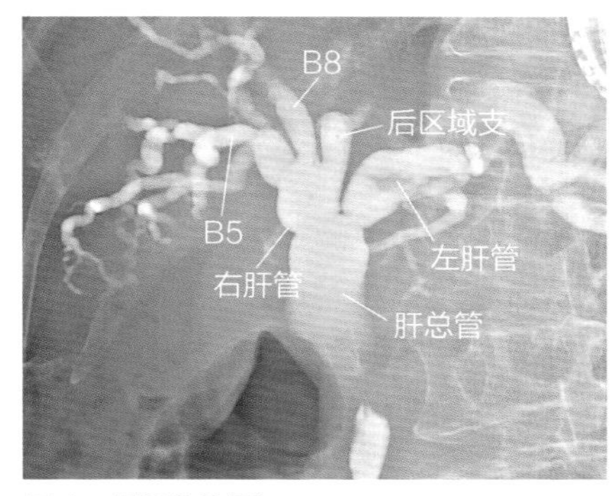

图1 ERCP图

首先，扫出肝左叶。从B2、B3开始扫查确认B2+B3的汇合处（参考第1章A-2，图2）。而对于B2+B3和门脉、动脉的位置关系以及附近胆管走行的理解，可在EUS-HGS（参考第6章-2）时充分了解并掌握。

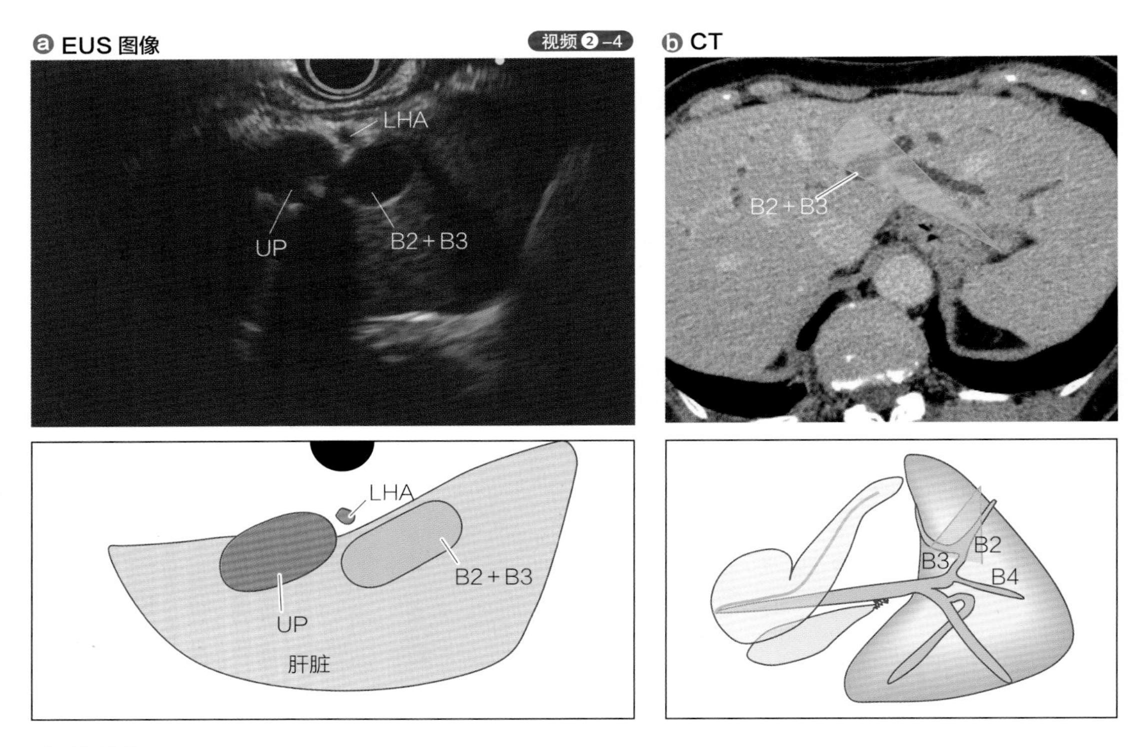

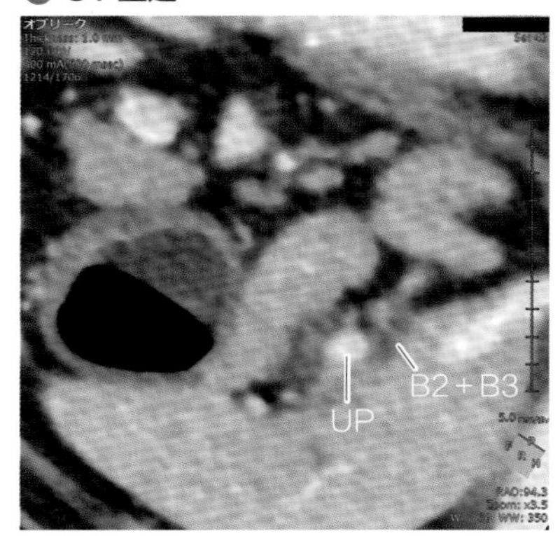

图2　**肝左叶～B2＋B3**

2 左肝管

从这里开始一边追扫胆管一边顺时针旋转。可见B4在画面下方与B2+B3汇合，形成左肝管（图3）。这个区域门脉和胆管的位置关系就是著名的“胆管分离的临界点”。

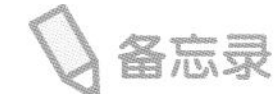

备忘录

胆管分离的临界点是指胆管有可能被切除的最上游部位。当考虑切除肝右叶时，通常根据B4根部有无浸润、进展，决定选择右叶切除或者右三区域切除的术式。而胆管分离的临界点就是对术式选择有重要影响的关键部位。

ⓐ EUS 图像　视频❷-4

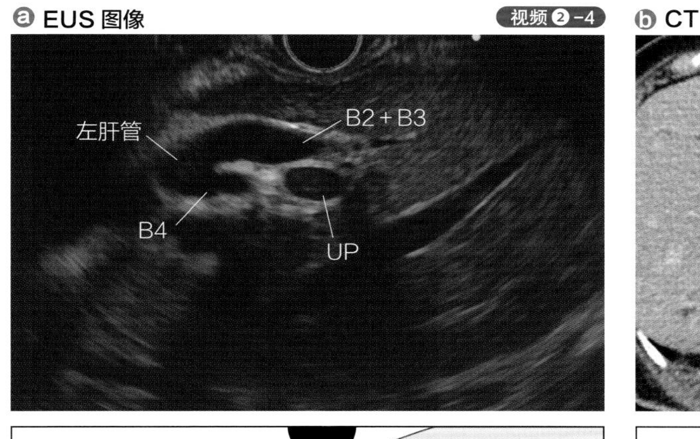

ⓑ CT

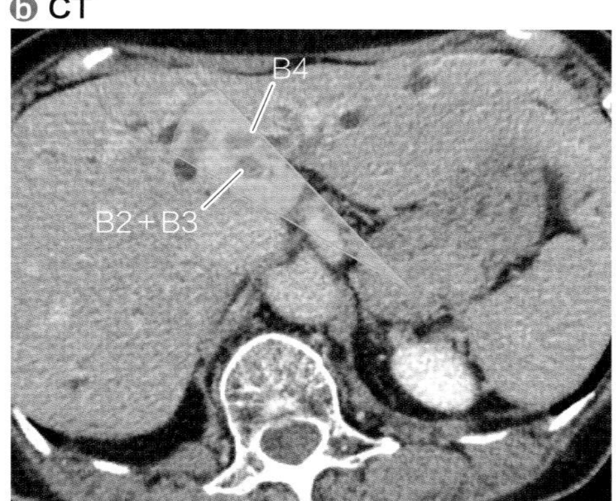

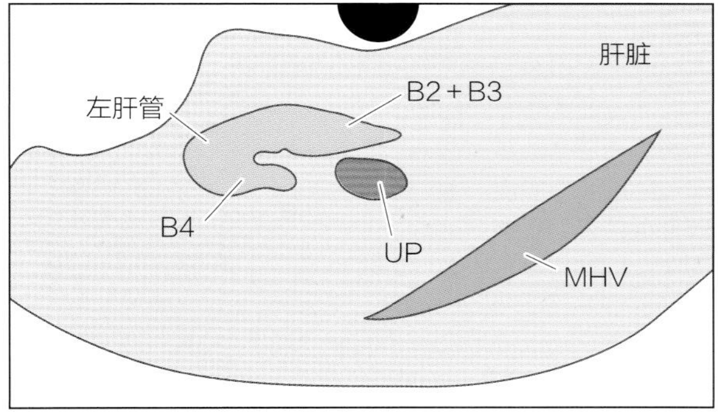

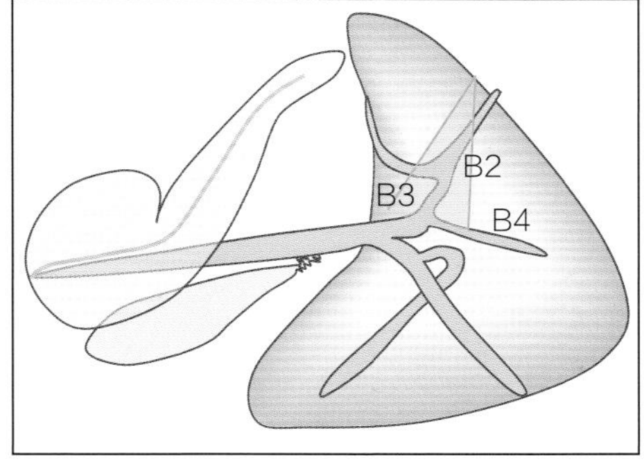

ⓒ CT 重建

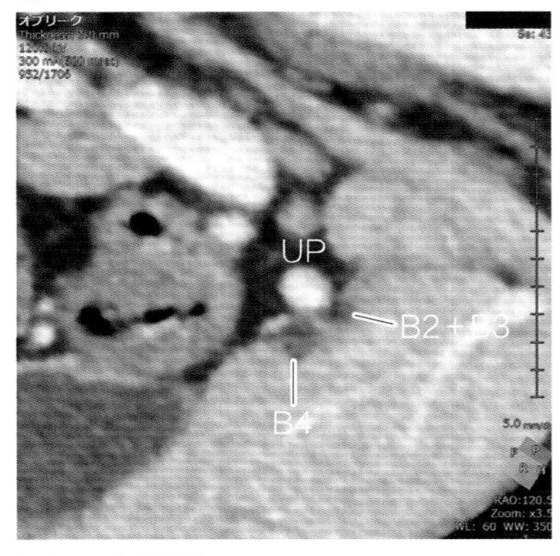

图3　**左肝管**

MHV：肝中静脉；UP：附脐静脉。

3 肝总管

接下来继续顺时针旋转，可见右肝管从画面下方与左肝管汇合（即左右肝管汇合处），移行至肝总管（图4）。

一般从这里开始还要继续追扫肝总管直至胆总管，但是根据情况不同，有时从胃内开始也可以很好地观察肝右叶胆管，所以也可以参考第2章B-1综合考虑下一步的观察顺序。

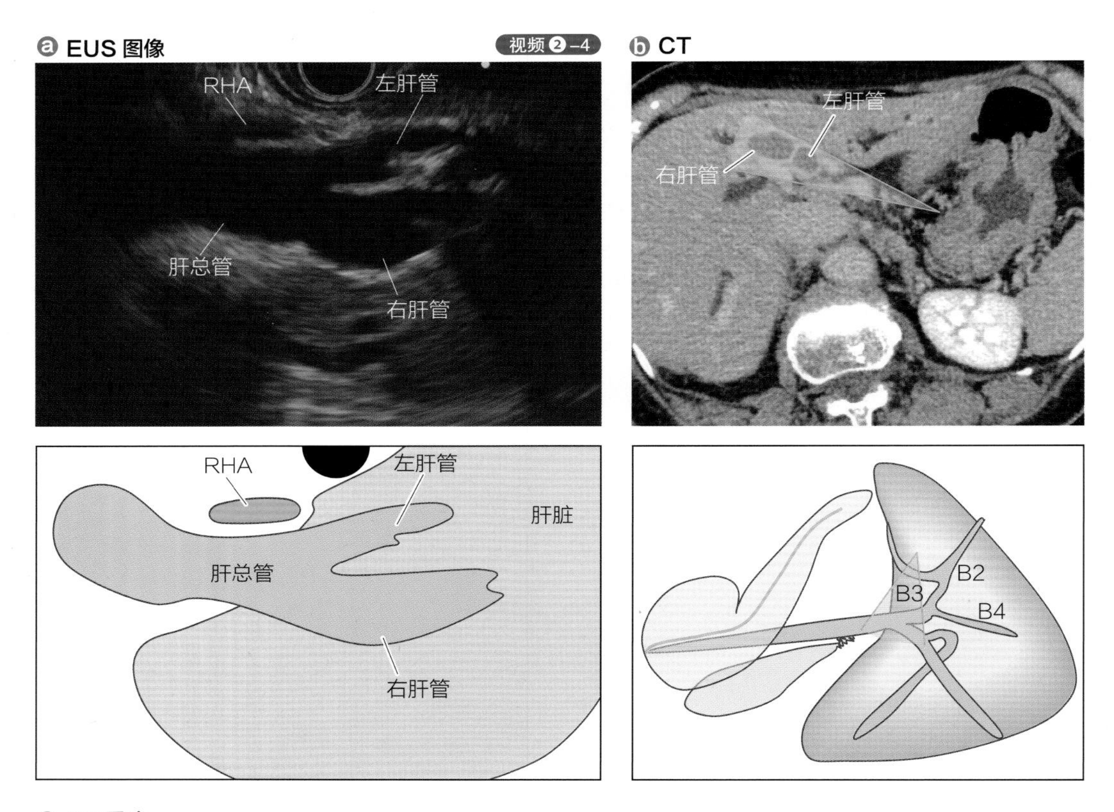

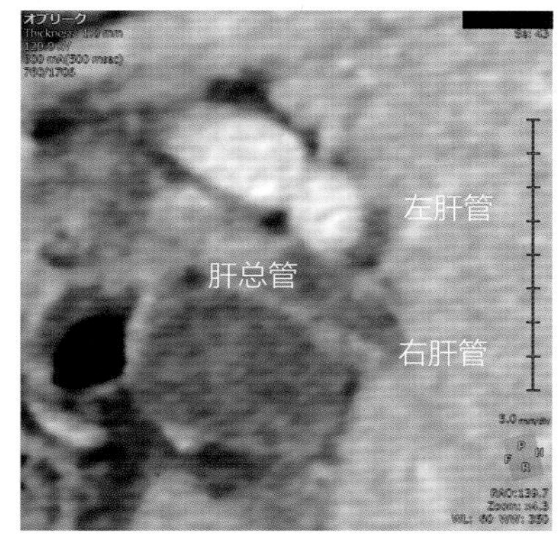

图4 **CHD**

RHA：肝右动脉。

4 右肝管～前区域

从左右肝管汇合处开始继续轻轻拉镜并顺时针旋转，可以看到右肝管的末梢（图5）。

观察前区域可以从此处开始拉镜，在画面右下方可见 B8，再稍稍顺时针旋转，可以在画面左下方见 B5(图6)。如果过度顺时针旋转，就会到后区域，所以此时的技巧是一定要稍稍地顺时针旋转。

ⓐ EUS 图像　视频❷-4

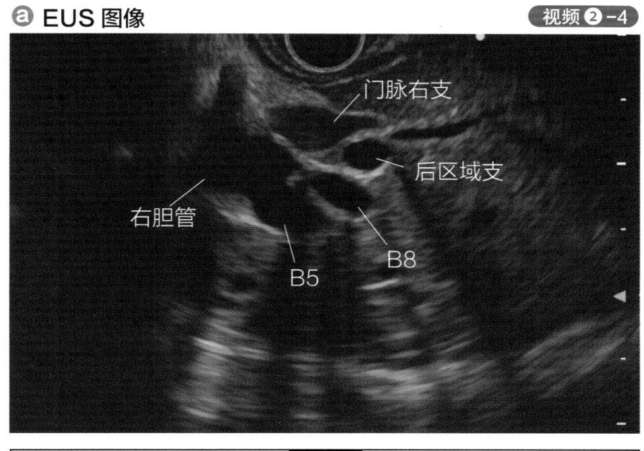

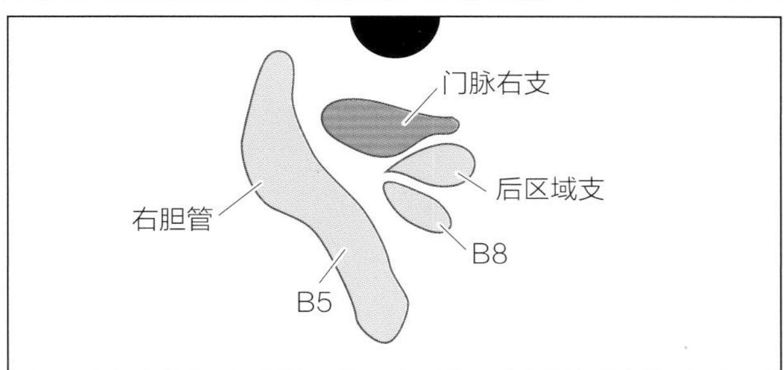

ⓑ CT

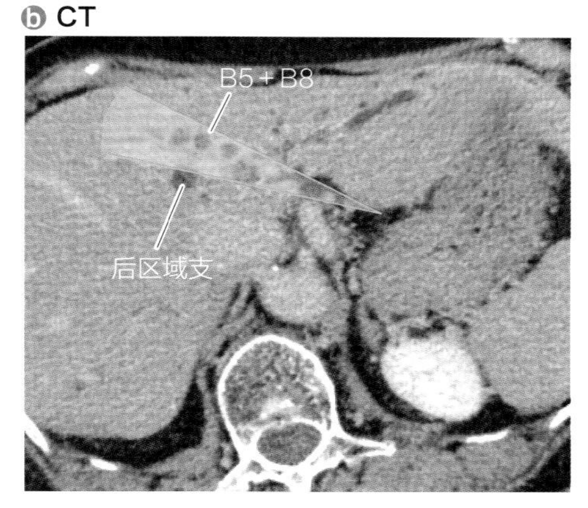

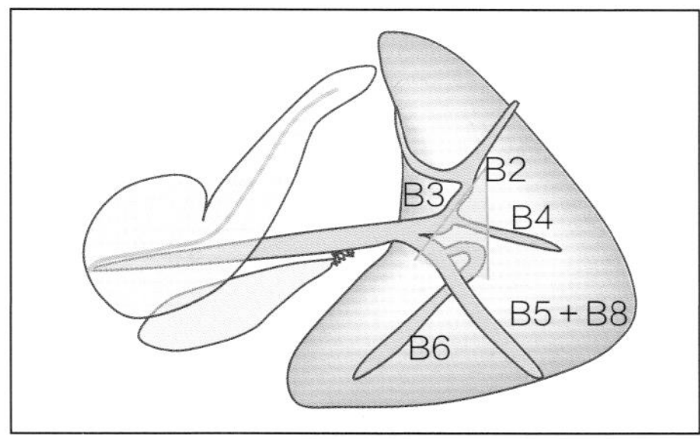

ⓒ CT 重建

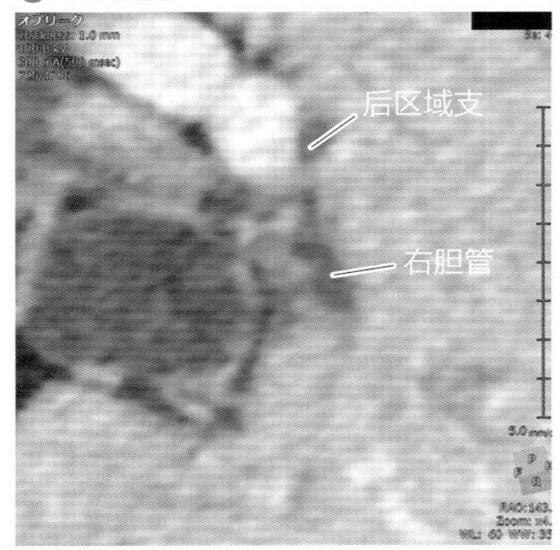

图5　**右肝管～B8**

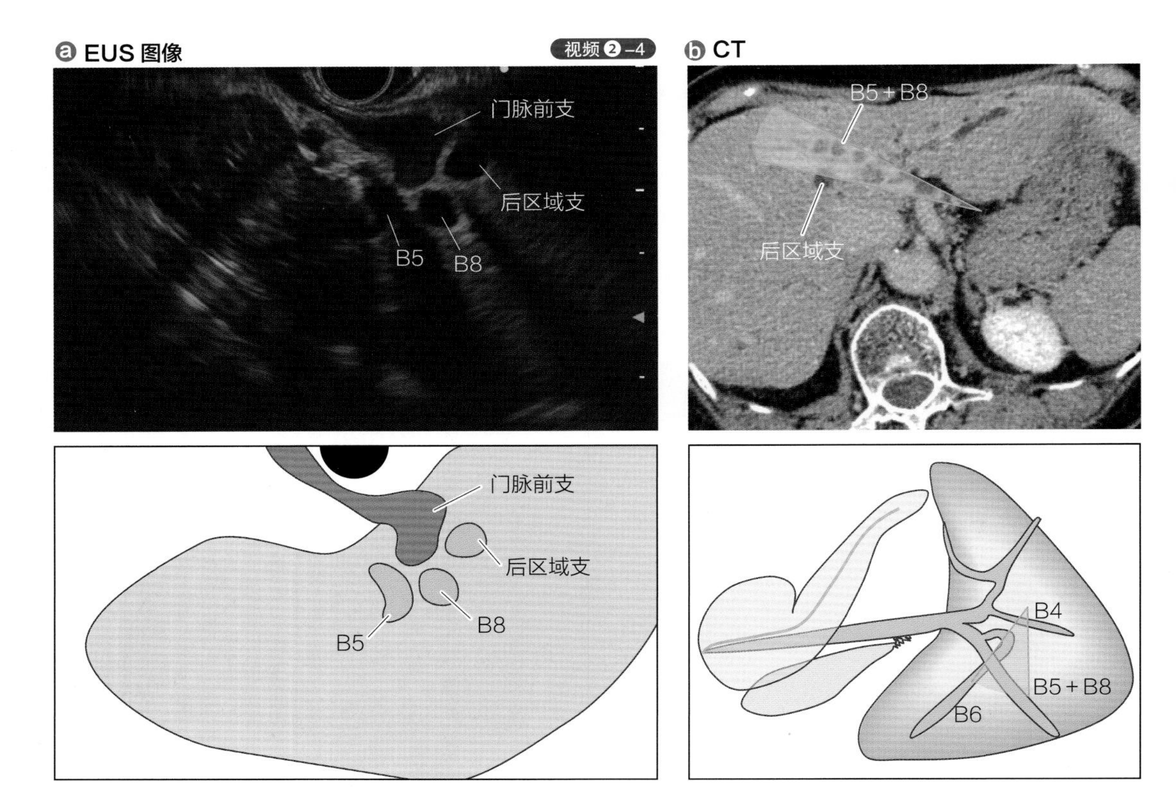
ⓐ EUS 图像
视频❷-4
门脉前支
后区域支
B5
B8
门脉前支
后区域支
B5
B8
ⓑ CT
B5＋B8
后区域支
B4
B5＋B8
B6

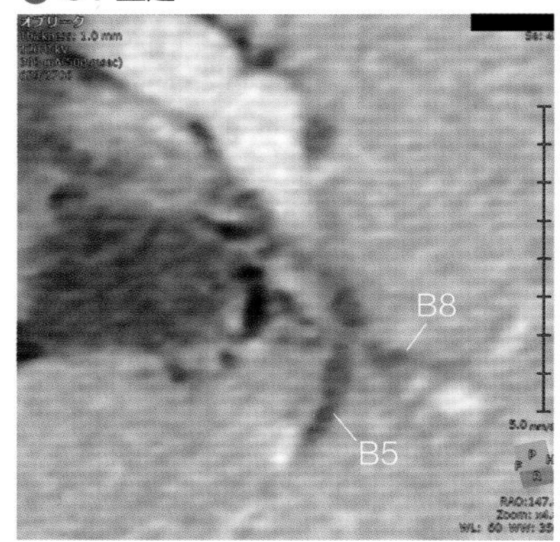
ⓒ CT 重建
B8
B5

图6　**前区域**

5 后区域

接下来继续观察后区域。后区域支如果是上方绕行（参考第2章 C-3 表1），则与右门脉交叉朝向背侧（本病例为上方绕行）。因此，要向后区域追扫到末梢，就需要探头进一步顺时针旋转朝向背侧，即可见与右门脉交叉后出现在画面左下方的后区域（B6）（图7）。而B7在胃内最难观察到，所以胃内扫查也就不考虑B7了。

ⓐ EUS 图像　视频❷-4

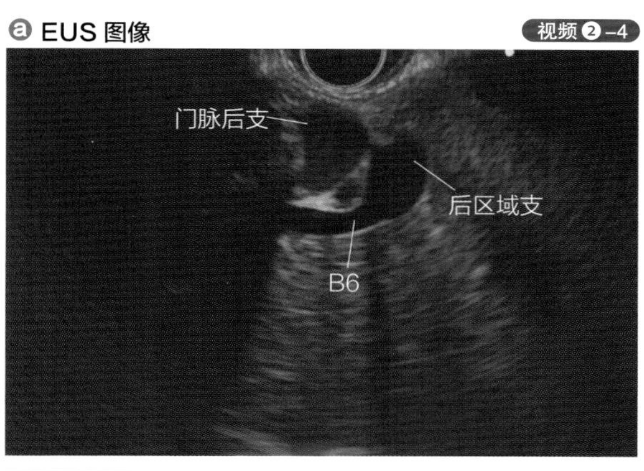

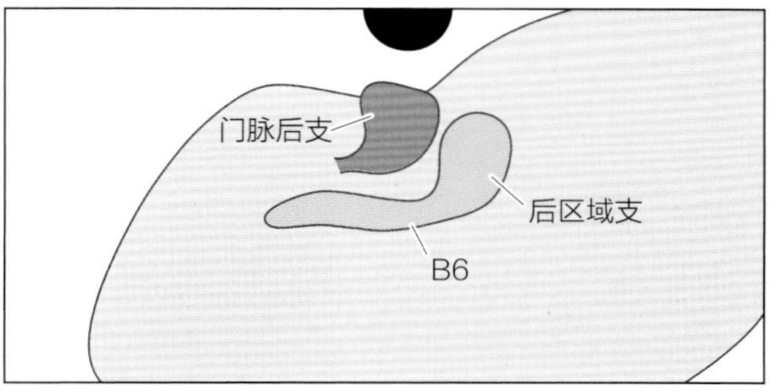

ⓑ CT

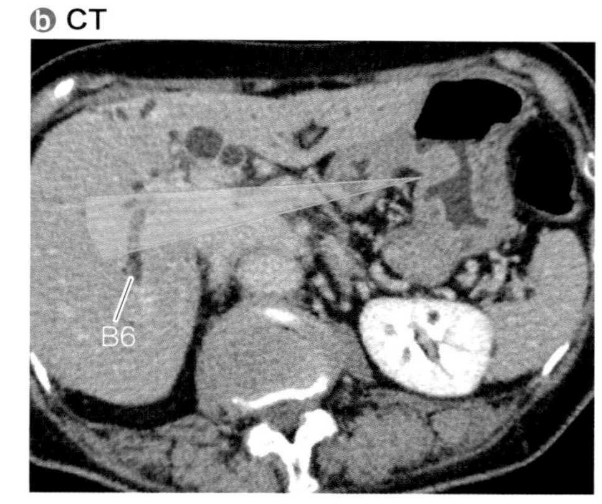

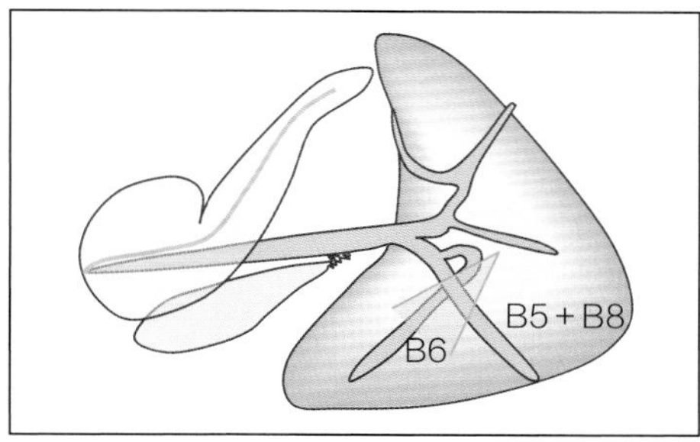

ⓒ CT 重建

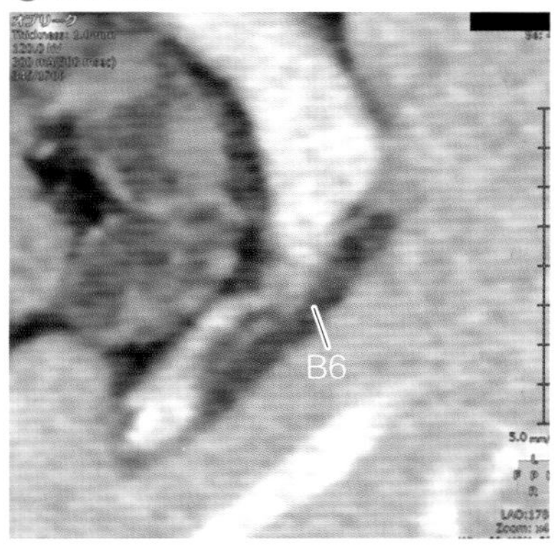

图7　**后区域**

6 肝总管～胆囊管

回到左右肝管汇合处，一边观察胆管一边稍稍顺时针旋转并送镜，即可观察肝总管～胆囊管（图8）。

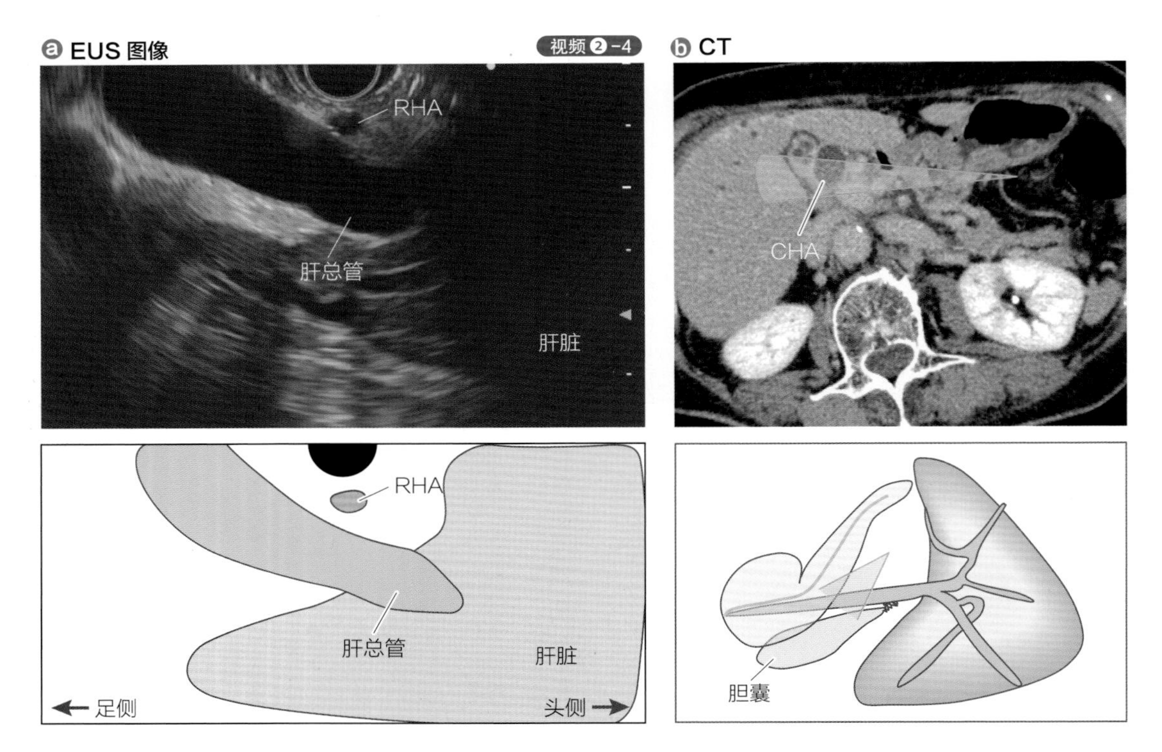

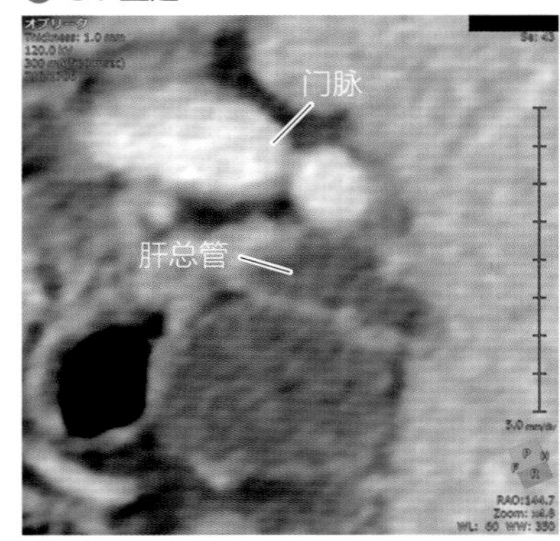

图8 **肝总管**

7 胆囊管、胆囊

最后观察胆囊。因为胆囊在胆囊管的腹侧，所以扫查到胆囊管之后（图9），继续逆时针旋转（腹侧）即可到达胆囊（图10）。观察胆囊颈⇒胆囊体，胆囊底和胆囊整体，需要送镜，但是由于胃的形态以及与胆囊之间位置的个体差异，也有观察困难的情况，此时千万不要过度送镜操作。

胆管不仅在胃内可以观察，在D1（参考第1章B-3）和D2（参考第1章C-4）同样也可以连续追扫。应该在各个部位做全方位的扫查。

ⓐ EUS图像　视频❷-4

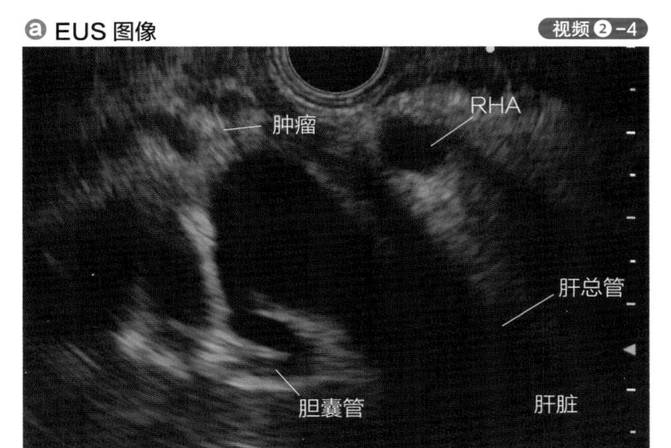

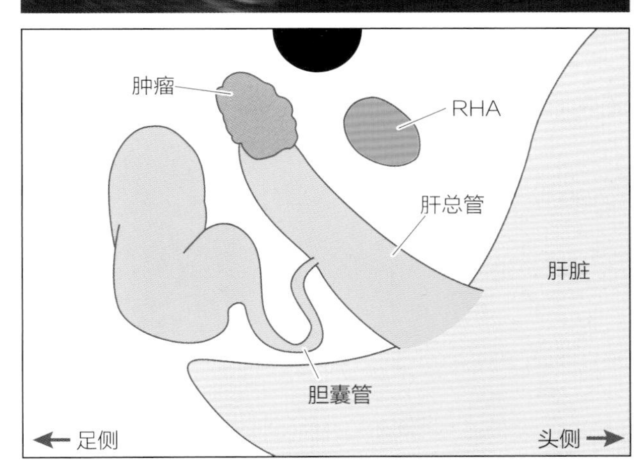

ⓑ CT

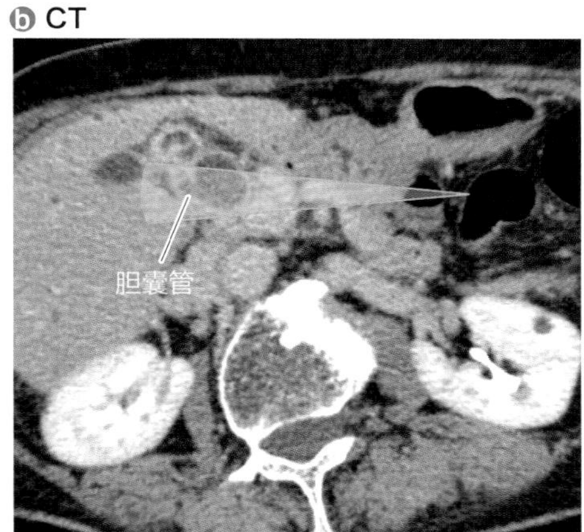

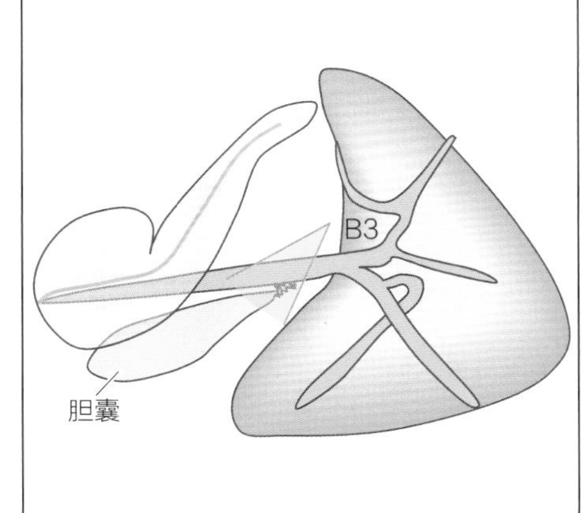

ⓒ CT重建

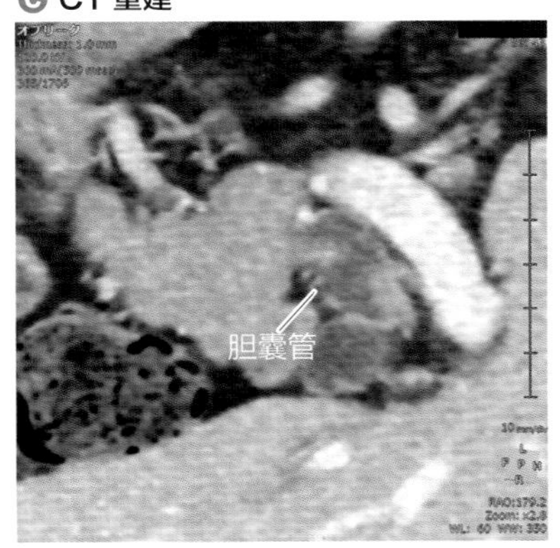

图9　胆囊管

ⓐ EUS 图像

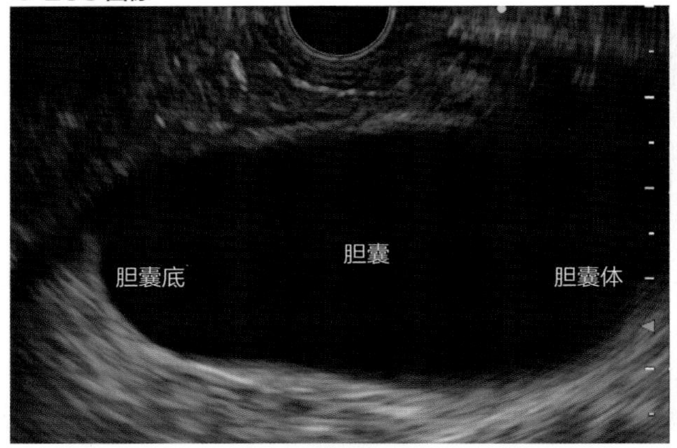

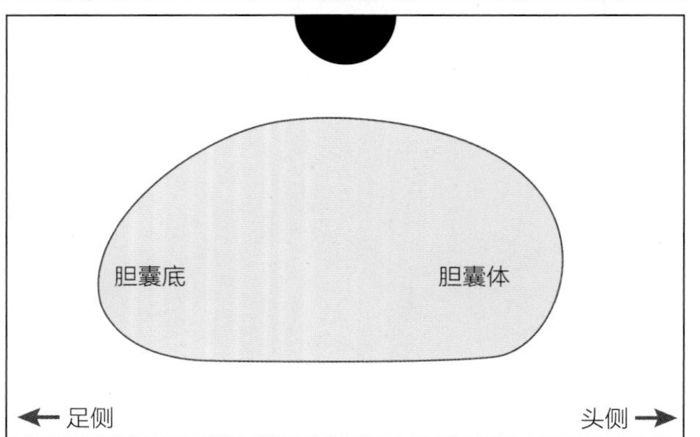

ⓑ CT

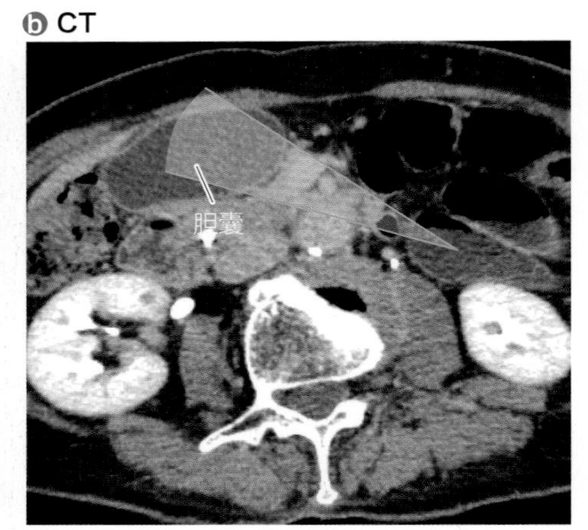

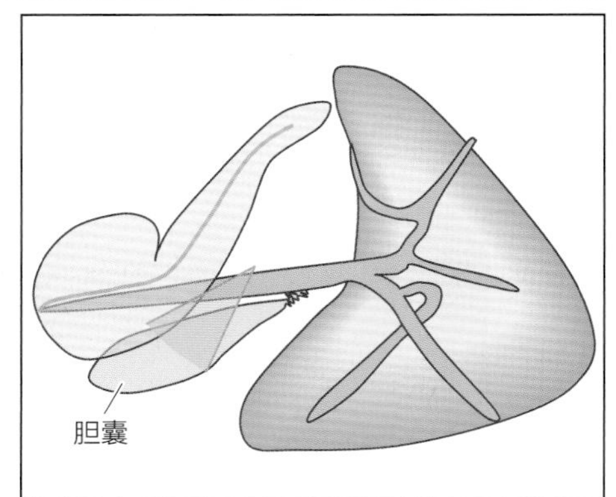

ⓒ CT 重建

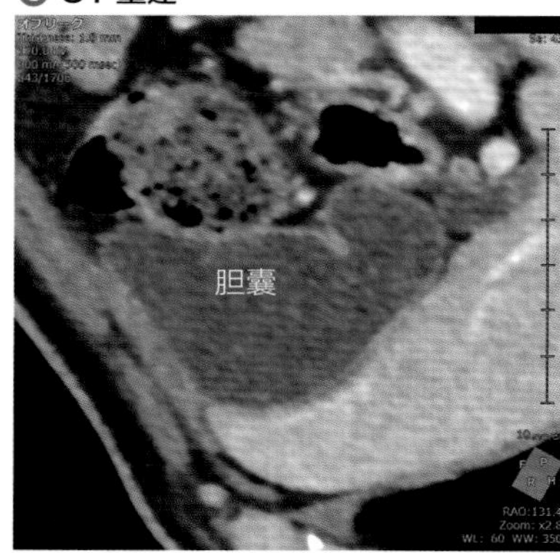

图 10 **胆囊**

Ⓒ从D1开始的观察

1 腹腔动脉系列

视频

概要

- 从D1开始观察腹腔动脉系列，可以清晰地观察到CHA ~ RHA。
- 因为是判断胰腺癌时GDA根部有无浸润、胆管癌时RHA有无浸润等的关键检查部位，所以一定要掌握基本的扫查路线。
- 本文因为CT图像中的血管都是横断面，不容易理解，所以只应用EUS图和示意图来讲解。

观察目标

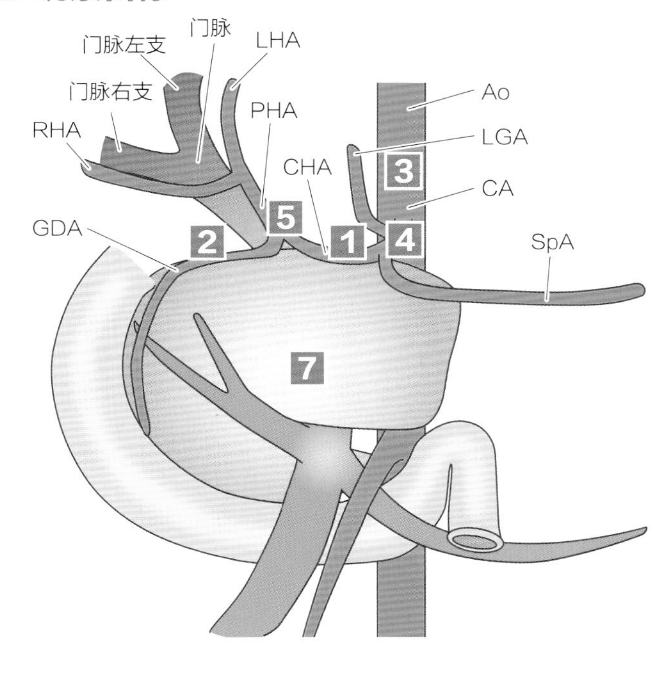

1 初始观察位置 ~ CHA
2 CHA ~ GDA
3 GDA ~ CHA ~ Ao
4 Ao ~ CA ~ CHA
5 CHA ~ PHA
6 PHA ~ RHA
7 RHA ~ Ao

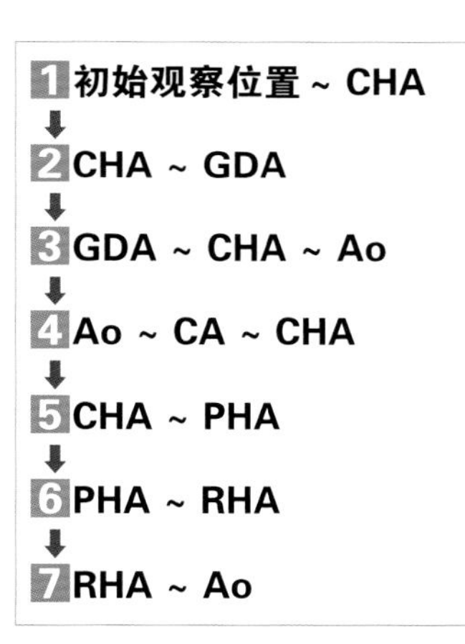

1 初始观察位置～CHA

扫查血管也跟D1扫查一样，要先扫出初始观察位置，也就是门脉～SMV。

接下来逆时针旋转调整到朝向腹侧观察的方向后，可见与门脉相交叉的血管，这就是肝总动脉（CHA）（图1）。

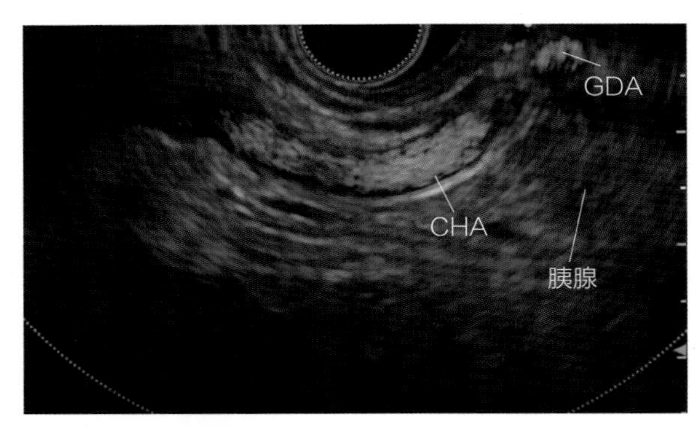

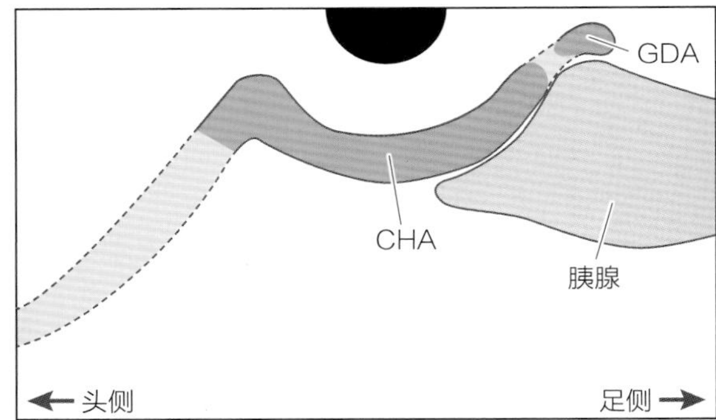

图1 **CHA** 视频❷-5

2 CHA ~ GDA

稍微上推大螺旋沿着CHA继续追扫，跨过门脉后，在末梢侧（胰头方向），可见PHA和GDA的分支（图2）。

继续轻轻顺时针旋转并送镜，可追扫GDA。而如果逆时针旋转，则从PHA开始朝向肝门。视频中首先追扫GDA，从GDA最先分支出来的血管是PSPDA（图3）。

PSPDA是朝向背侧，与胰内胆管伴行走向乳头的血管。

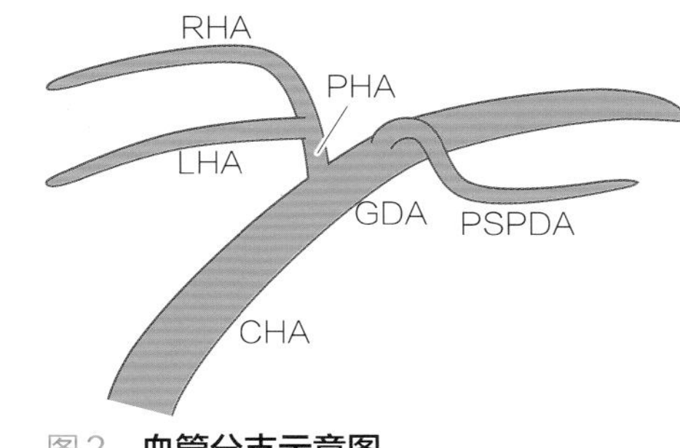

图2 **血管分支示意图**

继续送镜追扫GDA（图4）。第1章B-2中也提到过，GDA是胰腺腹侧的标志性血管，是胰腺实质扫查的重中之重，尤其是在EUS-FNA时一定要确认并且避开的血管。

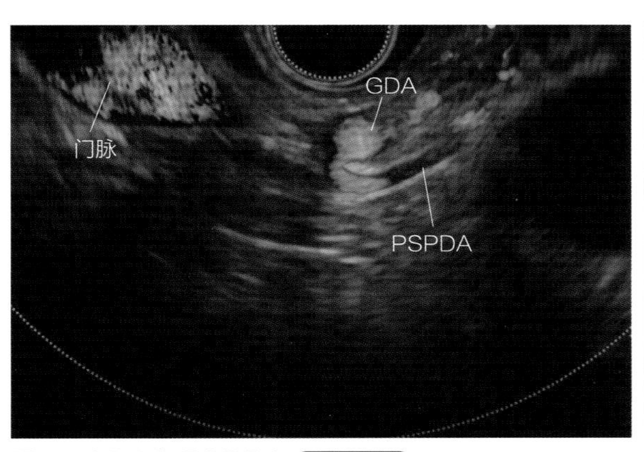

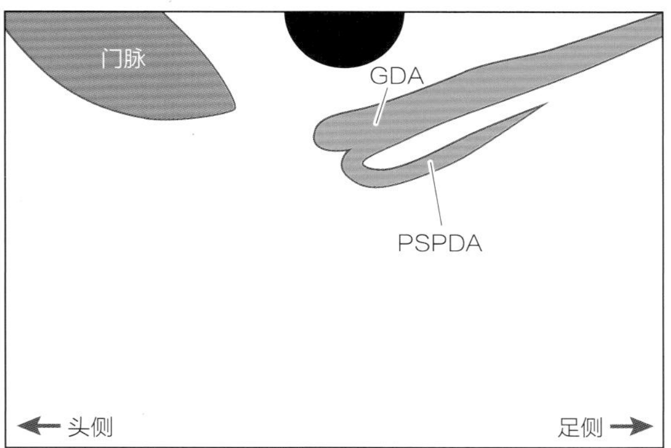

图3 **GDA和PSPDA** 视频❷-5

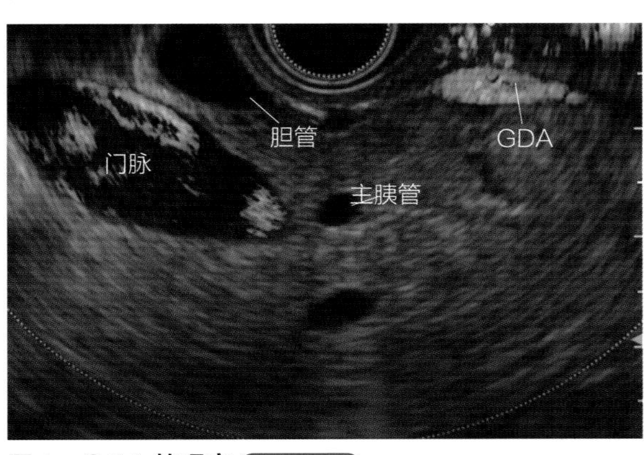

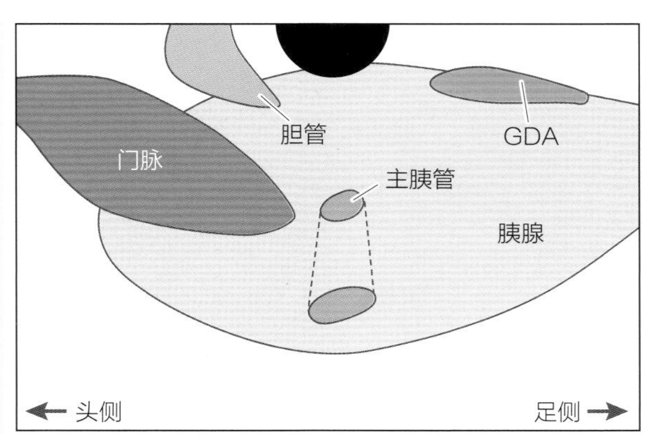

图4 **GDA的观察** 视频❷-5

3 GDA ~ CHA ~ Ao

从这里再逆时针旋转，也就是CHA⇒GDA的反向操作，返回到CHA。因为CHA一定与门脉交叉，所以也作为标志性结构（图5）。与门脉交叉的血管是距离Ao较近的CHA根部。

从此处再顺时针旋转，将探头向背侧回旋，就可以看到CHA汇入Ao（图6）。

知道了在D1也能观察到CHA的根部附近之后，我们进行检查和穿刺时也就有了更多的选择。

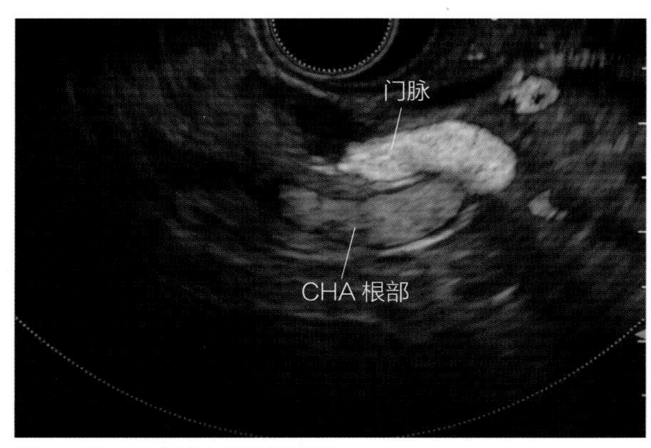

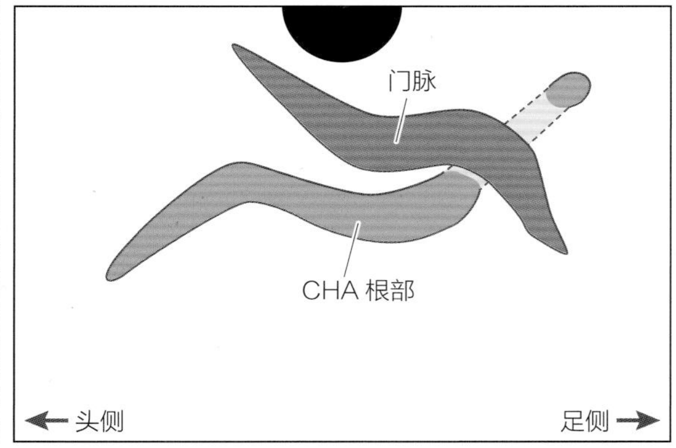

图5 **CHA根部** 视频❷-5

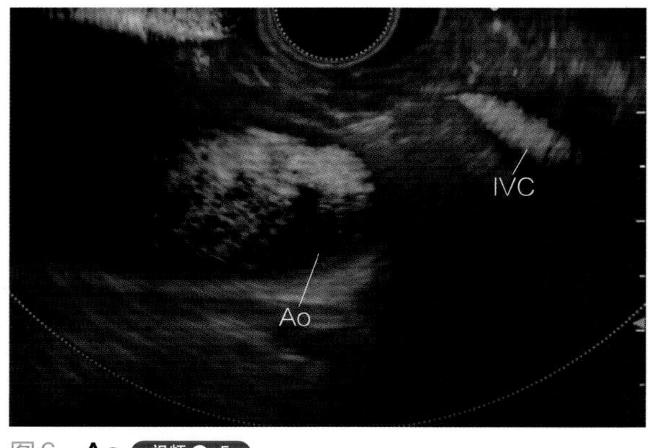

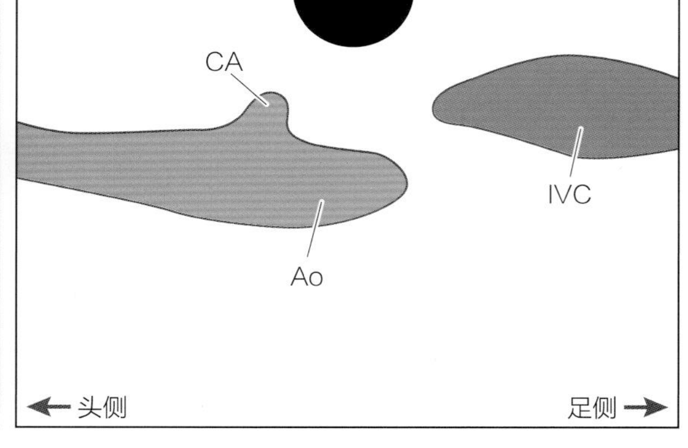

图6 **Ao** 视频❷-5

4 Ao ~ CA ~ CHA

有点儿烦琐，此时需要从Ao再次追扫到CHA。因为在CHA⇒Ao的扫查中，一般脾动脉（SpA）的分支比较难判断，而如果从Ao开始观察CHA时，则相对容易看到SpA的分支。所以最好按照Ao⇒腹主动脉（CA）⇒CHA的顺序再观察一次（图7）。

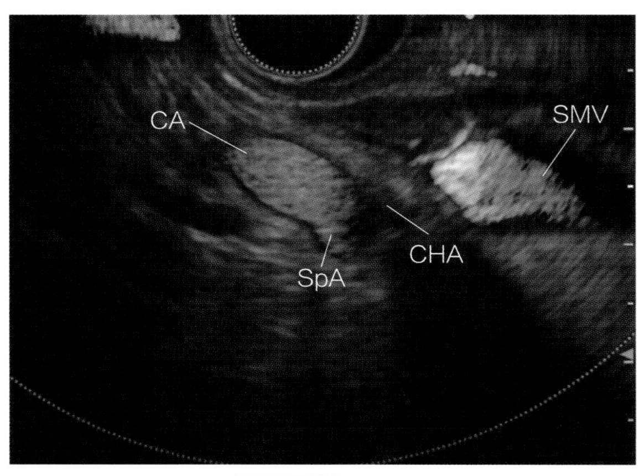

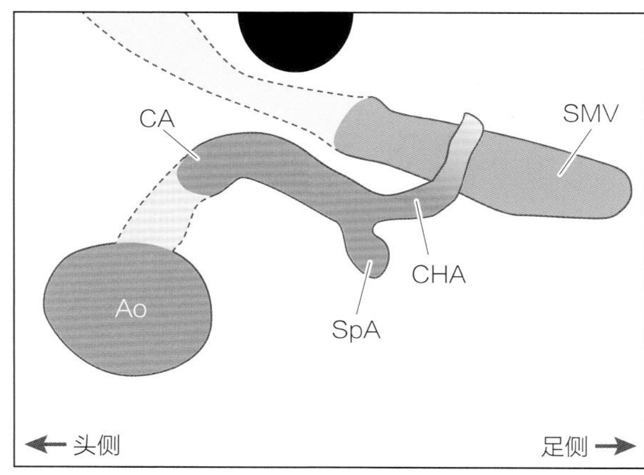

图7 Ao ~ CHA 视频❷-5

5 CHA ~ PHA

接下来观察CHA⇒PHA。

也就是从CHA开始逆时针旋转。一般PHA较短，很快就能看到PHA和RHA的分支点。画面下方的是LHA，而距离探头较近的是RHA（图8）。

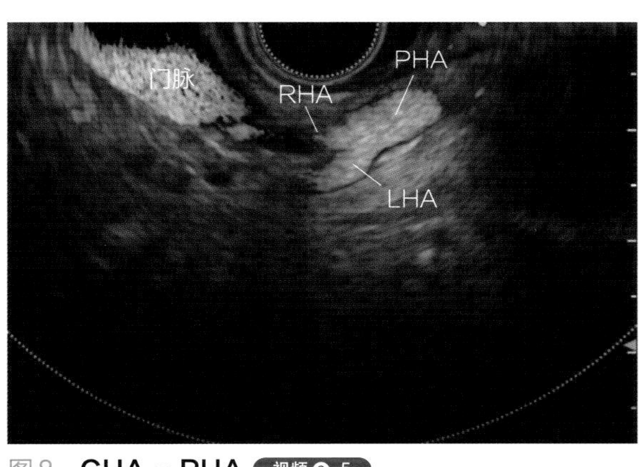

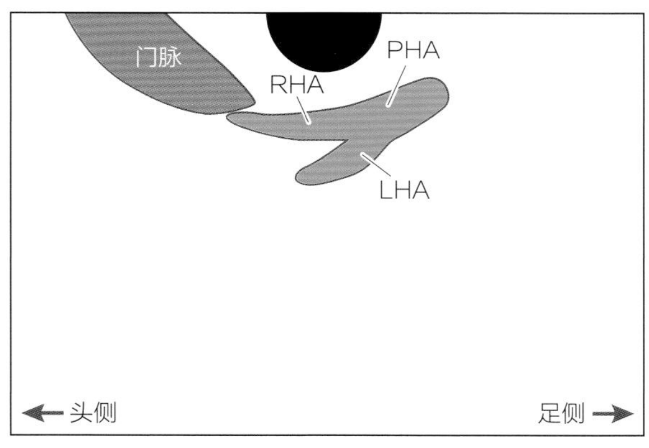

图8 CHA ~ PHA 视频❷-5

6 PHA ~ RHA

RHA 只要不是异位的（参考第3章-4），都会与门脉和胆管交叉（图9）。这是在胆管癌术前诊断时极为重要的血管。

肝门部血管的扫查将在第2章 D-3 讲解。

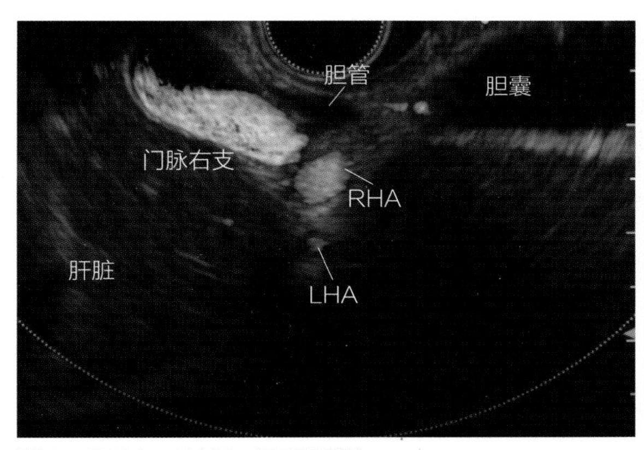

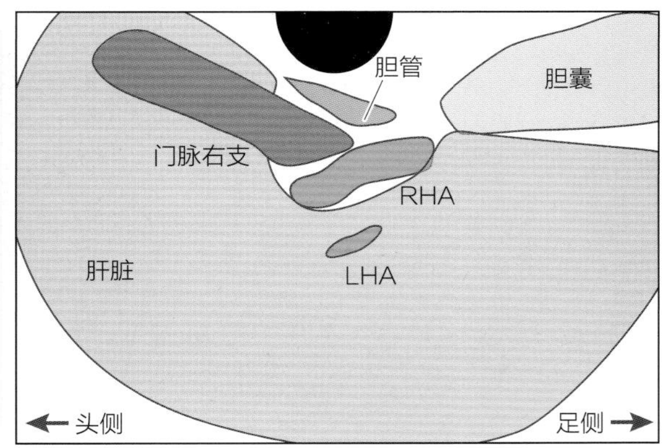

图9 **PHA · RHA** 视频②-5

7 RHA ~ Ao

最后，从RHA开始右旋 ~ PHA ~ GDA ~ CHA，一直扫查到Ao，结束检查。

Ⓒ 从D1开始的观察

2 门脉、SMA

视频

概要

- 从D1开始观察的门脉、SMA，是扫查完整胰腺时胰头处边缘的标志性结构，格外重要。
- 另外，对于判断胰腺血管是否有浸润也非常重要。
- 1stJV是胰腺下缘的标志性结构，也非常重要。

观察目标

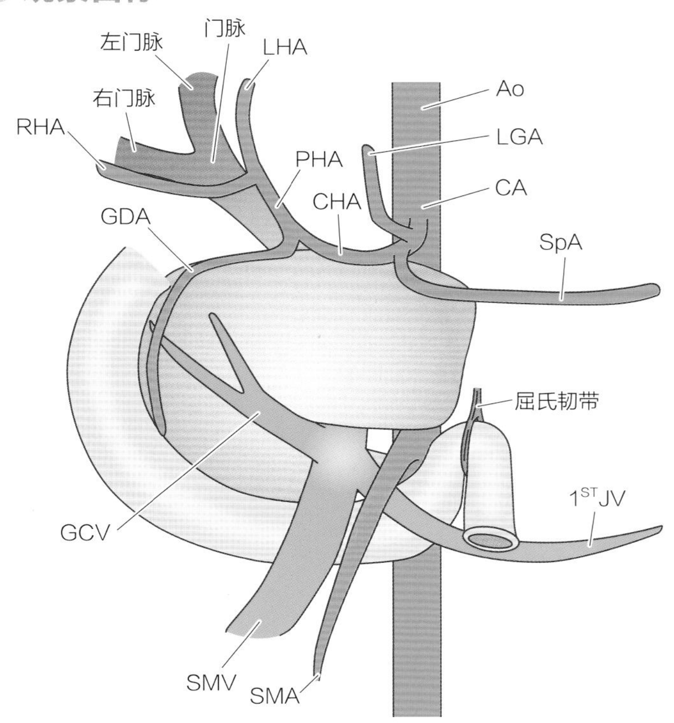

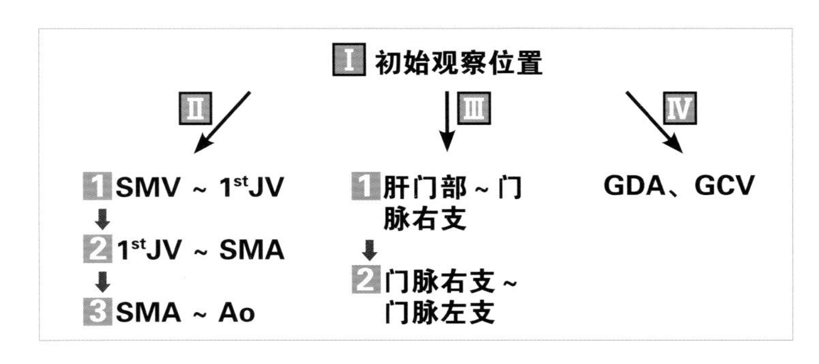

Ⅰ EUS实际操作

首先，扫出D1的初始观察位置。找到门脉、脾静脉（SpV）、SMV（图1）。

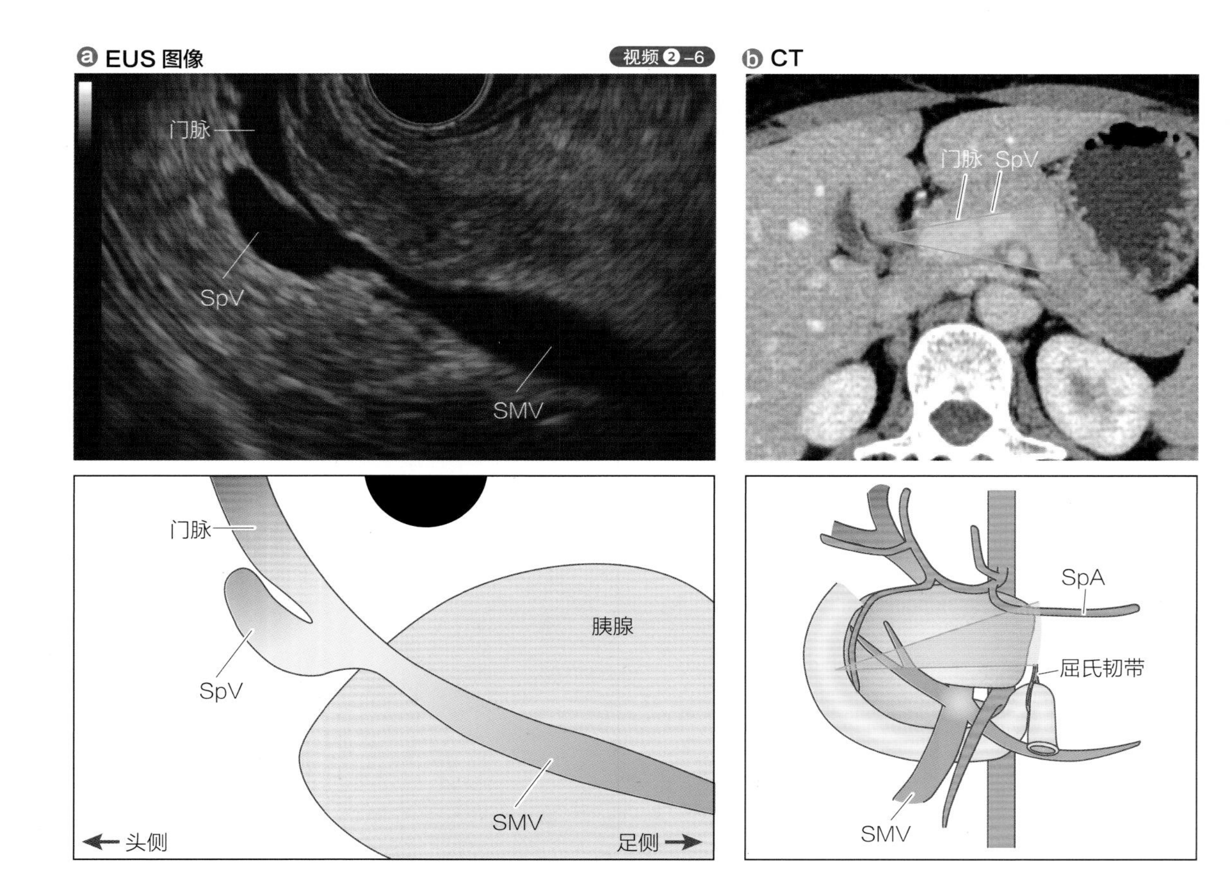

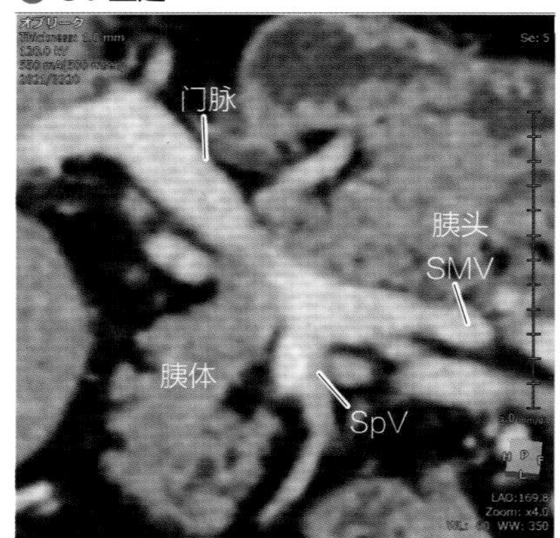

图1 **初始观察位置**

Ⅱ 初始观察位置～SMA

1 SMV～1stJV

从这里开始要扫查SMV和第一空肠静脉（1stJV），可以顺时针旋转，将探头朝向背侧，此时在SpV的足侧首先看到1根朝向背侧静脉的横断面，这就是1stJV（图2）。

1stJV从SMA的背侧绕过，主要在后腹膜走行，在屈氏韧带附近进入腹腔。

ⓐ EUS图像 视频❷-6

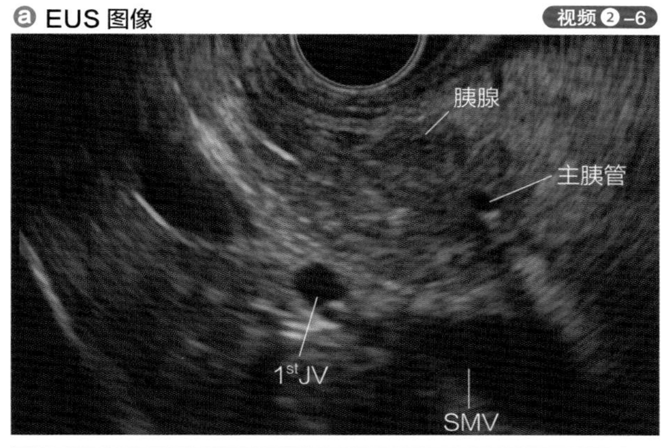

ⓑ CT

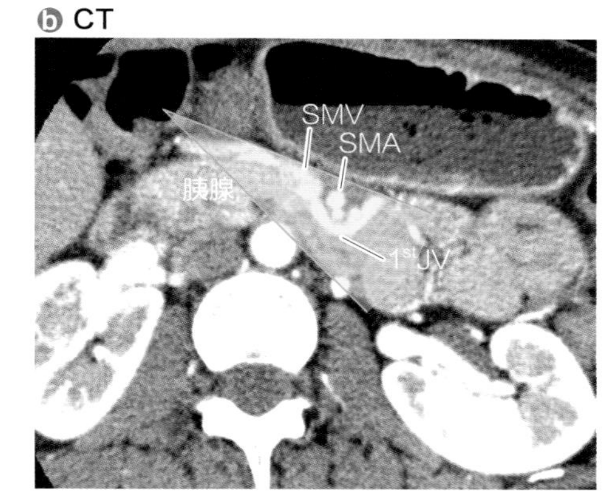

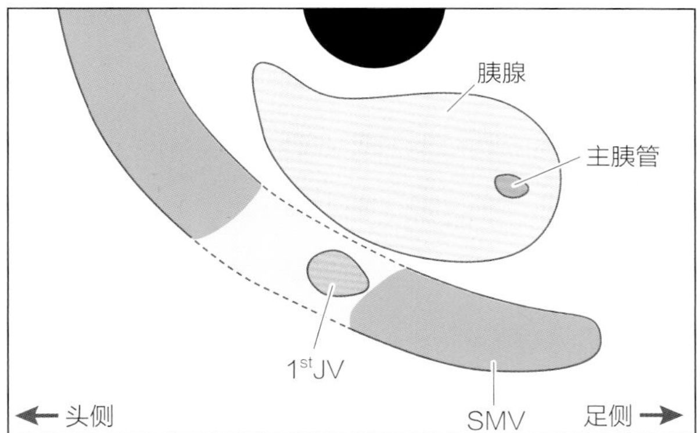

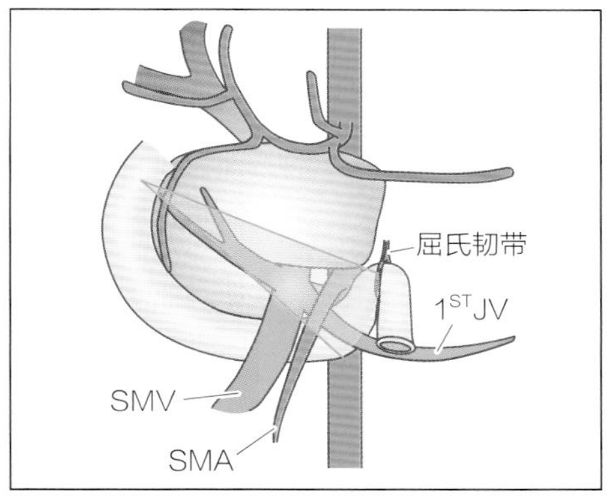

ⓒ CT重建

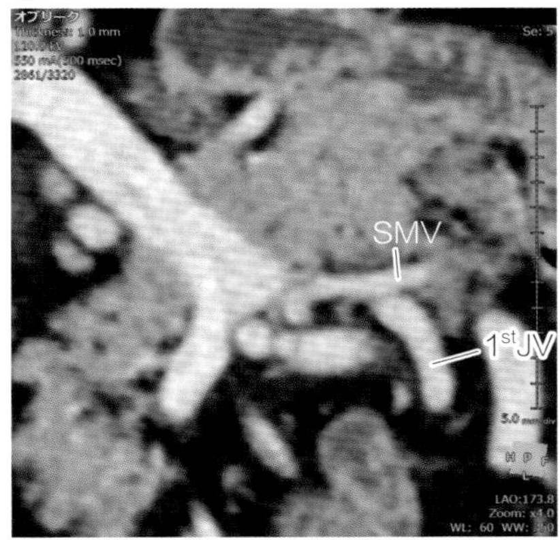

图2 SMV～1stJV

2 1^{st}JV ~ SMA

看到 1^{st}JV 后再继续顺时针旋转，即可见SMA（图3）。

SMA 是胰腺背侧的标志性结构，也是判断是否观察到“胰腺实质的尽头”的“界碑”。在针对胰腺实质的扫查中也要养成一直观察到SMA的习惯。

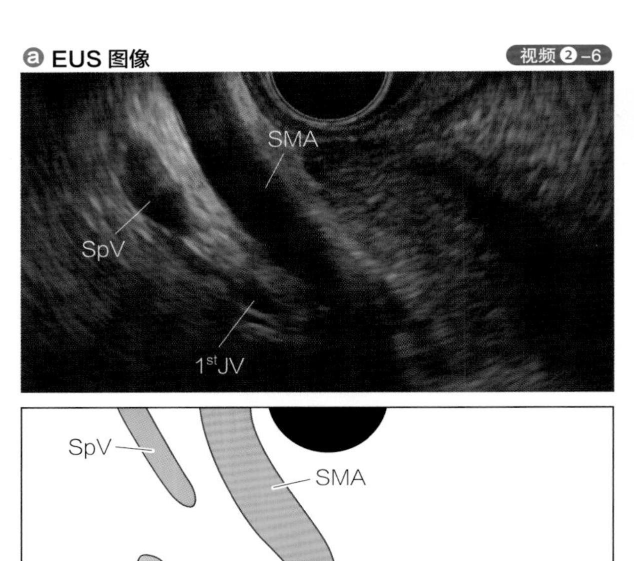

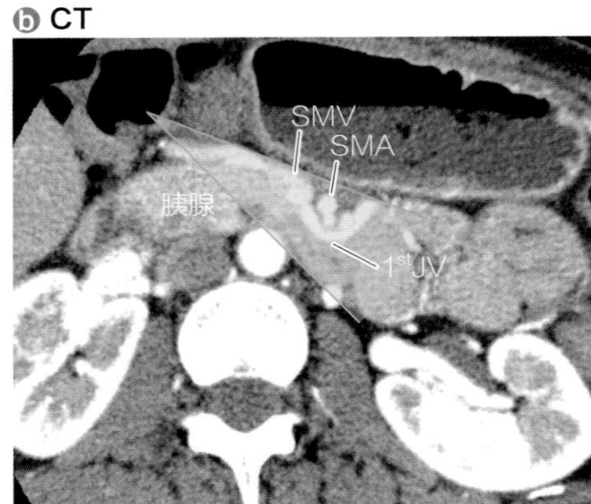

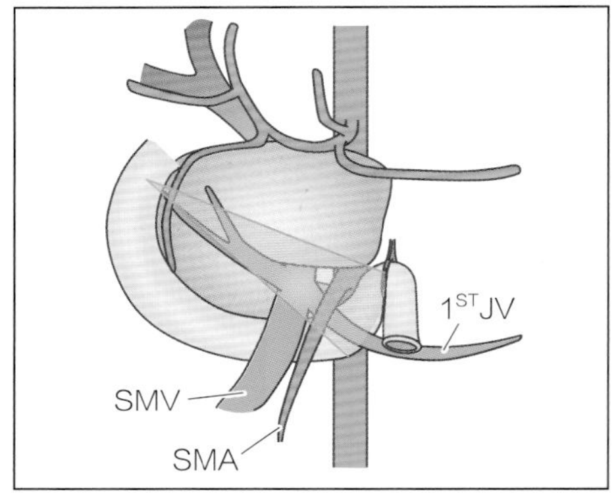

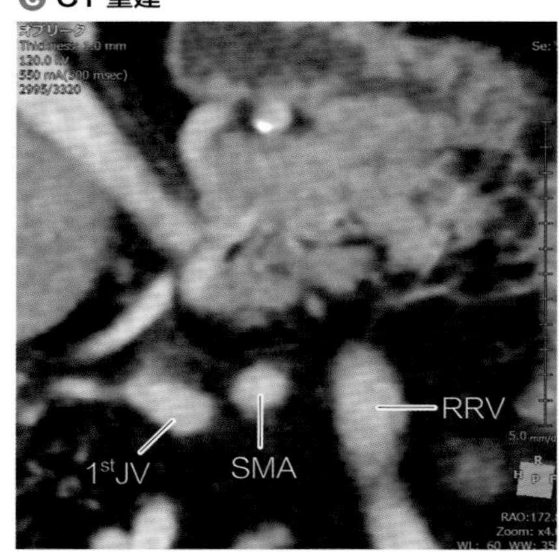

图3 1^{st}JV ~ SMA

RRV：右肾静脉。

3 SMA ~ Ao

虽说可能有点儿轻狂了，但是作为从 D1 开始很容易观察的结构，从 SMA 开始扫查到 Ao 也是可能的。

上推大螺旋将内镜前端向下，配合逆时针旋转并送镜追扫 SMA，从 SMA 的根部开始跨过右肾静脉（RRV），就可以看到汇入 Ao 的图像了（图 4）。在胃内扫查想要针对 SMA 根部附近的肿瘤（胰腺癌的动脉浸润等）进行穿刺时，因为 CA 的影响，可能会导致操作困难。但如果从这个位置进行穿刺就简单多了。所以从“留一手绝技”的角度考虑，也最好掌握在此处扫查的技巧。

ⓐ EUS 图像 视频②-6

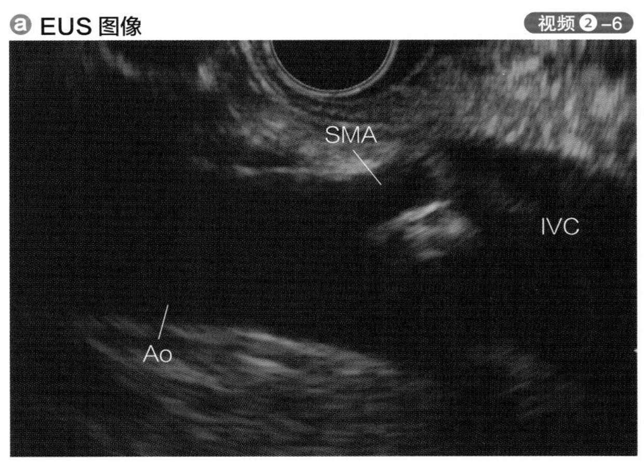

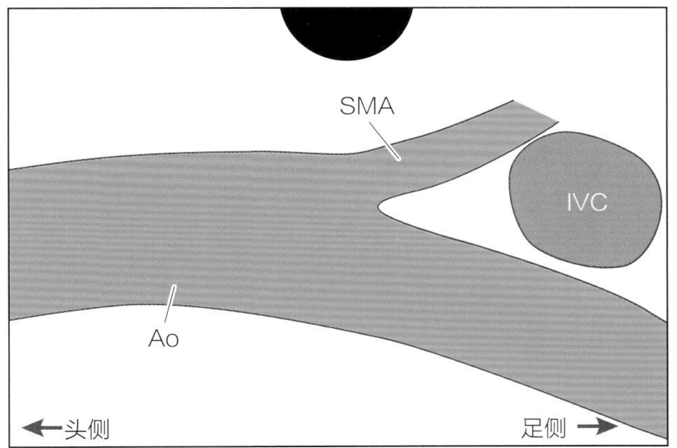

ⓑ CT

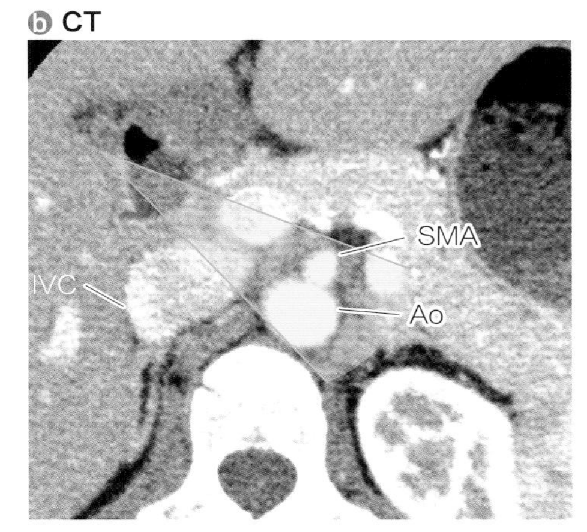

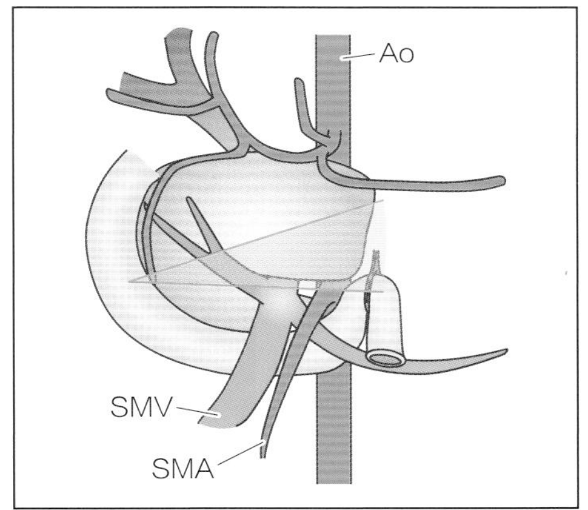

ⓒ CT 重建

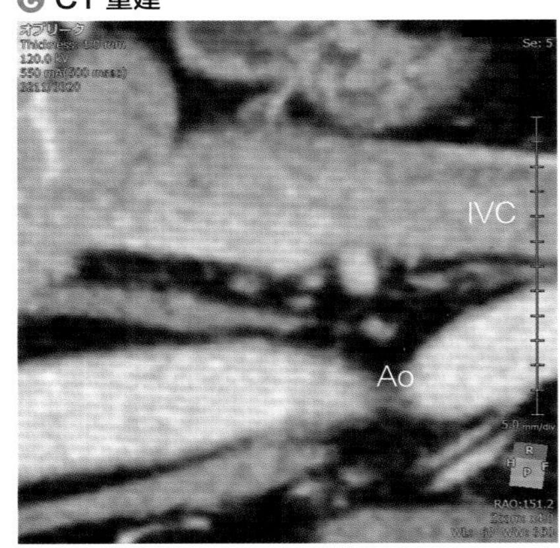

图 4 SMA ~ Ao

Ⅲ 初始观察位置～门脉右、左支

1 肝门部～门脉右支

接下来从初始观察位置开始沿着门脉扫向肝门。

与观察SMA的动作相似，上推大螺旋并逆时针旋转，轻轻送镜，追扫门脉，直至肝门。

此时左侧方向进入肝内的就是门脉右支（图5）。

一般情况下，门脉和门脉右支多为轴向相同的状态，当难以观察到时，可使用小螺旋进行左右方向的微调。

ⓐ EUS 图像 视频 ❷-6

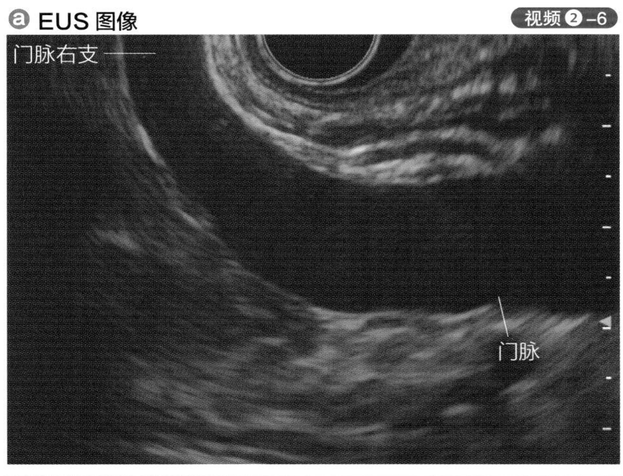

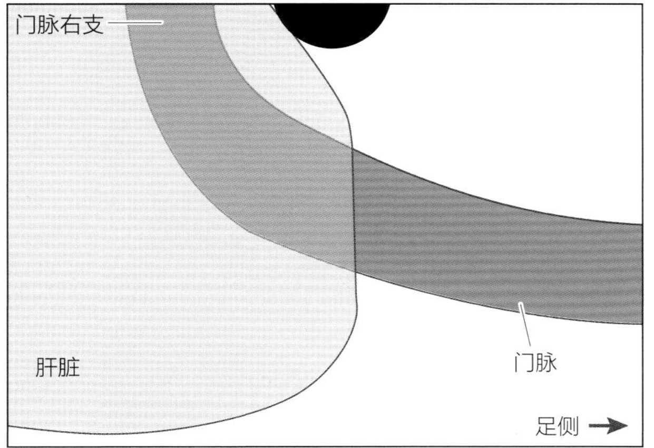

ⓑ CT

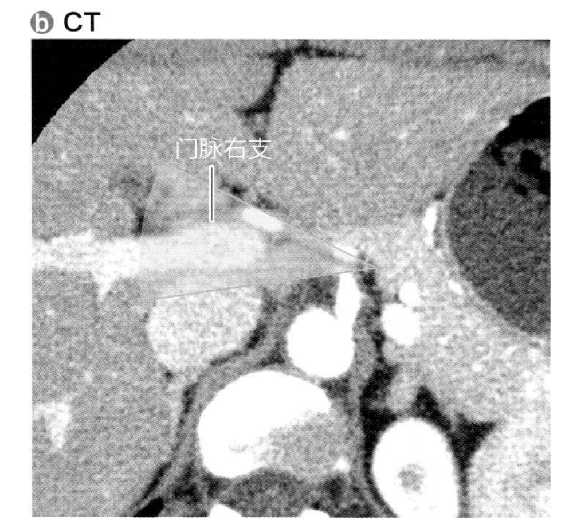

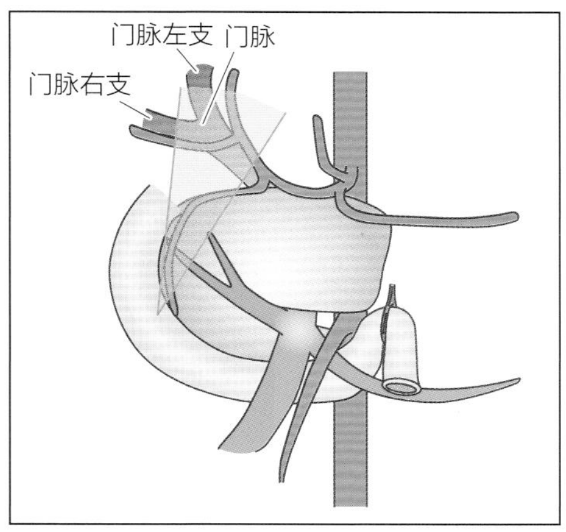

ⓒ CT 重建

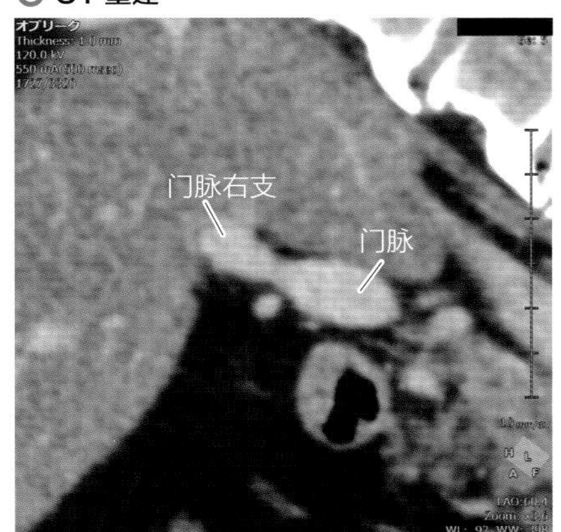

图5 **门脉右支**

而观察门脉左支，则需要逆时针旋转180°～270°。如图6所示，门脉左支朝向探头的下方，经常只能看到横断面。

这个部位的观察也需要在D1中做大幅度的旋镜操作，一定注意不要用力过度导致穿孔。

ⓐ EUS图像 视频❷–6

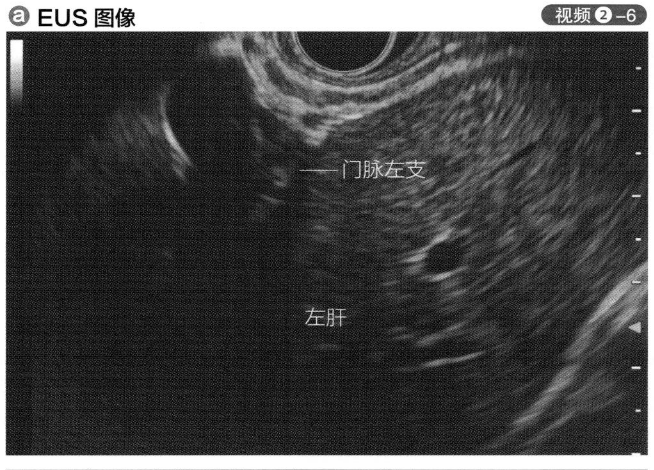

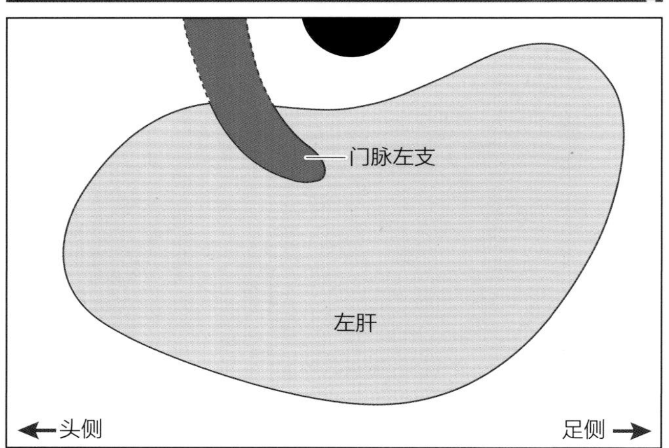

ⓑ CT

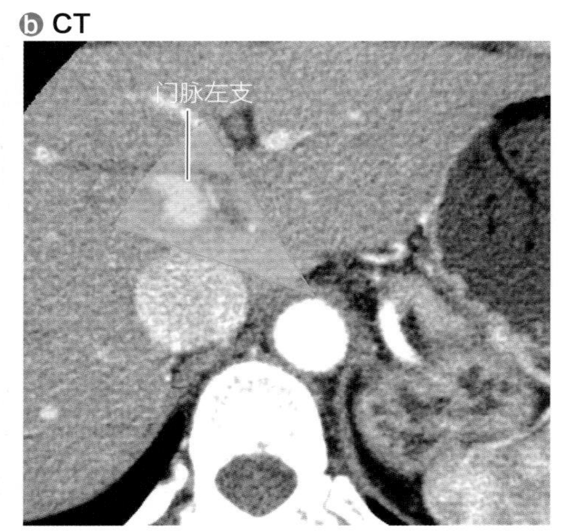

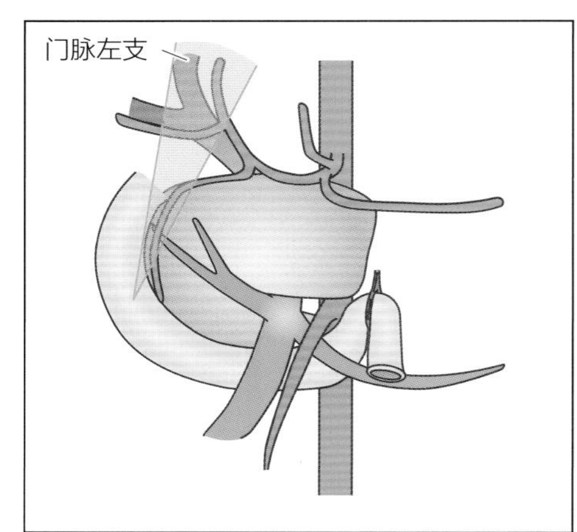

ⓒ CT重建

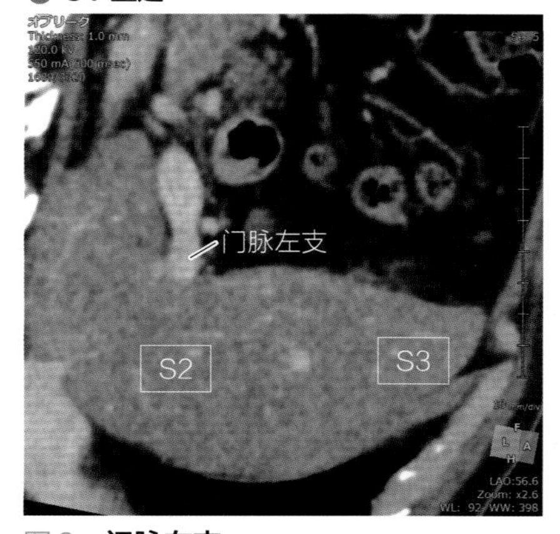

图6 **门脉左支**

Ⅳ 初始观察位置～腹侧

GDA、GCV

最后回到初始观察位置再观察腹侧 。十二指肠腹侧的标志性结构是GDA和胃结肠静脉（GCV），或者Apdv。不管是观察哪一个，都需要从初始观察位置开始逆时针旋转。

GCV是从SMV分支出来朝向腹侧（原本血管的走行应该是汇入SMV，但是因为是从SMV追扫过来，所以这样写）。看到SMV后逆时针旋转，从SMV开始朝向探头方向上行的血管就是GCV（图7）。GDA是胰头头侧标志性结构，而GCV则是胰头足侧的标志性结构。

视频中的最后就是从SMA到Ao的扫查。

要点

GCV与胃大网膜静脉（RGEV）、胰前上十二指肠静脉（Aspdv）、右上结肠静脉（RCV）汇合流入SMV，也称作胃结肠静脉干（Gastrocolic trunk，GT）。

在胰头癌或胰腺炎所导致的SMV浸润或狭窄时，可能会表现为明显的扩张，所以被作为判断胰腺癌是否有朝向门脉浸润的一个关联线索。

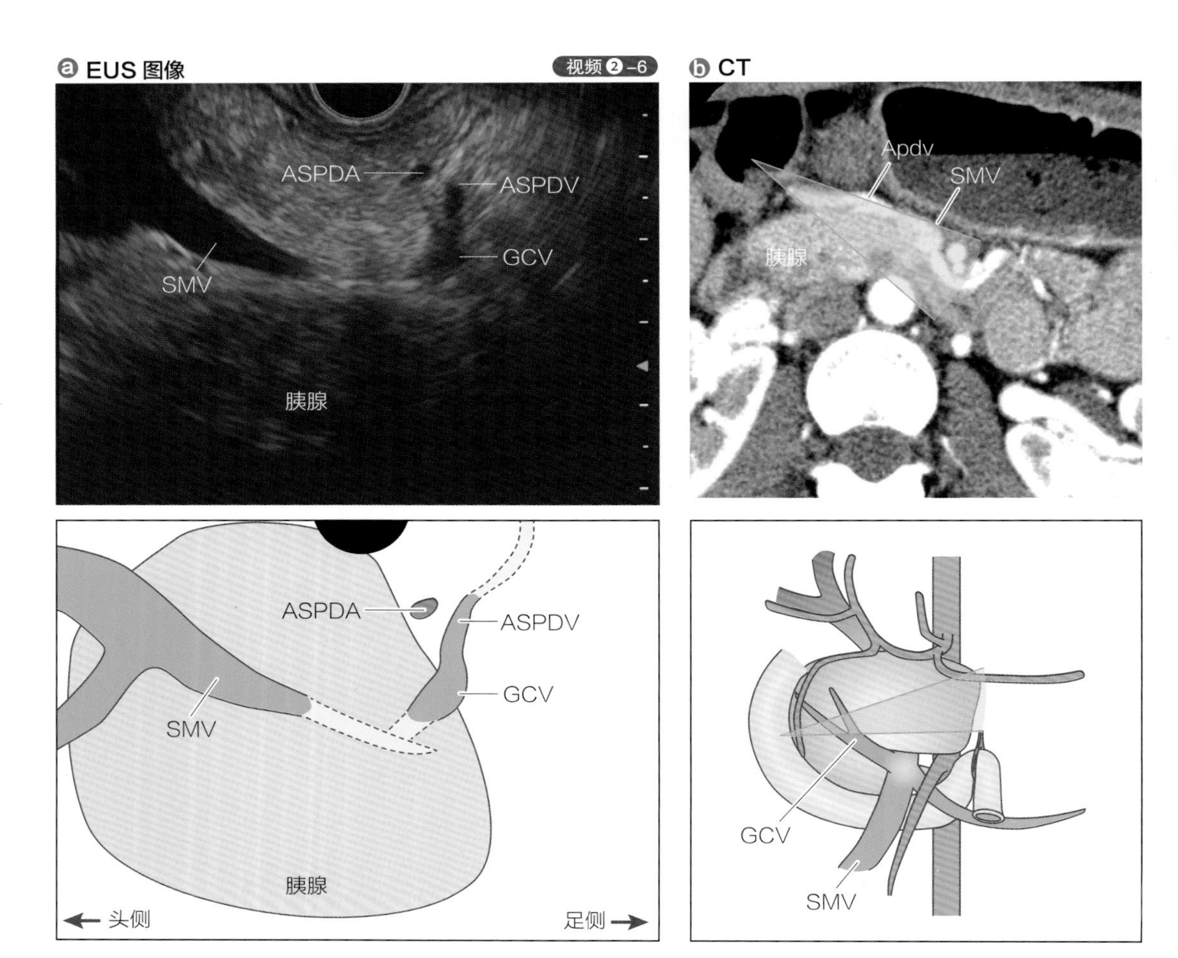

ⓒ CT 重建

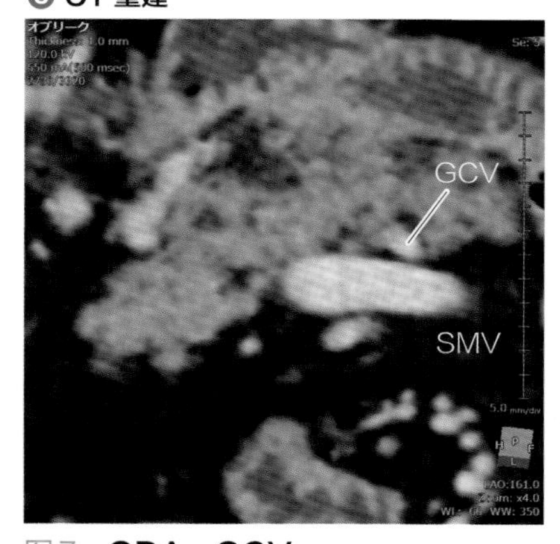

图7 **GDA、GCV**

Ⓒ 从D1开始的观察

3 肝门部胆管

视频

概要

- 肝门部胆管存在各种各样的变异，首先需要CT检查明确胆管走行的变化。
- 肝门部胆管的扫查难度较高，首先要了解其走行的情况（图1）。
- 后区域末梢在EUS-HDS时非常重要。
- 本文内容在CT上难以理解，故略去。

观察目标

起点：肝门胆管

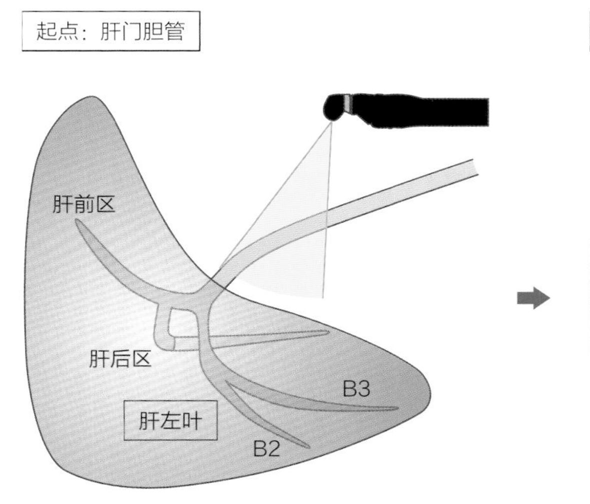

终点：后区域支

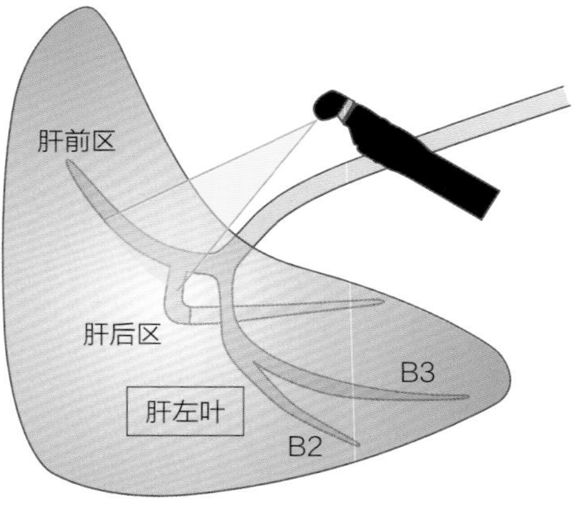

观察顺序

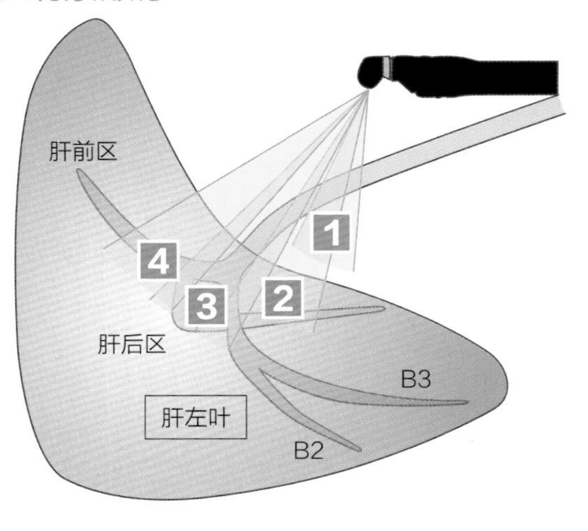

1 肝门部胆管
↓
2 左肝门
↓
3 后区域支
↓
4 前区域支

本文主要说明的是最常见的上绕后区域支胆管，下绕的后区域支示意图见图 2。肝门部胆管汇合的形态详细划分的话，可以分为 4 种，但是临床中大体上只掌握上绕和下绕 2 种就可以了（表 1）。

上绕是指右叶的后区域支胆管呈弧形跨越门脉右支的头侧后，与前区域支胆管汇合的形态，是最常见的汇合形态。

而下绕则是指右叶的后区域支胆管从门脉的下方走行，与肝总管汇合的形态，发生概率只有 5%。对于在施行 EUS-CDS 等操作时确保后区域不发生梗阻等方面有重要意义。

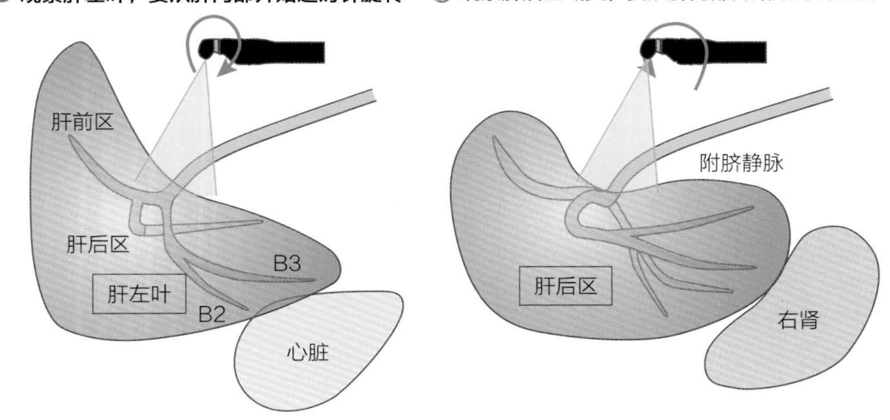

图 1　**从 D1 开始观察肝内门脉走行的示意图**

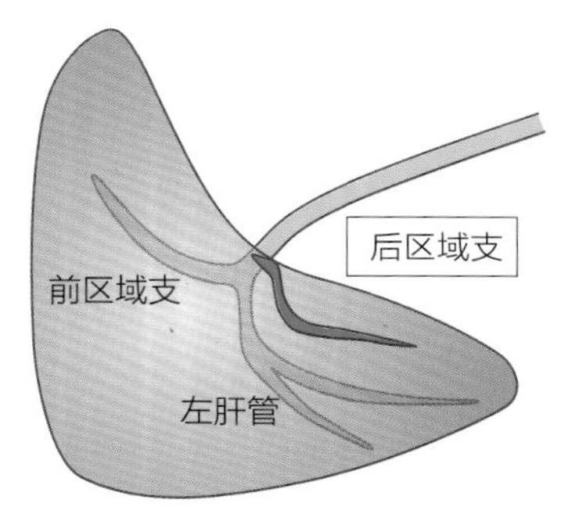

图 2　**下绕胆管**

表 1　**肝门部胆管的变异**

变量	走行	后区域支（上绕）		后区域支（下绕）
	合流	右肝管（＋）	右肝管（－）	右肝管（－）
概率*		65％	17％	5％
示意图		前区域支　后区域支 右肝管 门脉	前区域支　后区域支 门脉	前区域支 后区域支 门脉

*摘自文献。

1 肝门部胆管

首先，从D1开始扫出肝外胆管，上推大螺旋配合送镜接近肝门（图3）。

ⓐ EUS 图像 视频❷-7

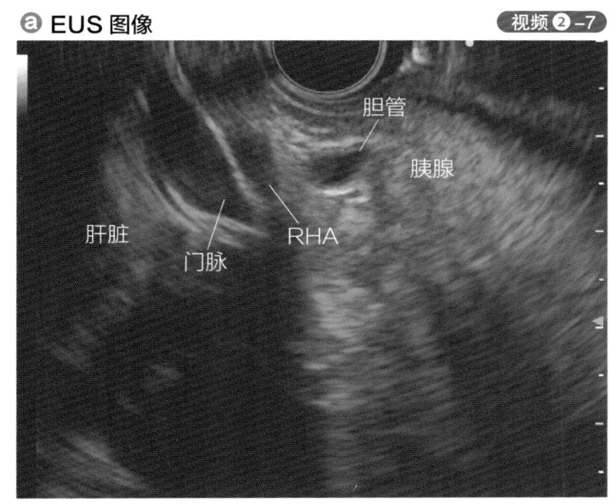

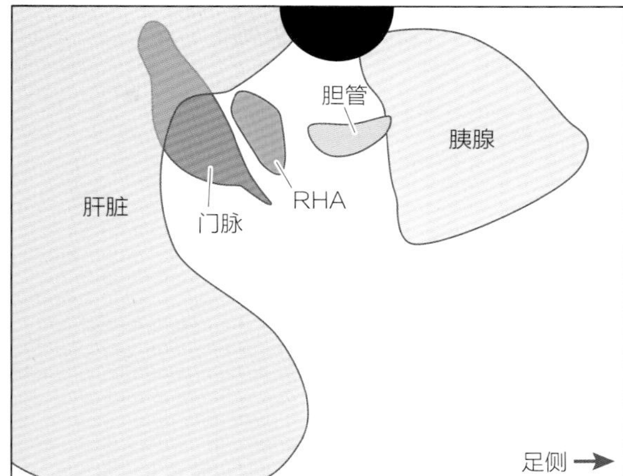

ⓑ 示意图

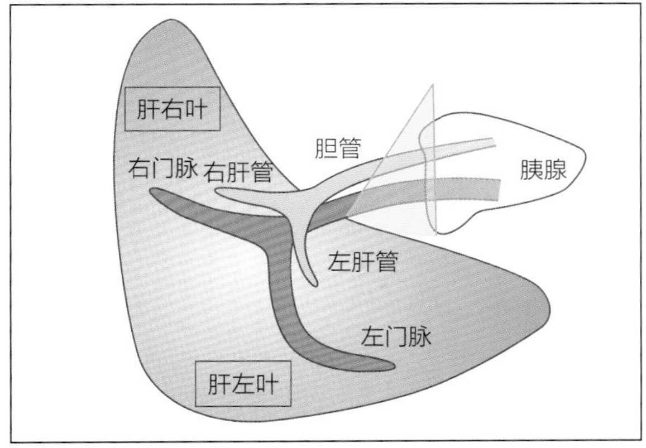

图3　**肝外胆管**

此时为了观察肝门部，需要继续上推大螺旋及送镜，即可扫查出肝门部胆管（图4）。

ⓐ EUS 图像　视频❷-7

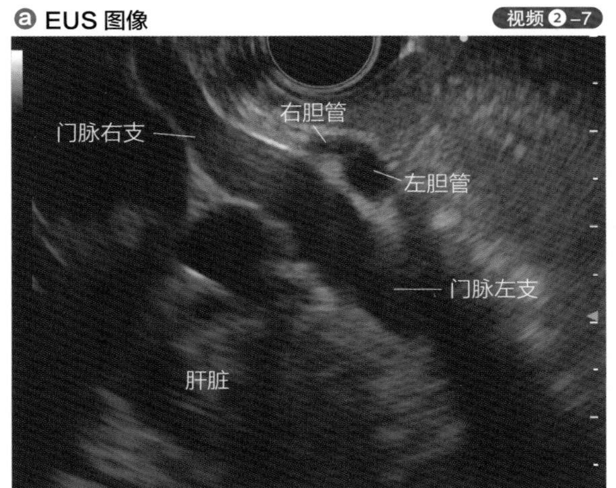

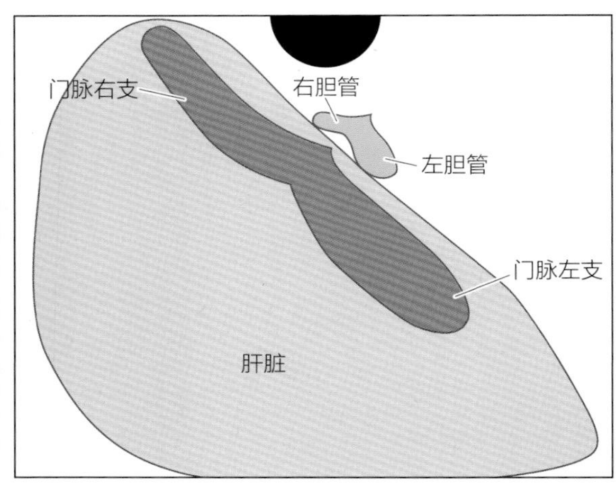

ⓑ 示意图

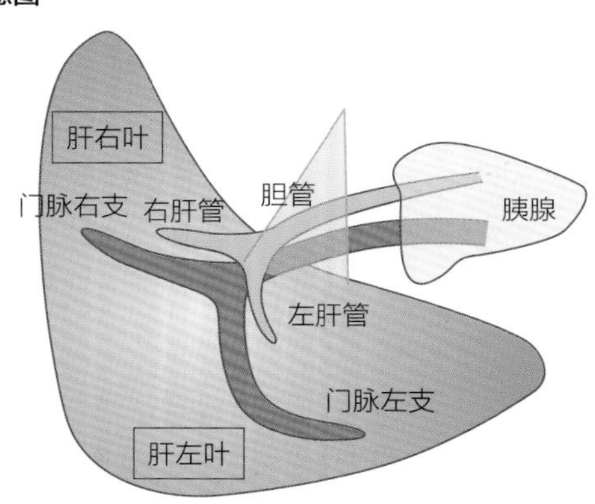

图4　**肝门部胆管**

2 左肝门

下面内容特别重要。

肝内胆管的走行如图5所示。尤其是左肝管和后区域支，与EUS的示意图基本上走行一致。以下需要我们牢记：

- 观察左肝管⇒从肝门开始逆时针旋转180°（图5①）。
- 观察后区域支⇒从肝门开始顺时针旋转180°（图5②）。
- 观察前区域支⇒在肝门处不旋转，直接上推大螺旋（图5③）。

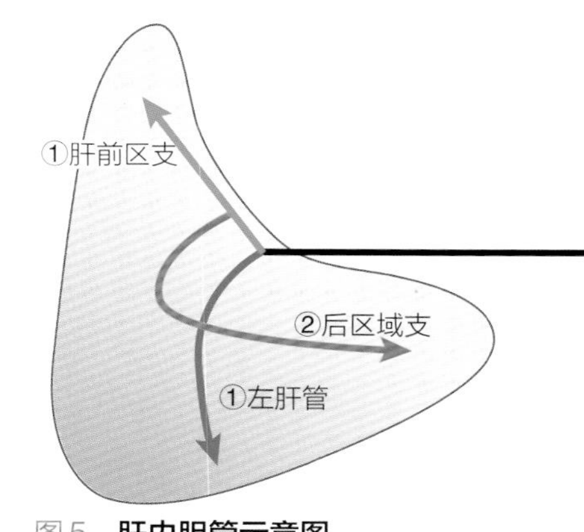

图5 **肝内胆管示意图**

观察左肝管时需要一边观察肝门部胆管一边慢慢地逆时针旋转90°~120°（朝向腹侧），此时捻转镜身，在探头的3–6点钟方向即可看到左肝管（图6）。

ⓐ EUS图像 视频②–7

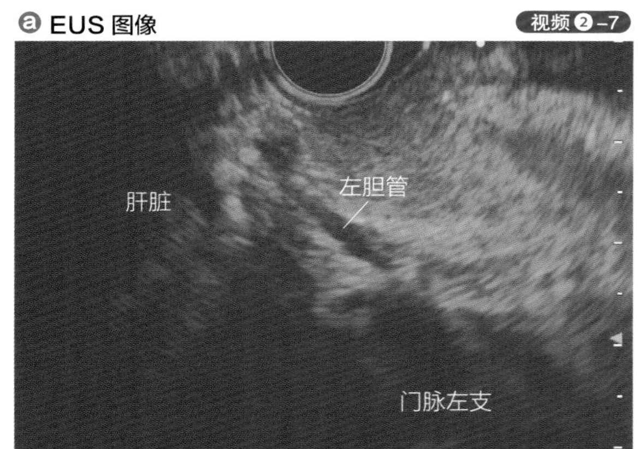

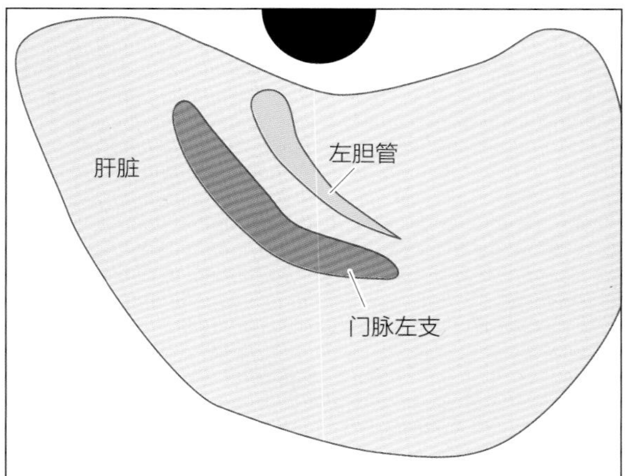

ⓑ 示意图

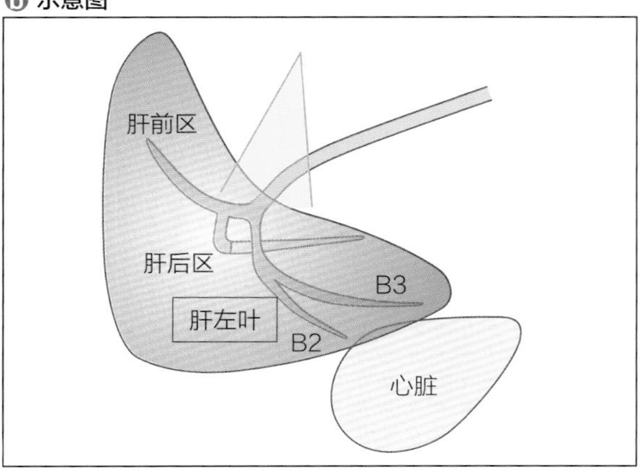

图6 **左肝管**

此时内镜的位置如图7所示。

与一般的D1扫查相比，上推大螺旋的幅度更大。虽然没有提示操作视频，但在观察末梢肝内胆管时，再进一步逆时针旋转，即可看到B3。

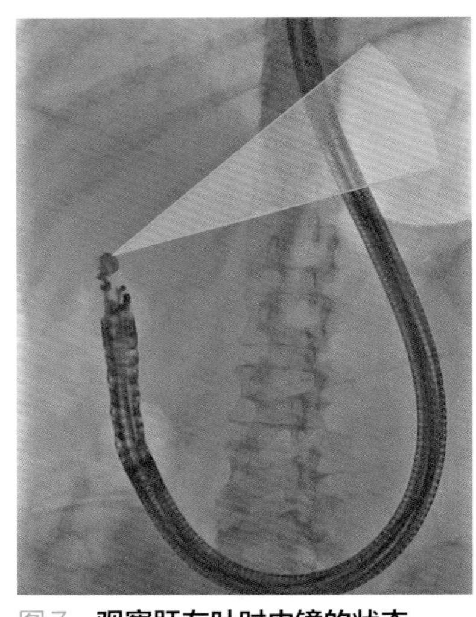

图7　观察肝左叶时内镜的状态

3 后区域支

接下来观察后区域支。回到肝门部胆管，这一次与肝左叶相反，缓缓地顺时针旋转90°～120°，即可在探头的3－6点钟方向看到后区域支（图8）。

对于后区域支的观察，在EUS-HDS时特别重要。

因此，后区域支末梢的观察也特别重要，后面将在5中详细说明。

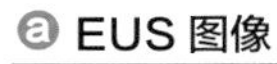
ⓐ EUS 图像　视频❷-7

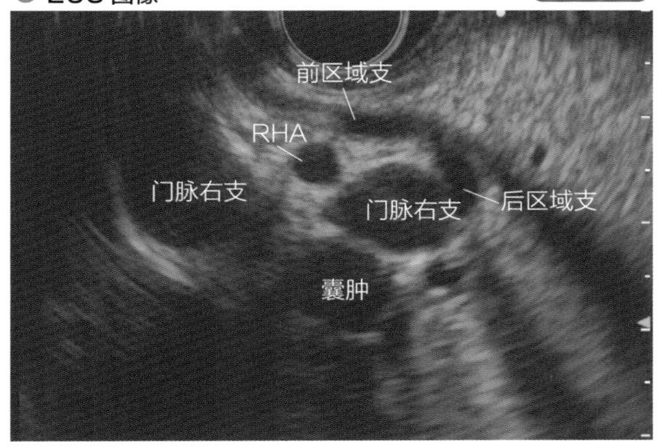

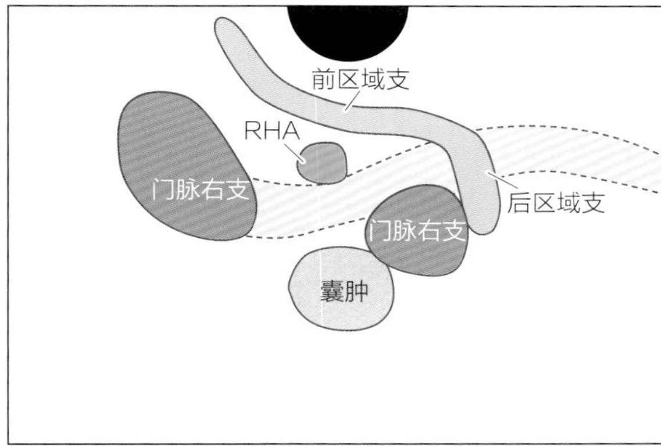

ⓑ 示意图

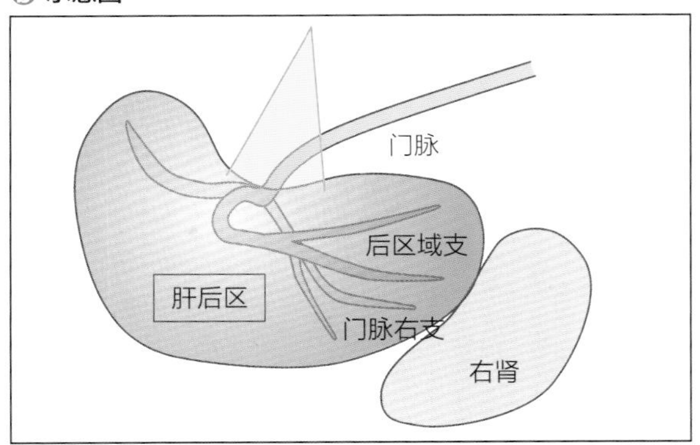

图8　**后区域支**

4 前区域支

最后观察前区域支。从肝门部胆管直接（不旋转）上推大螺旋并稍稍送镜，即可观察前区域支的末梢（图9，图10）。

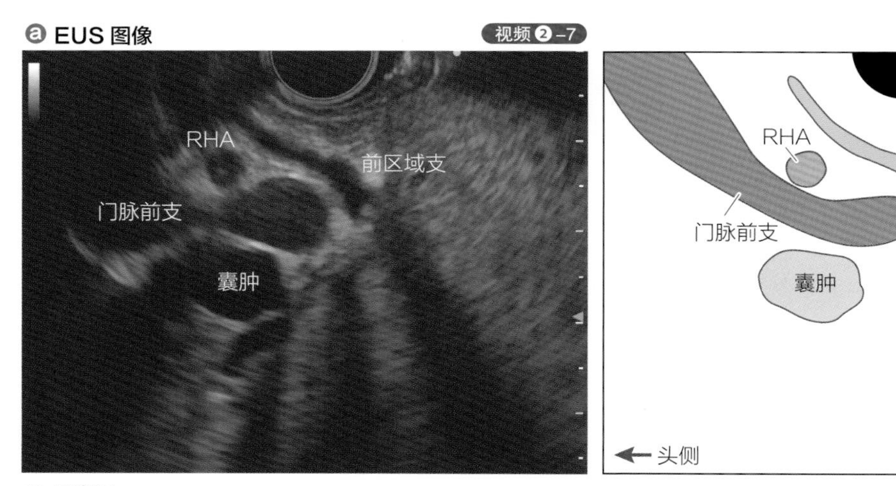

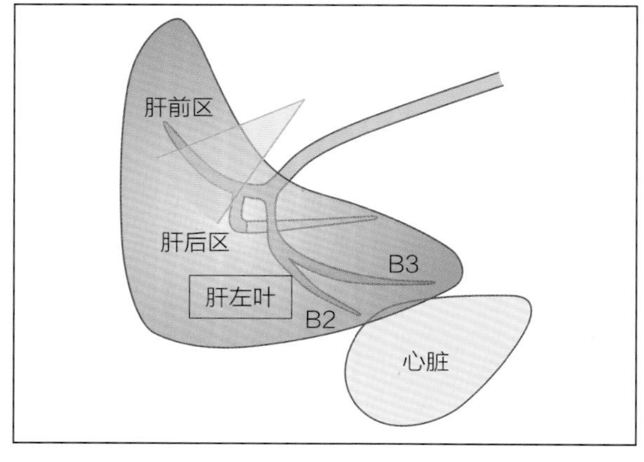

图9 **前区域支**

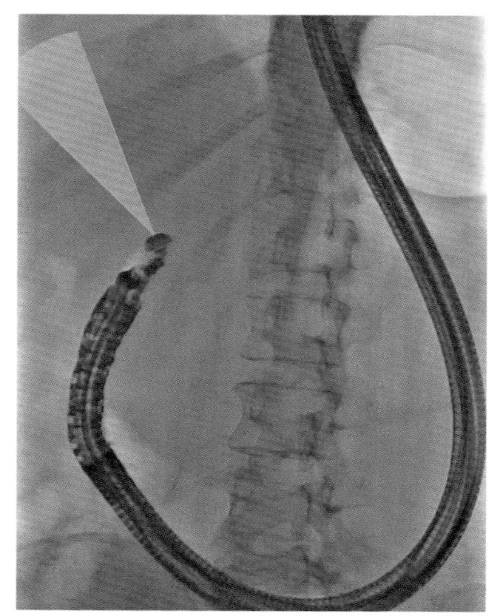

图10 **观察肝前区时内镜的状态**

5 后区域支末梢的观察方法

在EUS-HDS时，能扫出后区域支，尤其是B6支特别重要（图11）。这在EUS-HDS及EUS-BD中是难度非常高的操作，对于细节筛查等非常有帮助，是一定要掌握的技术。

首先，要用EUS观察肝前区域胆管（图12）。

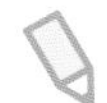

备忘录

什么是EUS-HDS（hepaticoduodenostomy）?

是介入EUS的一种，是从D1开始穿刺后区域支胆管，形成人工瘘管的技术。也是经乳头朝向后区域支穿刺困难时的一种补救穿刺的技术。

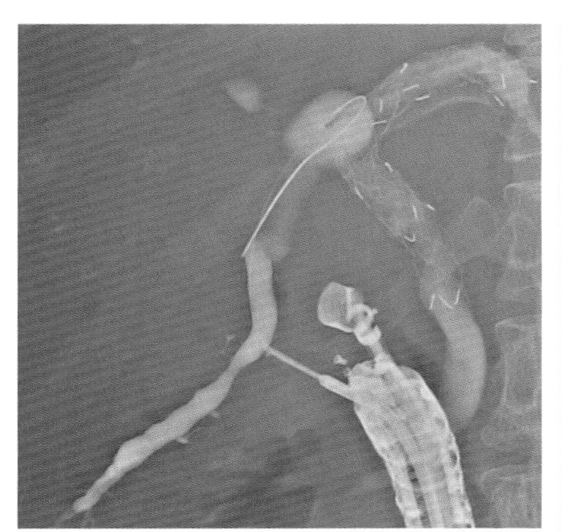

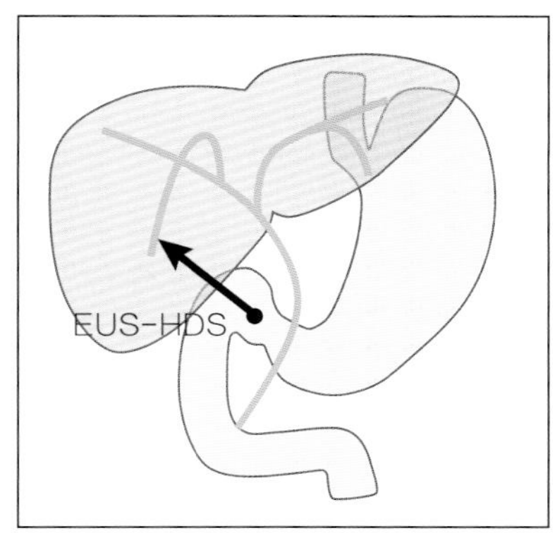

图11　**EUS-HDS**

➔：穿刺位置。

ⓐ EUS图像

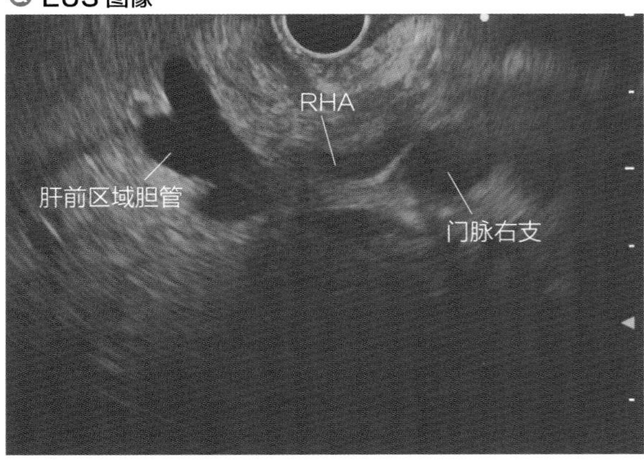

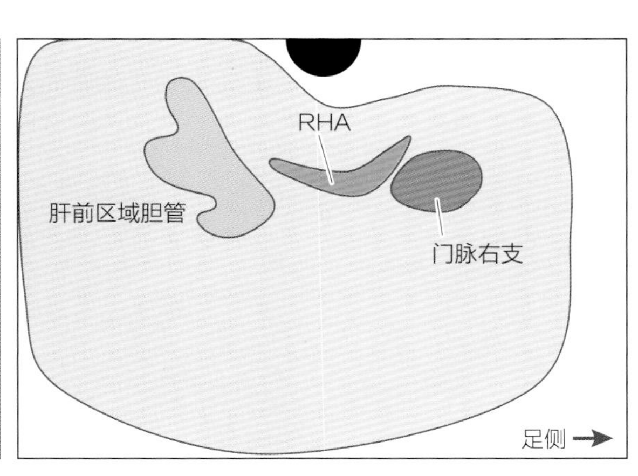

图12　**肝前区域胆管** 视频❷-8

此时慢慢地顺时针旋转，即可见如图 13 所示那样的胆管和门脉的图像（横断面）。这就是后区域支末梢的特征。

表 1 中所示的后区域支上绕的情况，为越过门脉朝向肝的背侧。

而跨越屈曲的那部分也是表现为横断的状态。

ⓐ EUS 图像　　视频❷-8

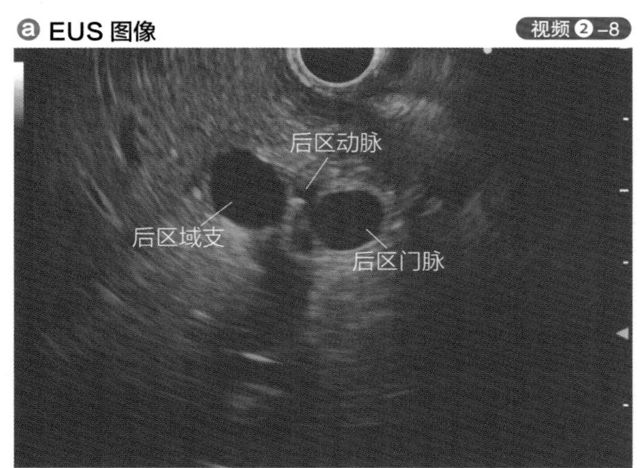

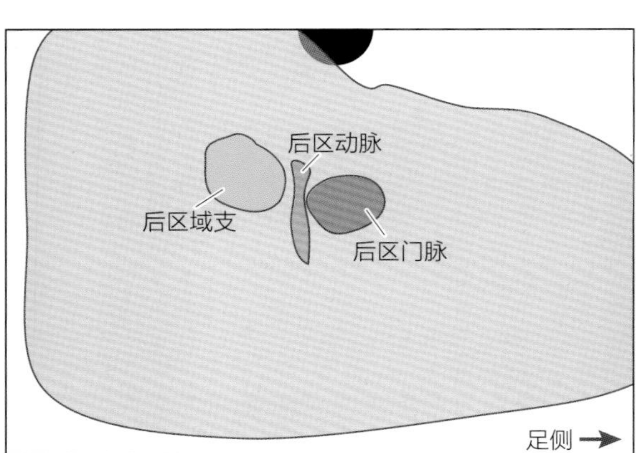

ⓑ 示意图

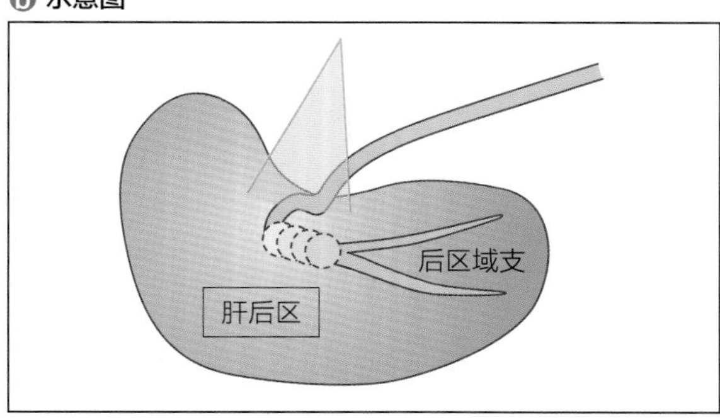

图 13　**后区域支末梢**

b）后区域支跨门脉右支的部分呈短轴表现。

越过门脉之后，后区域支末梢即为长轴的状态，朝向 EUS 图像的 3—4 点钟方向（图14）。而 EUS-HDS 的穿刺点就是选择这个区域。

ⓐ EUS 图像　视频❷-8

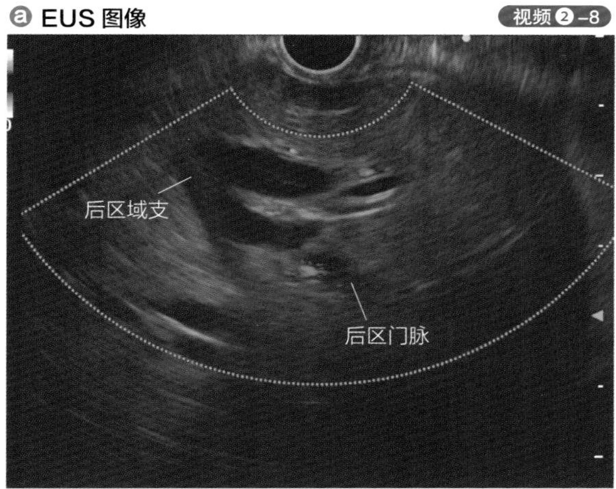

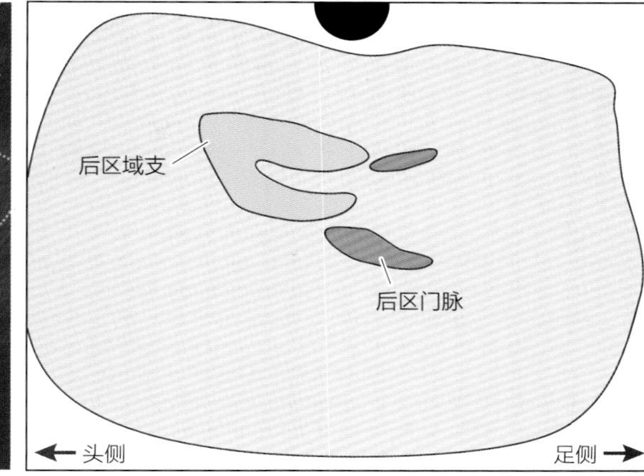

ⓑ 示意图

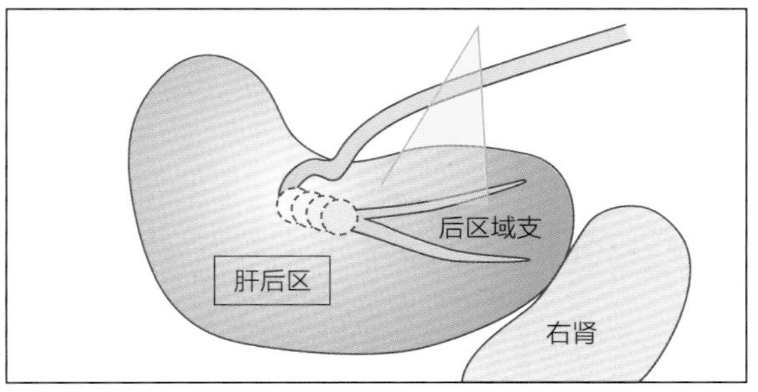

图 14　**EUS-HDS 的穿刺点**

b）后区域支跨过门脉右支之后的部分可见长轴表现。

此时镜身的位置如图15所示。可以看出与观察肝左叶时的位置恰好相差180°。

再向末梢方向观察，即可见右肾。确认了右肾，对于确认后区域支也有一定意义。

肝门部胆管的扫查非常困难，看来我还需要继续进步啊！

再次强调因为是D1，要考虑穿孔的风险，所以尽量还是要尝试在相对安全可行的范围内进行观察。

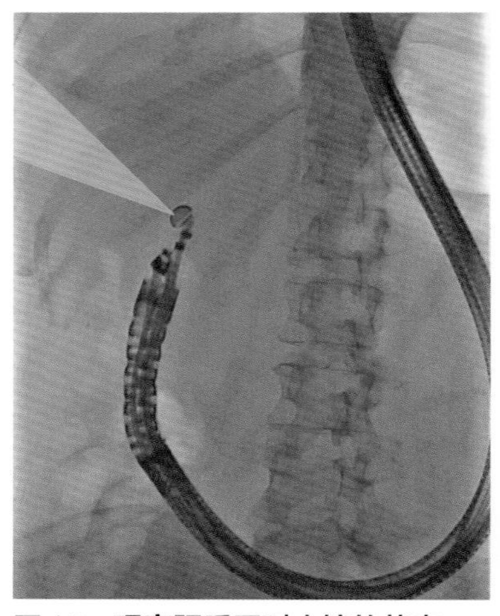

图15 **观察肝后区时内镜的状态**

参考文献

西尾秀樹，他：胆管の外科解剖「肝胆膵高難度外科手術」(日本肝胆膵外科学会高度技能医制度委員会/篇)，pp11-20，医学書院，2010.

Ⓓ 从D2开始的观察

1 SMV，Apdv，1st JV

视频

概要

- SMV的分支是观察胰头时的标志性结构，非常重要。要记住GCV、Apdv和1^{st}JV。
- Apdv在胰头的腹侧形成了拱形的结构。
- GDA也是胰头腹侧的标志性结构，非常重要。
- 本文内容是使用位于胰头下部腹侧的胰腺浆液性囊肿（SCN）病例的视频，在CT重建图像上难以显示，故略去。

EUS的示意图

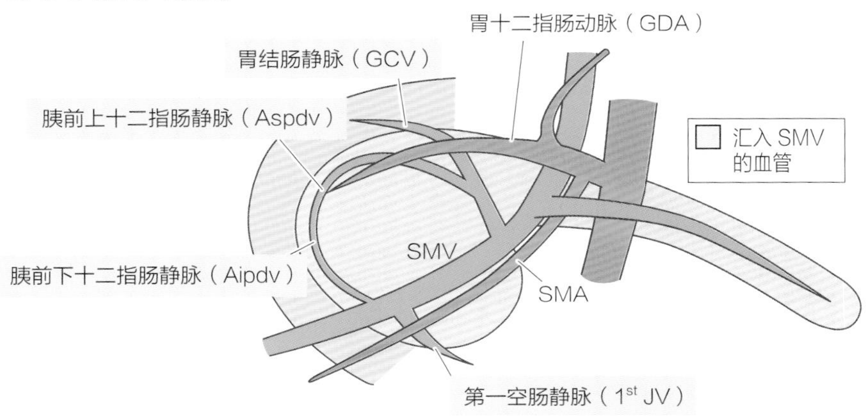

应该记住的汇入SMV的血管

血管名	英文名	汇入血管
胃结肠静脉	Gastrocolic vein（GCV）	SMV
第一空肠静脉	1st jejunal vein（1st JV）	SMV
胰前上十二指肠静脉	Aspdv（anterior superior pancreaticoduodenal vein）	GCV或SMV
胰前下十二指肠静脉	Aipdv（anterior inferior pancreaticoduodenal vein）	1st JV或SMV

观察顺序

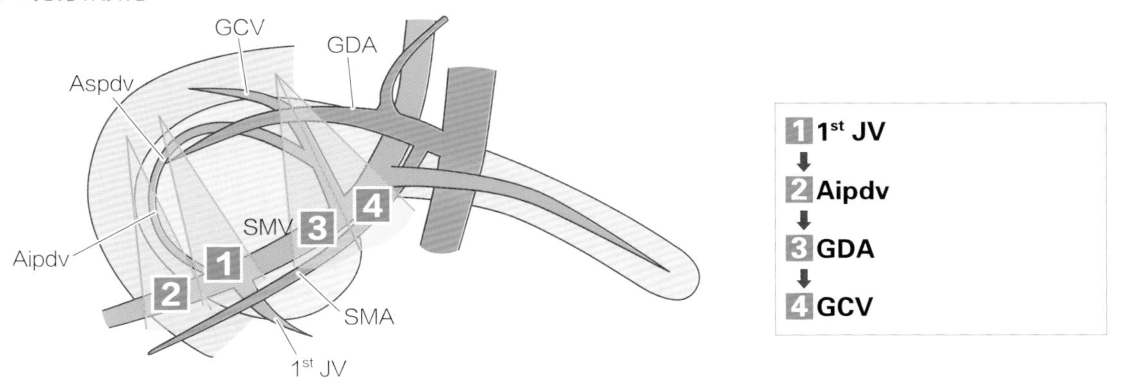

1 1st JV

首先观察从肠系膜上静脉（SMV）分支出来、流入胰腺下缘的第一空肠静脉（1^{st}JV）（图 1），它从身体的偏左侧开始经过肠系膜上动脉（SMA）的背侧，汇入SMV。EUS上是位于偏远离SMV的方向，因此，一般只能看到跨过SMA的那个部分。在观察1^{st}JV时，因为是在背侧方向，从SMV开始顺时针旋转，即可看到。

1^{st}JV是在胰头癌时很容易被浸润的血管。在一些胰体癌中，也有即便胰头的实质内没有发现异常，也会在1^{st}JV或者第一空肠动脉（1^{st}JA）发现癌浸润的情况。所以在平时的扫查中也要养成观察这个血管的习惯。

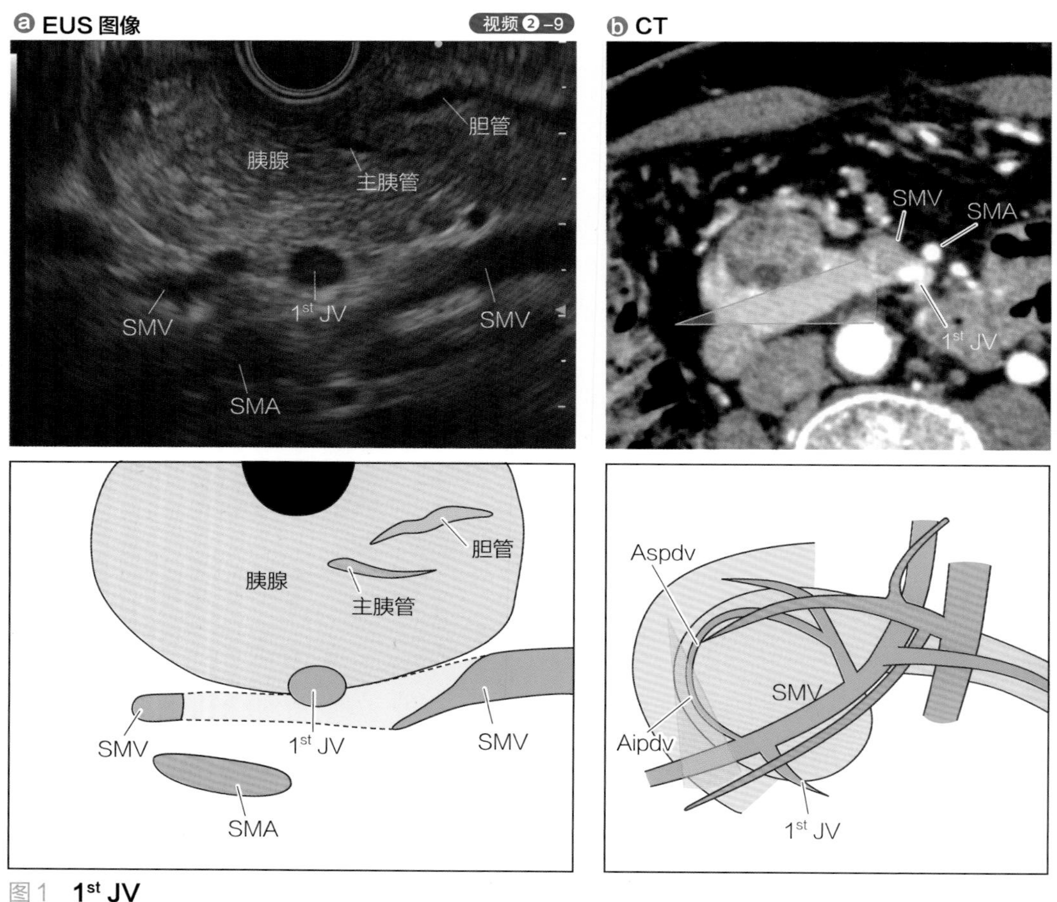

图1　**1st JV**

2 Aipdv

从 1st JV 开始朝向腹侧逆时针旋转镜身，可见胰头下部腹侧（图 2）。这个位置的标志性血管就是胰前下十二指肠静脉（Aipdv）。

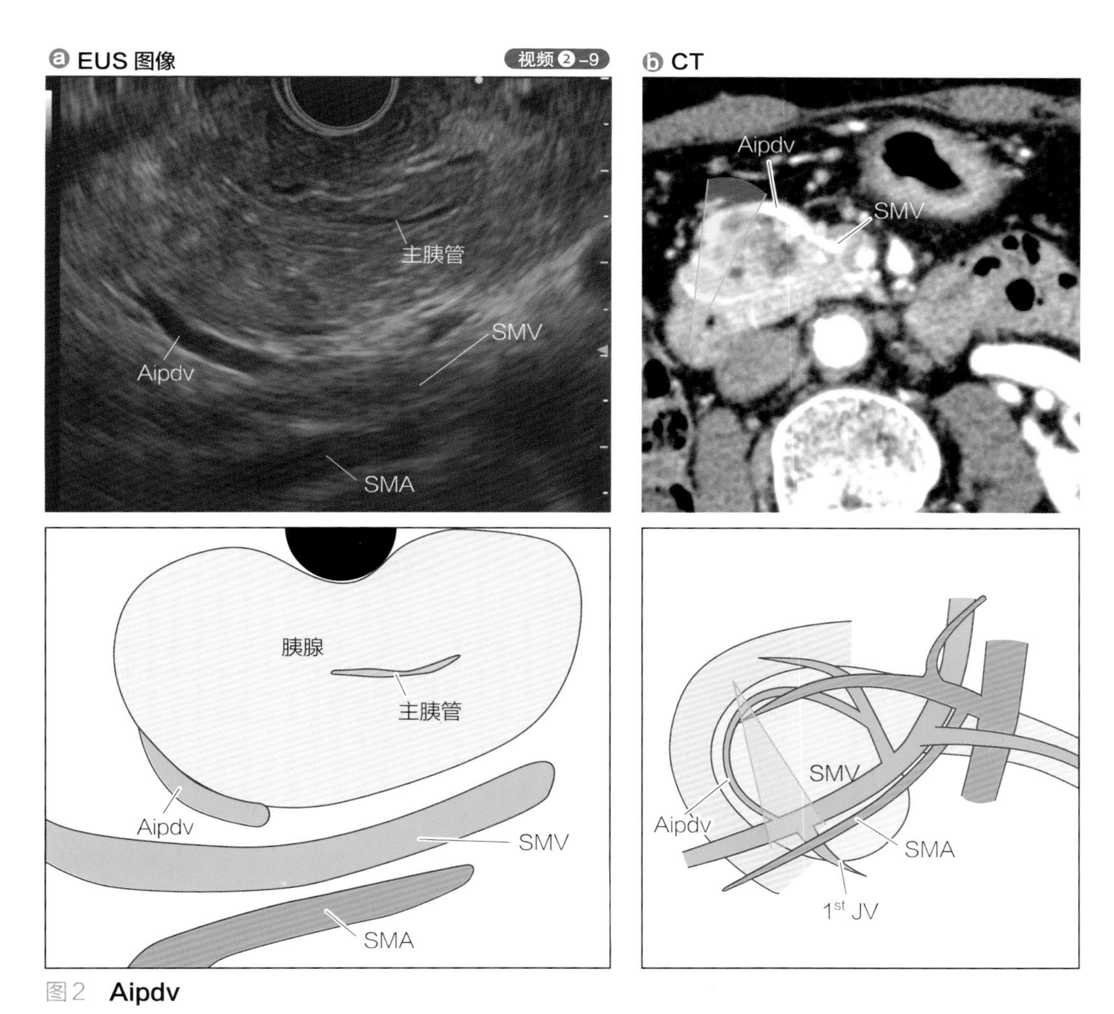

图2 **Aipdv**

3 GDA

一般来说从这里开始观察乳头，在第1章C-3中已经做了详细说明。请参考那部分内容。

在乳头处将探头稍稍回拉，可见探头右侧短轴方向的血管（图3）。这就是胃十二指肠动脉（GDA）。GDA是胰腺腹侧的标志性血管。

此外，在GDA和SMV之间所夹的部分，被称为胰腺峡部（isthmus），是证明已经接近胰头体移行处的标志。

另外，从D2开始拉镜操作后，有时候会跟丢胰腺。观察到GDA和SMV（或者SMA）等标志性血管后，就可以判断它们之间所夹的部分为胰腺实质，在难以判断胰腺实质时，这个扫查方法特别实用。

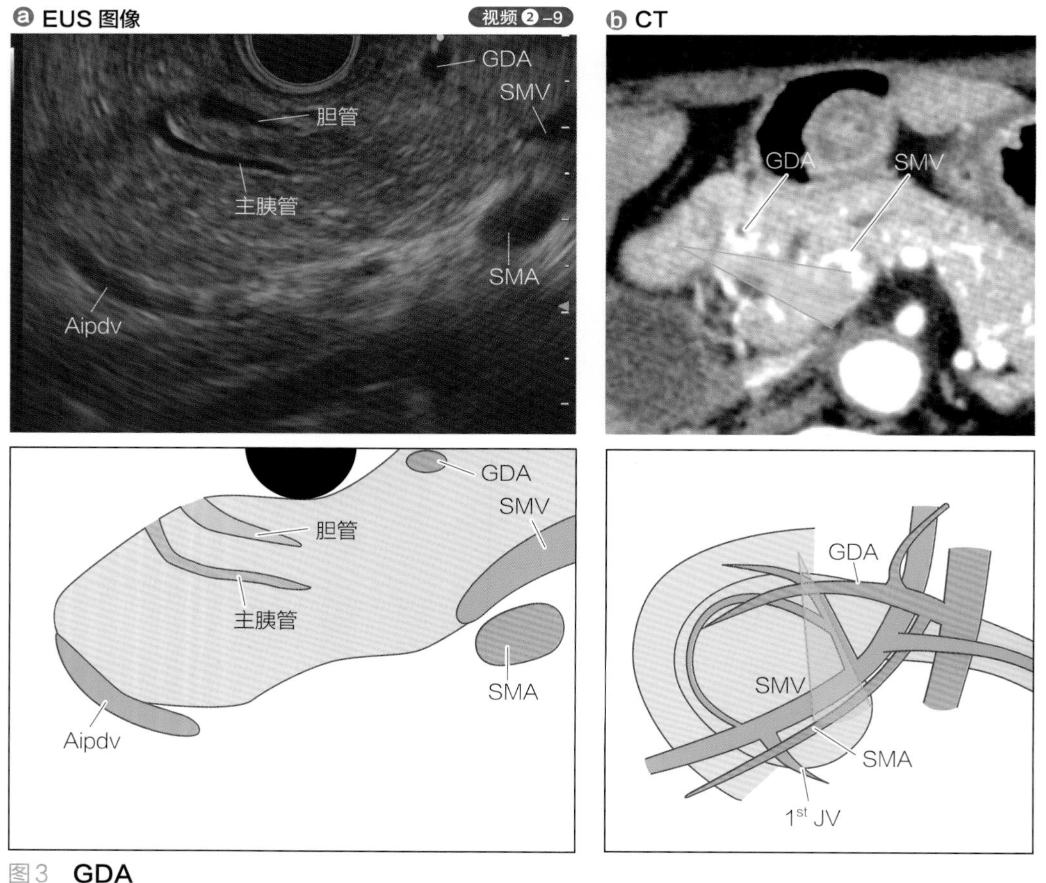

图3 GDA

4 GCV

最后进行胃结肠静脉（GCV）的扫查。GCV是胰头处胰头上部腹侧的标志性血管。胰头上部腹侧的区域是EUS扫查时非常容易漏诊的位置，除了观察GDA外，最好还要观察GCV。

本文是以从D2开始的血管扫查进行说明的，其实这些血管在从D1开始的血管扫查中也能观察到（图4）。所以不要局限于D2，在D1的扫查中也要尽量想着扫查这些血管，这也是快速提高EUS操作水平的捷径。

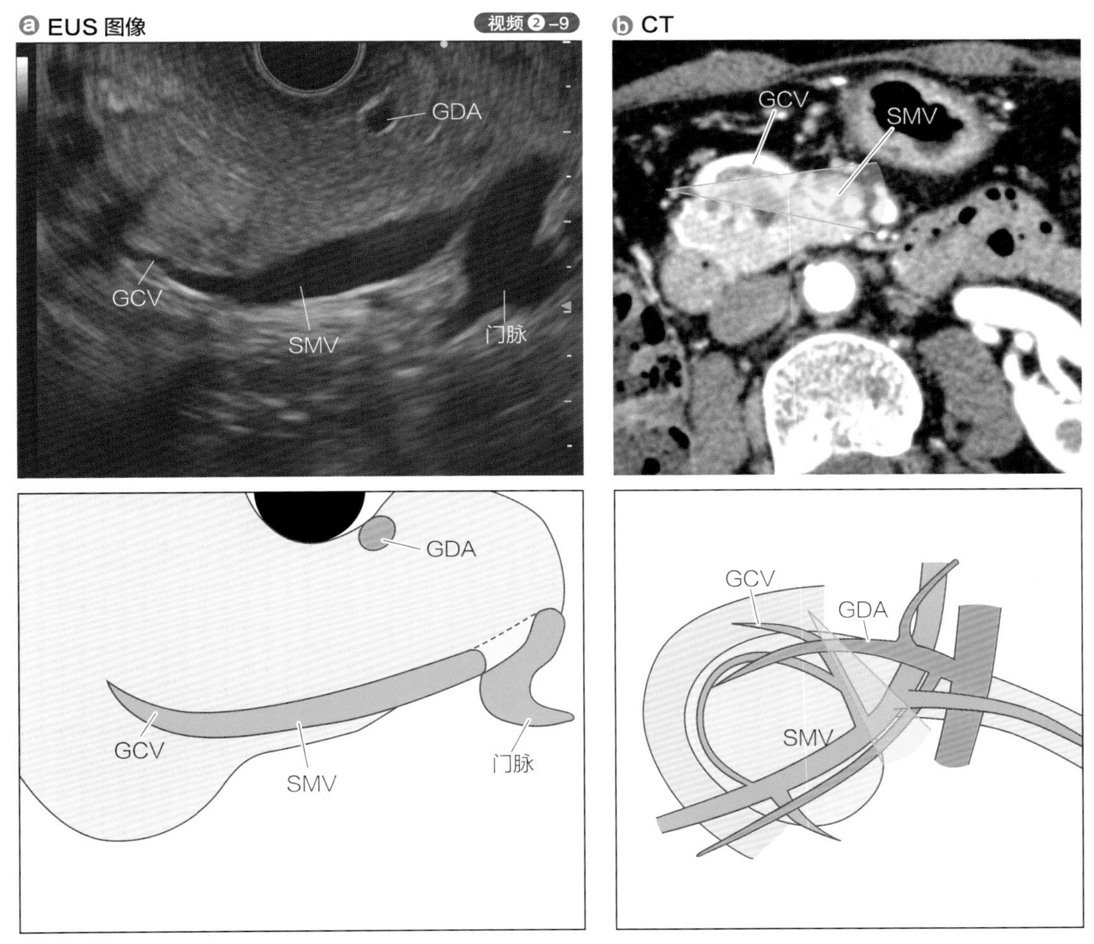

图4 GCV

Ⓓ 从D2开始的观察

2 交界可切除胰腺癌

视频

概要

- 要理解胰腺癌切除可能性的分型。
- 胰头处的病变，不只是CA、SMA，确认GDA的根部也非常重要。
- D2扫查中最常见的情况就是需要判断胰腺癌是否有动脉浸润，此时追扫血管当然是必要的，下面以交界可切除胰腺癌的病例为例，来看看实际操作中如何判断血管走行。

观察顺序

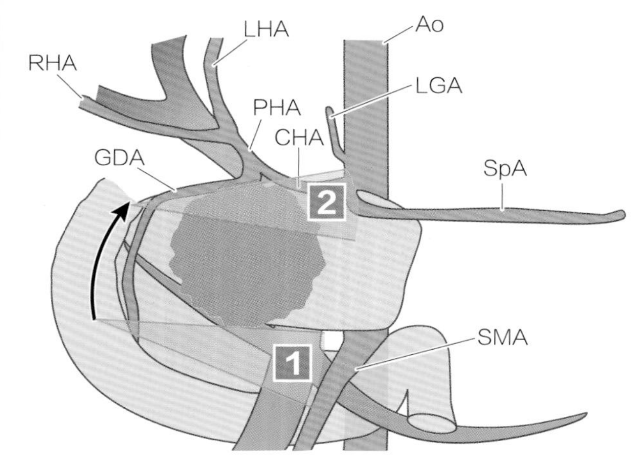

1 血管浸润的评估
↓
2 GDA根部的评估

病例

年龄： 60多岁。

性别： 男性。

就诊原因： 以腹痛为主诉就诊于当地医院，CT检查提示胰头处肿瘤性病变而介绍至笔者医院。

CT造影（图1）：胰头处可见直径约40mm形状不规整、血运较差的肿瘤。SMV存在180°以上的浸润，GDA为180°以下的浸润，SMA未见浸润。

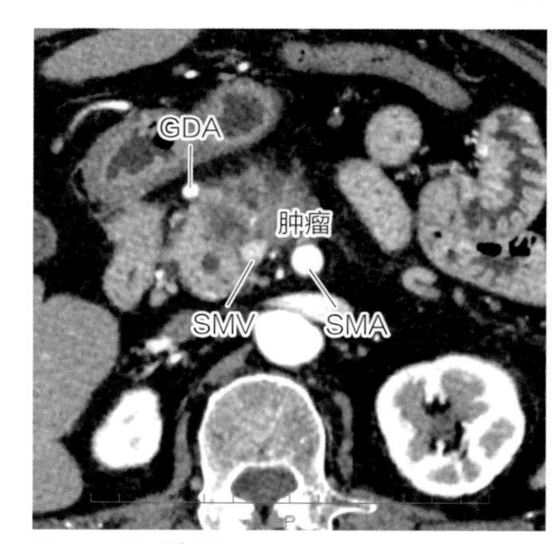

图1 **CT造影**

1 血管浸润的评估

EUS一般是从D2开始进行有无血管浸润的观察。

首先看与SMV的关系。可见肿瘤有明确的朝向SMV的浸润（图2a）。此外，探头附近的GDA也有浸润（图2b）。

不过，SMA（肠系膜上动脉）并没有浸润（图3）。

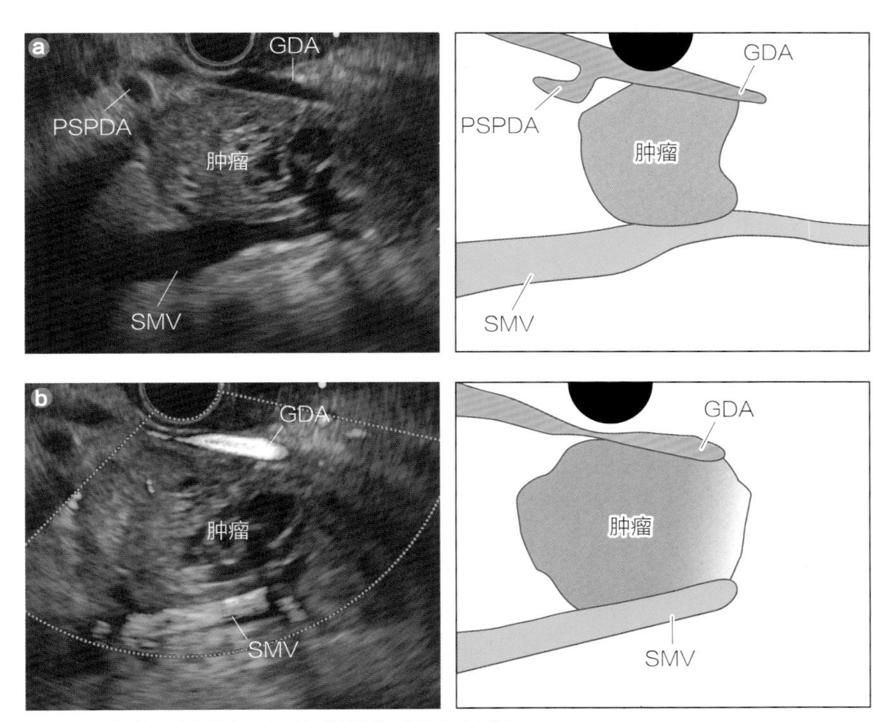

图2 GDA、SMV、SNA的评估 视频❷-10

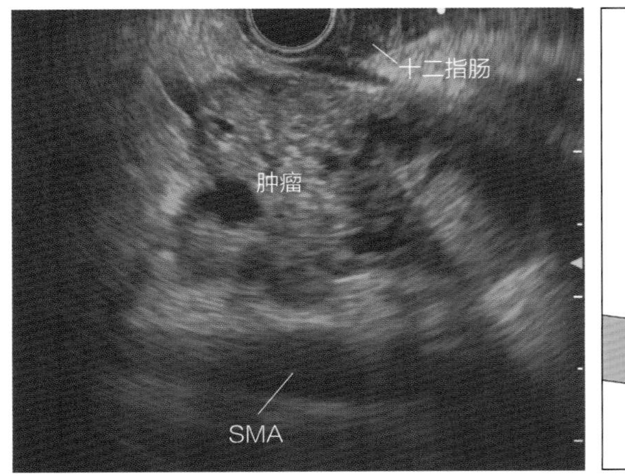

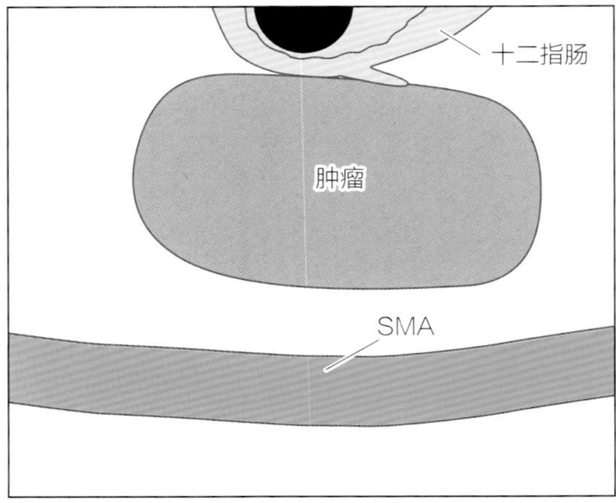

图3 SMA的评估

2 GDA根部的评估

观察着GDA再拉镜，就可以到达GDA根部。

GDA根部是比较大的分支点（图4）。从这个位置如果想观察CHA ~ CA，可以顺时针旋转。反之，如果想观察PHA ~肝门，则逆时针旋转（第1章中也有说明）。

对于胰头的肿瘤，评估GDA根部非常重要。该病例的GDA根部没有肿瘤浸润（图5）。判断GDA根部有无肿瘤浸润，不仅仅是术式选择（胰头十二指肠切除或者胰体尾切除）的需要，更是判断能否切除的影响因素。GDA根部是非常重要的观察部位，一定要养成检查时观察此处的习惯。

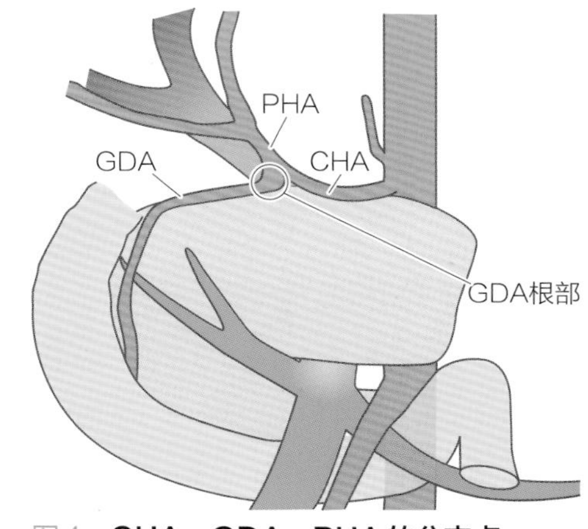

图4 **CHA、GDA、PHA的分支点**

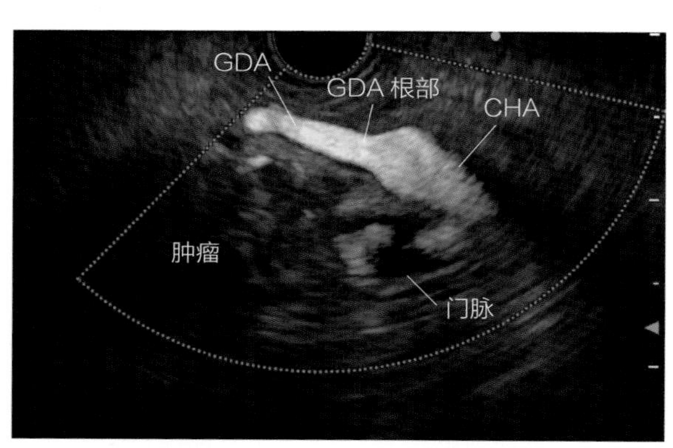

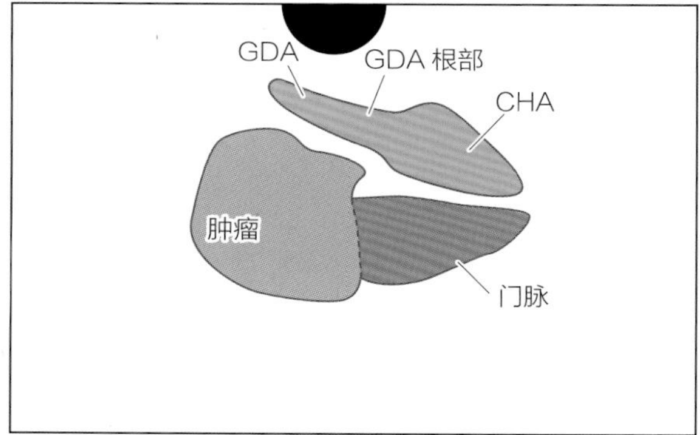

图5 **GDA根部的评估方法** 视频②-10

这个病例是CHA也已经有了浸润（图6）。

EUS提示有向CHA的浸润，但是没有向PHA的浸润（图7）。所以是交界可切除（BR-A）的胰腺癌。

一般来说，对有CHA浸润的病变进行切除时，都需要进行动脉重建，所以最终也就确定为“不能切除”了。

ⓐ EUS图像　视频②-10

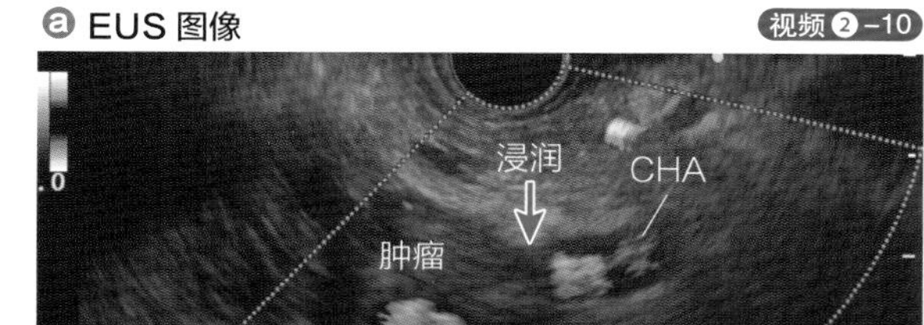

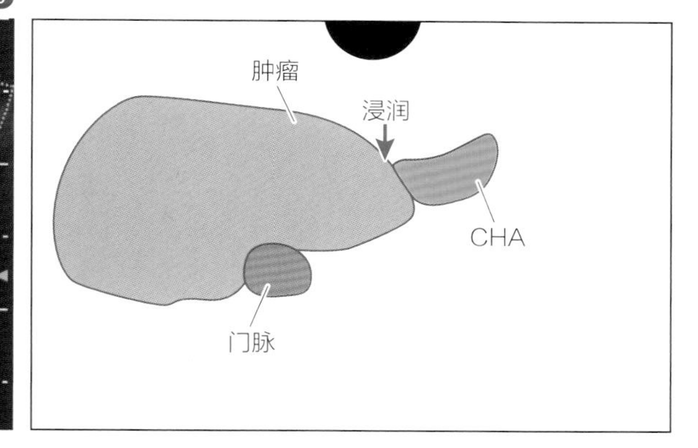

ⓑ CT

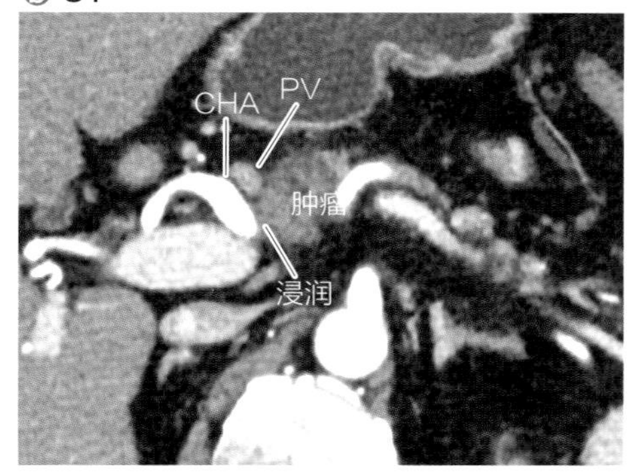

图6　CHA的评估

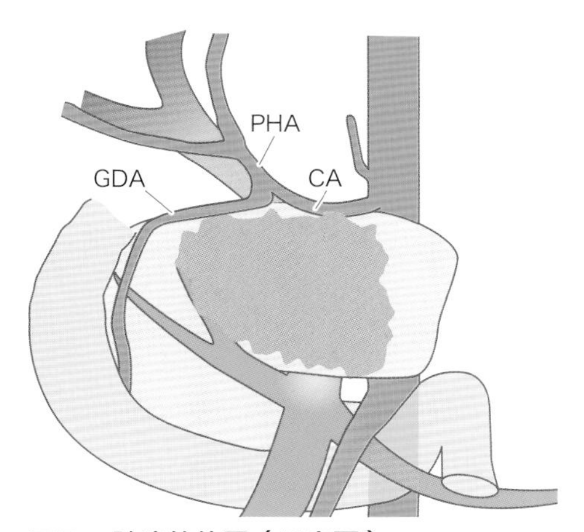

图7　肿瘤的位置（示意图）

要点

交界可切除胰腺癌

《胰腺癌处理规范》第 7 版中对于胰腺癌是否能切除，分为能切除、交界可切除、不能切除 3 类。

其中，交界可切除胰腺癌是指癌侵犯胰腺周围主要动脉的半周以下，即使浸润到了门脉，仍能通过手术重建的胰腺癌（图 8）。

交界可切除胰腺癌的定义
在标准的切除中，组织学上有癌残留的 R1切除可能性很大的癌

动脉血管（BR－A，有动脉血管浸润）
与SMA或CA有**不到180° 的接触**，但没有狭窄、变形 有CHA的浸润，但没有PHA或CA的浸润

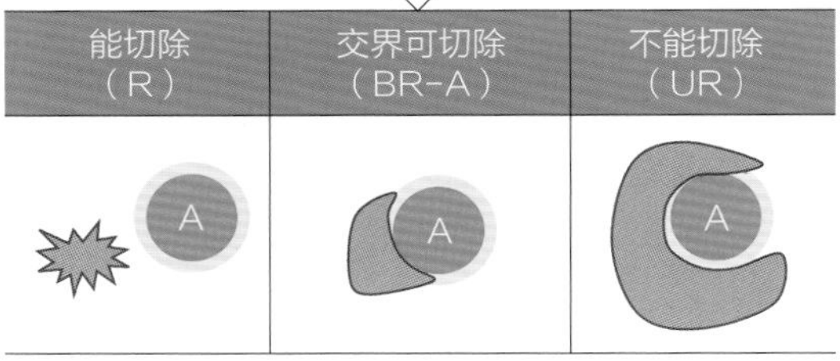

能切除（R）	交界可切除（BR-A）	不能切除（UR）
A	A	A

图 8　**交界可切除胰腺癌**

Ⓓ 从 D2 开始的观察

3 局部进展胰腺癌

视频

概要

- 要掌握动脉浸润的评估方法。
- EUS 主要就是判断有无血管浸润。因为肿瘤的主体在胰头稍稍偏头腹侧的区域，所以了解与 CHA 和 GDA 的关系格外重要。
- 本文与交界可切除胰腺癌一样，通过实际病例来对从 D2 开始扫查及评估做血管的操作顺序进行解说。

病例

年龄： 50 多岁。

性别： 男性。

就诊原因： 以黄疸为主诉来院，精查时怀疑胰头肿瘤，在施行内镜下穿刺后，介绍至笔者医院。

CT 造影： 可见胰头处直径约 20mm 形状不规整、血运较差的肿瘤，有门脉主干的全周性浸润，与 CHA（肝总动脉）~ GDA（胃十二指肠动脉）有大范围的接触（图 1），CHA 处也疑似有超过 180°的浸润。

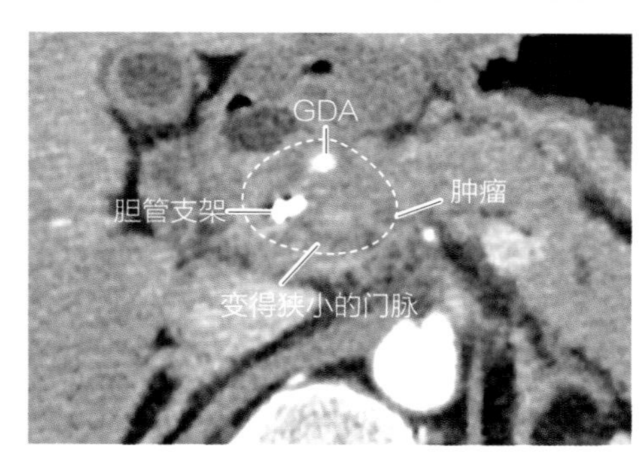

图 1 CT 造影

Ⅰ 从D1扫查

1 门脉、SMV

首先是从D1扫查。

看到门脉主干的同时，也看到了肿瘤的主体（图2），可以明确看到SMV（肠系膜上静脉）有肿瘤浸润。此外，距离探头较近的GDA也有肿瘤浸润。

ⓐ EUS图像　　视频❷-11

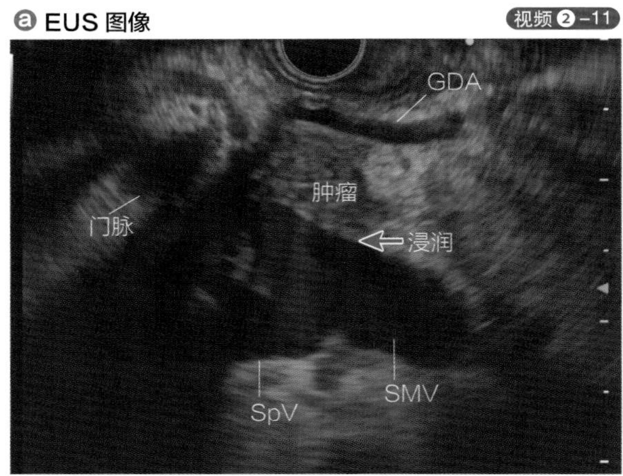

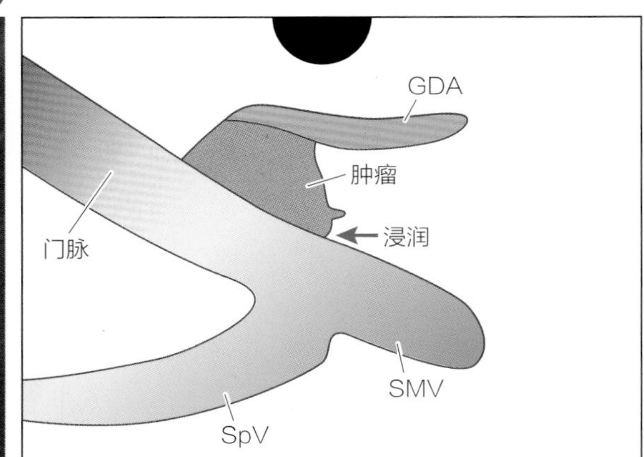

ⓑ CT

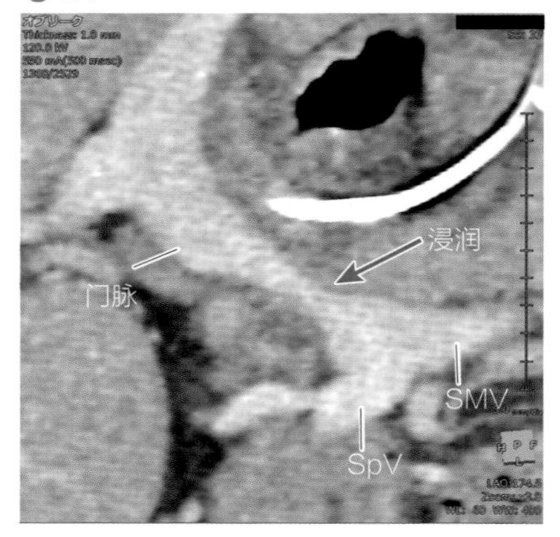

图2　**从D1对SMV的评估**

2 GDA

接下来是GDA的评估。从门脉～SMV处轻轻地逆时针旋转，使探头朝向腹侧，即可看到GDA～CHA（图3）。可以明确GDA也有肿瘤浸润。

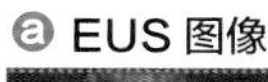

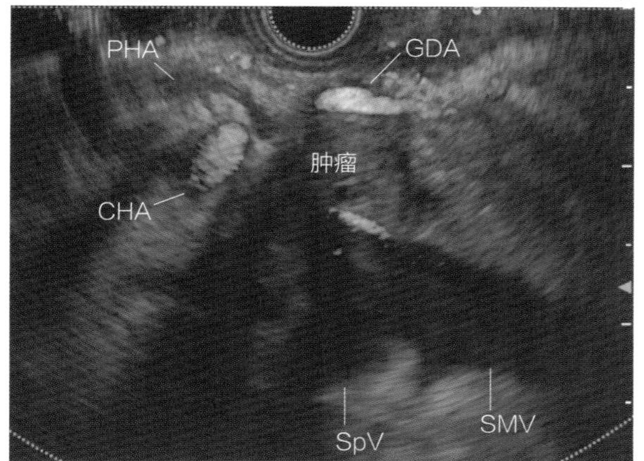

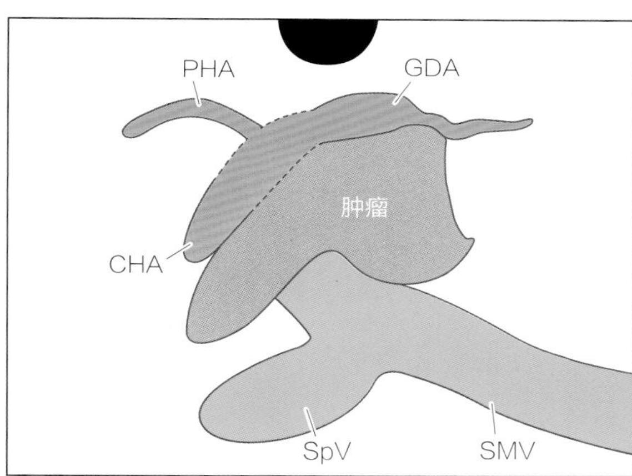

ⓑ CT 重建

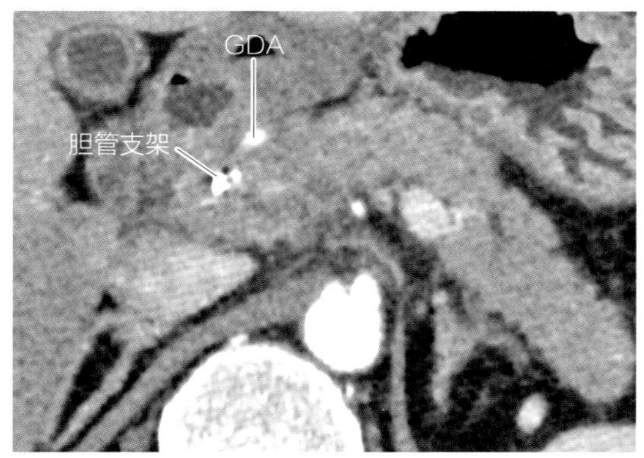

图3 **从D1对GDA的评估**

3 GDA根部

继续评估GDA根部。观察着GDA再逆时针旋转，就可以看到GDA根部（图4）。

GDA根部是胰头十二指肠切除时需要切除的血管，在切断时重要的就是要“断根”。因此，如果肿瘤已经浸润到了GDA根部，那就无法做到“断根”，只能按照“无法切除”的标准选择行“CHA合并切除＋动脉重建”的术式了。所以说，肿瘤是否浸润到GDA根部非常重要。

在本病例中可以看出，肿瘤已经浸润到了GDA根部。

ⓐ EUS图像 视频❷-11

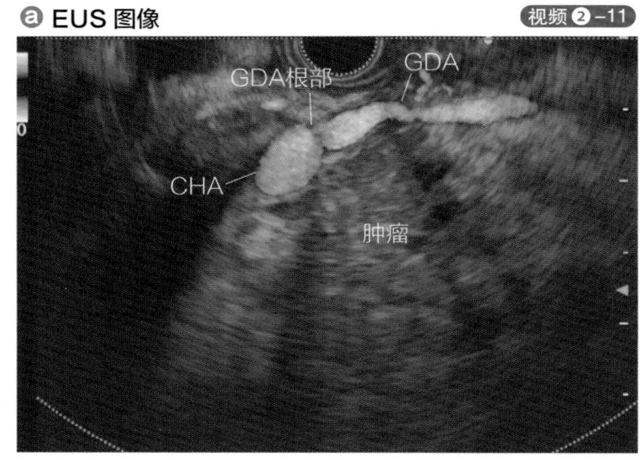

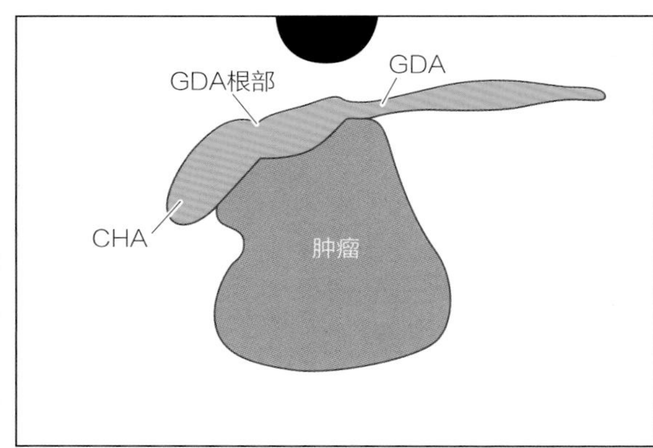

ⓑ CT重建

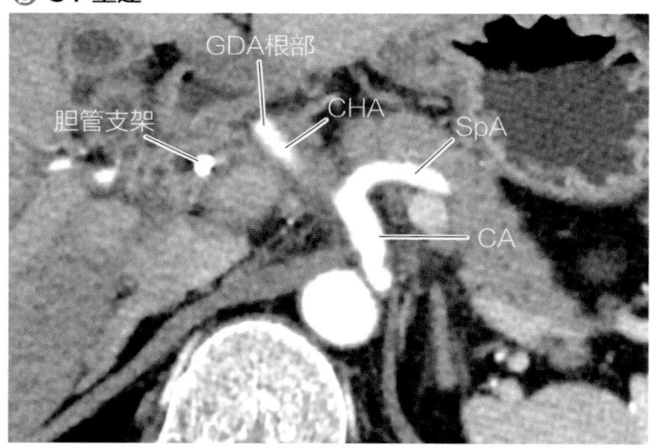

图4 **从D1对GDA根部的评估**

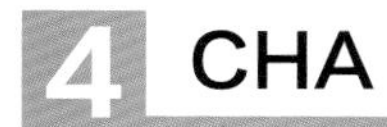

4 CHA

接下来评估CHA。CHA对于评估切除可能性极为重要。

在《胰腺癌处理规范》第7版中，如果只有CHA的浸润，那就应该归为交界可切除胰腺癌（参考第2章D-2）。但是因为需要动脉合并切除，所以伴有肝动脉浸润的胰头癌一般也就都归为不能切除的胰腺癌了。

在本病例中可以看出，肿瘤已经差不多浸润到了CHA的半周（180°）（图5）。

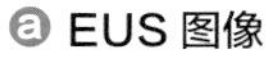

ⓐ EUS图像 视频❷-11

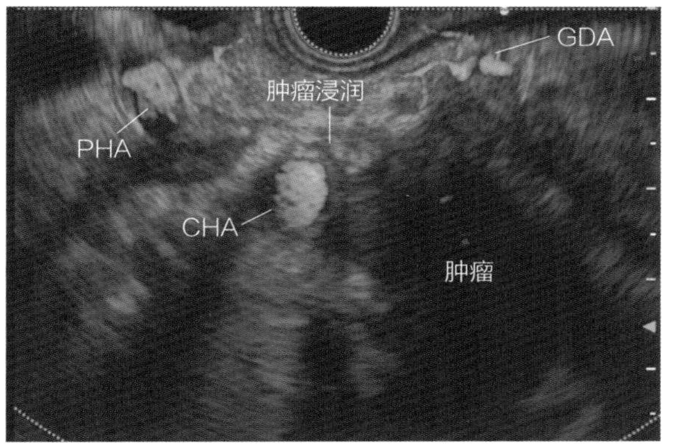

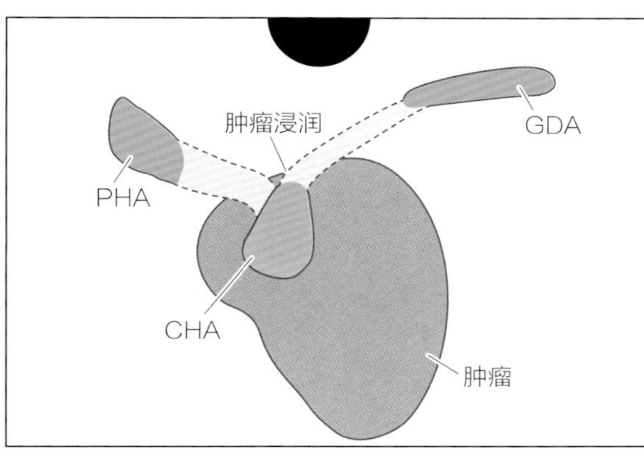

ⓑ CT重建

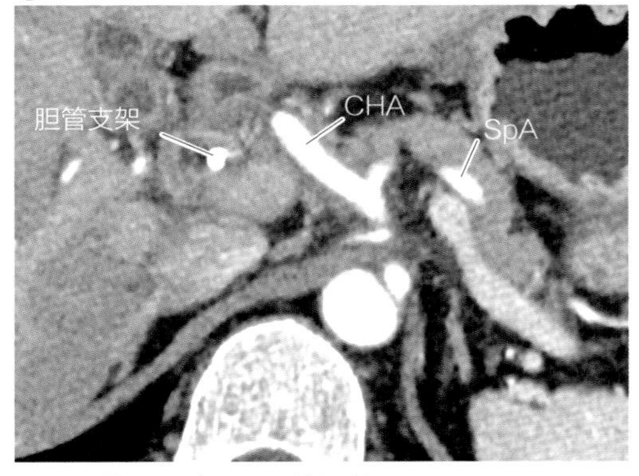

图5 从D1对CHA的评估

从 CHA 朝向 CA(腹主动脉）方向观察，需要顺时针旋转（背侧)。较瘦的患者中可以看到 CHA ~ CA ~ Ao，该病例中观察不到（图 6)。不过，在能看到的范围内，还是应该尽可能地仔细追扫。所以最好能再次逆时针旋转返回，再次确认一遍 CHA ~ GDA ~ PHA (肝固有动脉)。

该病例没有明确的 PHA 浸润。

ⓐ EUS 图像　　视频❷-11

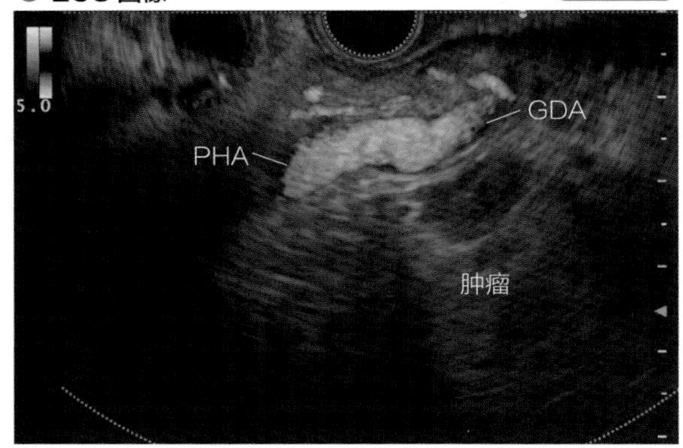

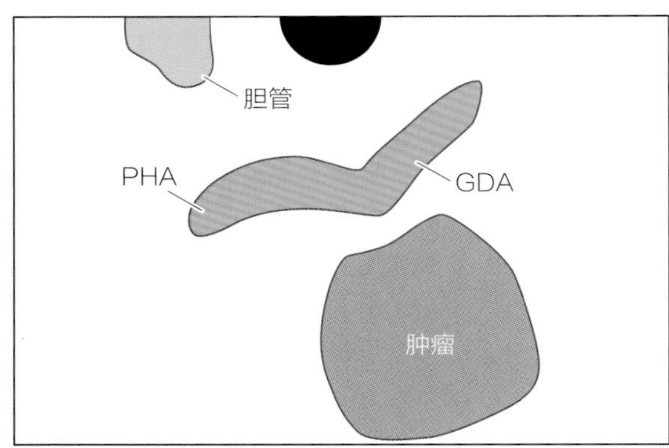

ⓑ CT 重建

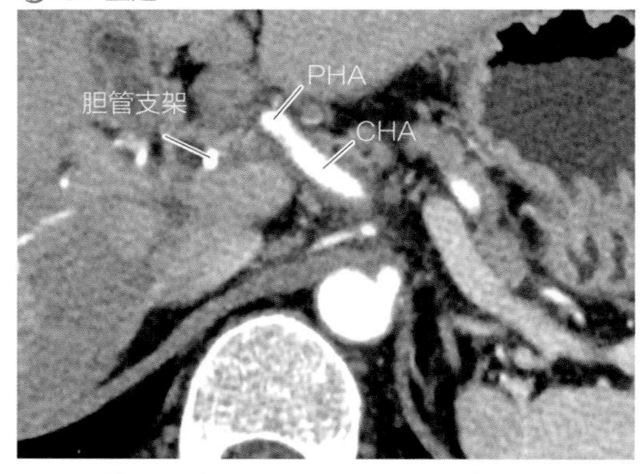

图6　**从D1对CHA ~ PHA的评估**

Ⅱ 从D2扫查

1 GDA

接下来是从D2扫查肿瘤和血管的关系。

看着胆管的同时慢慢地拉镜，就可以看到GDA（图7）。

ⓐ EUS 图像 视频❷-11

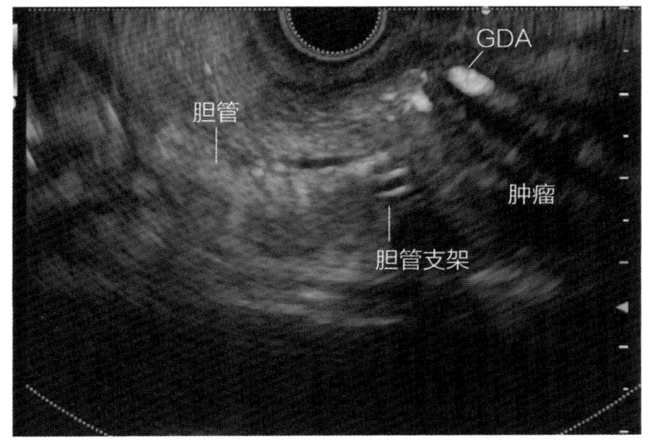

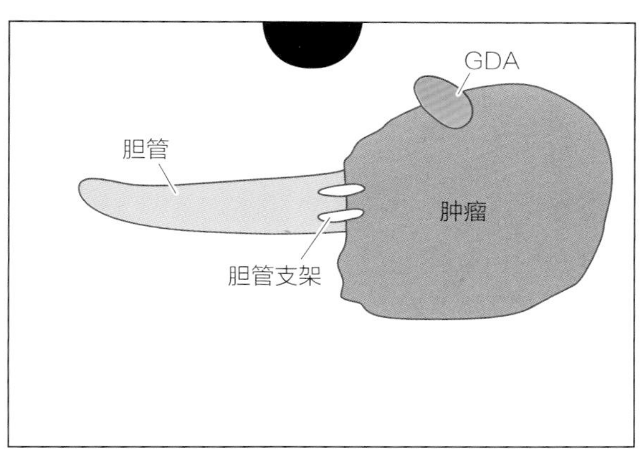

ⓑ CT 重建

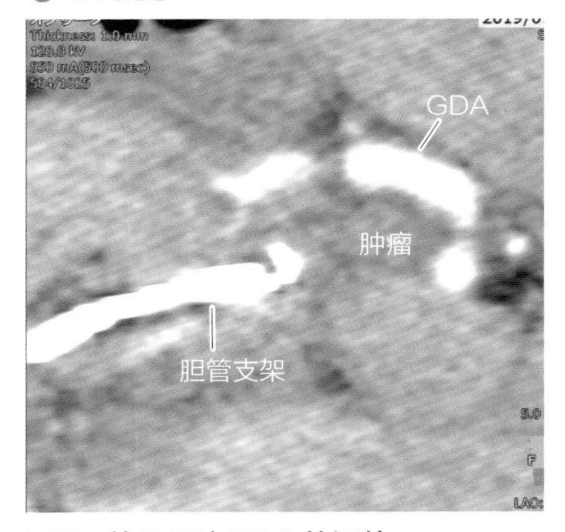

图7 从D2对GDA的评估

2 GDA ~ CHA

进一步再慢慢拉镜，配合逆时针旋转，即可见GDA ~ CHA（图8）。

该病例中，与从D1扫查相比较，可以更加清晰地观察到GDA根部的浸润。

像这样，在EUS检查时变换部位，从多角度进行血管的评估非常重要。

ⓐ EUS 图像　视频❷-11

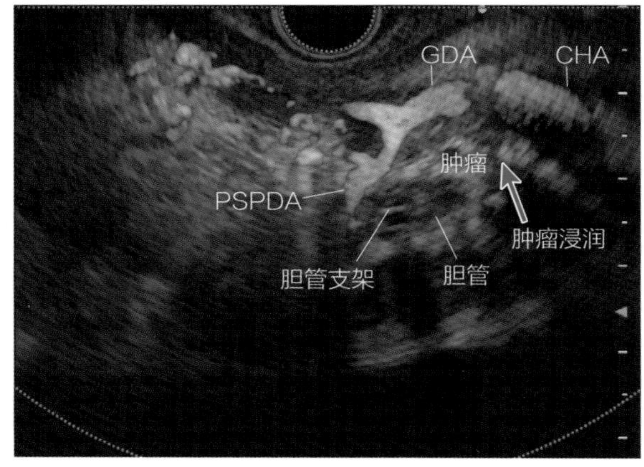

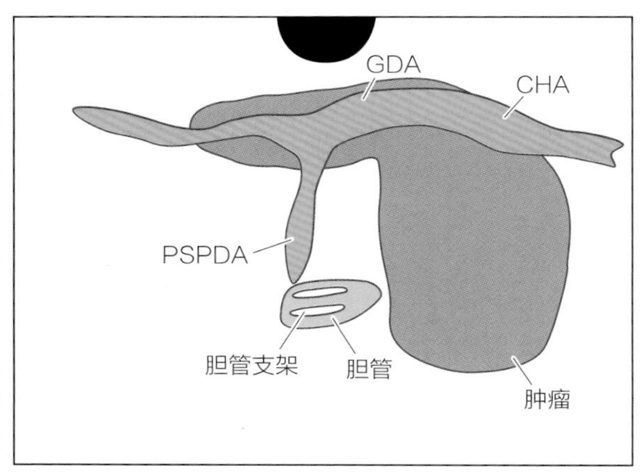

ⓑ CT 重建

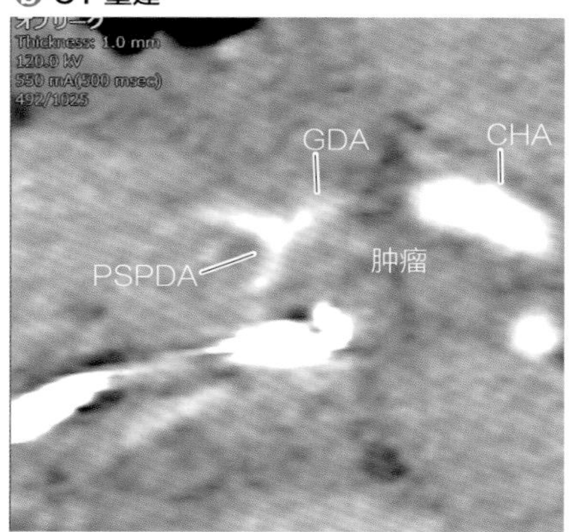

图8　**从D2对GDA ~ CHA的评估**

PSPDA：胰后上十二指肠动脉。

3 SMV

从 GDA ～ CHA 开始顺时针旋转，将探头调整到腹侧，即可观察到呈全周性包绕肿瘤的 SMV（图 9）。此处也是较从 D1 扫查能更加清晰地观察到 SMV 与肿瘤的关系的位置。

肿瘤和动脉之间的位置关系如图 10 所示。

CHA 有差不多 180°的浸润，该病例为局部进展期胰腺癌。

ⓐ EUS 图像 视频❷-11

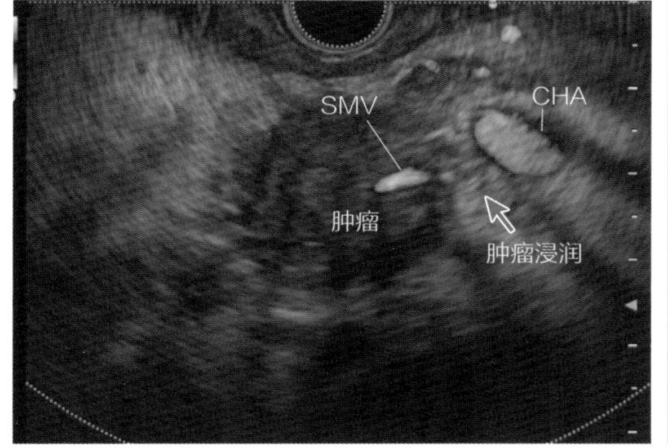

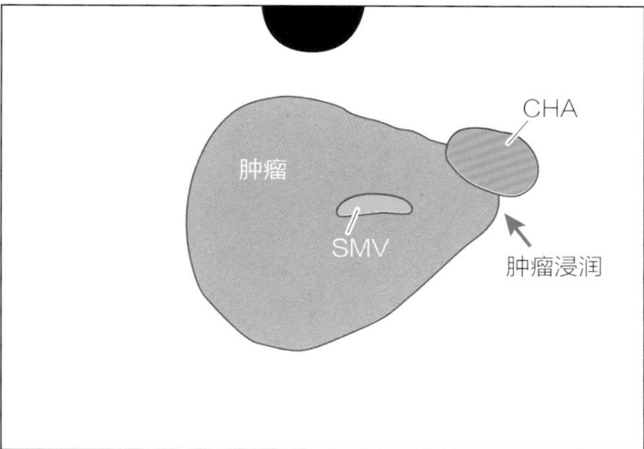

ⓑ CT 重建

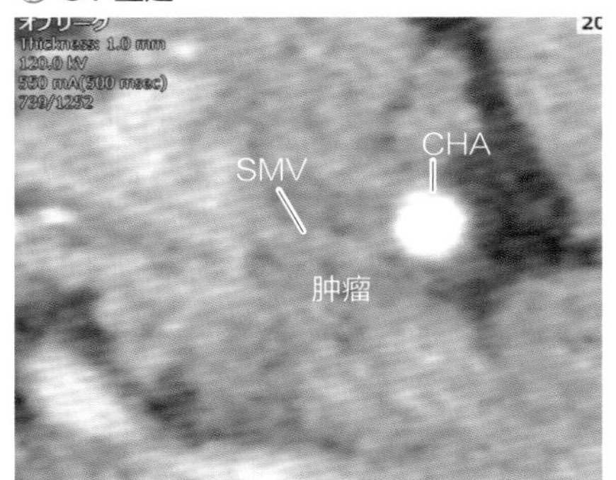

图 9 从 D2 对 SMV 的评估

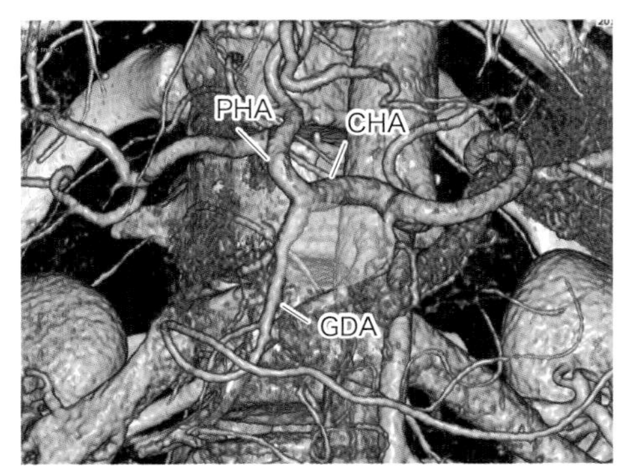

图 10 肿瘤的位置（示意图）

1 D2 ~ D3 ~ D4

视频

概要

首先，我们再复习一下十二指肠的基本走行（图1）。

D2 从胰头右侧下行，经过胰腺和右肾之间的十二指肠下角，移行至 D3。D3 位于 IVC、Ao 的腹侧，并且从与 SMA、SMV 背侧之间的狭小空间中向左侧方向走行，移行至 D4。进而在屈氏韧带处形成弯曲，成为空肠。整体上呈 C 字形，内圈儿部分与胰头处相接。

以上这些如果从横断面观察，如图2所示。

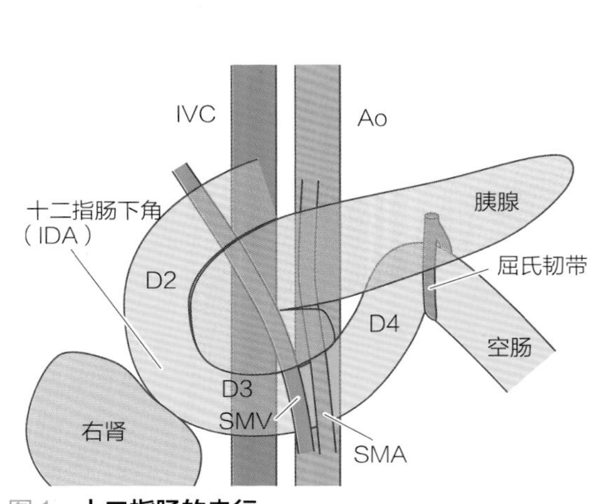

图1 **十二指肠的走行**

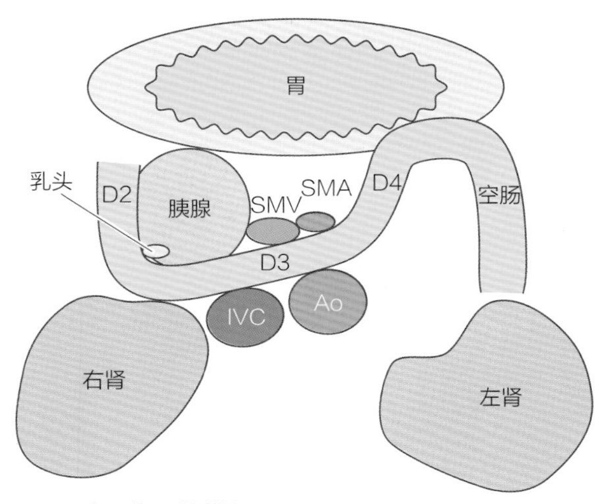

图2 **十二指肠的横断面**

观察顺序

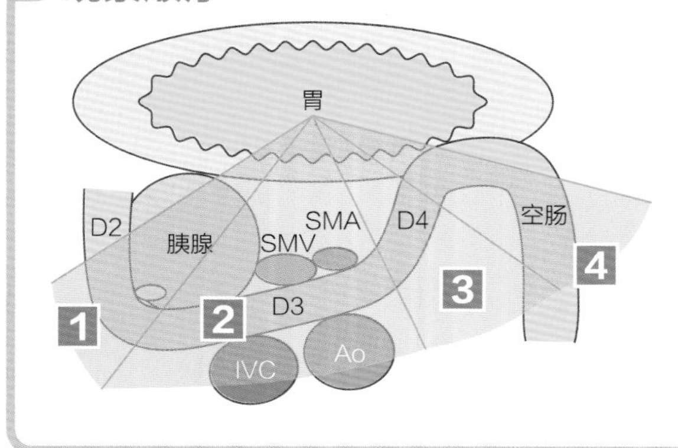

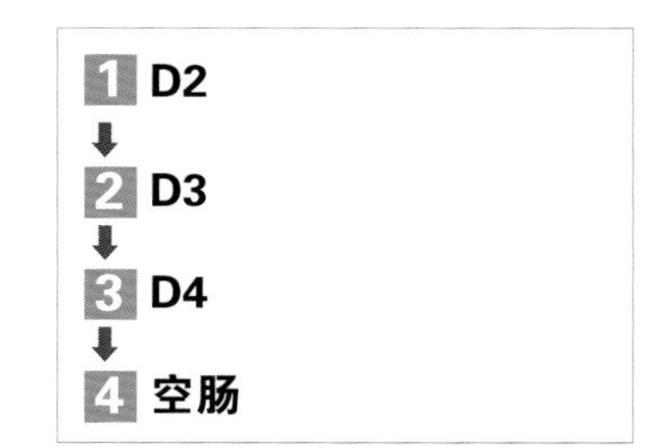

十二指肠能观察到吗？

是的，从D1 ~空肠口侧，是可以从胃内连续观察到的。实际上我们在做普通扫查时也经常能看到些许片段，但由于一般不太留意，而且与其他小肠也没什么区别，所以一般也就都算作“肠管”了。

不过，如果仔细连续追扫观察，是能够观察十二指肠的。

也许有人会质疑，观察十二指肠又能有什么用呢？事实上，十二指肠包绕着胰头，如果能清晰地观察到完整的十二指肠，也可以相应清晰完整地观察胰头的边缘。

十二指肠观察顺序

想知道十二指肠观察的顺序，头脑中要有相应的印象。从胃内观察到的十二指肠，是如图3所示那样上下颠倒的图像。

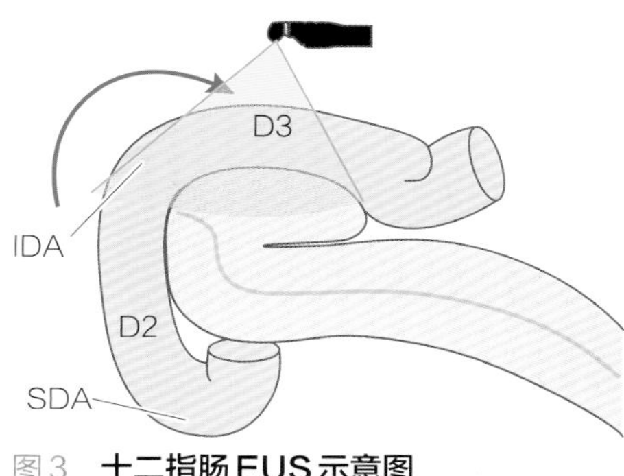

图3　十二指肠EUS示意图

操作顺序

1 D2

通常从习惯观察的胆管、主胰管在乳头（D2）汇合处的部位开始观察（图4）。对于比较瘦的患者，在胃内扫查时很容易观察到乳头。D3是➜所指的方向。此时在十二指肠的左侧（足侧）可以看到右肾。右肾是D3 ~ D2移行处十二指肠下角（infraduodenal angle：IDA）的标志性结构。

ⓐ EUS 图像　视频❸-1

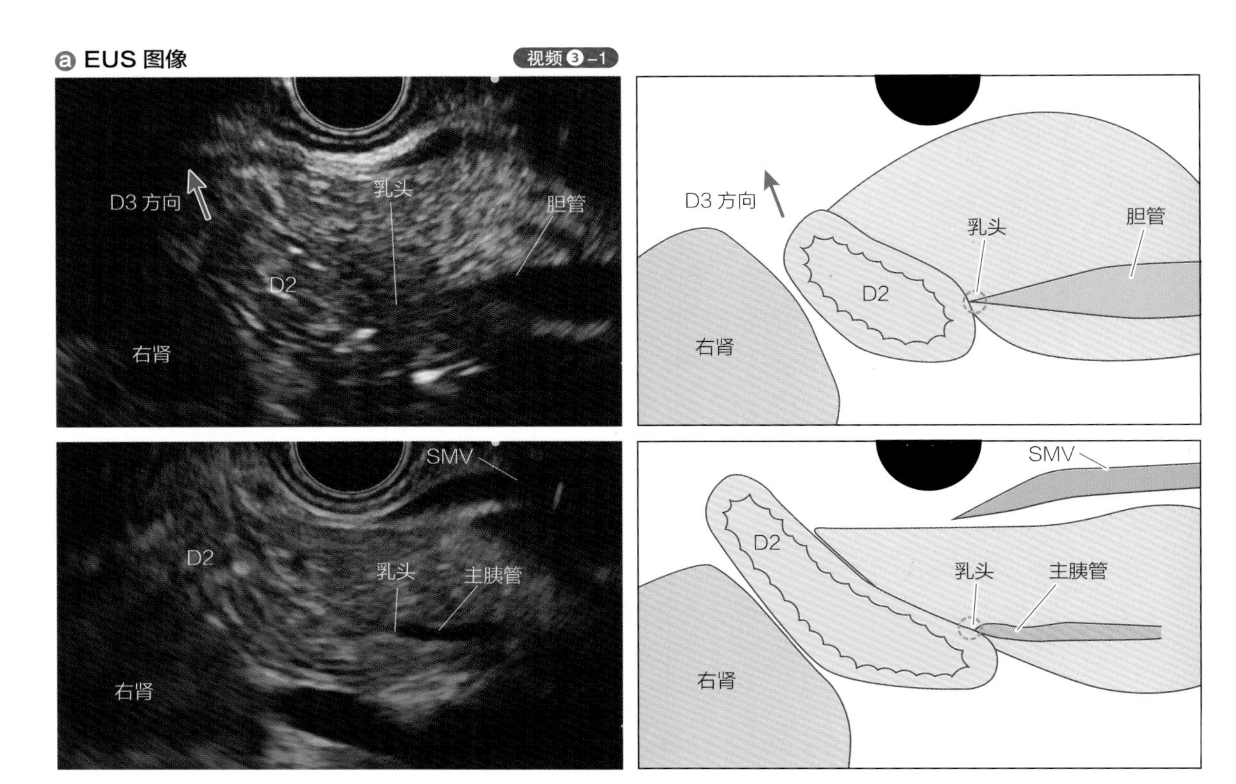

ⓑ CT

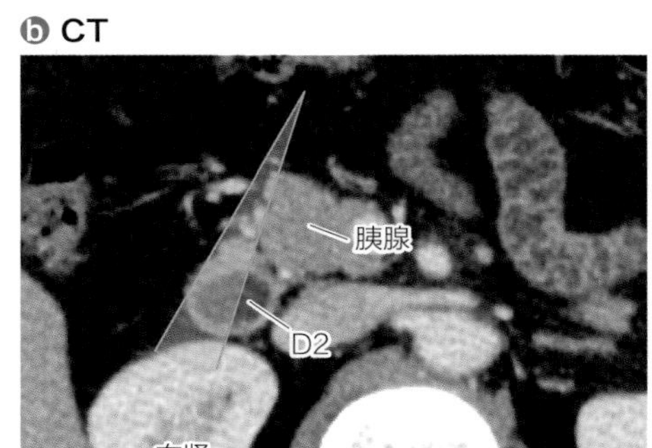

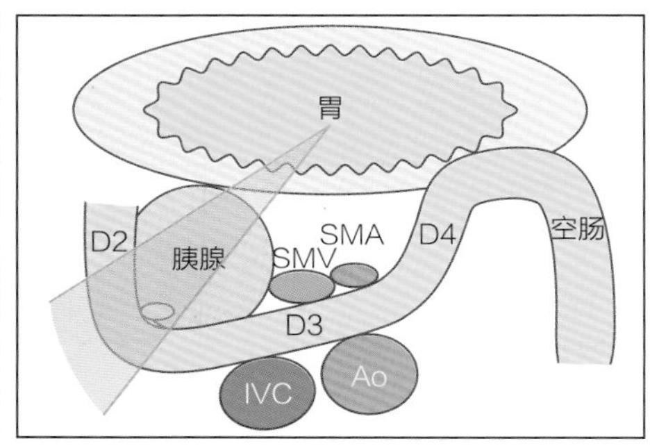

ⓒ CT 重建

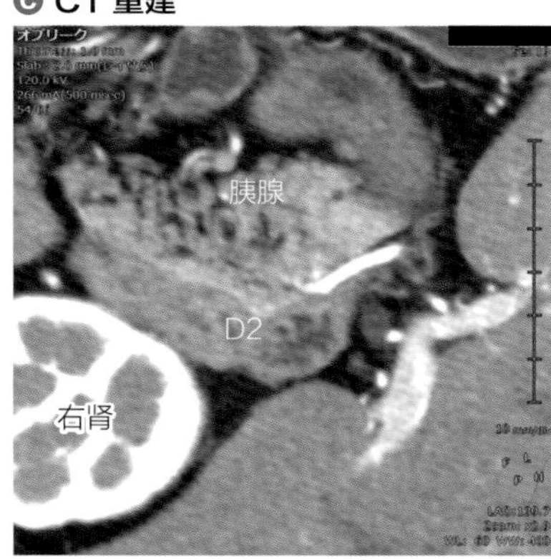

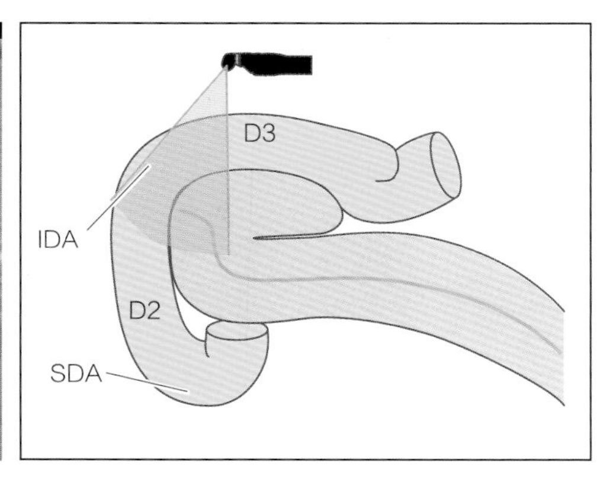

图4　**乳头・D2**

2 D3

从这里开始向D3的方向扫查，需要一直顺时针旋转。

从图4开始稍稍顺时针旋转，即可看到SMA和甜甜圈形状的十二指肠（图5），这里就是胰腺钩突的位置。看到这里的SMA和D3之后，就说明已经可以完整地观察胰腺钩突了。而在D3，十二指肠是在短轴方向被观察到（视频中观察不到）。

ⓐ EUS 图像

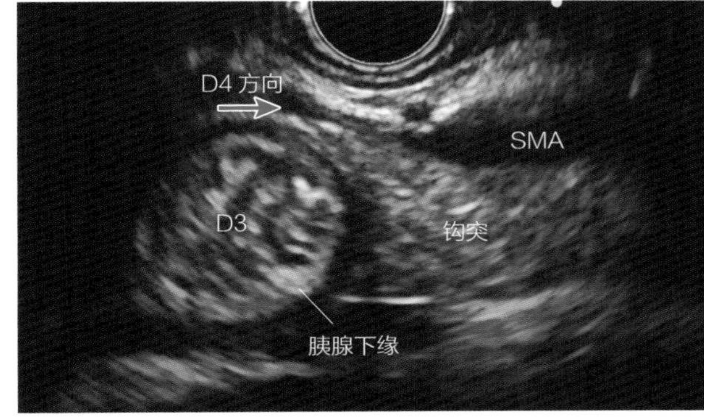

ⓑ CT

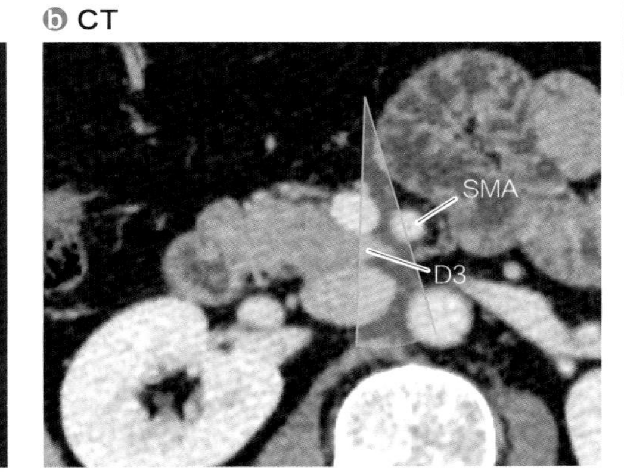

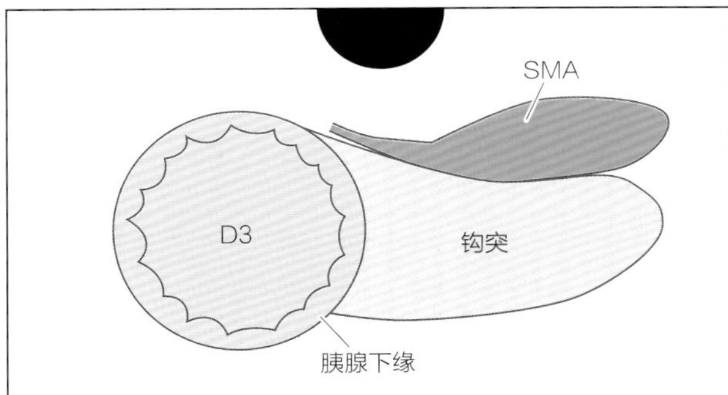

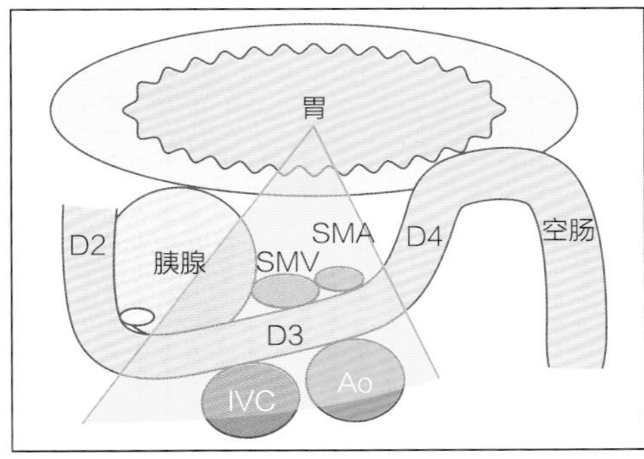

ⓒ CT 重建

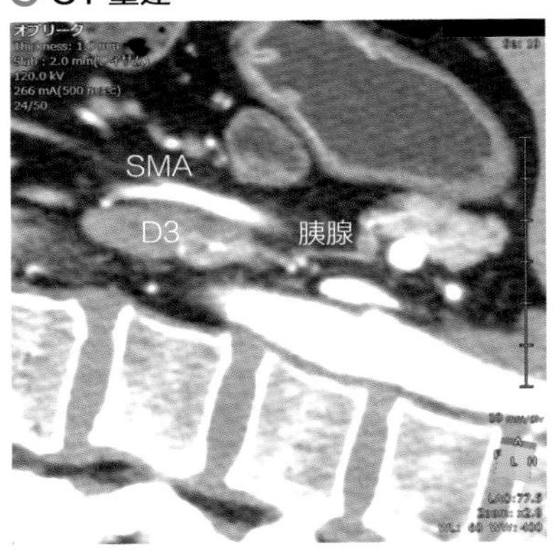

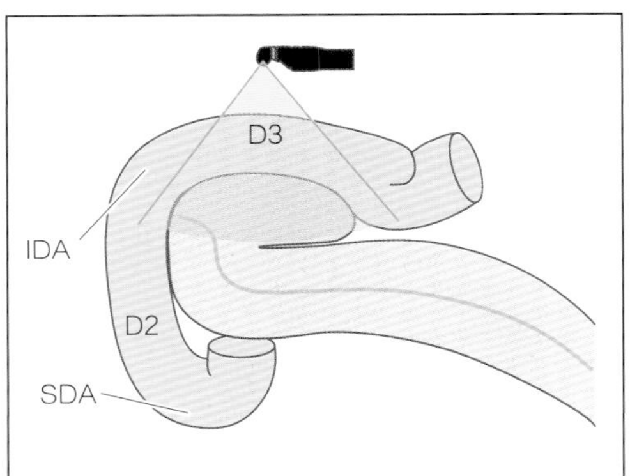

图5 胰腺钩突和SMA以及D3的关系

看着十二指肠进一步再稍稍顺时针旋转，即可看到被SMA和Ao夹着的D3（图6）。

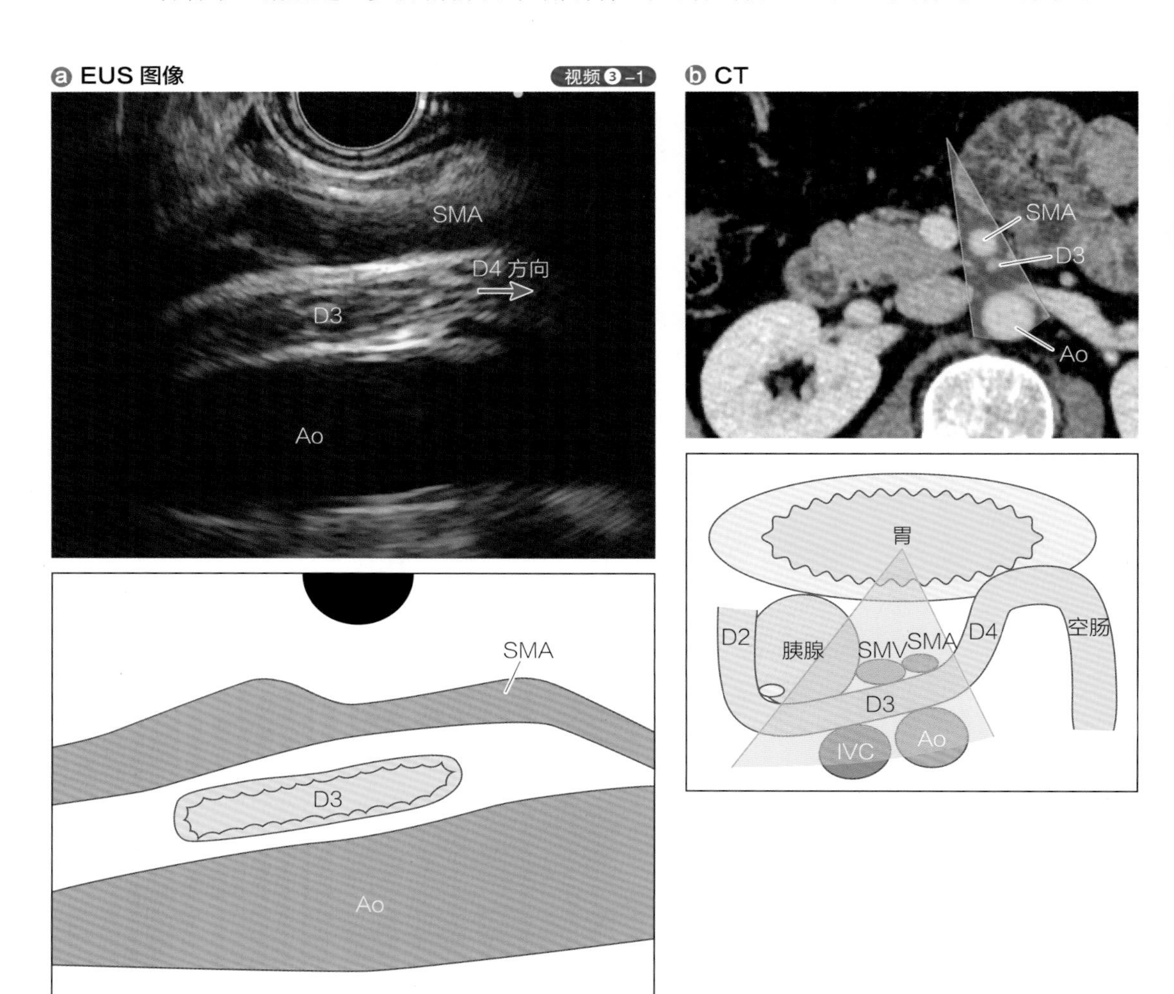

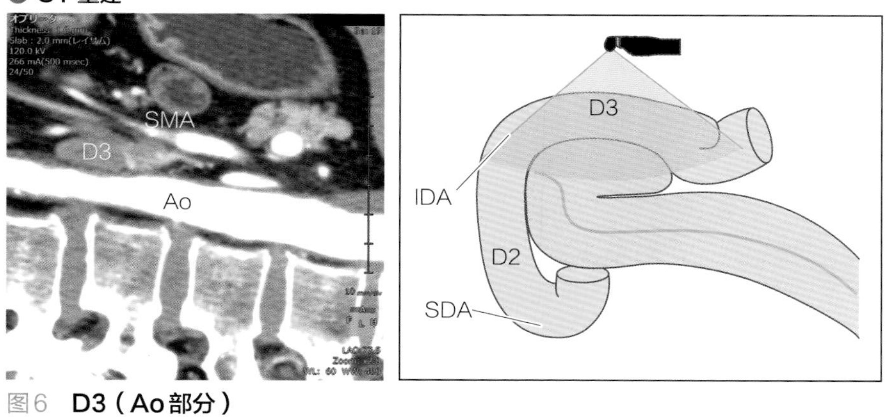

图6 **D3（Ao部分）**

3 D4

继续顺时针旋转，十二指肠从短轴方向变成长轴方向（图7）。此处就是D3到D4的移行部。因为D4是朝向身体的头侧，所以在这里需要拉镜操作。

ⓐ EUS 图像 视频③-1

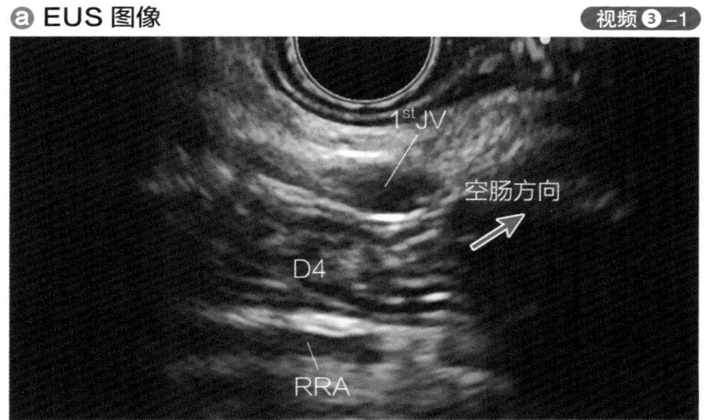

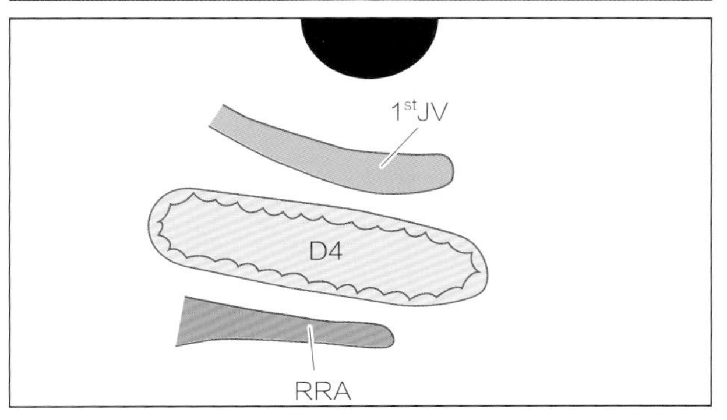

ⓑ CT

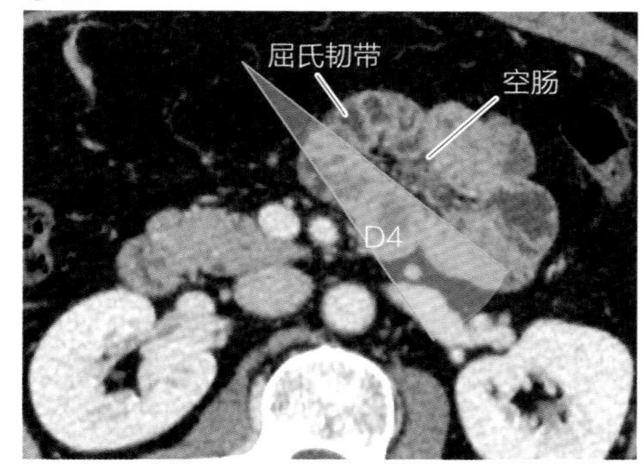

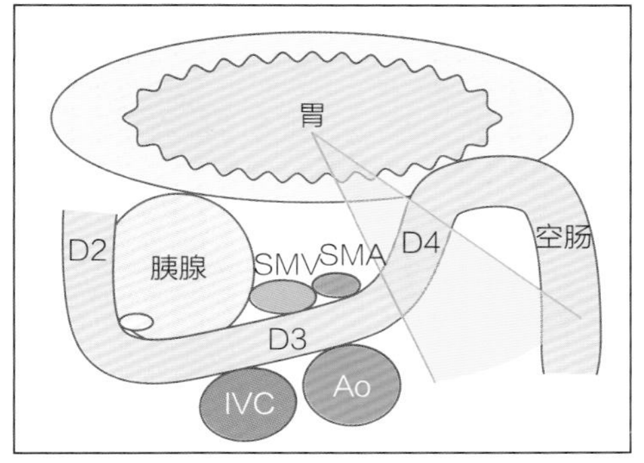

ⓒ CT 重建

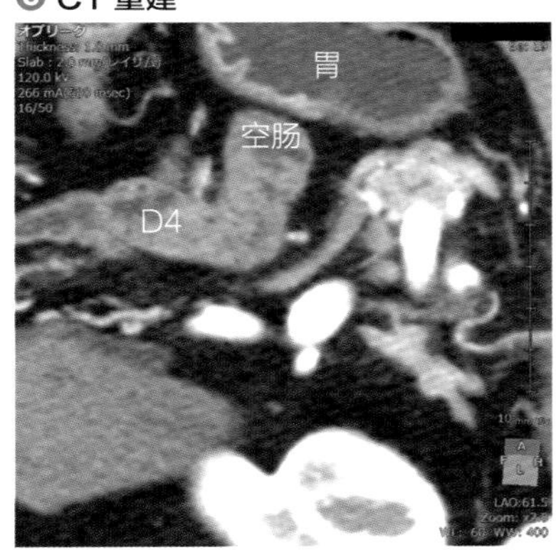

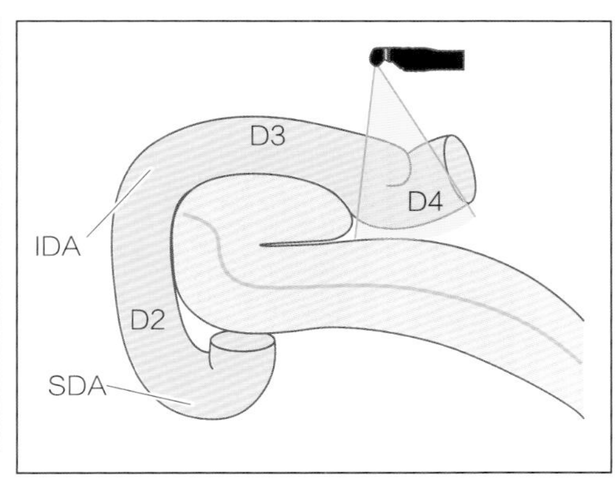

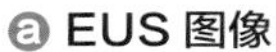

图7 D4

4 空肠

继续顺时针旋转，移行至空肠（1stJV 等结构伴行是标志），十二指肠在画面的右侧逐渐消失（图 8）。从这里开始，可以再返回到 D1 进行再观察，也就是进行逆时针旋转和送镜操作。

怎么样？如果还没有习惯这样的操作，可以尝试在十二指肠内注入 200mL 无气水，这样观察起来相对容易一些，强烈推荐，请一定试试看。

ⓐ EUS 图像　视频❸-1

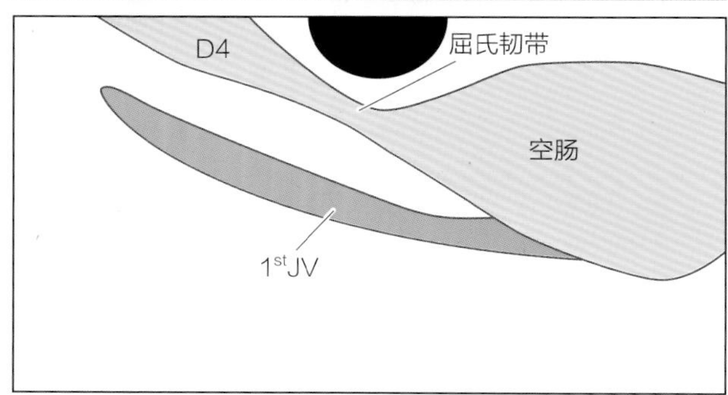

ⓑ CT

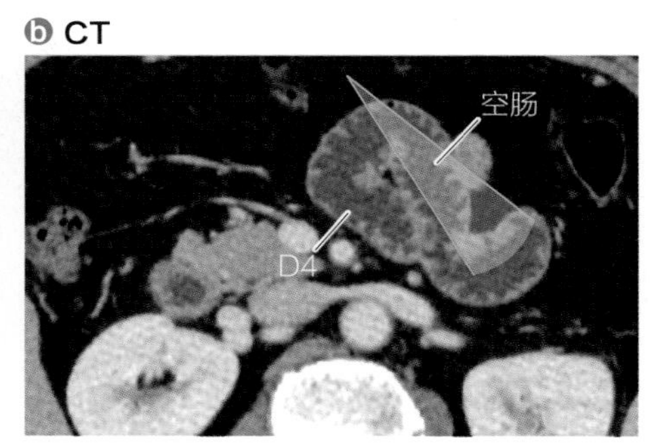

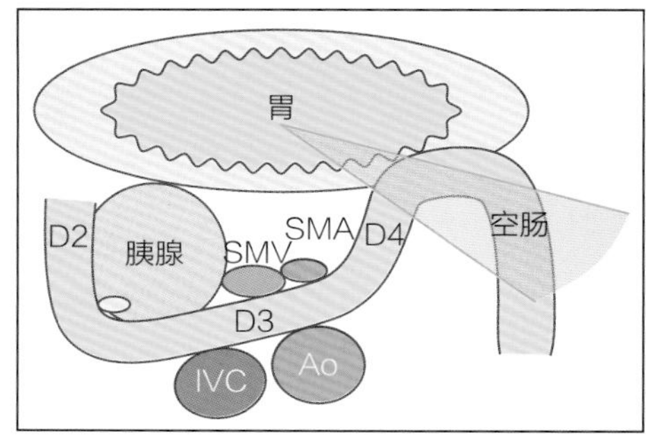

ⓒ CT 重建

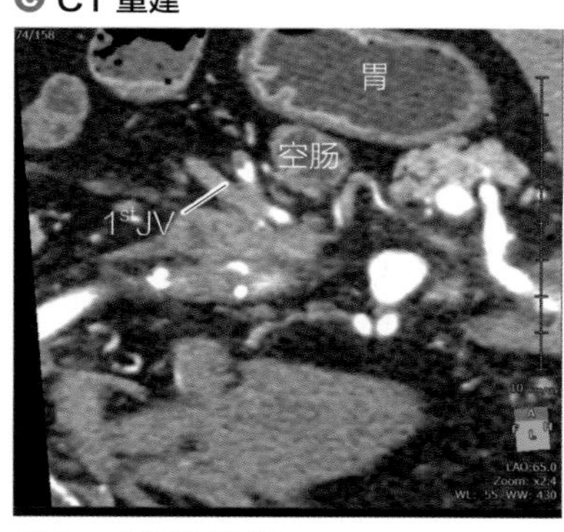

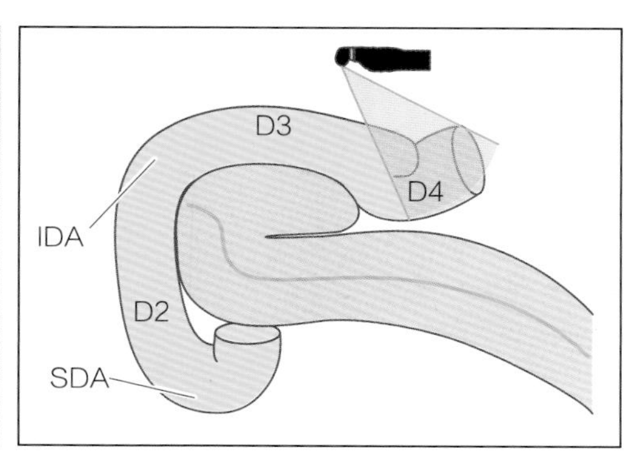

图 8　**空肠起始部**

2 扫查右肾上腺

视频

概要

- 胃内的扫查和D1扫查都可以观察到右肾上腺。
- 要记住能观察到右肾上腺的位置！

从胃内扫查的观察顺序

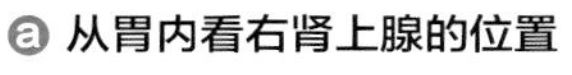

ⓐ 从胃内看右肾上腺的位置

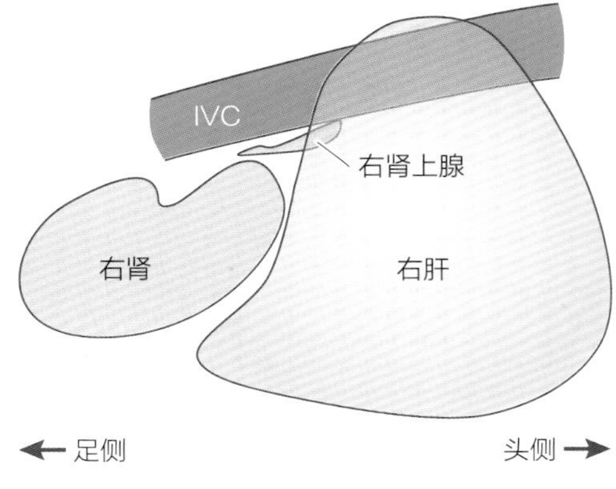

ⓑ 观察范围

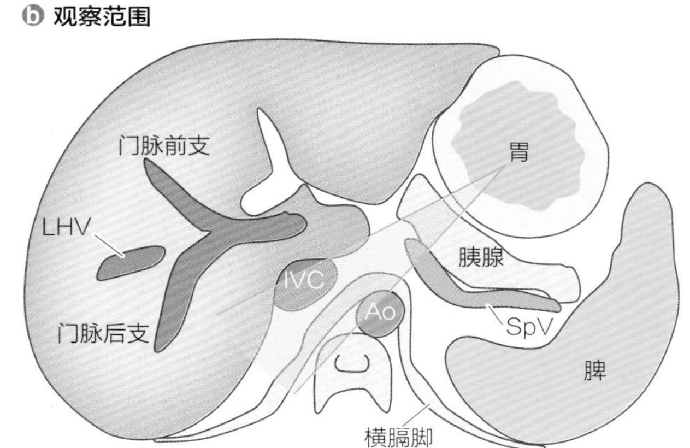

从D1扫查的观察顺序

ⓐ 从D1看右肾上腺的位置

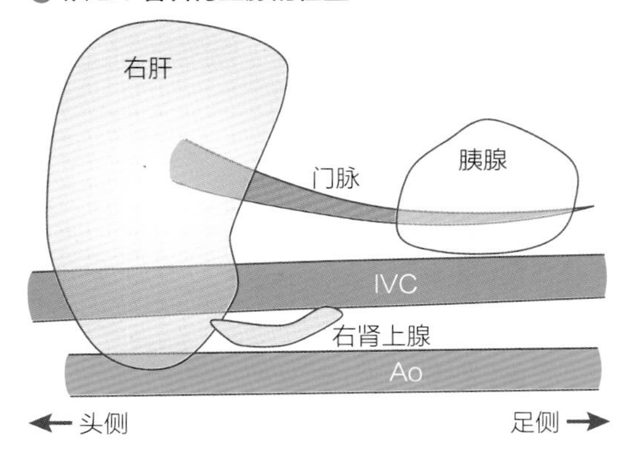

ⓑ 观察范围

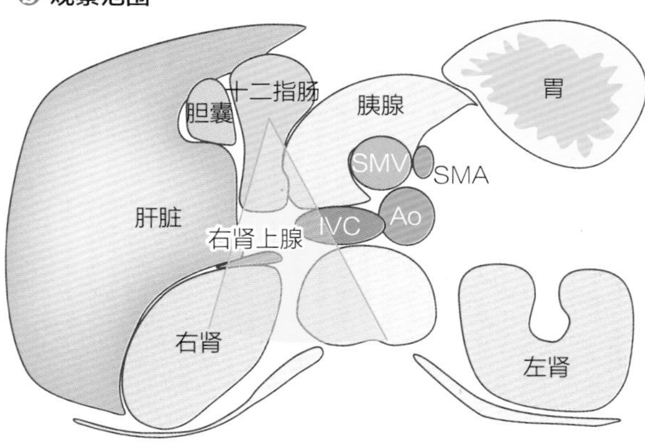

1 “你看到肾上腺了吗？”

笔者的导师山雄健次老师曾经在2004年医学书院的《消化道图像》杂志的技术讲座栏目中，以“超声内镜（线阵扫查）的胆胰区域观察方法”为题写了6期连载。这句让众人哗然的问话，就是当时第一期的大标题。

对于已经学了EUS的笔者来说，连做梦都在反复研读这些连载的情形仿佛就在昨天。而仔细想想连载的第一期内容，上面写的就是“左肾上腺一直都能看到”，是的，如果问：“你看到肾上腺了吗？”其实就是指**左肾上腺**。此外，2006年，在山雄健次主委领导下制定了为行超声内镜下穿刺术而须遵循的线阵超声内镜“标准扫查法”，观察左肾上腺也被作为EUS检查“标准”而记载于其中。

从那时到现在已经过了15年，现在的EUS检查，已经到了观察**“双侧”肾上腺的时代**。但是，对于右侧肾上腺并没有被记载于“标准扫查法”，可能也是因为学会系统观察的医生比较少的缘故。

跟某些血管一样，有时候即便右肾上腺已经在画面中出现，**不能被认识的情况也比较多见**（尤其是从D1观察）。

所以一定要理解右肾上腺在画面中出现的样子，学会扫查右肾上腺的方法。

右肾上腺在从胃内扫查和从D1扫查时都能被观察到。

2 从胃内扫查

首先介绍从胃内扫查右肾上腺的方法。

第1章 A-2 中从胃内开始沿肝左叶⇒IVC⇒Ao观察。在从IVC到Ao的观察过程中即可扫出右肾上腺（本文观察的病例是比较瘦的患者，并不是所有病例中都能观察到）。

先从肝左叶开始顺时针旋转，扫出IVC。一般这个时候再继续顺时针旋转，即可扫出Ao。如果想观察右肾上腺，从IVC开始就要**慢慢地顺时针旋转**。在IVC从肝下面走行出肝外的区域，也就是肝外的IVC与肝下面和右肾之间，即可扫出右肾上腺（图1）。

右肾上腺的观察，从D1开始可能更佳，当然，对于偏瘦的患者，从胃内也能扫出。如果从胃内扫出了右肾上腺，周围的人可能会发出“啊！”“嗯？”等声音（第一次看到估计会这样……），你也可以心里暗自小兴奋一下。

ⓐ EUS 图像

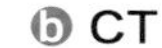

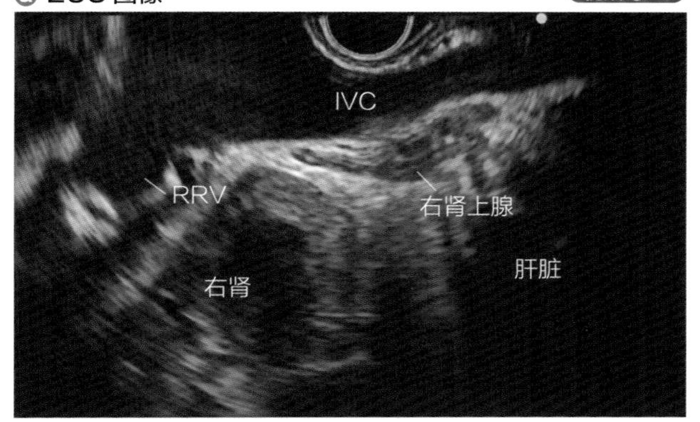

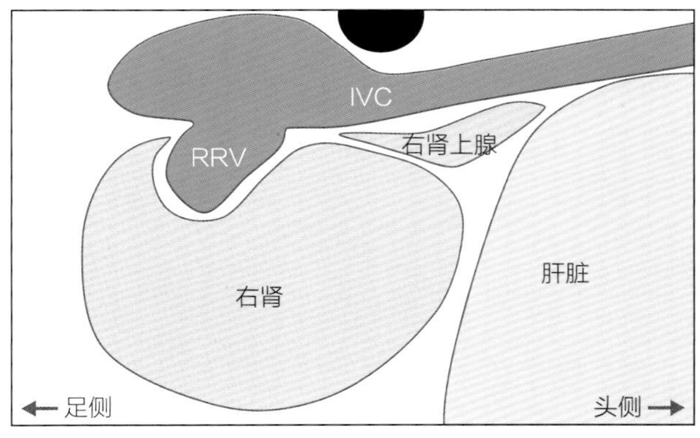

ⓑ CT

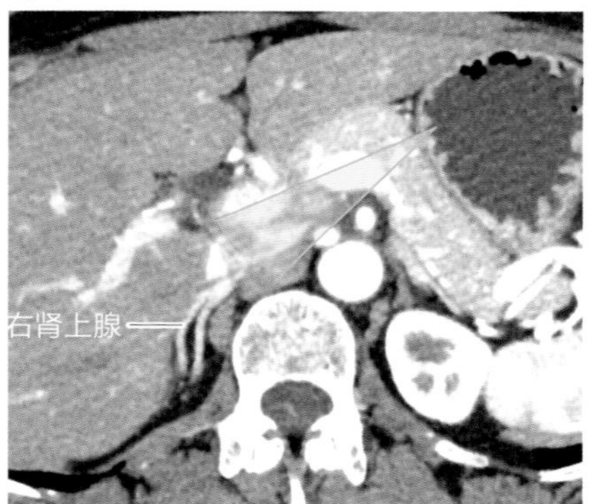

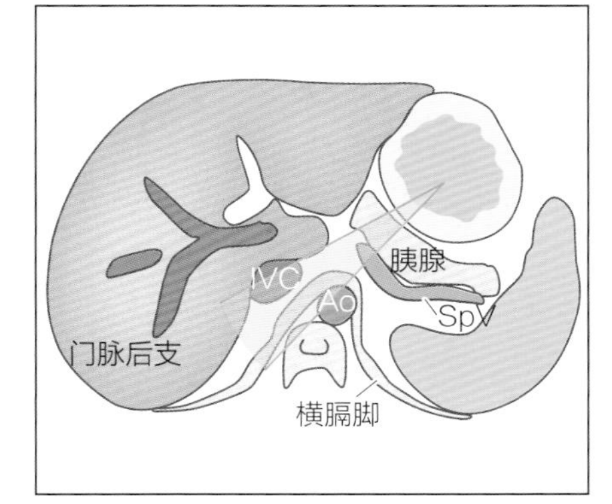

ⓒ CT 重建

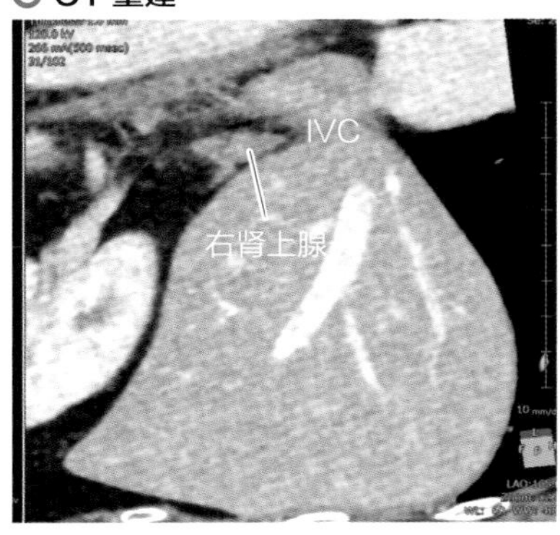

图1 **从胃内扫查右肾上腺**

3 从D1扫查

接下来介绍从D1扫查。

首先，从门脉，也就是D1扫查的初始观察位置开始，上推大螺旋并送镜，即可看到肝门。

在这里稍稍顺时针旋转，探头就会朝向背侧，即可看到IVC（图2）。

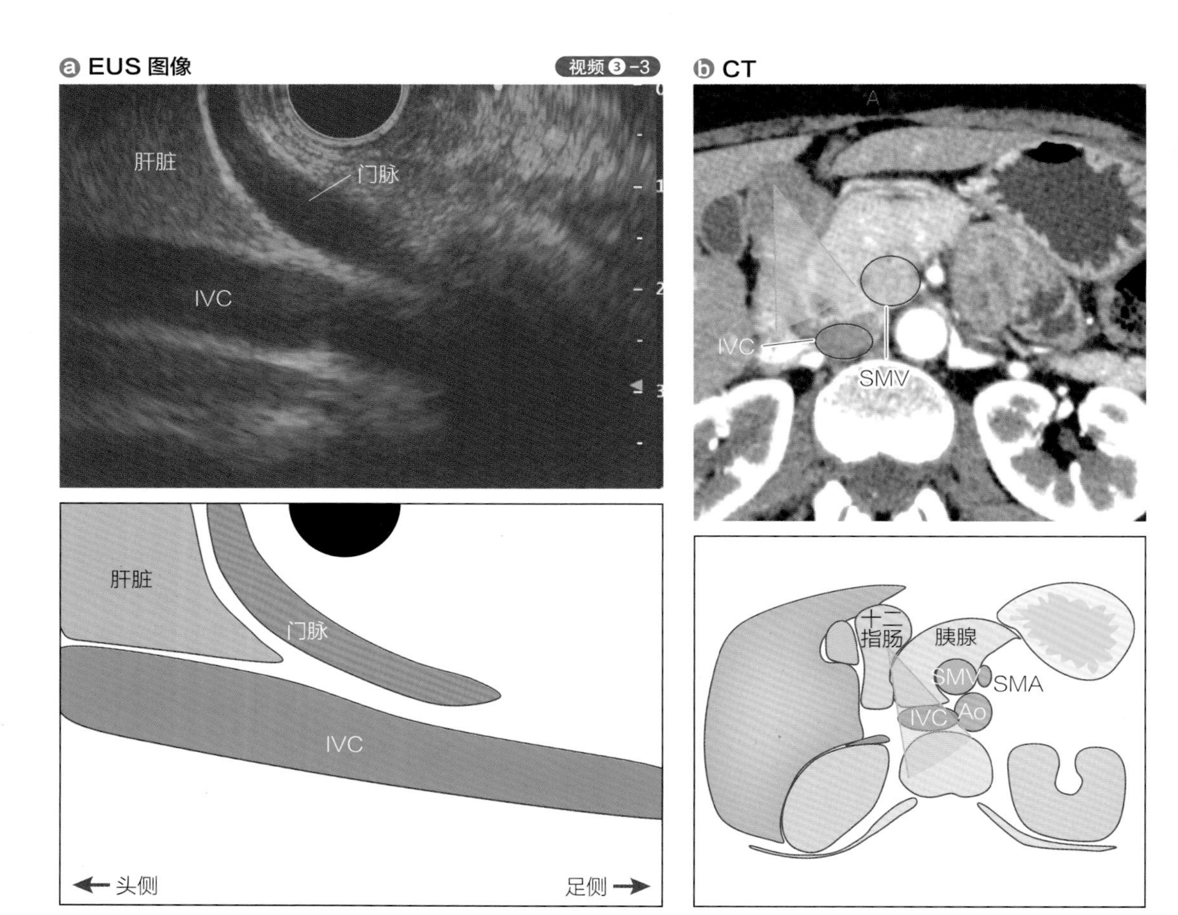

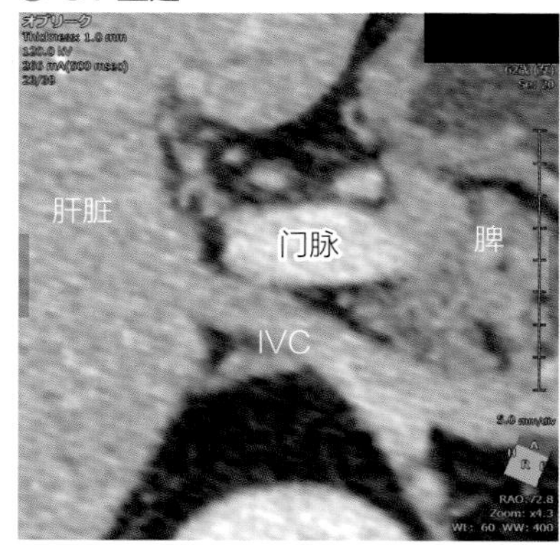

图2　从D1扫查IVC

从IVC开始再顺时针旋转，在IVC的背侧、横膈脚的腹侧即可看到右肾上腺（图3）。

像左肾上腺那样与海鸥征（seagull sign，参考第1章A-3）出现在同一画面的情况比较少，特征是比较细长。最后，逆时针旋转回到初始观察位置的门脉，观察结束。

需要注意的是，从D1扫查时镜身的自由度相对较小，所以千万不要过度扫查。

怎么样？把“**你能看到双侧肾上腺吗？**”作为新时代EUS检查的流行语，努力做更高水准的扫查吧！

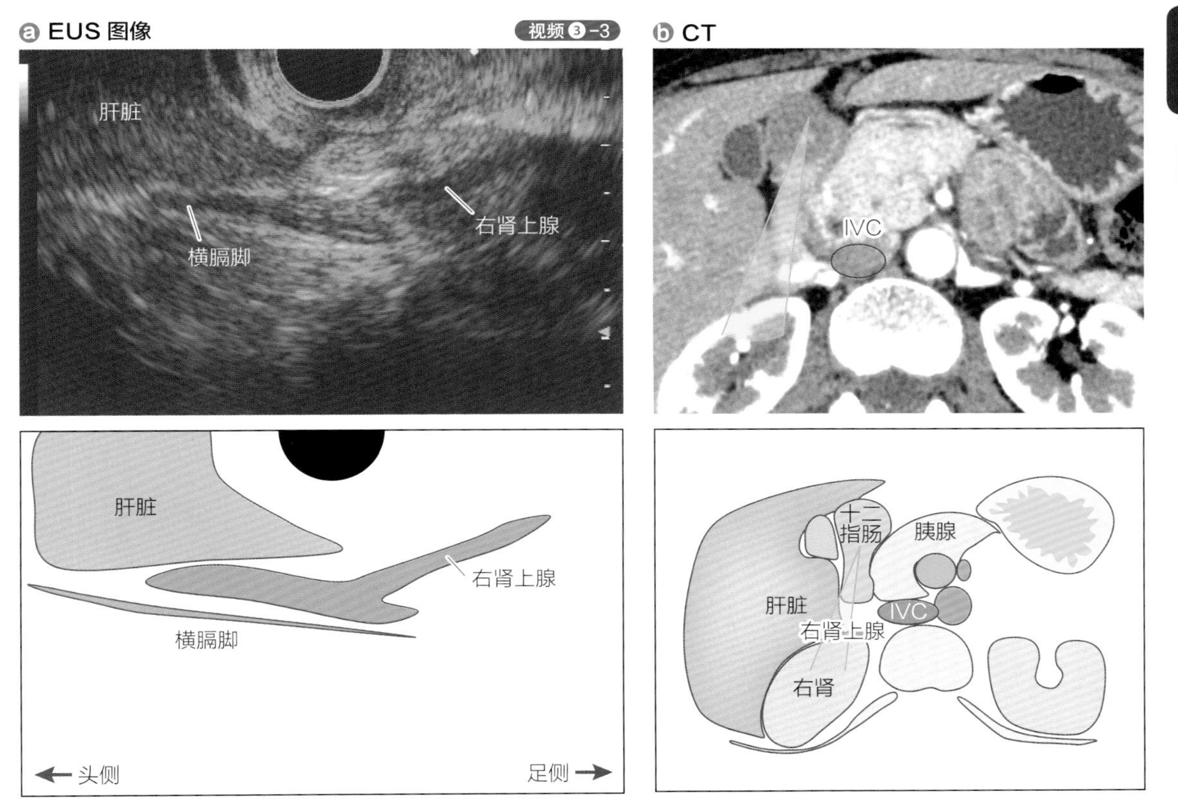

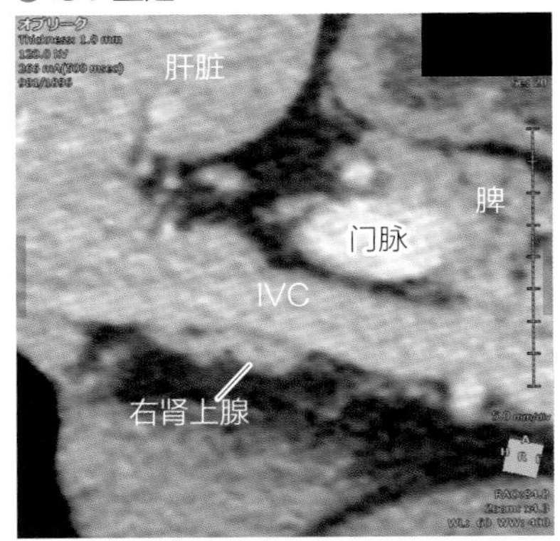

图3　**从D1扫查右肾上腺**

参考文献

[1] 山雄健次：技術講座 超音波内視鏡（コンベックス扫查式）による膵・胆道領域の描出法．消化器画像，6（5）：687-690，2004．

[2]「超音波内視鏡下穿刺術のためのコンベックス型超音波内視鏡による標準的描出法」（超音波内視鏡下穿刺術標準化検討委員会/監），オリンパスメディカルシステムズ，2006．

3 左肾静脉（LRV）～IVC

视频

概要

- 要知道LRV的重要性。
- 追扫LRV出人意料地简单。
- 追扫Ao和SMA所夹的部分有难度。

观察顺序

1 左肾
↓
2 LRV
↓
3 IVC

首先我们简单复习一下左肾静脉（LRV）。

汇集了左肾小血管的LRV，汇入平第1、2腰椎高度的主动脉（Ao）的腹侧，肠系膜上动脉（SMA）的背侧，也就是Ao和SMA所夹区域中的IVC（图1）。邻近LRV的上方就是SMA的起始部。

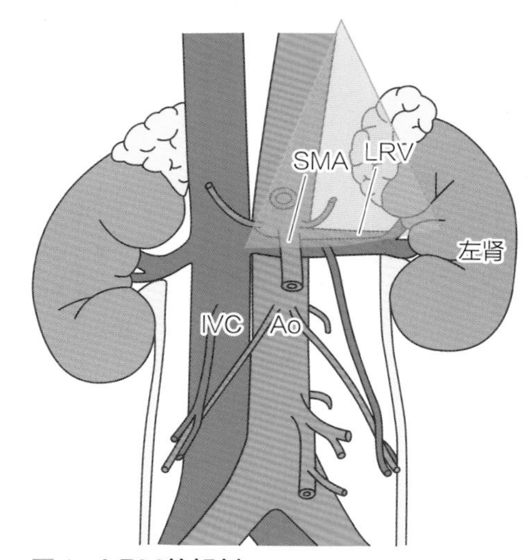

图1　LRV的解剖

LRV为什么这么重要呢？在后面EUS-FNA的部分会有说明。主要因为在大动脉周围淋巴结的分组中，它是区分16a淋巴结和16b淋巴结的血管（参考第5章-3图1）。

在大动脉周围淋巴结的EUS-FNA时，LRV也是重要的标志性血管。

在平常的EUS检查时，一般并不需要以LRV作为重点去扫查。它是在胃内扫查观察胰体尾时可以看到的血管。从左肾开始逆时针旋转即可发现并追扫LRV，观察到它的一部分一点儿也不困难。

但是，因为Ao和SMA之间所夹的部分比较狭小，追扫该部分则比较有难度。而且，一直到汇入IVC的那一段，也一般只有在偏瘦的患者中才能观察到。

下面我们就一起看看吧！

1 左肾

首先，扫到左肾（图2），这应该很容易。

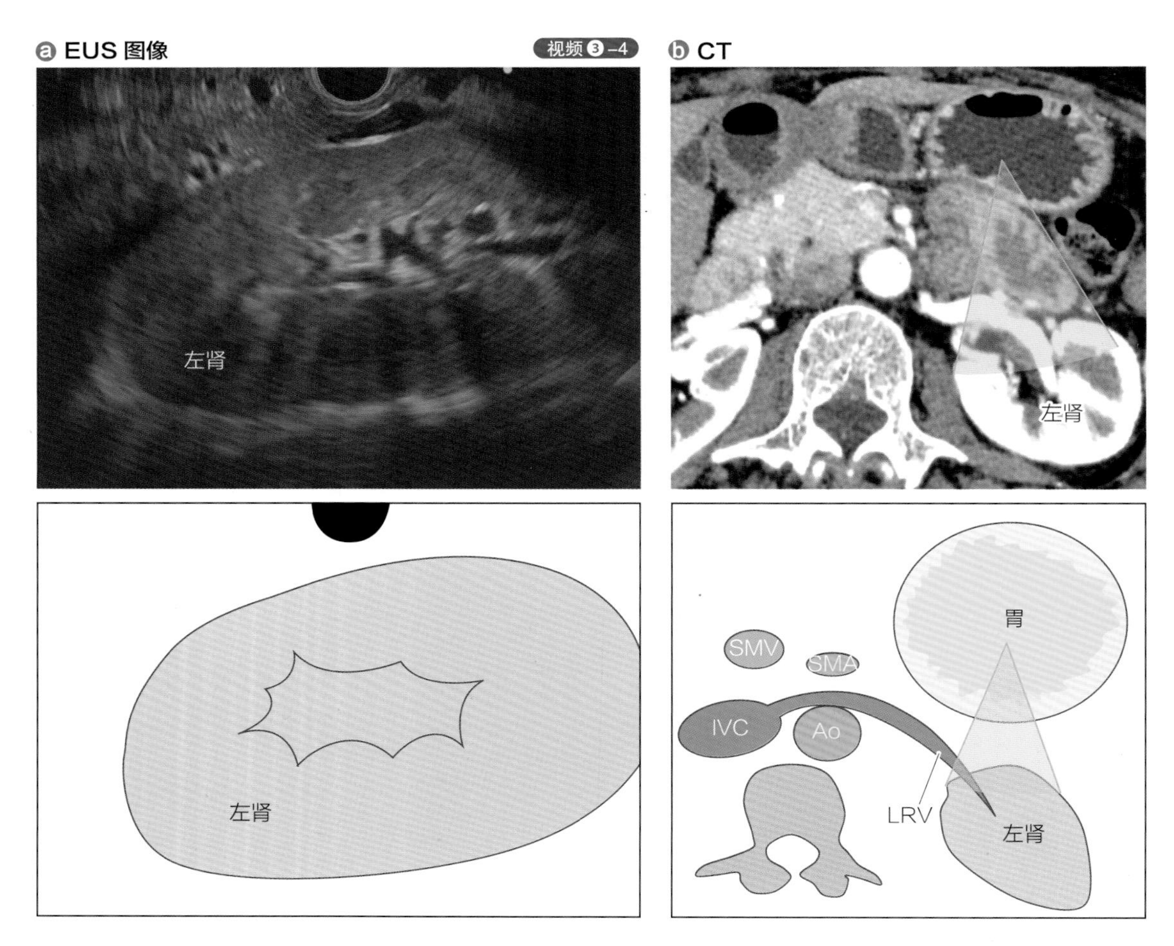

ⓒ CT 重建

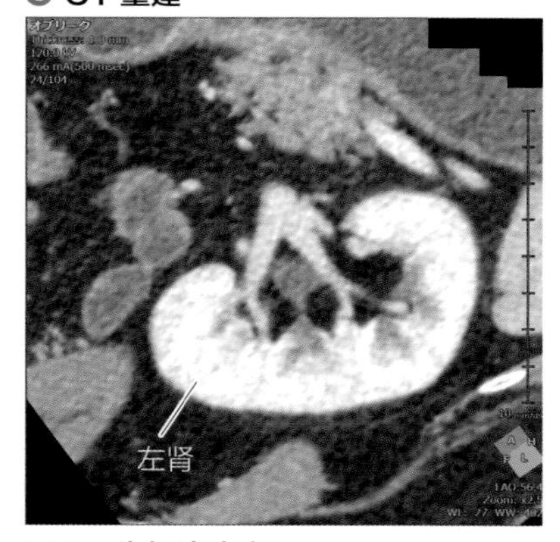

图2　**先扫查左肾**

2 LRV

保持左肾在6点钟方向，逆时针旋转。

可以看到肾门处进出的血管（图3），其中最粗大的就是LRV，而与之伴行略显蜿蜒的较细血管就是左肾动脉（LRA）。

一般观察到的胰腺和脾动、静脉（SpA、SpV）在更加靠近探头的地方。

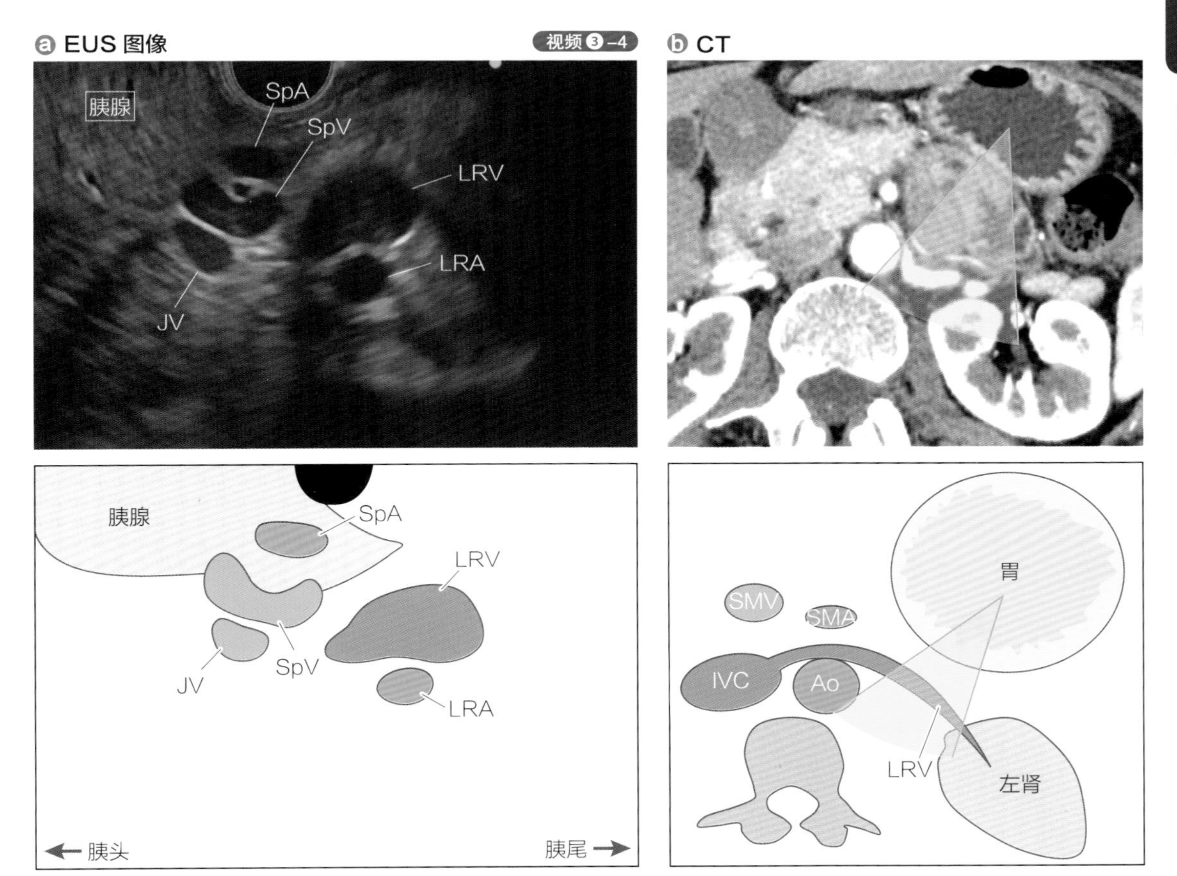

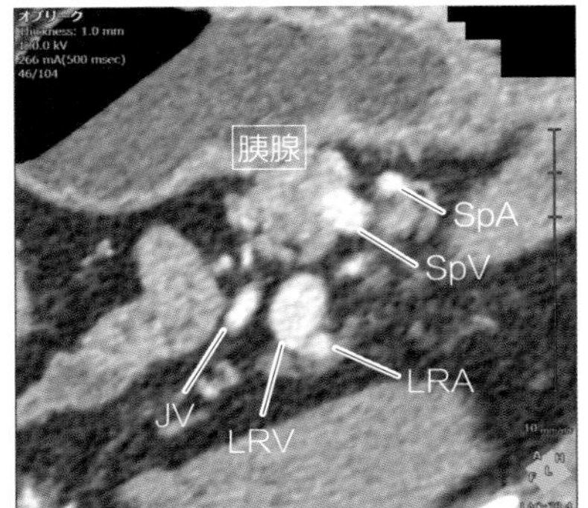

图3 **LRA·LRV的扫查**

继续朝IVC方向追扫LRV。

恰好在Ao和SMA之间所夹的部位，LRV生理性狭小，变得难以观察，此时可以慢慢地逆时针旋转，慢慢移动是诀窍。这样操作后，就可以看到一般检查时很容易观察到的SMA从Ao中分支出来的样子（图4）。这个图像一定要记在脑海中。

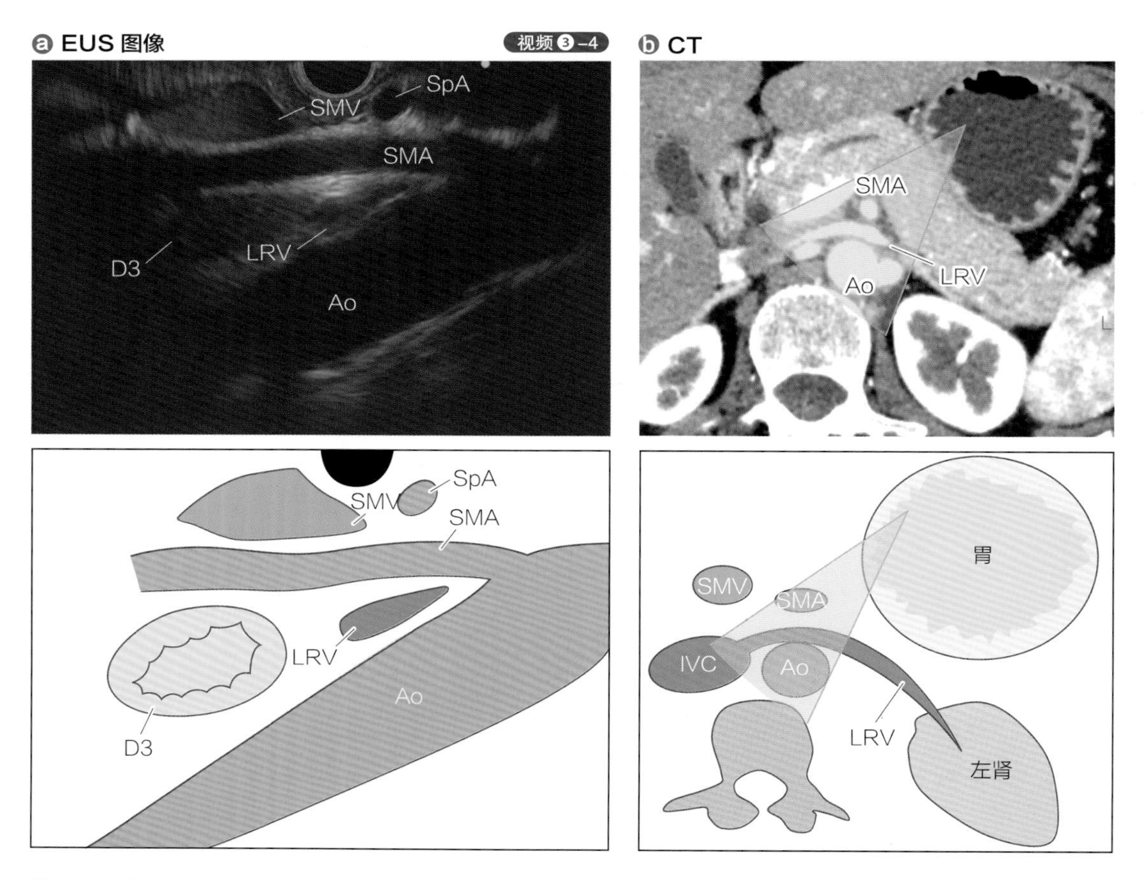

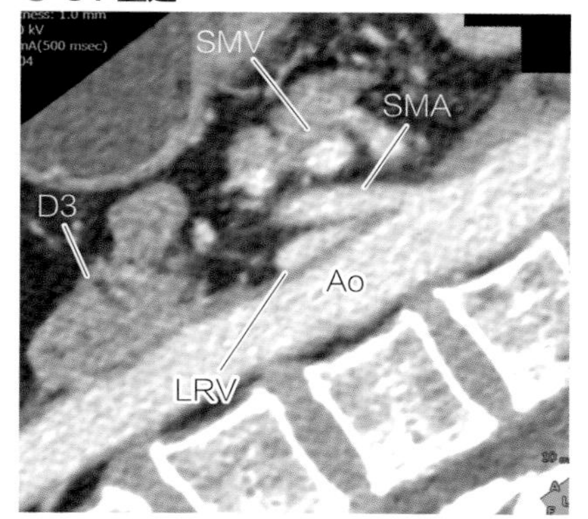

图4　**LRV被SMA和Ao夹在中间的部分**

3 IVC

从这里继续追扫至IVC吧。如果是比较瘦的患者，一直可以看到LRV汇入IVC的位置（图5）。视频中就是从这里到左肾再返回的操作（回旋法）。

一般以胰腺为中心的扫查中，这样的区域是不能看到的吧？

不过，像这样有对不同的观察重点进行EUS扫查的意识后，你的视野就会变得更宽，EUS-FNA时的安全范围或者备选区域也会变得更大。请一定要多多尝试一下。

但是，这种观察一定要在患者条件允许的前提下进行。千万不要过度操作。

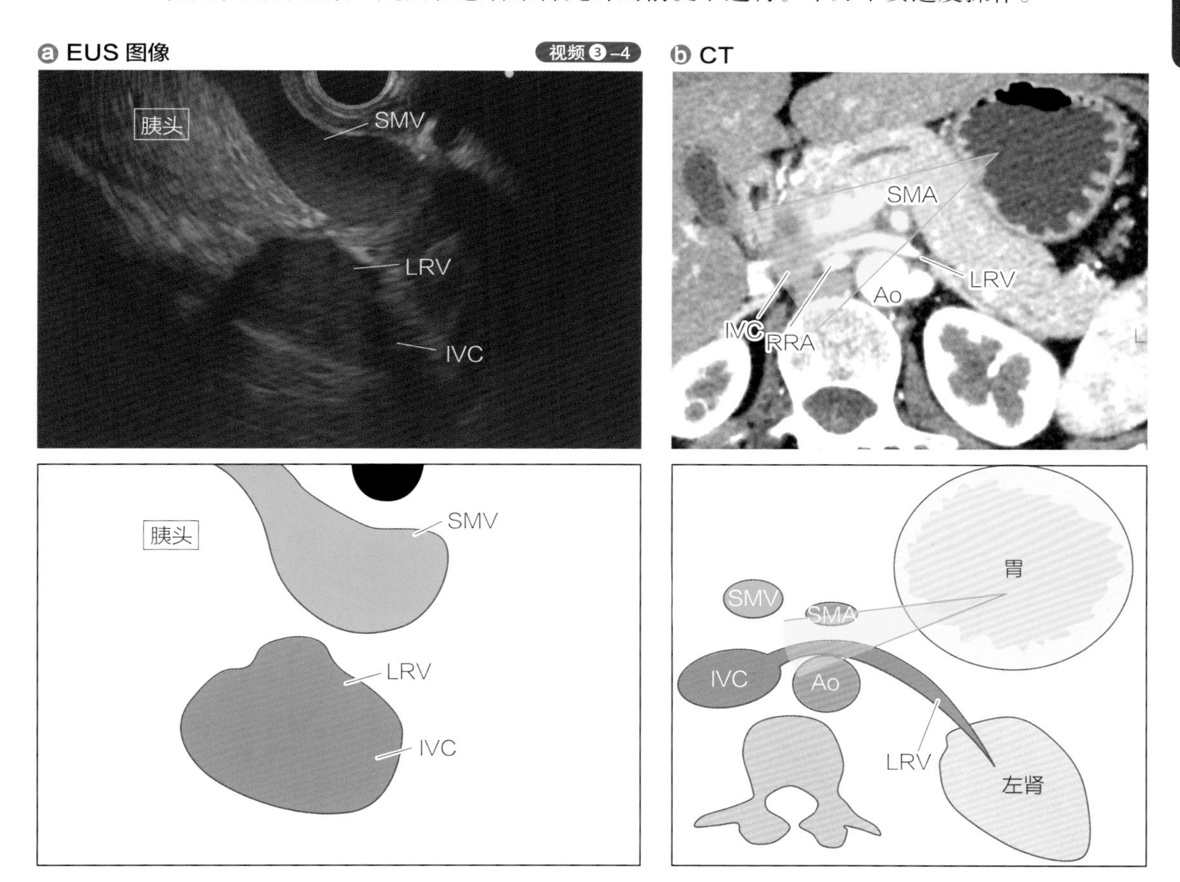

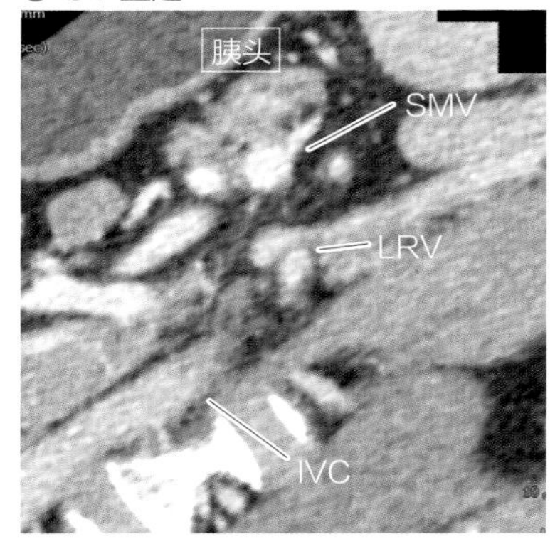

图5 LRV·IVC的汇入部位

4 ReRHA

视频

概要

按通常的操作，想要沿CA⇒CHA⇒RHA的顺序逐个扫查出各个血管时，有时会出现“咦？怎么追扫不到RHA了呢？”的情况。

此时要考虑到血管走行异常，多数情况是替代肝右动脉（ReRHA）。可能很多人都认为“ReRHA无论如何都是观察不到的”。其实只要再从SMA开始追扫，你就可以看到分支出来的ReRHA了。此时的你，是不是很得意呢？

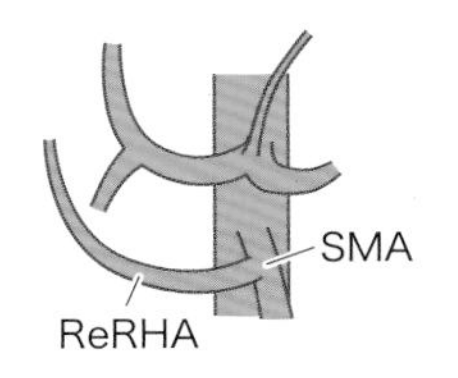

观察顺序

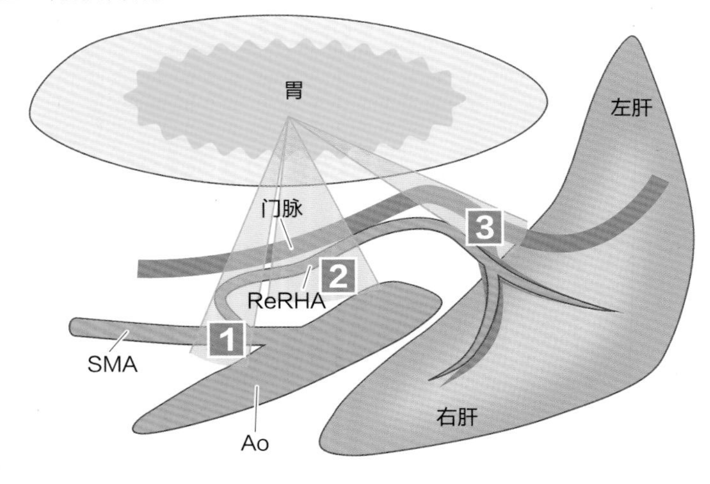

1 从SMA开始的分支
⬇
2 门脉和伴行结构
⬇
3 向右肝内的汇入

ReRHA是什么?

替代肝右动脉（replacedrighthepaticartery，ReRHA）是指肝右动脉（RHA）直接从肠系膜上动脉（SMA）分支出来的解剖学变异。这种从SMA直接分支出来的ReRHA经过胰头背侧，在肝十二指肠系膜内胆管的背侧走行入肝。

RHA的变异，除了ReRHA之外，还有肝总动脉从SMA分支出来的变异（ReCHA）、RHA从胃十二指肠动脉（GDA）分支出来的变异等，但较少见，所以只记住ReRHA也问题不大（表1）。

与一般的动脉分支相比较，从解剖学位置关系的角度来看，在胰头癌的病例中，ReRHA更容易被浸润。所以在行胰头十二指肠切除手术时，要注意有无ReRHA，并且在EUS检查时也最好能掌握ReRHA的扫查方法。

表1　**RHA的变异**

	ReRHA	ReCHA	从GDA分支的RHA
示意图			
概率	11%	5%	1%

注：此表引自文献。

CT中的观察方法

下面看一个ReRHA病例的血管MPR和CT造影。

血管MPR（图1）可见ReRHA从邻近SMA根部的位置分支出来。

CT造影可见ReRHA从SMA的腹侧分支出来（图2a），经过胰头和门脉的背侧（图2b），再从背侧与胆管伴行（图2c），最终进入肝右叶（图2d）。

ⓐ ReRHA

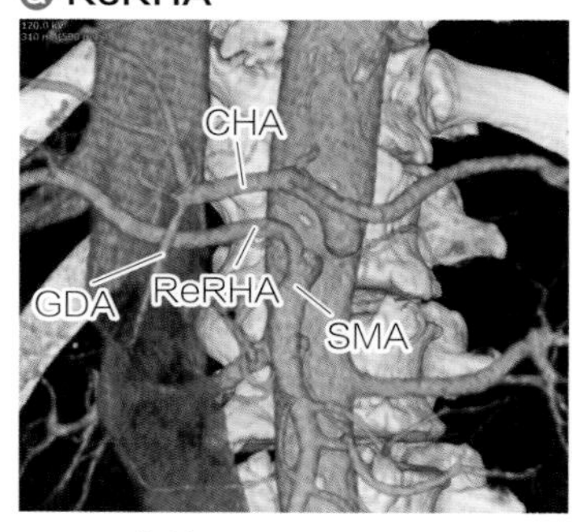

ⓑ 正常

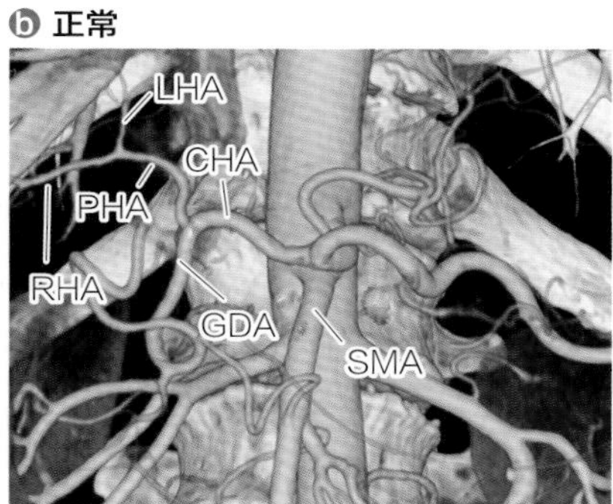

图1　血管MPR

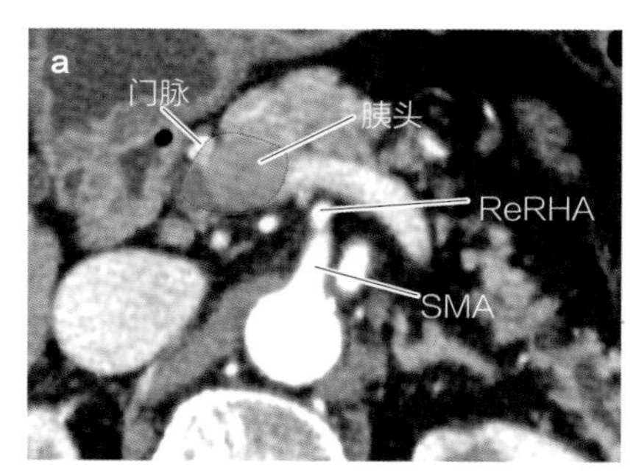

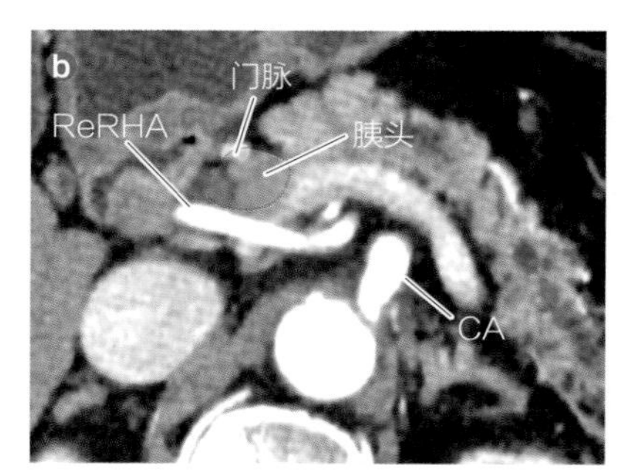

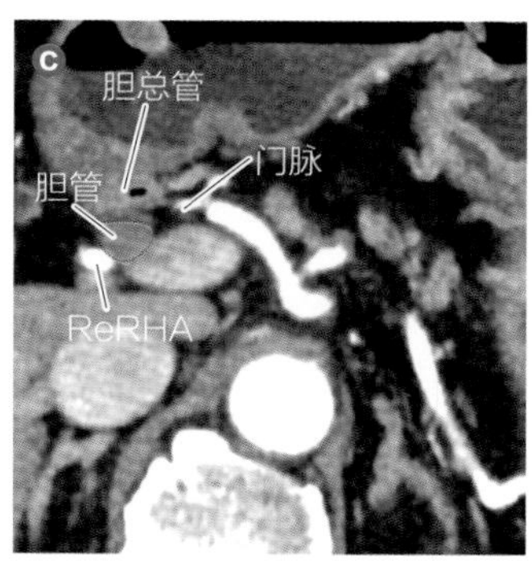

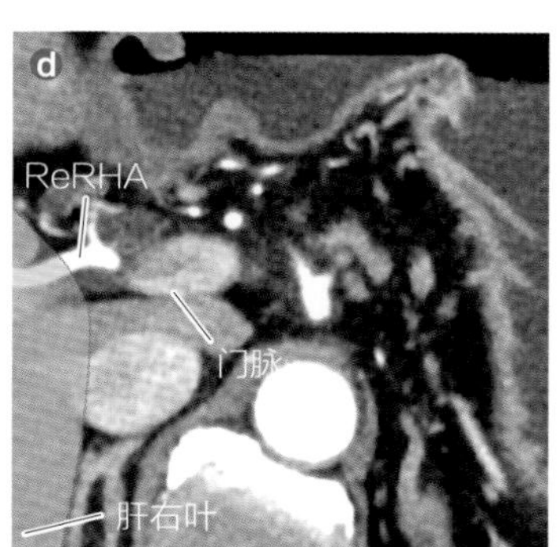

图2　CT造影

EUS的观察方法

那么EUS又是如何扫查的呢?

针对ReRHA的扫查，一般在胃内开始追扫连续的血管相对比较容易，所以推荐掌握胃内扫查的方法。

1 从SMA开始的分支

先扫出SMA的根部，再将镜身逆时针方向（向腹侧）旋转，即可确认ReRHA的分支（图3）。

ⓐ EUS图像 视频❸–5

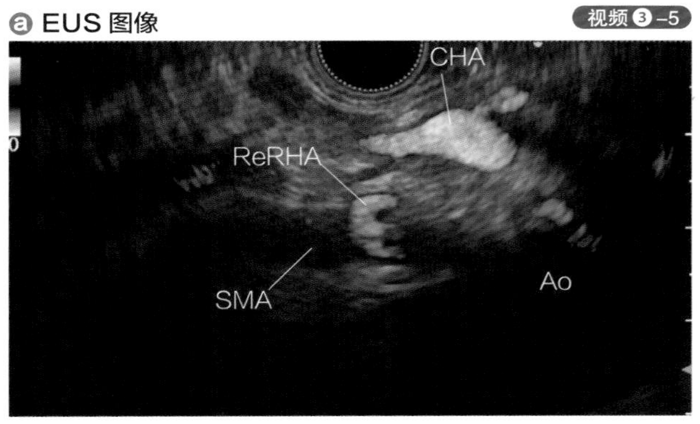

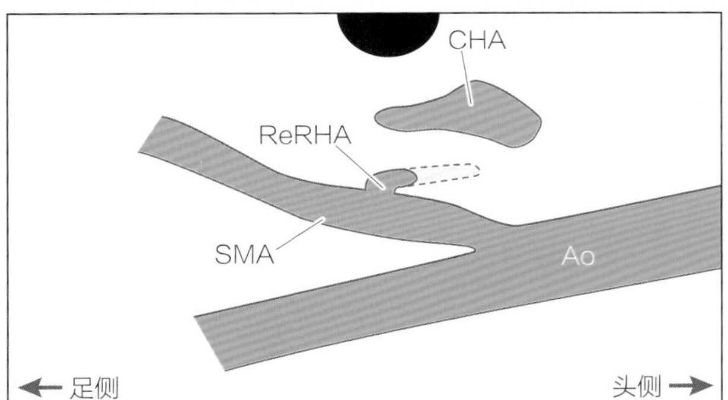

ⓑ CT

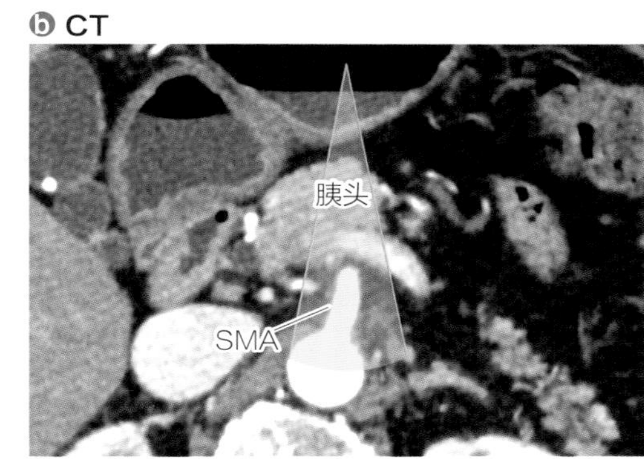

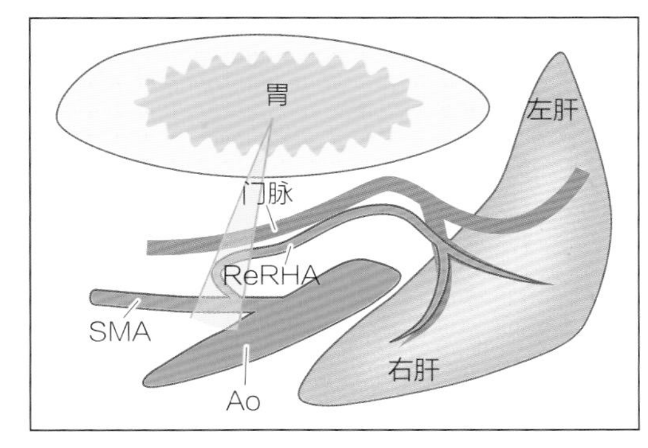

ⓒ CT重建

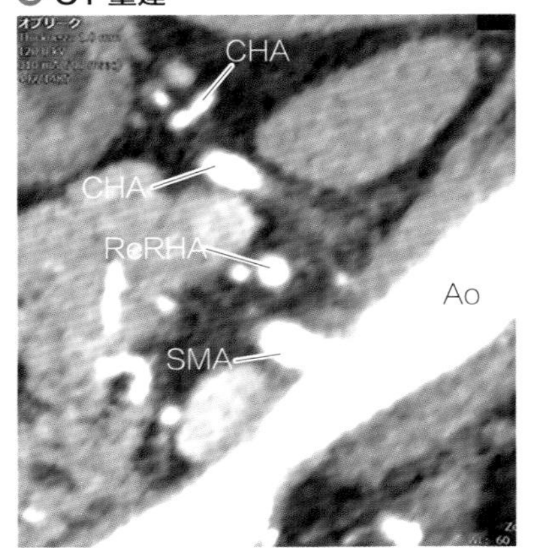

图3 从SMA开始的分支

第3章 大师篇 能看到这些，你就是线阵EUS的大师！

2 门脉和伴行结构

继续逆时针旋转并拉镜，即可确认从门脉背侧与门脉伴行的ReRHA（图4）。

ⓐ EUS 图像　视频❸-5

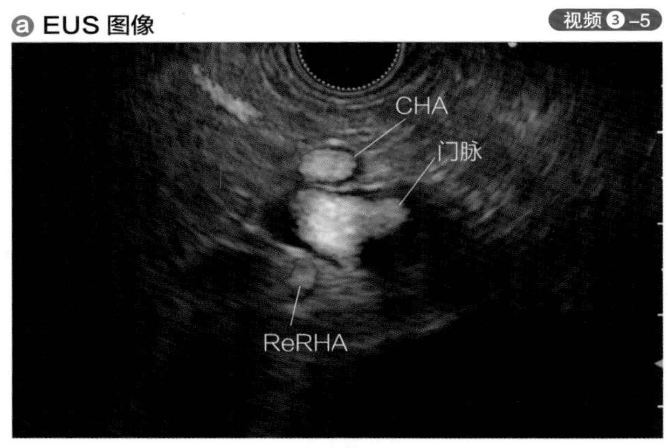

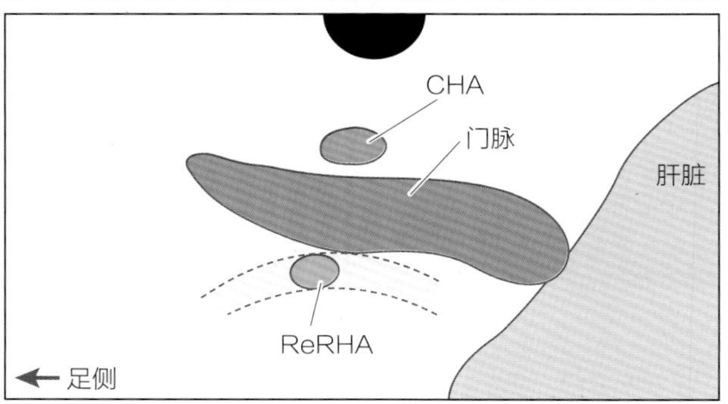

ⓑ CT

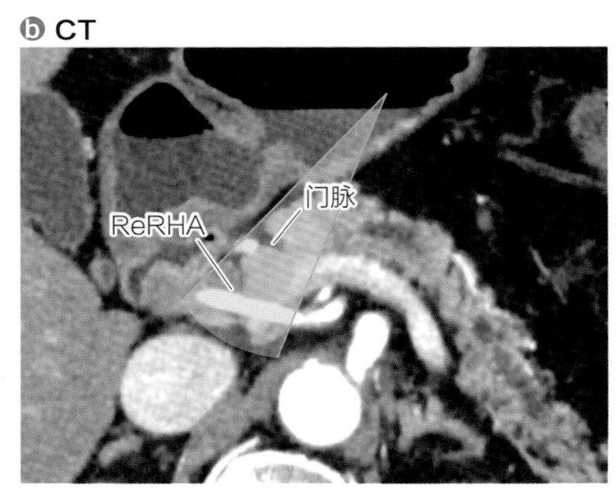

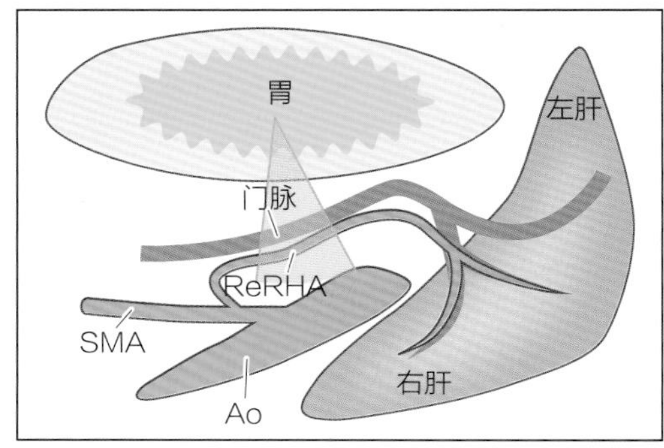

ⓒ CT 重建

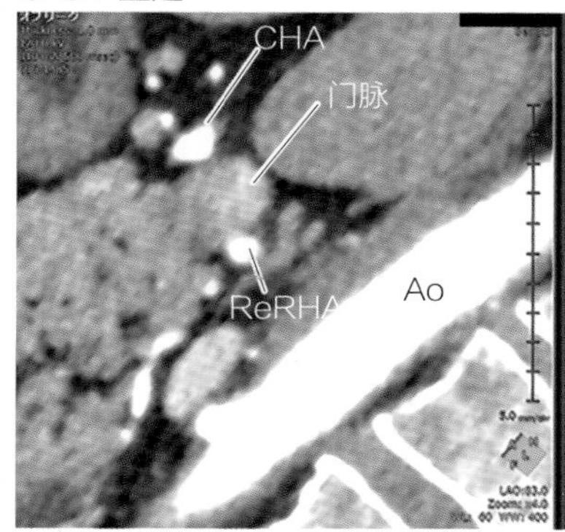

图4　**在门脉的背侧伴行**

3 向右肝内的汇入

继续持续地逆时针旋转并拉镜操作，追扫ReRHA，即可见从门脉背侧与门脉伴行的同时，进入右肝门（图5）。

ⓐ EUS图像 视频③-5

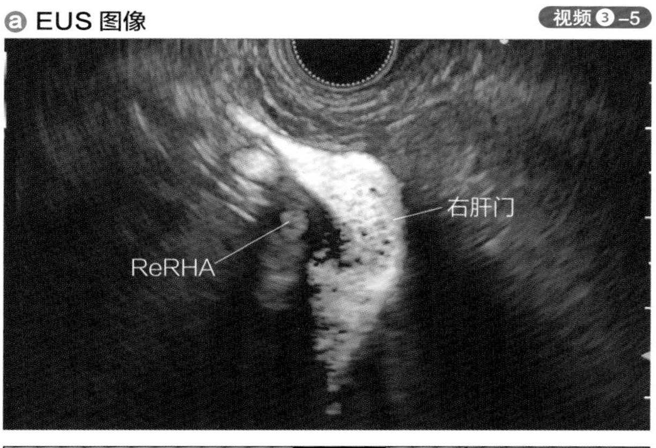

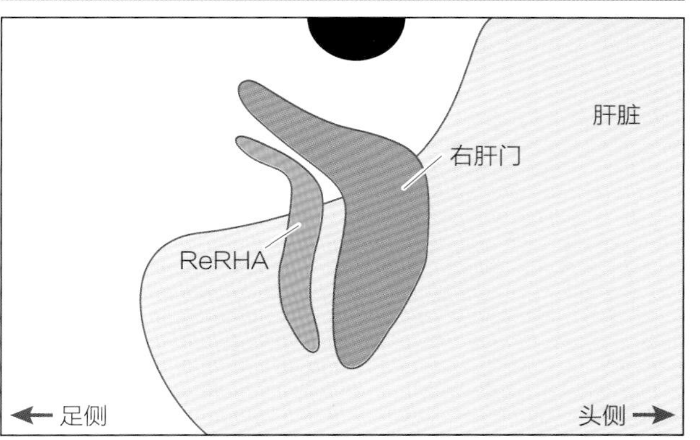

ⓑ CT

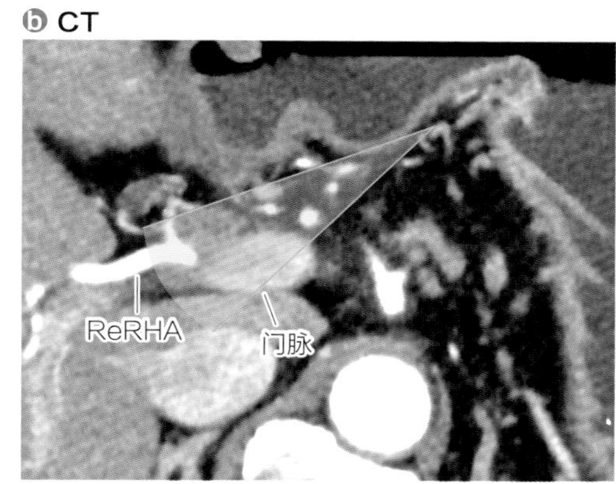

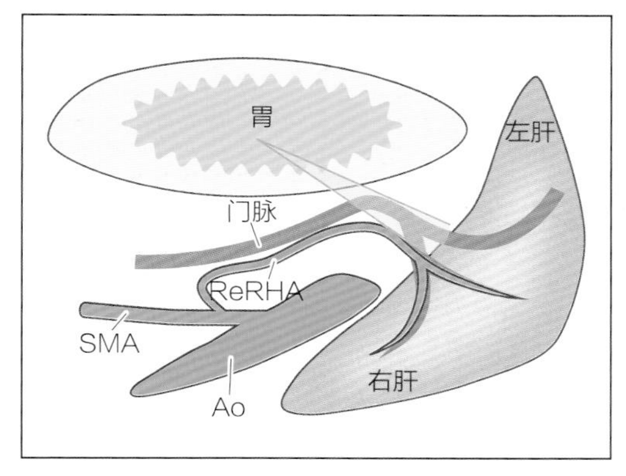

ⓒ CT重建

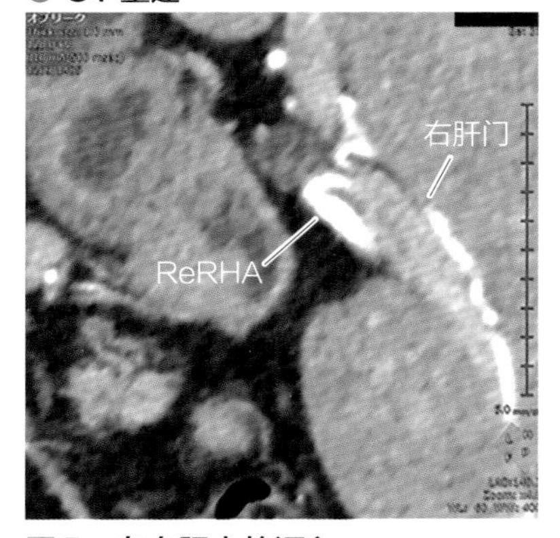

图5 **向右肝内的汇入**

4 反向操作

从这里再往回走，也就是顺时针旋转+推镜操作，还可以回到ReRHA和SMA的分叉处。

注 意

从D1开始的扫查同样也可以观察到ReRHA，但由于SMA根部较深，所以在相对不是非常别扭的范围内进行检查也很重要。

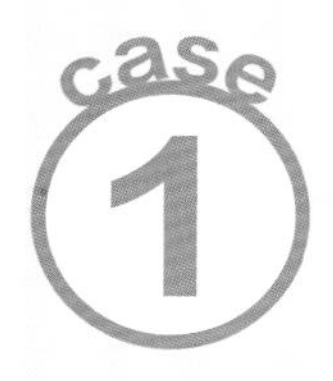

分支型IPMN

视频

达成目标 **理解指南上的手术适应证，正确评估壁内结节。**

IPMN（胰管内乳头黏液性肿瘤）在胰腺囊性疾病中最为常见，同时也是一般胰腺癌的高风险因素之一。因此，对于IPMN的随访观察也是EUS众多检查目的中比较重要的一项。

在EUS筛查中，能决定IPMN手术适应证的最重要因素就是壁内结节，能对此进行正确评估也是EUS的优势所在。

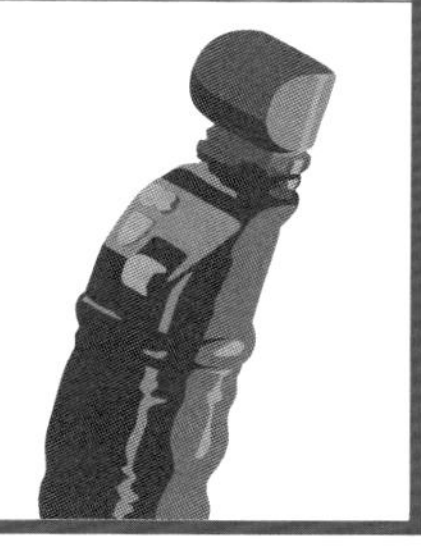

首先，先明确一下《国际诊疗指南》中分支型IPMN的定义，以及确定诊疗方针的程序吧（图1，图2）！

像图2那样，只要发现了worrisome feture（WF，令人担忧的指征），就应该进行EUS的精查。

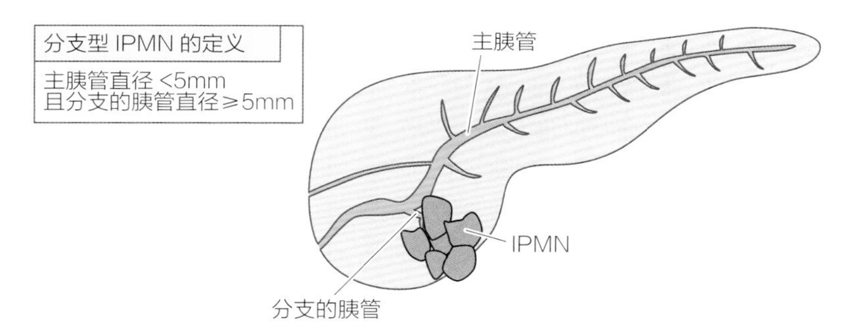

ⓐ MRCP

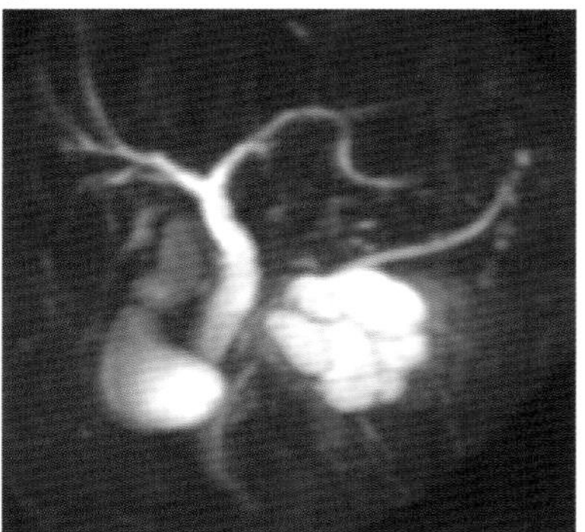

ⓑ EUS 图像

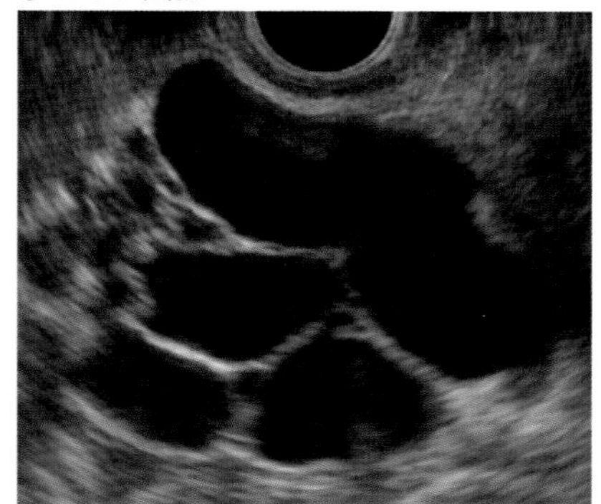

图1 **分支型IPMN的定义和MRCP · EUS图像**

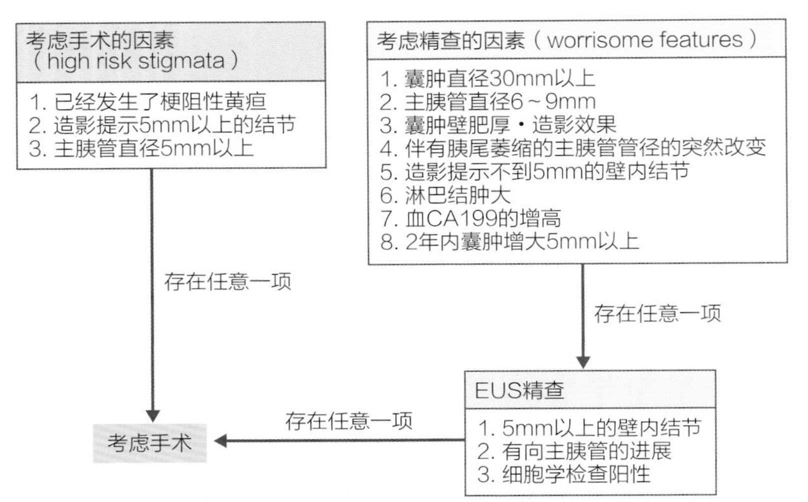

图2　**分支型IPMN的诊疗方案所确定的流程（2017年版）**

病例

年龄： 70 多岁。

性别： 男性。

就诊原因： 以前因为胰腺囊肿一直随访，囊肿有增大倾向，且囊肿内疑似有结节，今为进一步精查而来笔者医院。

MRCP：可见胰体处的分支胰管扩张，囊肿的局部有充盈缺损（图3 ➤）。

CT 造影：

可见主胰管轻度扩张（图4a ➤）和扩张的分支胰管（图4a ▷）。有疑似结节的实性部分（图4b ➤），但是也不能完全确定。并且头侧还可以看到囊肿状扩张的分支胰管（图4c ▷）。

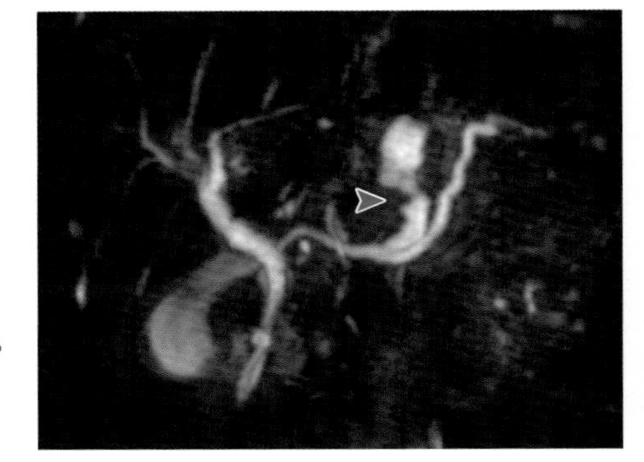

图3　**MRCP**

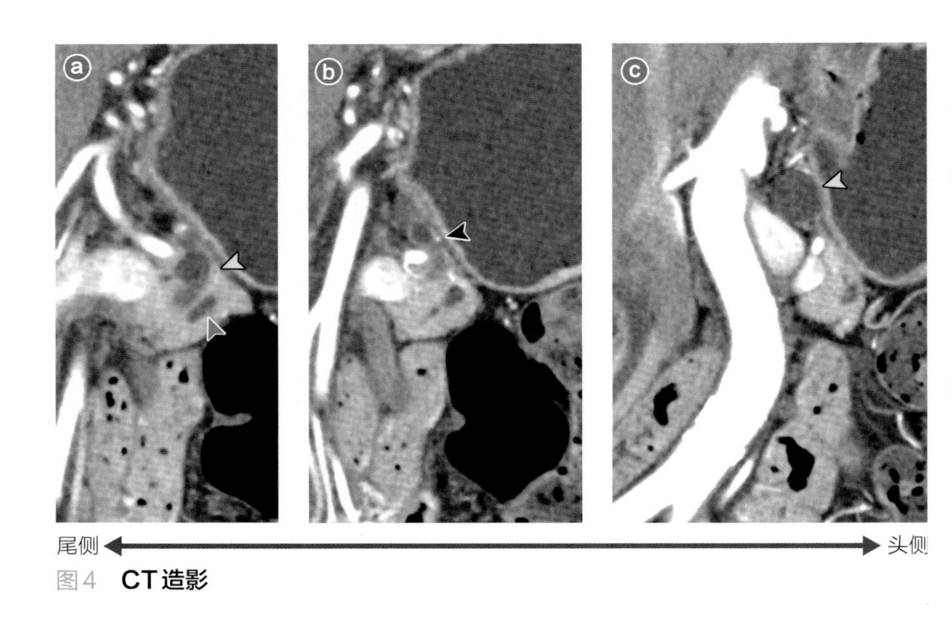

图4　**CT 造影**

EUS

本病例的EUS的示意图（图5）。本病例的观察要点有以下4点。

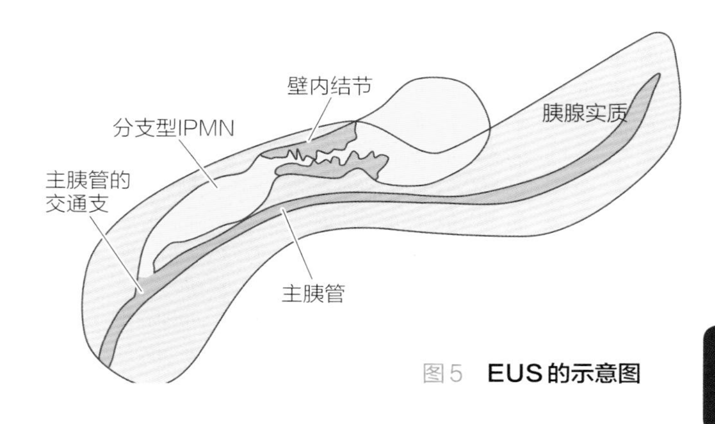

图5　**EUS的示意图**

1）壁内结节的大小（图6）

本病例的壁内结节EUS下的表现是囊肿内乳头状的低回声区域（➤），大小约8.4mm。

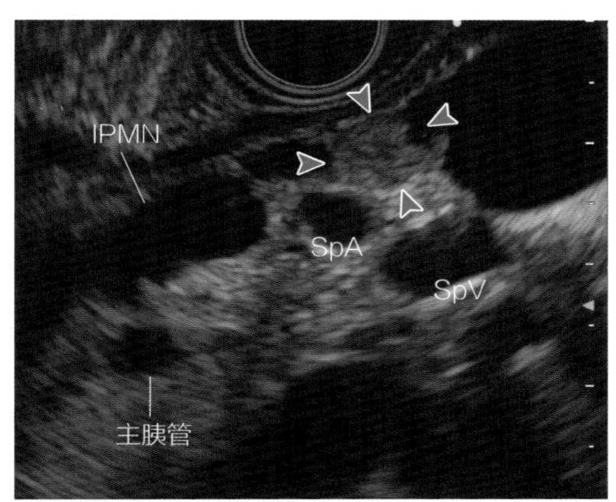

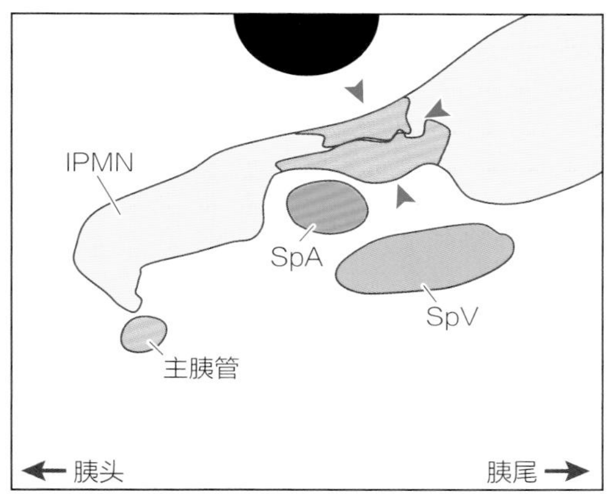

图6　**观察壁内结节** 视频❹-1

➤：壁内结节。

2）有无浸润（图7）

在本病例中，壁内结节周围有包围它的高回声带（➤），所以判断浸润没有超出囊壁。

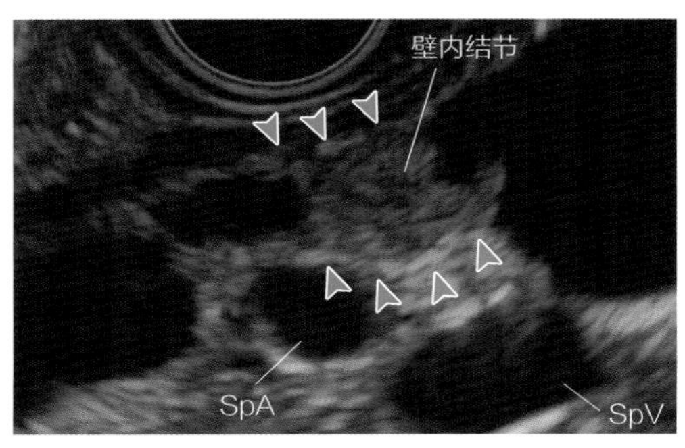

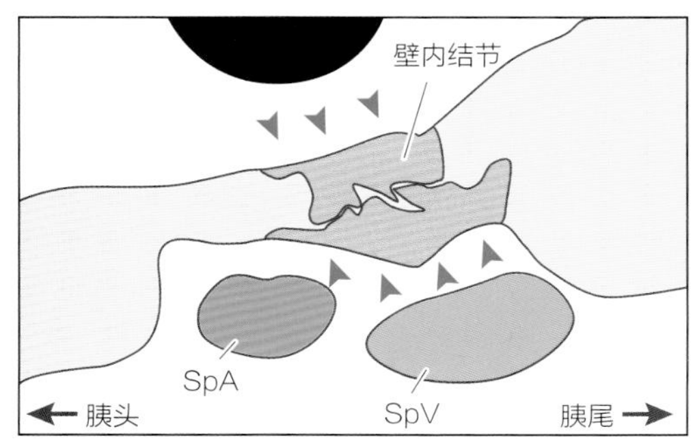

图7　**壁内结节有无浸** 视频❹-1

➤：高回声。

浸润没有超出囊壁。

3）壁内结节有无朝向主胰管的进展（图8）

观察分支胰管（IPMN）~主胰管，可见在主胰管内并无壁内结节的进展。如果主胰管内有壁内结节的进展，就属于外科手术的适应证了，所以对这一点的确认非常重要。

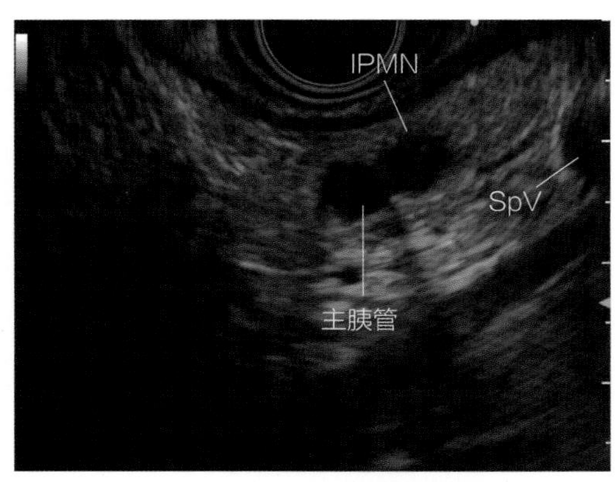

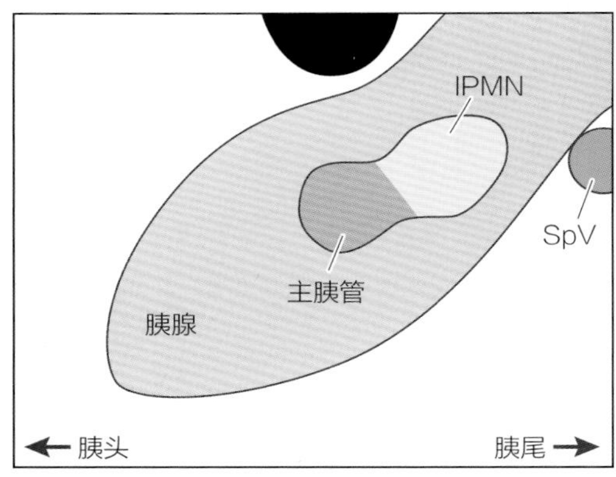

图8　**确认是否进展至主胰管** 视频❹-1

未见进展至主胰管。

4）确认壁内结节的造影效果（图9）

最后进行了微泡造影，造影效果下，确认了壁内结节（图9）。

在EUS的B模式下，黏液块和壁内结节非常相似，在非造影观察时鉴别困难。想要证实不是黏液块或碎片而是肿瘤病变，就千万不要省掉微泡造影这一随手可行的操作。

ⓐ 非造影图（B模式）

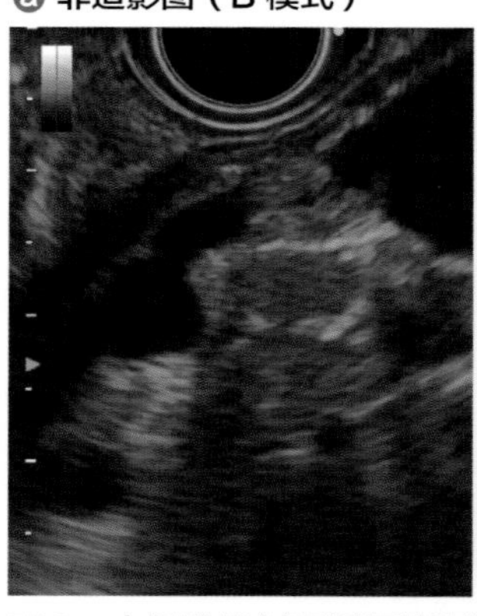

ⓑ 造影图

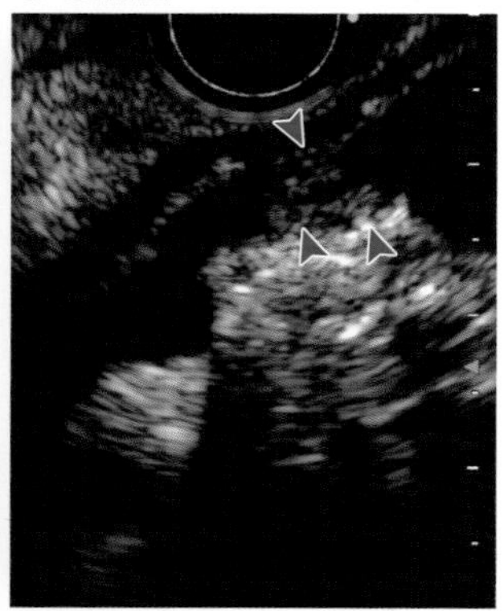

图9　**应用造影剂后根据造影效果得以确认** 视频❹-1

➤：壁内结节。

根据造影效果可以判断。

最终病理确认！

本例患者最终施行了胰体尾部切除。

在结节部分可见明显的细胞异型，异型的肿瘤细胞呈乳头状～锯齿状结构增殖（图10►）。间质浸润并不明显，最终诊断为 IPMC non-invasive。

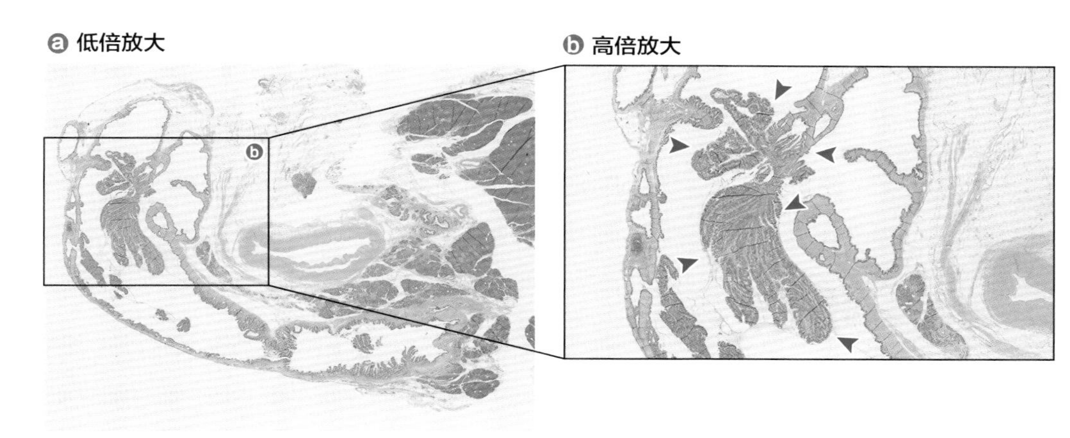

图10　**病理**

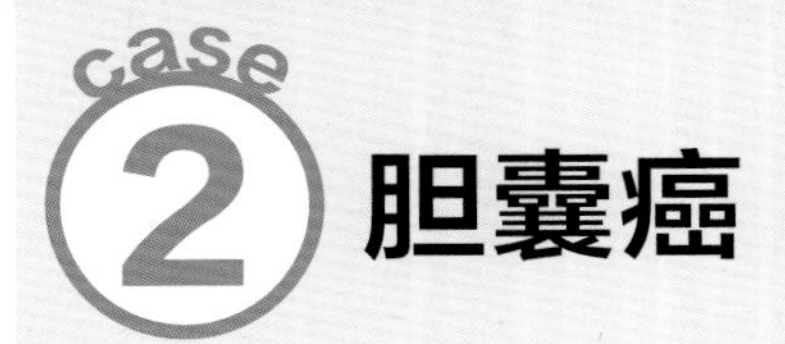

胆囊癌

视频

达成目标 **怀疑胆囊癌的时候，要诊断浸润深度。**

在此，说明一下胆囊癌的浸润深度诊断的要点。

首先，复习一下胆囊壁的各层结构。胆囊壁分为黏膜层（M）、固有肌层（MP）、浆膜下层（SS）、浆膜层（S）（图1）。用EUS观察胆囊壁，从内腔侧开始可见低、高回声的2层结构。书上一般会写成高、低、高回声的3层结构，这3层结构的第1层（高回声）是边缘的回声，不重要，可以忽略。重要的是低、高回声那2层。内侧低回声层包含M、MP以及SS的纤维层（浅层），外侧的高回声层包含SS脂肪层（深层）和浆膜层（图1）。需要注意的是，因为内侧低回声区域包含SS纤维层（浅层），在EUS检查时，如果表现为外侧高回声带保持完整（即病变局限在内侧低回声层内），并不能说就没有SS浸润。因此，外侧高回声带保持完整时，也只能诊断为“病变未超过SS浅层”。如果外侧高回声带菲薄或者局部中断，那就诊断为“浸润至或者超过SS深层”。

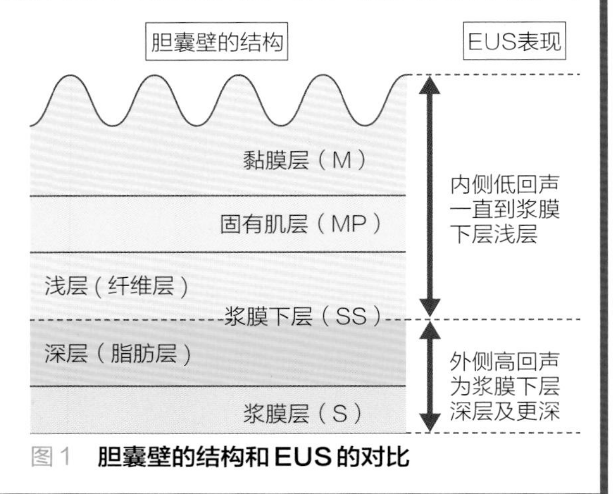

图1 **胆囊壁的结构和EUS的对比**

病例1

年龄： 80多岁。

性别： 女性。

就诊原因： 综合体检时腹部超声提示胆囊壁增厚，介绍至笔者医院。

腹部超声： 可见胆囊颈部乳头状隆起性病变（图2 ►），外侧可见高回声带保持完整。

CT 造影： 造影后观察胆囊颈部～体部，可见壁增厚（图3）。

ⓐ 左侧卧位纵向扫查

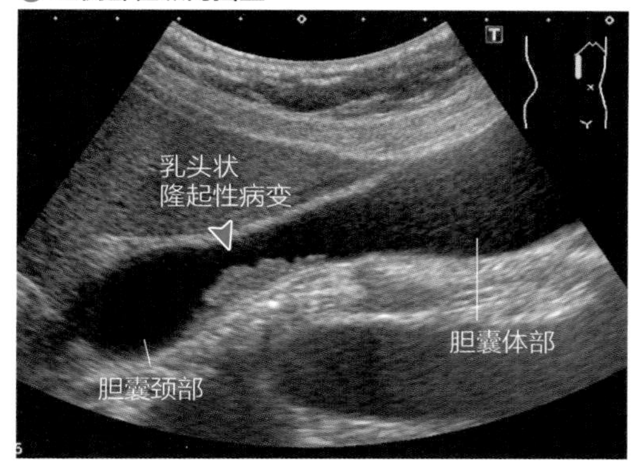

ⓑ 仰卧位纵向扫查

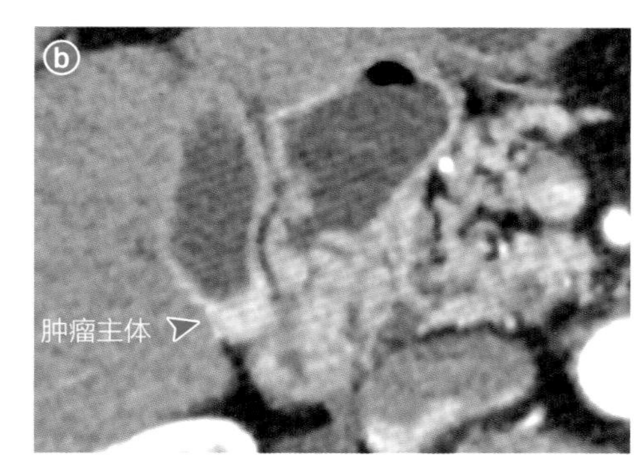

图2 **腹部超声**

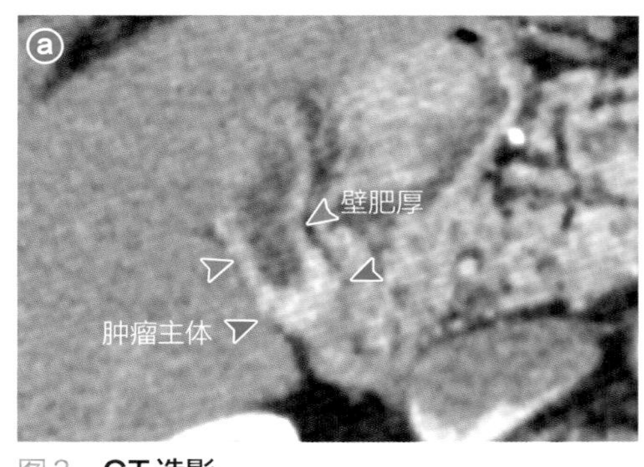

图3 **CT造影**

a）与肿瘤主体（➤）相接续的胆囊体部可见壁肥厚（➤）。

b）胆囊颈部的肿瘤。

EUS

因为怀疑胆囊癌，用 EUS 进行浸润深度诊断。从 D1 开始对胆囊整体进行了扫查（图 4）。

可见胆囊颈部乳头状隆起性病变。病变在体部好像没有明显的扩展。

发现了胆囊癌，一定要用EUS确认有无**胰胆管汇合的异常**（图5）。如果有汇合异常，在外科手术时，不仅仅要做胆囊切除，还有必要进行胆管切除（分流手术）。因为对术式会有影响，所以一定不要忘记评估汇合异常的情况。在图5中，可见胆管、主胰管都一直走行到十二指肠肌层。没有明显的汇合异常。作为参考，提示两例胰胆管汇合异常的病例（图6）。两个病例中不管哪一个，主胰管和胆管都在胰腺实质内形成了早期汇合。

从D1开始扫查肿瘤的主体，确认外侧高回声带是否保持完整（图7），本例的外侧高回声带完整，判断“病变不超过SS浅层”。微泡造影也提示从造影早期开始就呈染影均一的效果。

综上所述，诊断为胆囊癌（不超过SS浅层），最终施行了外科手术。

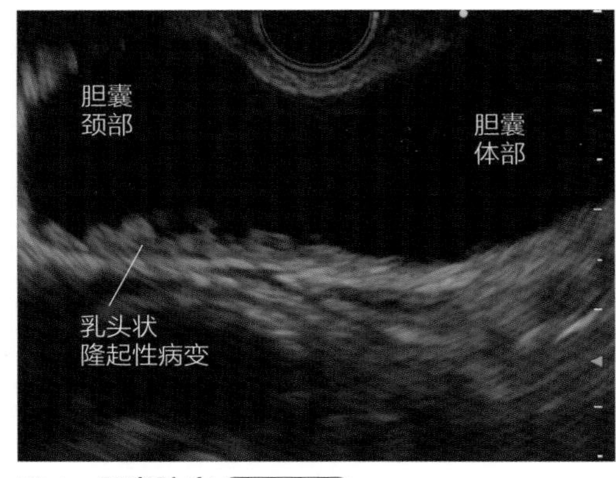

图4 **胆囊肿瘤** 视频❹-2

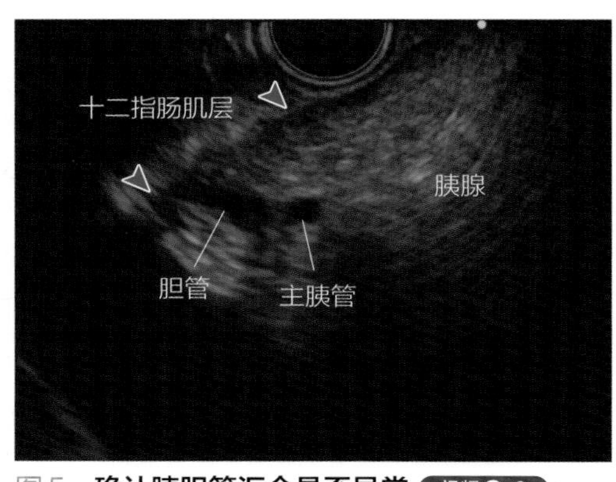

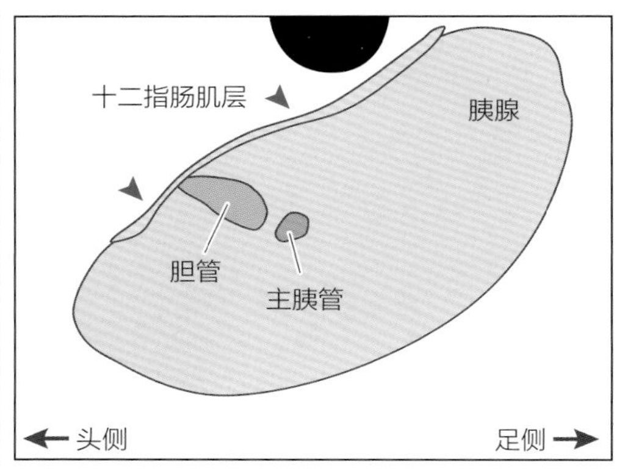

图5 **确认胰胆管汇合是否异常** 视频❹-2

未见汇合异常。

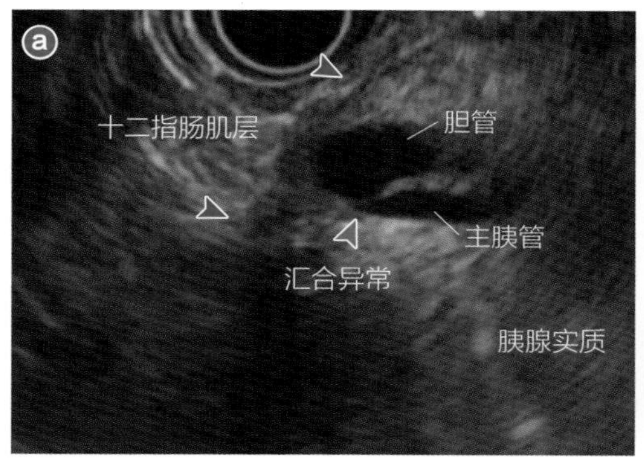

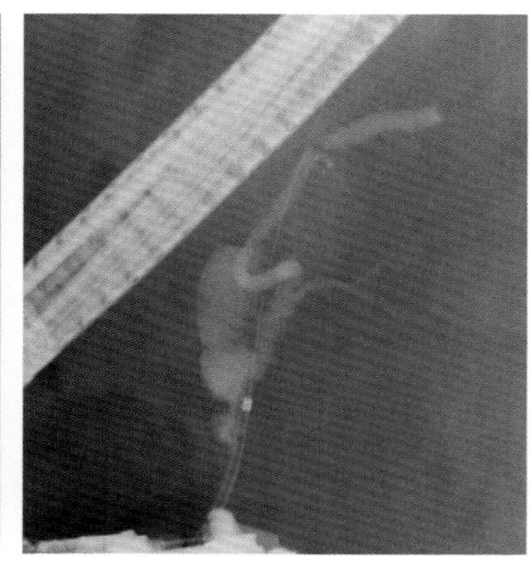
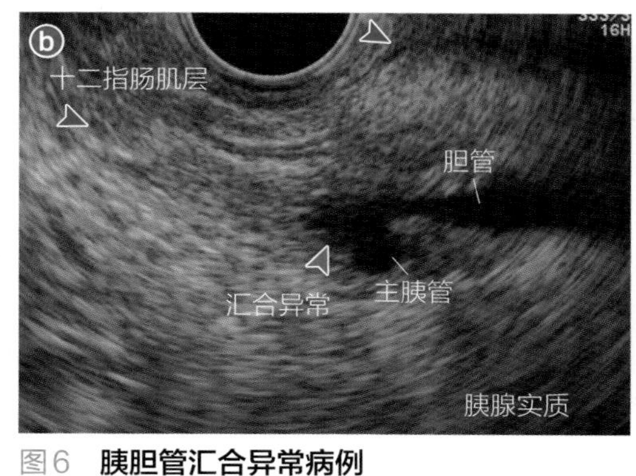

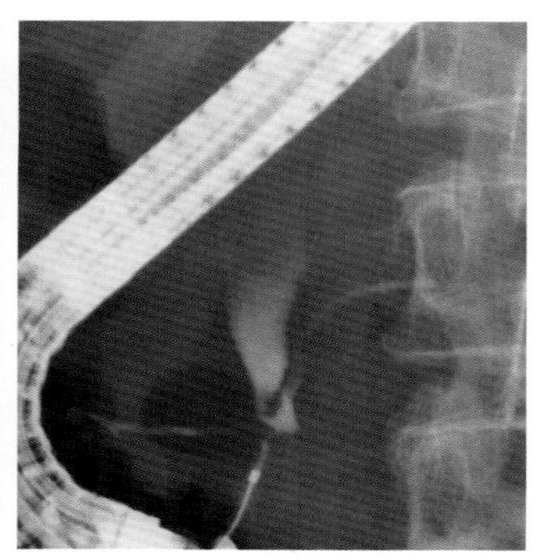

图6 **胰胆管汇合异常病例**

左：EUS像；右：ERCP。

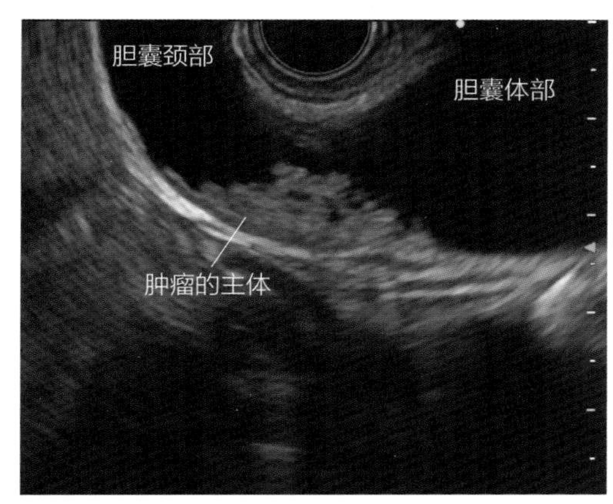

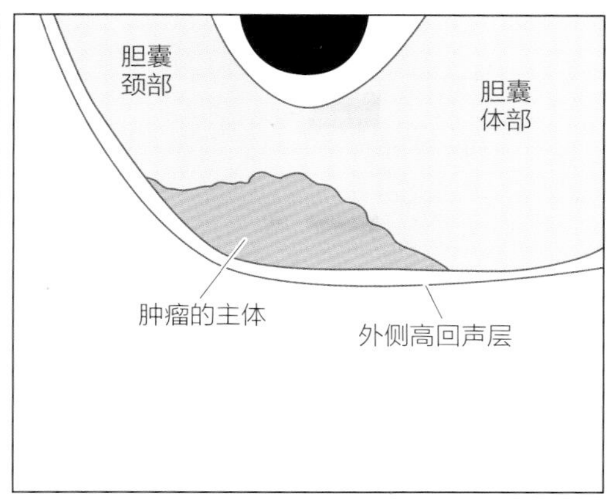

图7 **肿瘤的主体** 视频④-2
外侧高回声层完整。

最终病理确认!

胆囊颈部到胆囊体部可见约30mm大小呈不规整隆起的乳头膨胀型肿瘤。病理学上考虑为乳头状腺癌至管状腺癌（图8）。浸润深度超过固有肌层，有少许浆膜下层浸润。与EUS判断一致，浸润至SS浅层。

最终诊断为T2N0M0 stage Ⅱ。

ⓐ 肉眼所见

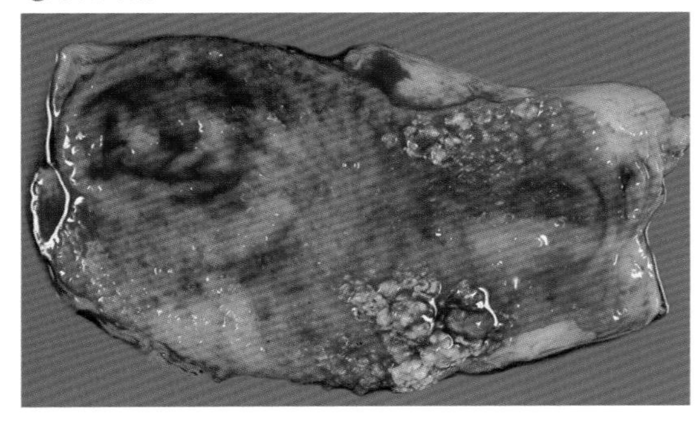

ⓑ 低倍放大

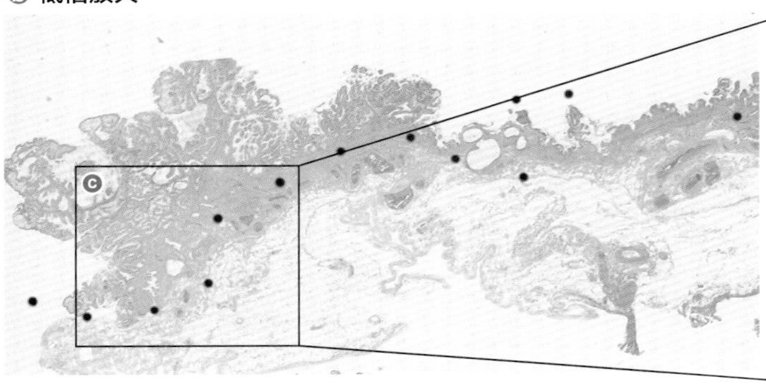

ⓒ 高倍放大

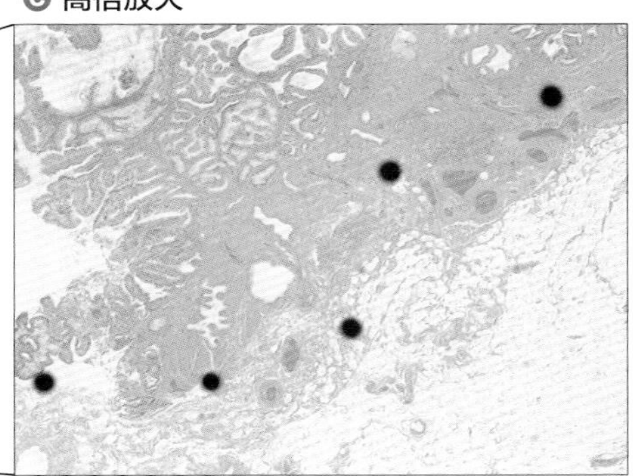

图8 **病例1的病理**

病例 2

另一例可见外侧高回声带中断，提示浸润超过SS深层的胆囊癌。

与病例 1 不同，EUS 观察可见肿瘤部分外侧高回声带中断（图 9 ►）。再仔细观察，可见浆膜下层的高回声带菲薄，并且有被内腔侧牵拉的感觉，后面可以跟病理图对比观察。

本例患者最终诊断为胆囊癌（超过SS浅层），施行了外科手术。

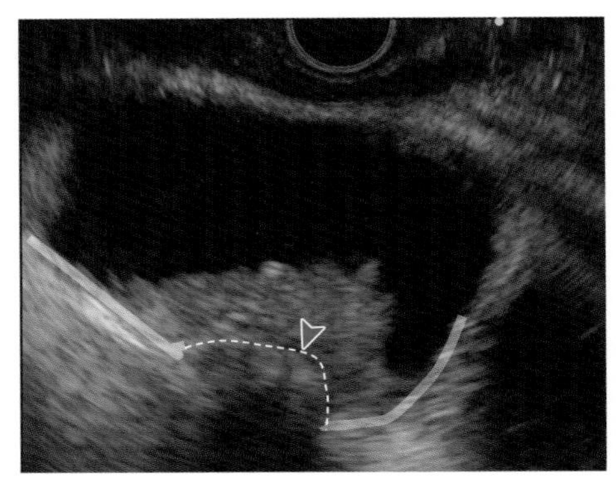

图 9　**病例 2 的 EUS 图** 视频 ④-3

外侧高回声层变得菲薄。

最终病理确认！

胆囊体部开始到底部可见约 40mm 大小的结节浸润型肿瘤，病理提示高 ~ 中分化管状腺癌（图 10）。浸润深度已经到了浆膜层，但因为并没有超过浆膜层，所以只是 T2。

病理图可见 SS 脂肪层已经被朝向内腔侧牵拉，这在 EUS 中也有同样的反映。

最终诊断为 T2N1M0 stage Ⅲ A。

ⓐ 肉眼所见

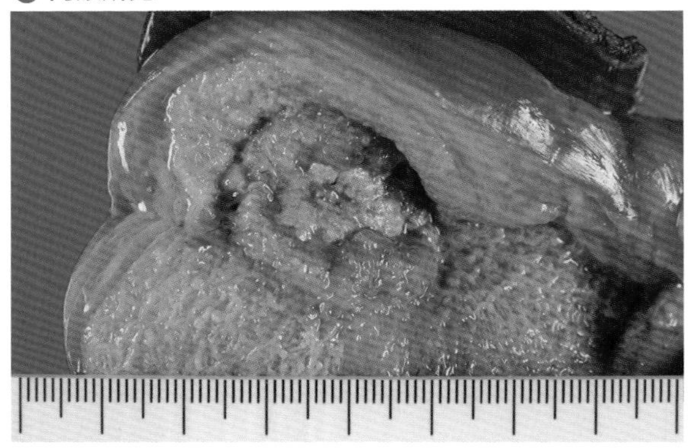

ⓑ 低倍放大

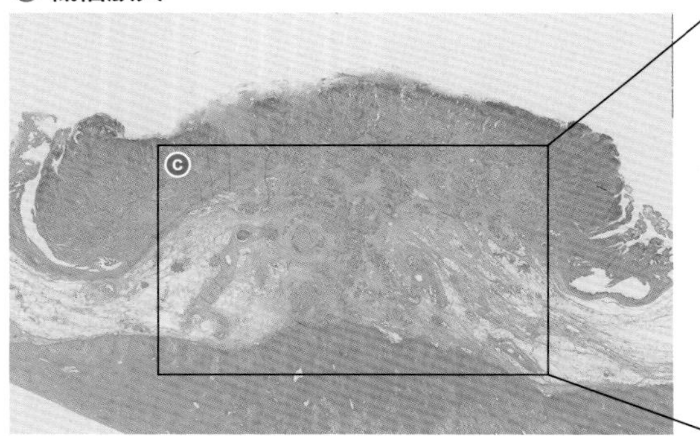

ⓒ 高倍放大

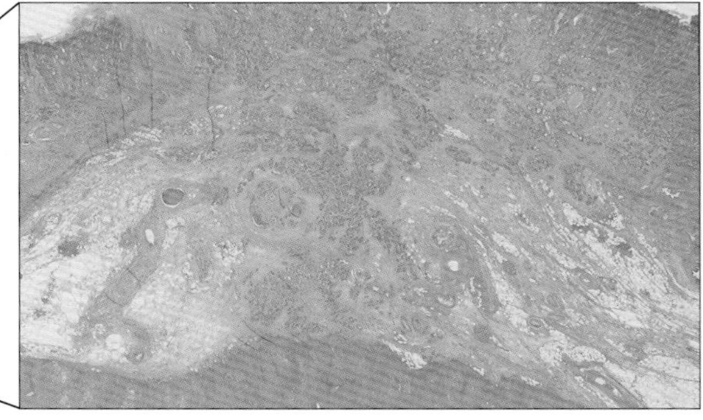

图 10　**病例 2 的病理**

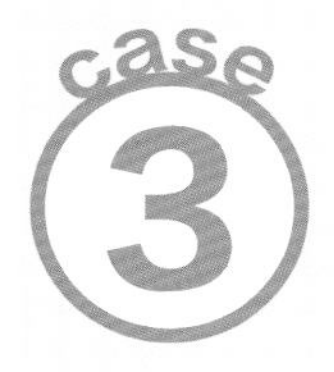

远端胆管癌的精查

视频

达成目标 能够做到胆管癌垂直方向、水平方向进展的评估和鉴别。

要想做好远端胆管癌的精查，下面4点非常重要。

① 首先要判断是肉眼观察的膨胀型还是浸润型。

② 局部进展程度的判断，要从垂直方向和水平方向两方面评估。

③ 如果是远端胆管癌，要观察有无胰腺浸润，以及是否有GDA、CHA、门脉的浸润。

④ 观察有无周围淋巴结转移。

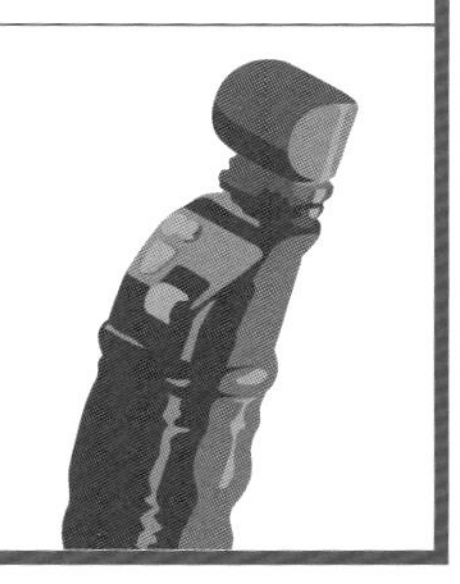

病例

年龄： 70多岁。

性别： 女性。

就诊原因： 因肝损害进行检查时发现胆管扩张，CT提示肝内胆管・扩张，介绍至笔者医院。

CT造影： 可见上部胆管扩张，但是狭窄部位用CT难以判断是肿瘤（图1a）。下部胆管和主胰管未见扩张（图1b）。

ERC： 可见胰腺上缘水平胆管非偏位的狭窄（图1c）。

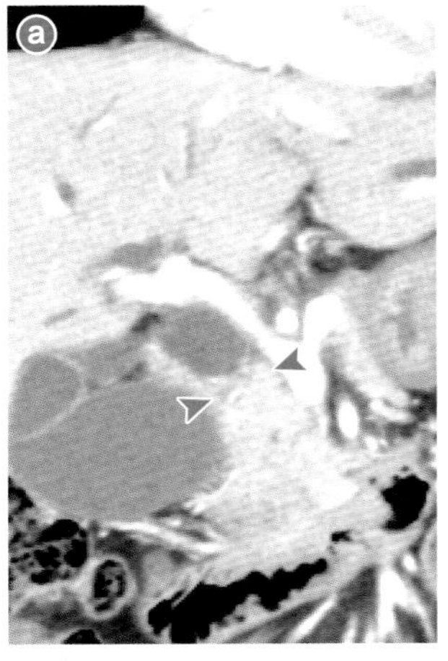

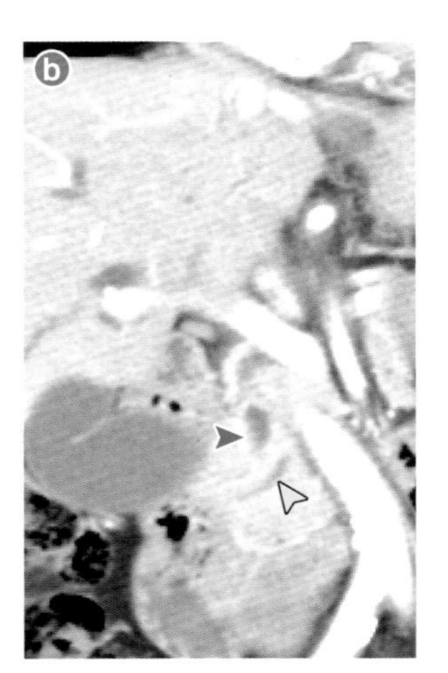

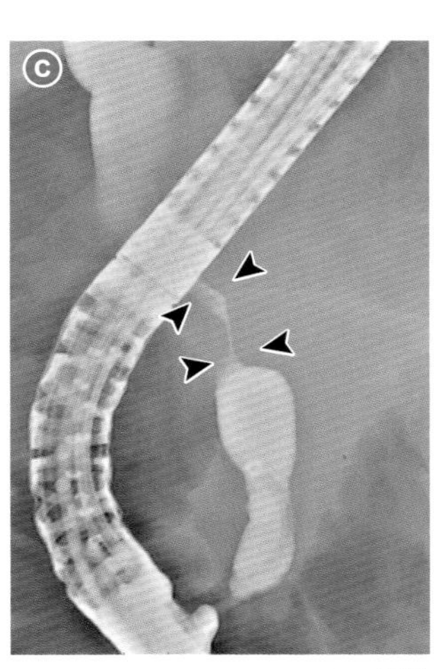

图1 **CT造影和ERC图**

a）肿瘤部分（➤）。

b）从肿瘤向下游流出的胰内胆管（➤）和主胰管（▷）。

c）怀疑胆管闭塞的区域（➤）。

EUS

1）胃内扫查

从胃内扫查开始，可见上部胆管的扩张，胰腺上缘附近可见肿瘤性病变（图2），疑为胆管癌。

首先看大体外观分型，判断是大的结节浸润型还是乳头膨胀型。结节浸润型和乳头膨胀型的典型表现可见图3的示意图。结节浸润型容易发生壁外浸润，而乳头膨胀型容易沿表层进展，在今后的精查中要知道这是区分两种病变的要点。

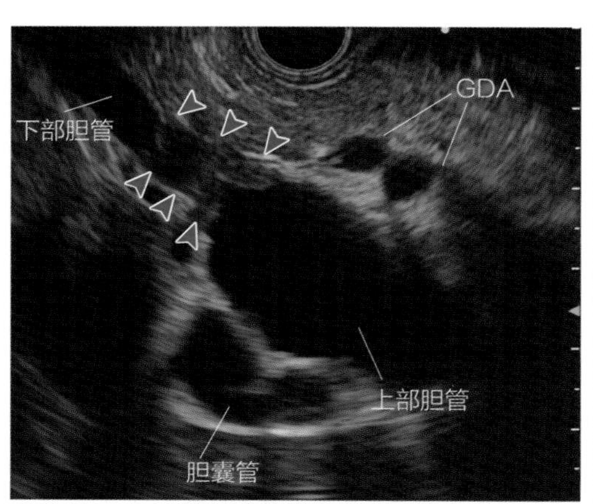

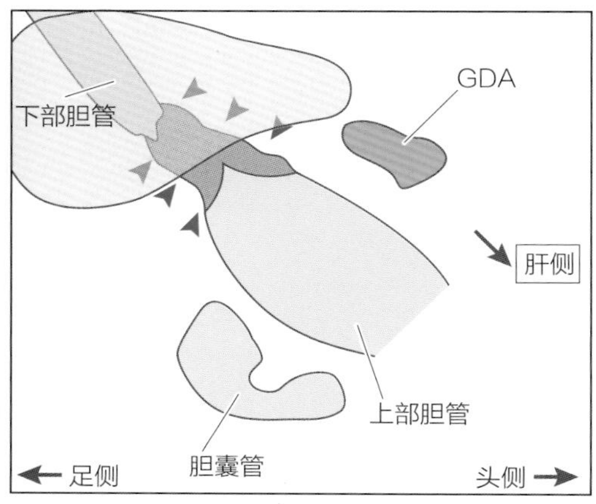

图2　**EUS图** 视频④-4

➤：结节浸润型的肿瘤性病变。

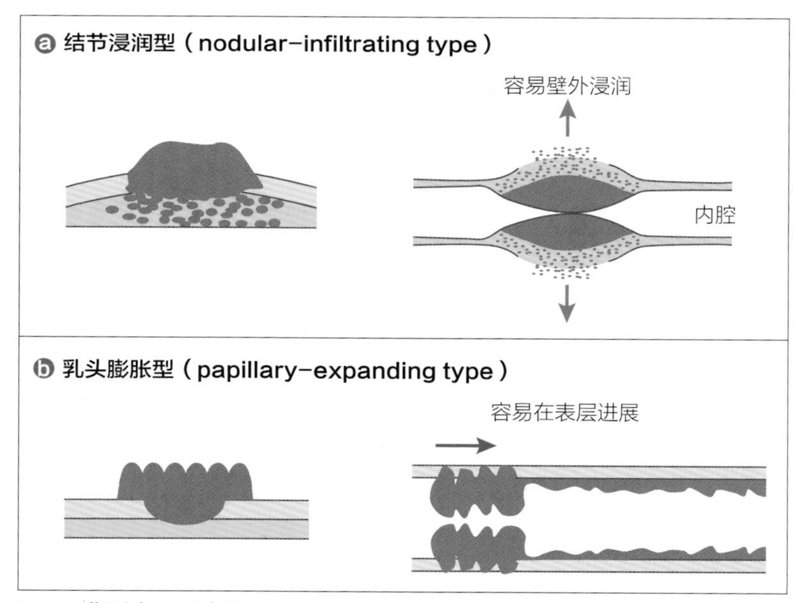

图3　**典型表现示意图**

再分别看看CT和ERC（图4，图5）。结节浸润型的肿瘤上下有锐利的V形狭窄，而乳头膨胀型肿瘤则是相对比较圆钝的U形狭窄。

在胃内扫查时明确了胆管上游方向没有明显的表层进展之后，接下来再对局部进展的情况进行仔细观察。针对该病例最重要的是明确是否有胰腺的浸润，此时对长轴方向的观察判断有点儿困难，所以这部分就交由后续的十二指肠扫查进行了。

2）D1扫查

接下来继续进行D1扫查。

D1扫查时可以捕捉到肿瘤短轴方向的变化，容易观察与胰腺实质的关系（图6）。可见已经超过胆管壁的明确胰腺浸润。但是，没有看到明确的门脉浸润（图7）。此外，主胰管也未见异常。再沿胆管追查至肝门部，可见上游方向也没有明确的表层进展。

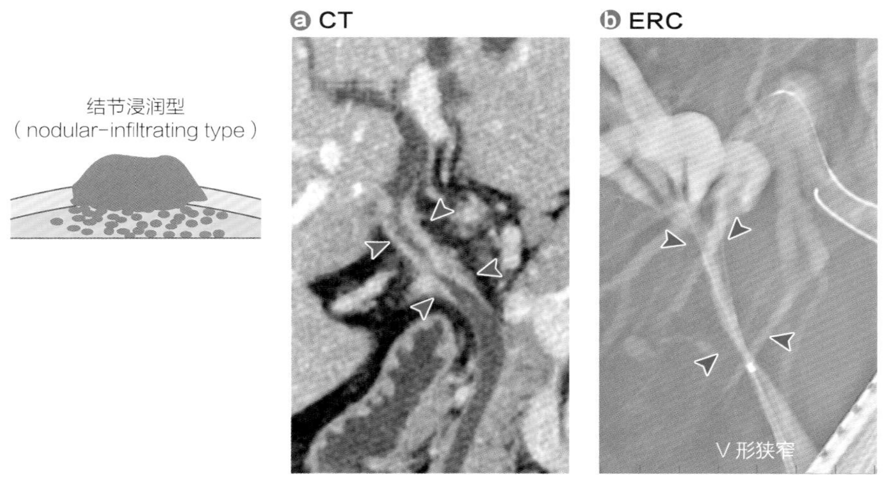

图4 **结节浸润型的CT和ERC**

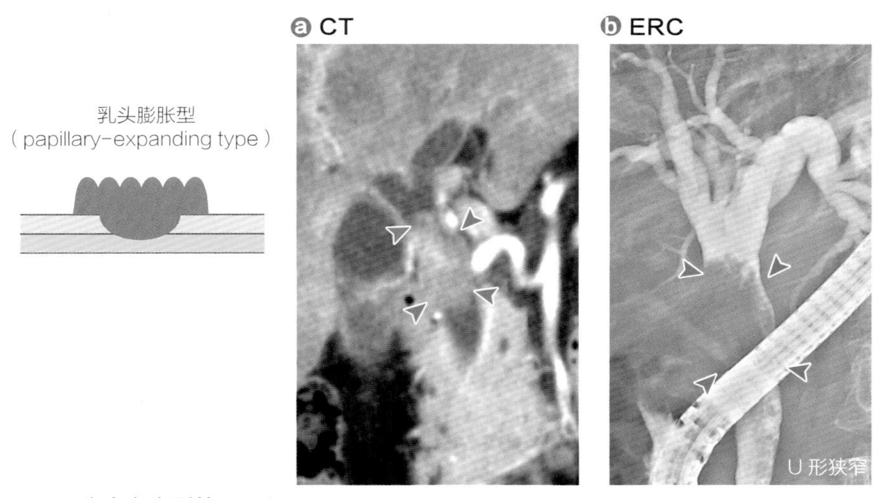

图5 **乳头膨胀型的CT和ERC**

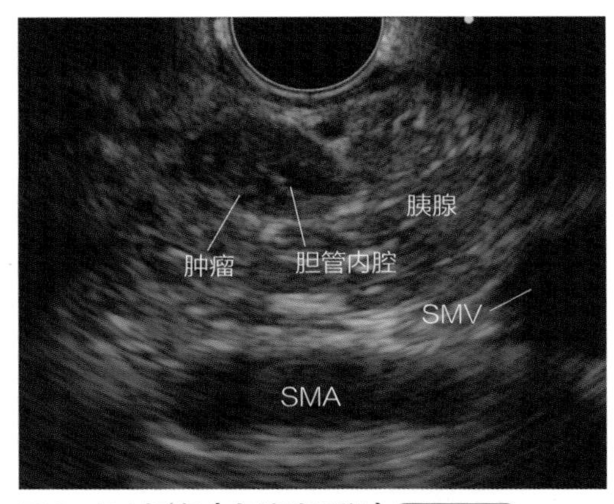

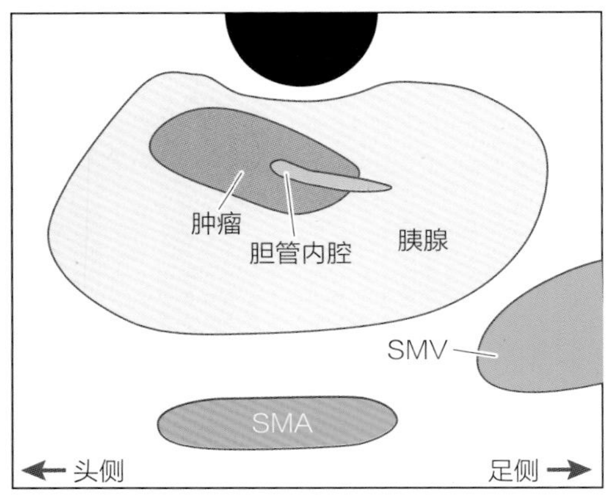

图6　**D1扫查（有胰腺浸润）** 视频④-4

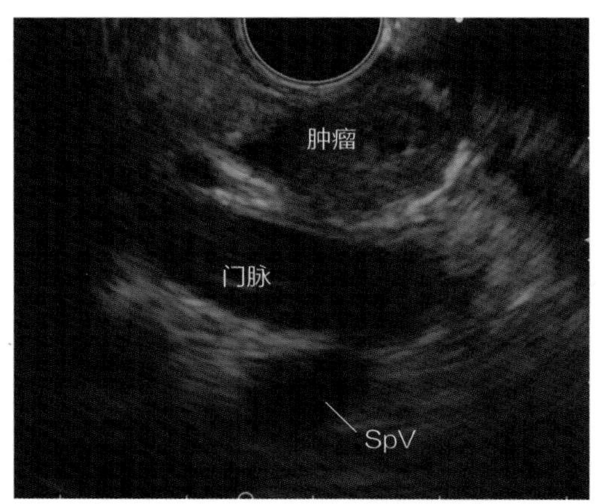

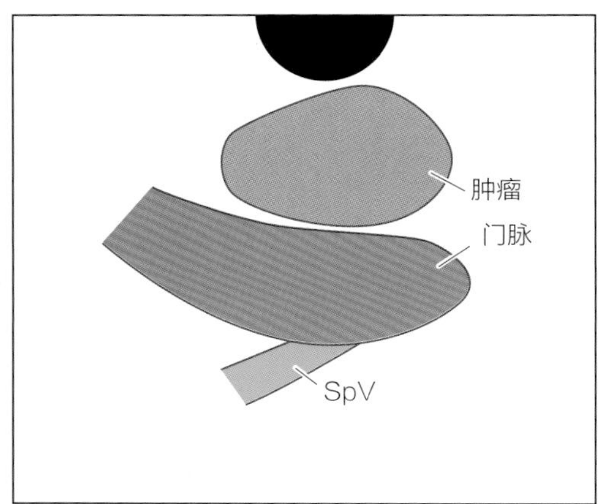

图7　**D1扫查时与门脉的关系** 视频④-4

未见浸润至门脉。

3）D2扫查

再继续进行D2扫查。

与胃内扫查一样，可以在长轴方向扫查出肿瘤。并且相比较胃内扫查，可以在更近的位置进行观察（图8，图9）。可见沿胆管壁的下游方向（乳头部胆管）有连续的壁肥厚。还可见肿瘤的附近有PSPDA走行。

4）微泡造影

最后，施行微泡造影。虽然造影效果不是特别明显，但是也能看到肿瘤内有造影剂流入（图10）。有时候胆管结石与胆管癌鉴别困难，用微泡造影等方法进行血流的评估就特别关键了。

但是，因为仅针对胰胆管疾病的EUS微泡造影是**不适用于日本医保的**（日本医保适用的是肝脏肿瘤性病变），所以各家医院有必要在征得日本伦理委员会的认可之后再做施行。

综上所述，诊断为结节浸润型，T3a（伴有胰腺浸润），N0 stage Ⅱ a。

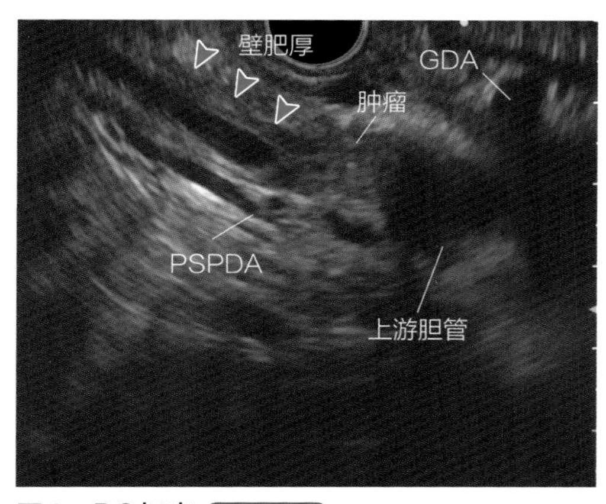

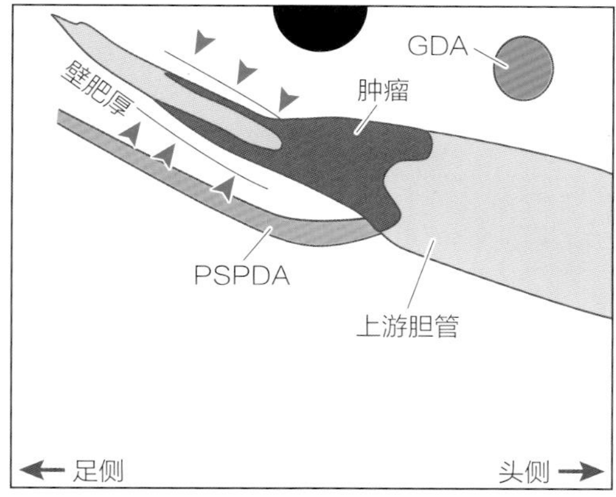

图8 **D2扫查** 视频④-4

肿瘤继续朝向下游方向（乳头侧）进展。

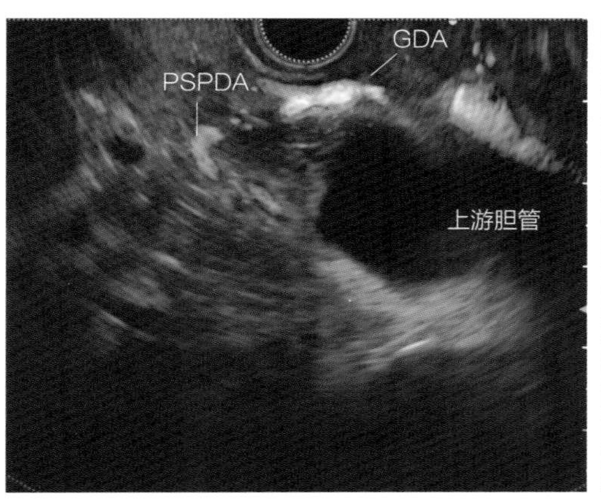

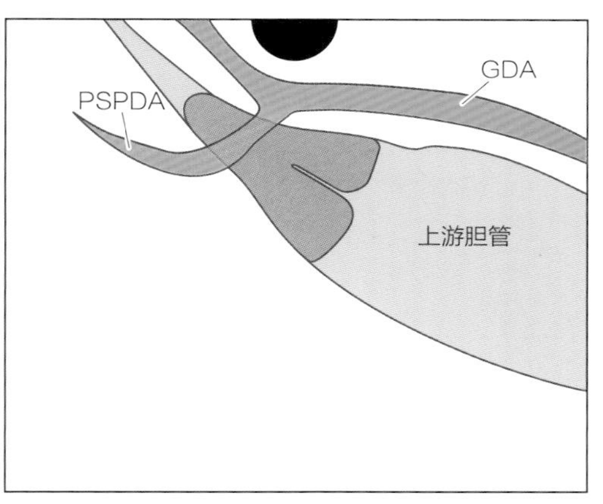

图9 **D2扫查时与血管的关系** 视频④-4

GDA、PSPDA的关系清晰明了。

ⓐ 非造影图像（B模式） **ⓑ 造影图像**

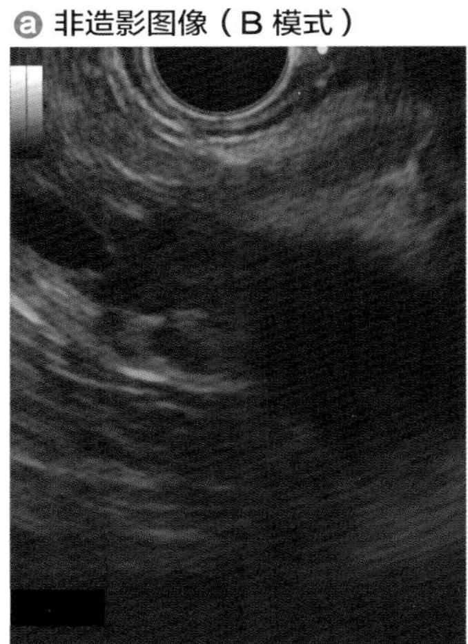

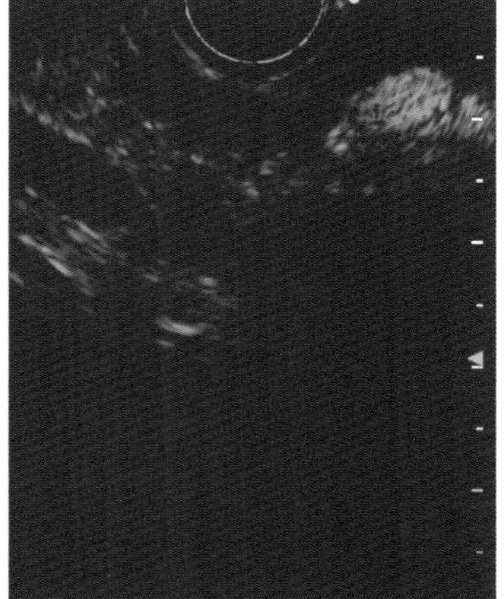

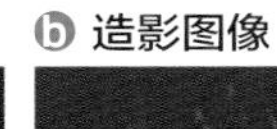

图10 **Sonazoid造影** 视频④-4

第4章 病例篇 抓住不同疾病的要点！

最终病理确认！

施行了胰头十二指肠切除术，术后标本主要在中部胆管～下部胆管可见结节浸润型肿瘤导致的胆管壁肥厚和内腔狭窄，组织学观察提示低分化腺癌伴浆膜下层浸润，并且胰腺实质也可见连续性的浸润（图11，panc1 b 3mm）。

最终病理诊断为T3aN1M0 stage Ⅱb。

像这样的胆管癌，从3个方向观察肿瘤，并且评估与血管和胰腺实质的关系非常重要。

ⓐ 肉眼所见

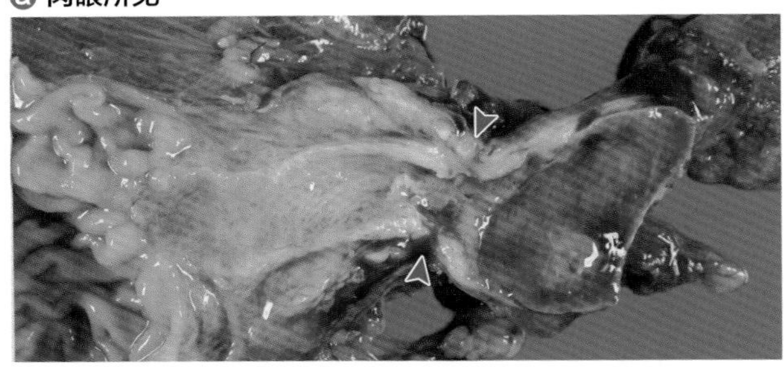

ⓑ 低倍放大

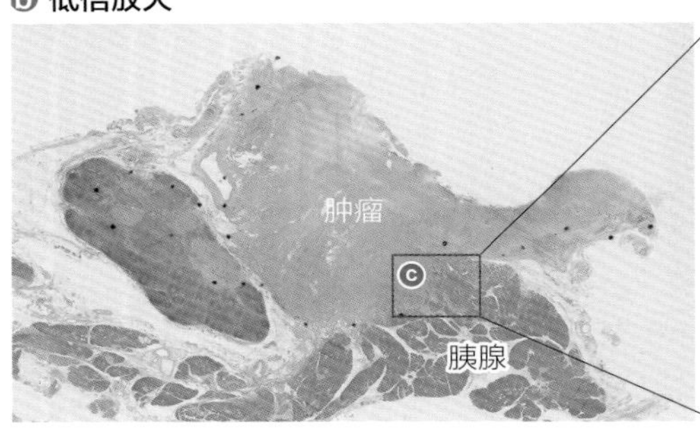

ⓒ 高倍放大

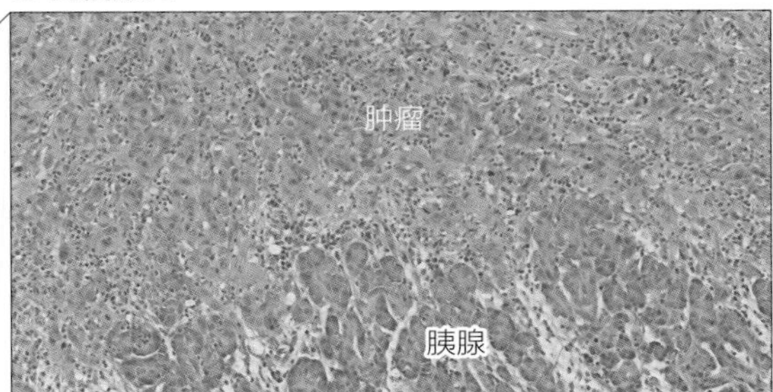

图11 **病理**

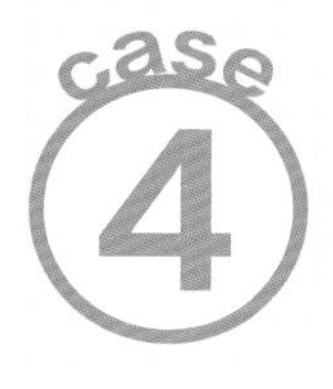

肝门部胆管癌

视频

达成目标 **理解肝门区域的解剖，评估壁肥厚的范围及肝动脉浸润的情况。**

胆管癌的术前精查时，不管是观察水平方向的进展范围还是观察垂直方向的浸润深度，应用EUS的情况都比较多，这也是能够发挥EUS优势的领域。

首先，我们要理解肝门部胆管癌的Bismuth分型（表1）。

然后再根据RHA、肝总管～左右肝管进行连续的追扫。

表1 肝门部胆管癌的Bismuth分型

Type Ⅰ	Type Ⅱ	Type Ⅲa	Type Ⅲb	Type Ⅳ

Bismuth分型：基于胆管长轴方向癌浸润程度的肝门部胆管癌分型。

病例

年龄： 80多岁。

性别： 女性。

就诊原因： 以黄疸为主诉就诊当地医院，CT提示肝门部·中部胆管肿瘤性病变和肝内胆管扩张，介绍至笔者医院。

CT造影： 可见肝内胆管扩张（图1a），并伴有造影效果的壁肥厚（图1b）。肿瘤主体与RHA相接（图1c），胰内胆管可见肿瘤下缘导致的壁肥厚（图1d），左右肝管汇合处附近开始可见包括远端胆管的壁肥厚。造影效果明显，还可见肝内胆管的扩张（图1e），受肿瘤影响，从胰内胆管开始即有壁肥厚（图1f）。

ERC：可见前区及左肝管狭小化（图2）。考虑符合Bismuth Type Ⅱ。

IDUS：将探头送至前区域，边退边观察。

可见前后区域汇合处壁肥厚（图3a），左右肝管汇合处壁肥厚（图3b），胰内胆管也有壁肥厚（图3c）。

EUS

- 从胰内胆管开始朝向肝门部，以胆管为中心观察。
- 可见胰内胆管壁肥厚，但未见明确的胰腺浸润（图4a）。
- 肿瘤主体下缘附近可见胆管在乳头方向也有很长一段壁肥厚（图4b）。

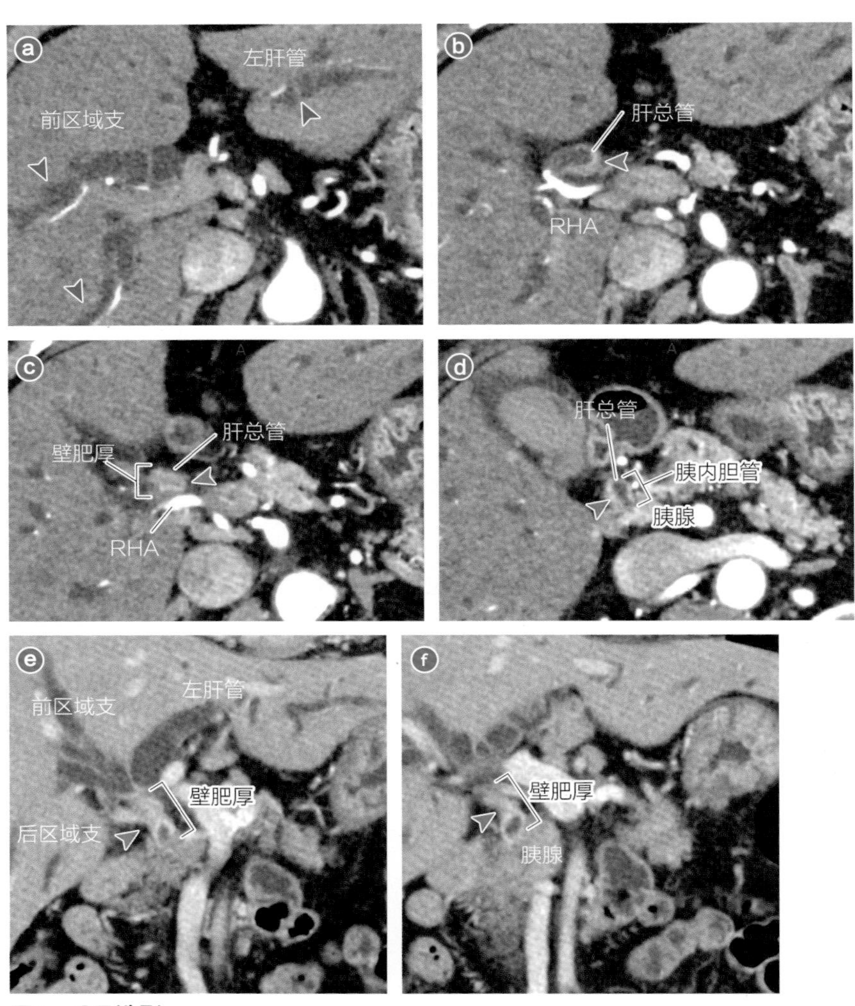

图1 **CT造影**

➤：肝内胆管；➤：肿瘤。

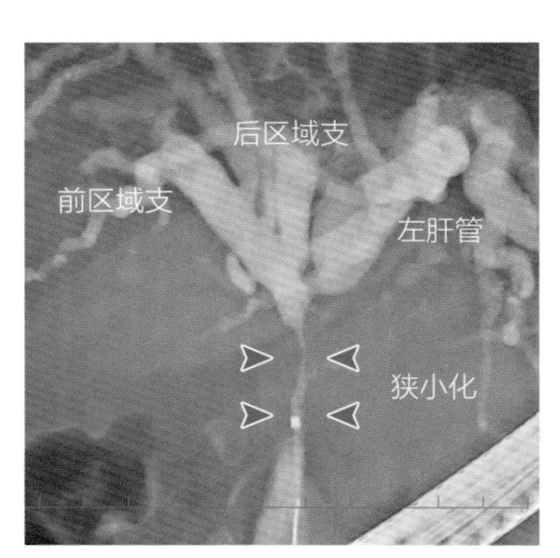

图2 **ERC**

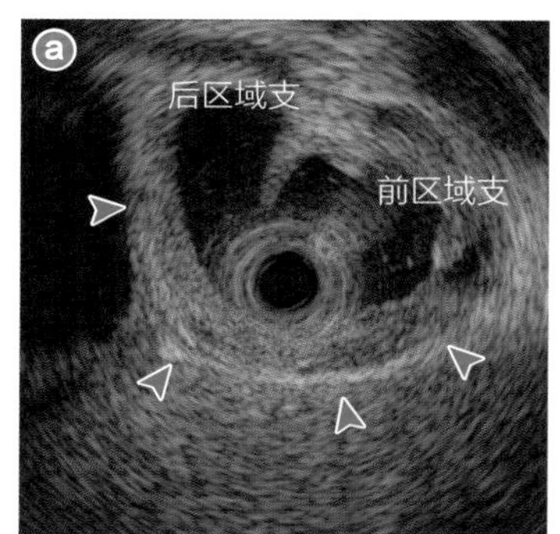

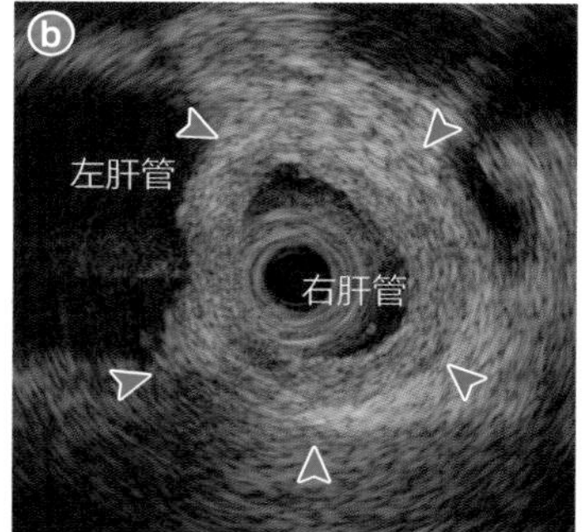

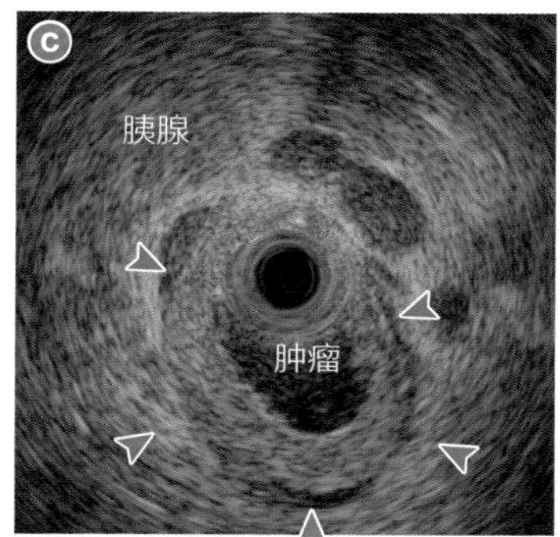

图3 **IDUS**

➤：壁肥厚。

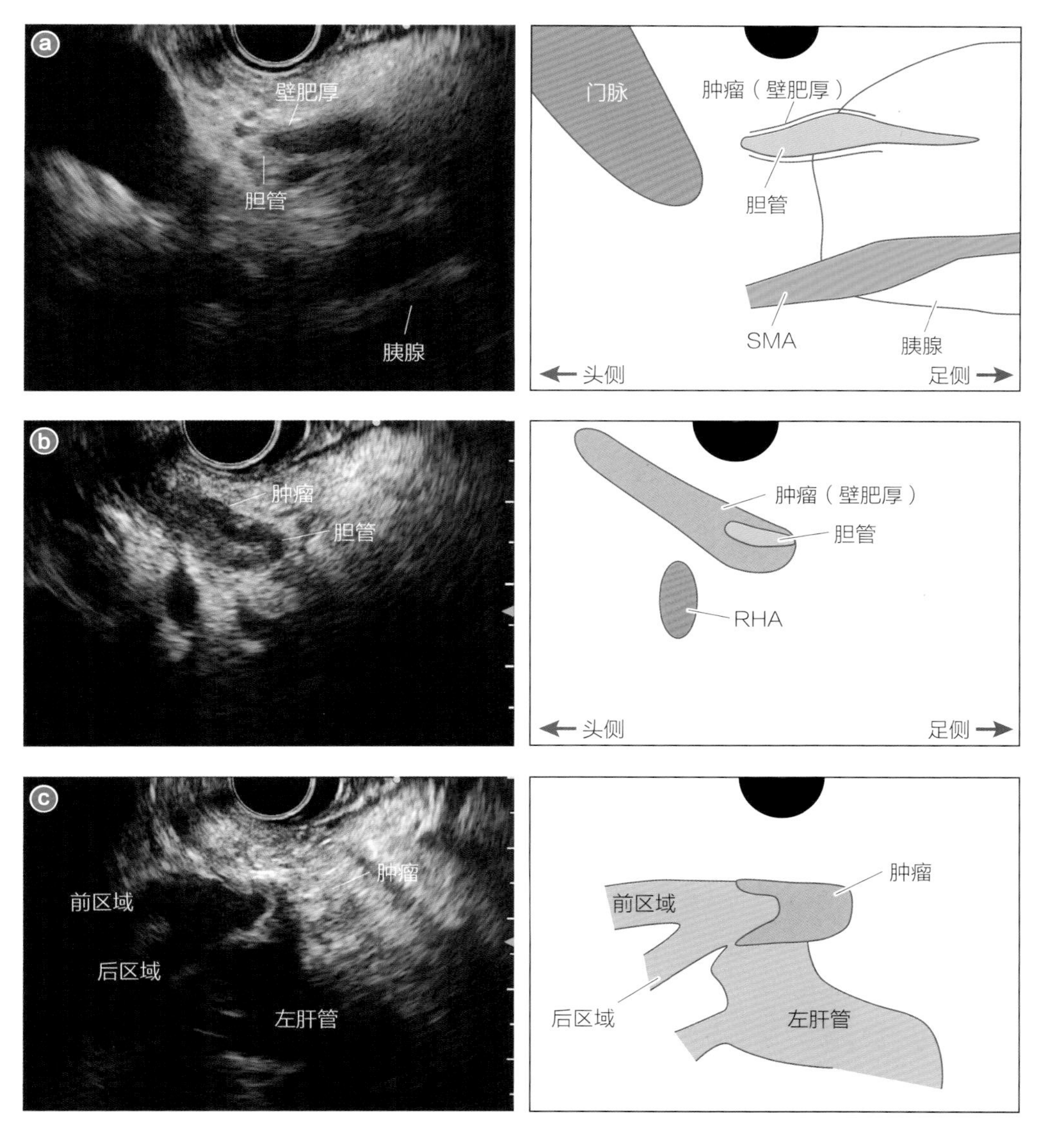

图4 **EUS图像（从D1观察肝门部）** 视频❹-5

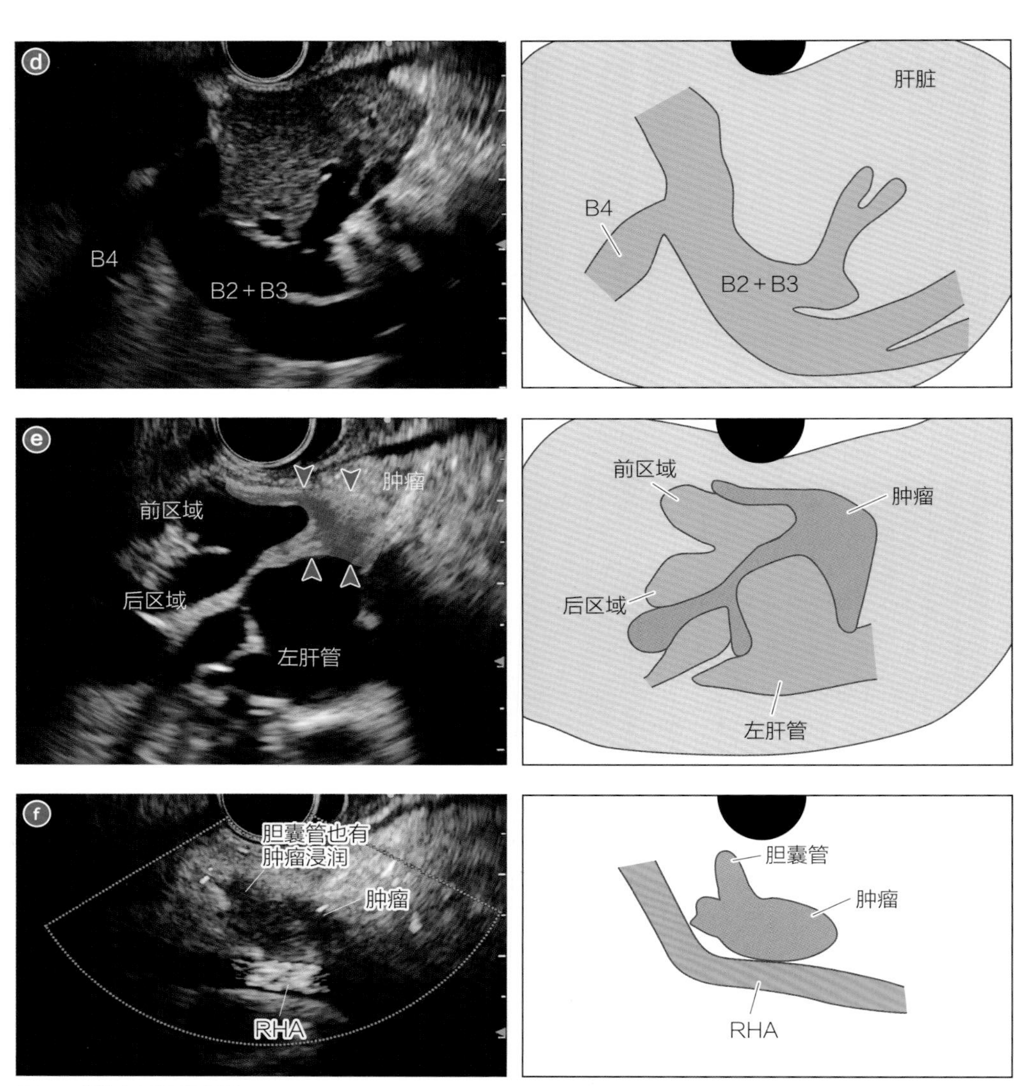

图4 （续） 视频❹-5

- 肿瘤主体上缘附近可见左右肝管也有壁肥厚（图4c）。
- 逆时针旋转，可观察左肝管直至末梢（图4d）。
- 因为一直到➤的部分，都已经是壁肥厚了，所以判断肿瘤已经侵犯到了前后区域的汇合处（图4e）。
- 肿瘤局部与肝右动脉（RHA）似有很小程度的相接，但未见明确的浸润（图4f）。顺便说一句，这个病例的RHA是从SMA分支而来的，与一般的表现不同，并未与胆管交叉（参考第3章-4）。另外，还可见肿瘤已经侵犯胆囊管。

综合EUS和其他多种检查结果。考虑为Bismuth Type Ⅱ 型肝门部胆管癌。因为下游一直到胰内胆管很长一段均有壁肥厚，并且仅仅与RHA有很小程度的相接，所以考虑到根治性的问题，最好选择扩大右叶切除（或者扩大右叶切除＋胰头十二指肠合并切除）。但是因为患者80多岁的高龄，考虑到肝脏储备功能的问题，最终选择了肝外胆管切除术。

术中所见也提示没有肝右动脉的浸润，完全可以剥离，虽然在胆管断端可见上皮内的表层进展，但肝外胆管切除术是可行的。

切除标本

可见上部胆管约2cm范围内结节浸润型肿瘤（图5）。肿瘤在浆膜下层进展并伴有纤维化，还有浆膜正下方的浸润，还有局部的肿瘤已经进展到了胆囊颈部。

最终诊断为T2N0M0 stage Ⅲ A。

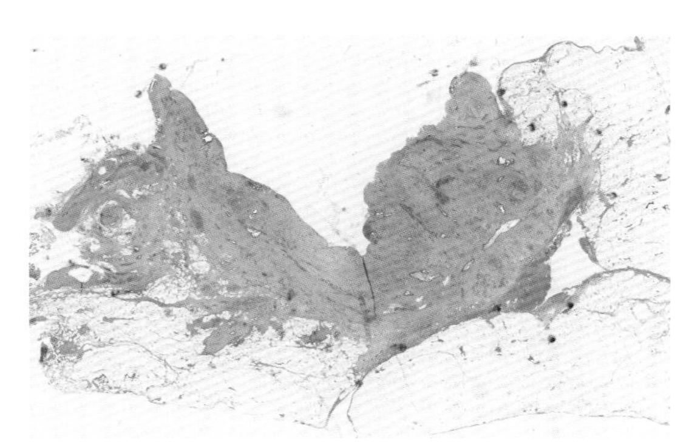

图5　**病理**

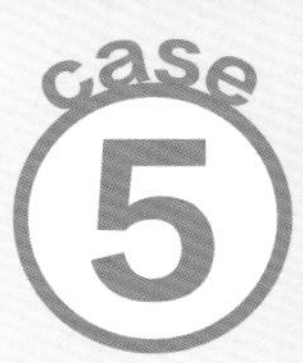

case 5 有切除可能的胰腺癌（Stage Ⅰ的小胰腺癌）

视频

达成目标 **小心收集各种间接表现，尽可能不要漏诊小胰腺癌。**

众所周知，胰腺癌的预后很差。其中相对能够长期生存的癌灶直径10mm以内的是“早期胰腺癌”，而EUS的使命之一就是不漏诊这样的病变。

超声、CT检查直接捕捉小胰腺癌是非常困难的，在这些检查中如果能发现间接的征象，再积极地利用EUS来检查非常重要。

对于小胰腺癌，即便应用EUS有时诊断也很困难，因为不是像pNET那样呈髓样的肿瘤细胞，而是像硬癌那样伴有纤维化导致主胰管闭塞进而扩张。也正是因为这种闭塞所导致胰腺炎的影响，很多病变就会变得难以分辨，这一点我们也应该多加注意。

一般来说，即便是有边界不清晰、比较模糊的病变，我们的眼睛在经过一段时间的适应后，也是能够捕捉并且确认这是肿瘤的。这个病例就是10mm的胰腺癌，也是前面所说那样开始时即便是EUS检查也难以确认的肿瘤。让我们试试一直盯着看看吧！

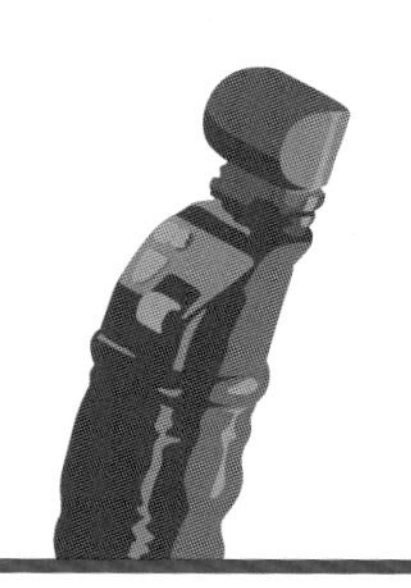

病例

ⓐ 肿瘤的尾侧

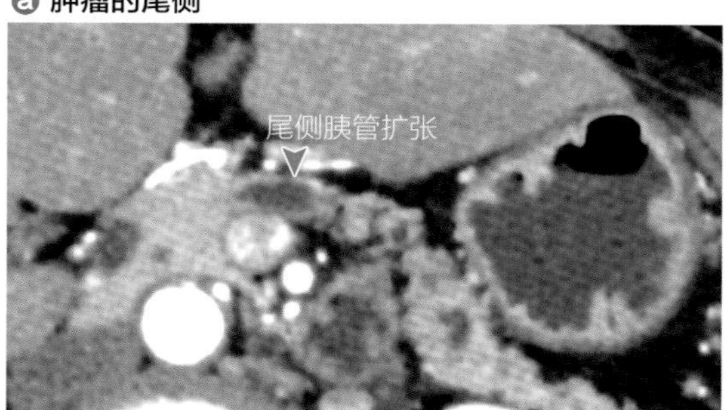

ⓑ 肿瘤部分

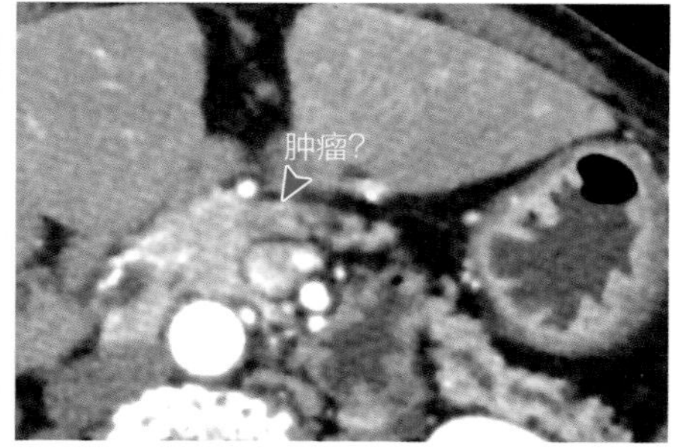

图1 **CT造影**

年龄： 70多岁。

性别： 女性。

就诊原因： 健康检查时超声提示胰管扩张。

CT造影： 可见胰体尾部的胰管扩张（图1a），胰管狭窄部位呈淡淡的LDA（低密度影），还不能完全确定就是肿瘤（图1b）。

MRCP： 可见胰头体移行处的主胰管狭窄，以及尾侧胰管的扩张（图2）。

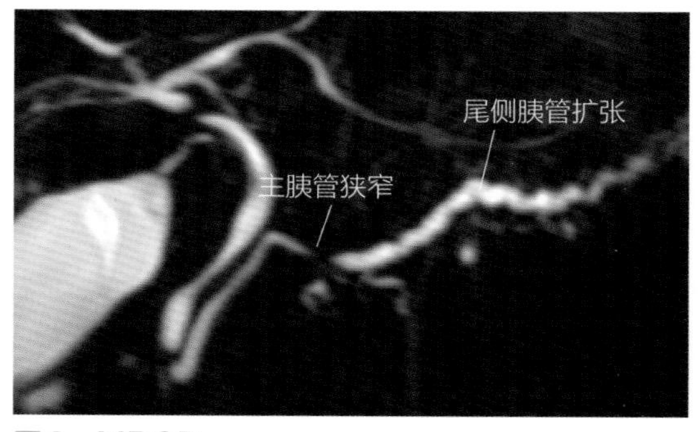

图2 **MRCP**

EUS

1）D1扫查

将尾侧胰管作为初始目标，追查到胰头，可见主胰管中断部位为边界不清晰均匀低回声肿瘤（图3a）。在眼睛还没适应的时候，可能会觉得："嗯？是胰腺炎？"，但2～3回往复操作之后，就会断定："没错，就是肿瘤！"了。

测量一下肿瘤直径，为10.6mm（图3b）。

虽然距离GDA、SMV都很近，但都还有一点点间隙。另外，也能看到PSPDA。在EUS-FNA时这是非常容易误穿刺的血管，所以一定要明确它的走行（图3c）。

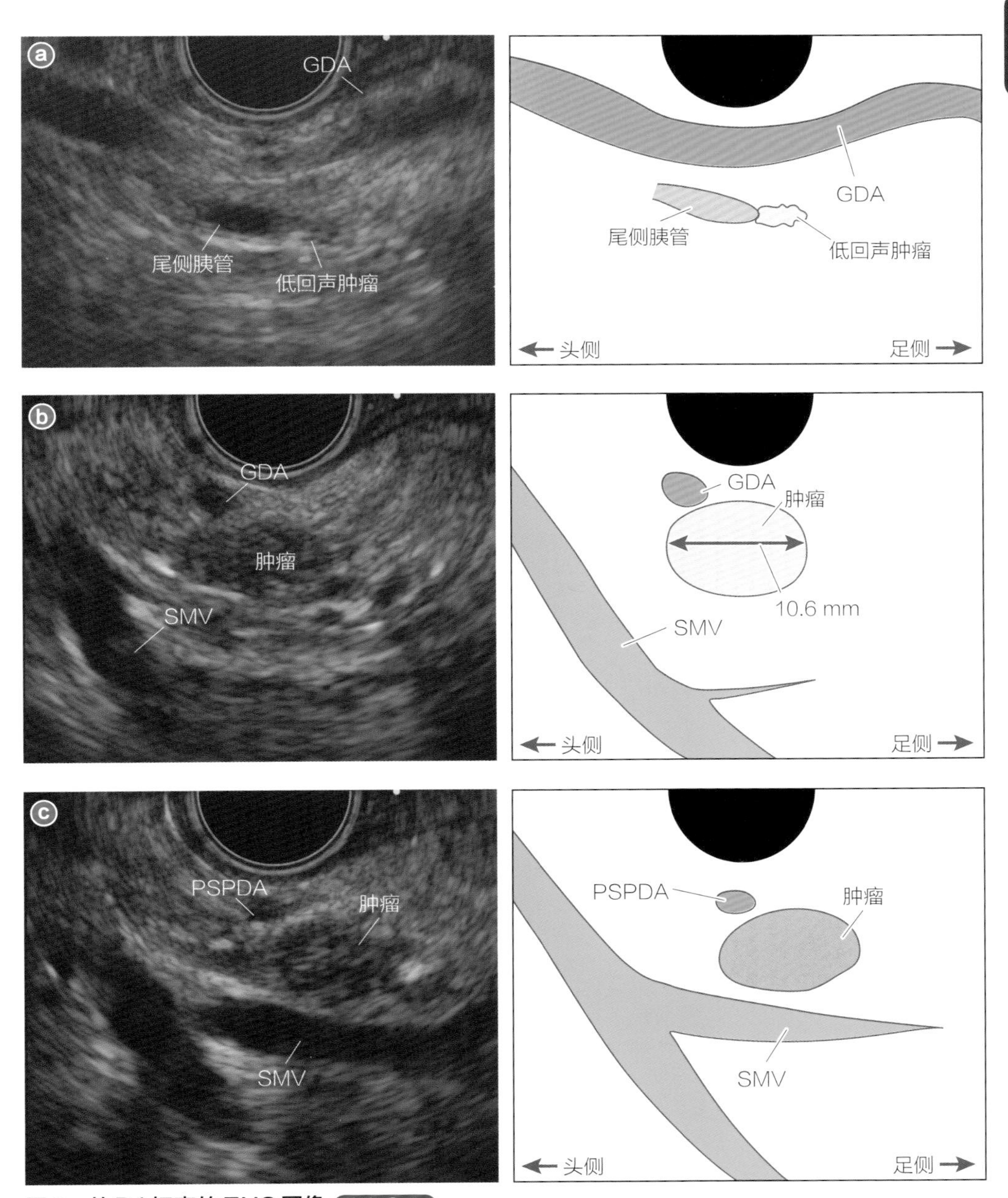

图3　从D1扫查的EUS图像 视频④-6

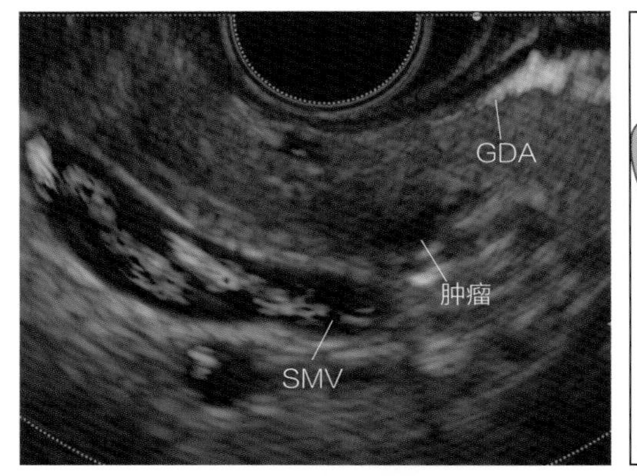

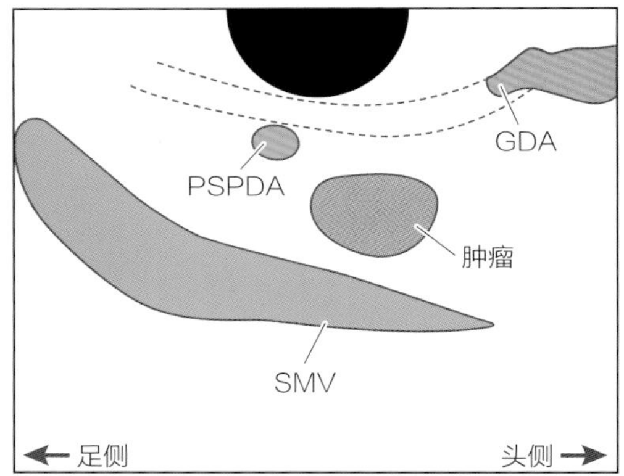

图4 **D2扫查的EUS图像** 视频❹-6

2）D2扫查

D2扫查可见肿瘤位于SMA和GDA之间所夹的峡部，GDA、SMA之间还是有一点儿距离，在这里可以看到PSPDA（图4）。

此外，因为GDA侧是腹侧，SMV侧是背侧，所以处理规范上的S（前方组织浸润）以及RP（后方脂肪组织浸润）都是“无”。

因为也没有淋巴结肿大，所以怀疑为T1N0M0 Stage I的胰腺癌。使用22G穿刺针进行了EUS-FNA，也明确了病理学诊断。

最终病理确认！

外科施行了胰头十二指肠切除术，在切面图上也很难找到肿瘤所在的位置（图5a）。

最终病理诊断是直径10mm肿瘤，pT1cN0M0 pStage I A（图5b、c）。以上介绍的就是1例体检发现间接表现，仅用了EUS就明确诊断，然后再外科切除的小胰腺癌。如果都能像接力赛完美交接棒一样发现这种小胰腺癌，那该多好啊！

ⓐ 肉眼所见

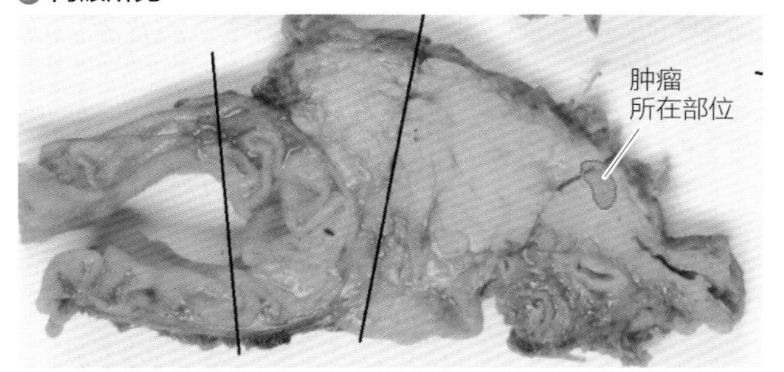

ⓑ 低倍放大　　ⓒ 高倍放大

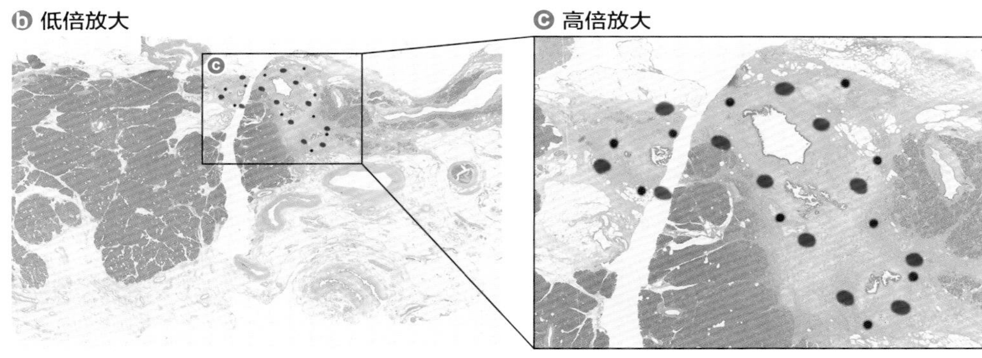

图5　**病理**

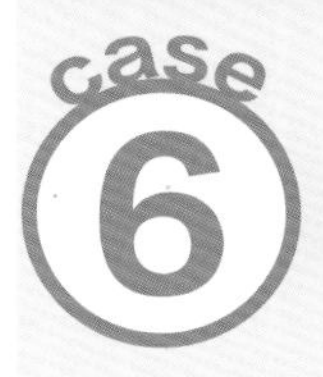

胰腺神经内分泌肿瘤（pNET）

视频

达成目标 **要知道pNET有典型病例和非典型病例，要知道鉴别诊断！**

pNET G1/G2的典型表现是边界清晰、内部均一且血流丰富的肿瘤图像。而NET G3和NEC G3的典型病例则与NET G1/G2 完全不同，是呈类似于浸润性胰管癌的图像表现。也就是说，如果是恶性度高的肿瘤，血流会变少，边界也会变得不清晰。

因此，pNET是一种从NET G1到NEC G3分布很广的疾病，图像的表现也多种多样，同时非典型病例也大量存在。

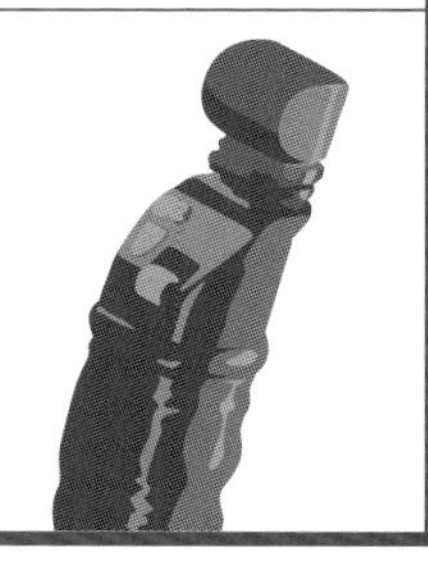

胰腺神经内分泌肿瘤（pancreaticneuroendocrinetumor，pNET）在胰腺肿瘤中发病率仅次于胰腺癌，居第二位。既有恶性度较低的高分化pNET，也有预后极差的低分化pNET，涵盖范围较广。随分化程度不同，其“长相”（EUS图）也不一样。因此，要知道**pNET因恶性度不同会呈现**出各种各样的表现。

要充分理解WHO 2017分型和典型的超声表现（表1）。典型的G1、G2等高分化NET病例，肿瘤多表现出膨胀性发育的“性格”。多呈类圆形，边界清晰、边缘规整、内部均匀低回声（图1）。即使很小，也容易被发现。与浸润型胰管癌不同，不会存在主胰管扩张、中断等继发间接变化。因此需要在胰腺整体范围内仔细观察。此外，虽然也是功能性肿瘤，可能像胰岛素细胞瘤或者胃泌素瘤那样分泌激素导致相应症状，但因为肿瘤太小，CT检查时完全不能发现的情况也不少见。MDCT对这种小病变敏感度下降，而EUS却有很好的效果。在欧美的指南中，针对pNET，不仅仅是有功能性的病变，那些不具备功能性的病变也推荐进行EUS检查。

需要跟高分化pNET鉴别的疾病，一般考虑血运丰富的胰腺肿瘤，在表2中列举了4种。

需要注意的是，副神经节瘤在行EUS-FNA等操作活检后可能导致**高血压危象，所以原则上属于EUS-FNA的禁忌**。

NET G3或者NEC G3基本上血运都比较差，因为有极高的浸润倾向，所以表现为边界

表1 **pNET WHO 2017分型及超声表现**

分类	分化	Ki-67指数	超声表现
pNET G1	高分化	< 3%	类圆形，边界清晰，边缘规整，内部呈均匀低回声，血流丰富
pNET G2		3%~20%	
pNET G3		> 20%（一般< 55%）	NET G2和NEC G3的中间表现
pNEC G3	低分化	> 20%（一般> 55%）	边界不清晰，边缘不规整，血流变少

表2 **高分化pNET和鉴别诊断**

SCN（尤其是solid variant type，请参考第4章-9）
SPN（请参考第4章-7）
转移性胰腺肿瘤（尤其是肾细胞癌）
副神经节瘤

不清晰，边缘不规整（图1）。需要与一般的胰腺癌和腺泡细胞癌相鉴别。仅靠影像学诊断鉴别困难，所以行EUS-FNA还是很有必要的。

以下是1例约30mm大小的典型pNET G2，以及最近检查时发现一个直径不到10mm pNET的两个病例。强调行EUS-FNA抽取组织活检重要性的同时，包括针对小的pNET行FNA的技巧，也一并向大家介绍一下。

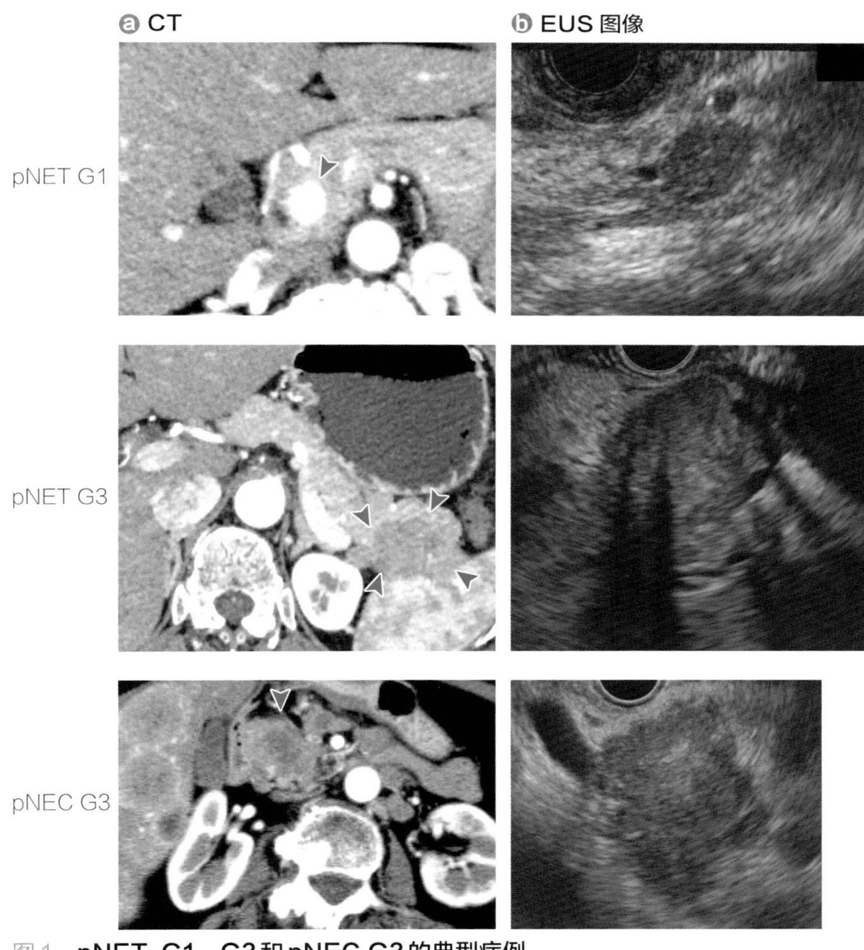

图1　pNET G1、G3和pNEC G3的典型病例

病例1

年龄： 70多岁。

性别： 男性。

就诊原因： 因腹痛行检查时提示胰体肿瘤而来笔者医院。

CT造影： 胰体可见约30mm低密度影，为边界清晰、边缘规整（图2 ►）的肿瘤。

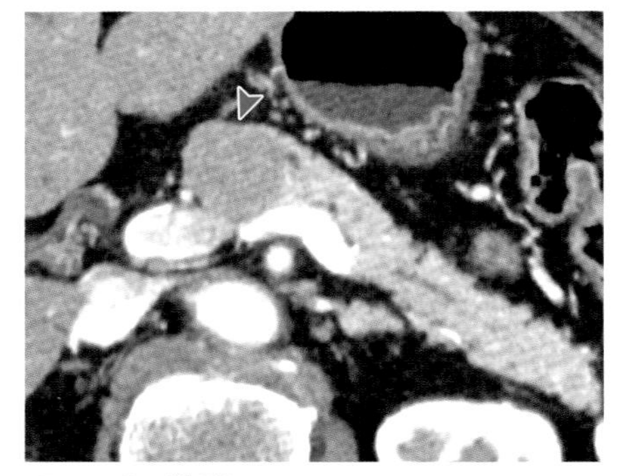

图2　CT造影

EUS（图3）

EUS检查时从胃内开始扫查。可见胰体部边界清晰的肿瘤，内部呈均匀的偏低回声。主胰管受压，但没有扩张。

超声弹性成像（图4）观察提示偏硬，多普勒提示血流信号较少，虽说不是典型的pNET，但是也应该考虑与恶性度偏高一些的几种病变相鉴别，如pNET、腺泡细胞癌或SPN等。EUS-FNA（图5）检查提示pNET，Ki-67指数为8%，恶性度G2，因此最终选择了外科手术切除。

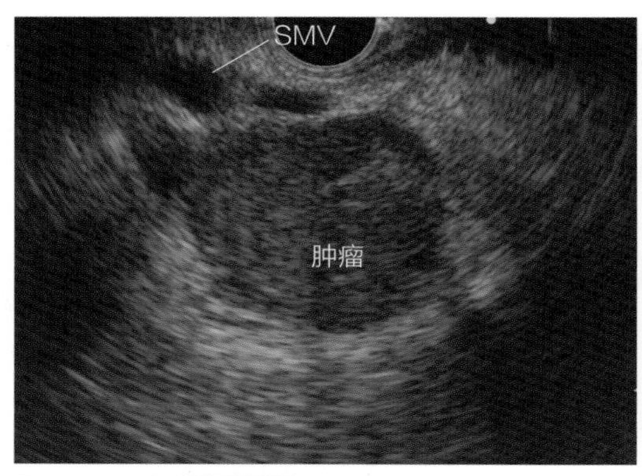

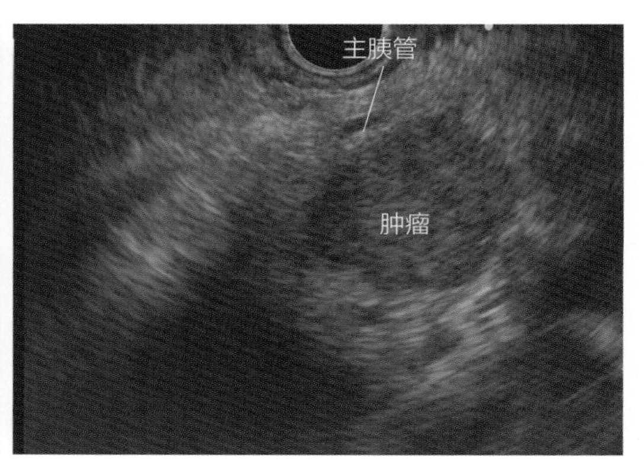

图3　EUS 视频❹-7

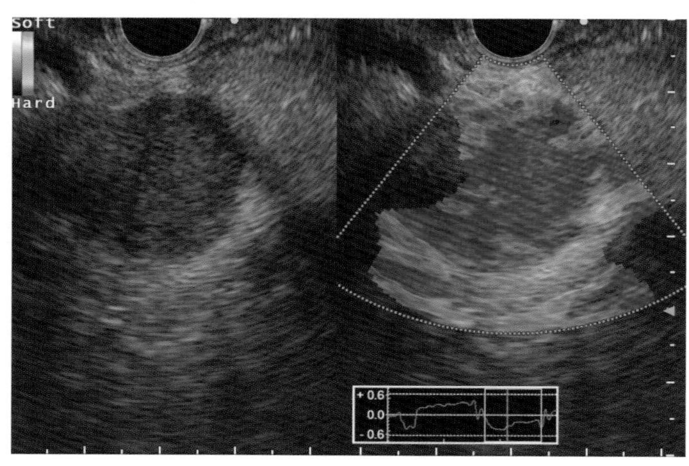

图4　超声弹性成像 视频❹-7

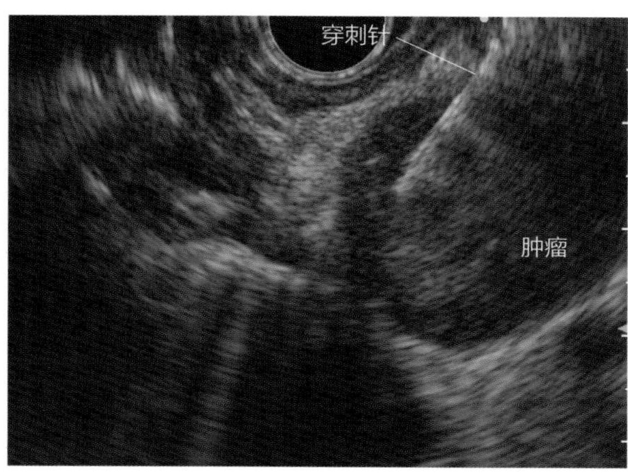

图5　EUS-FNA 视频❹-7

最终病理确认！

约 30mm 大小的结节型髓样肿瘤，高倍放大观察，肿瘤细胞呈条索状～乳头状排列增殖（图6）。

Ki-67 指数与 FNA 结果一致，均为 8%，诊断为 NET G2。

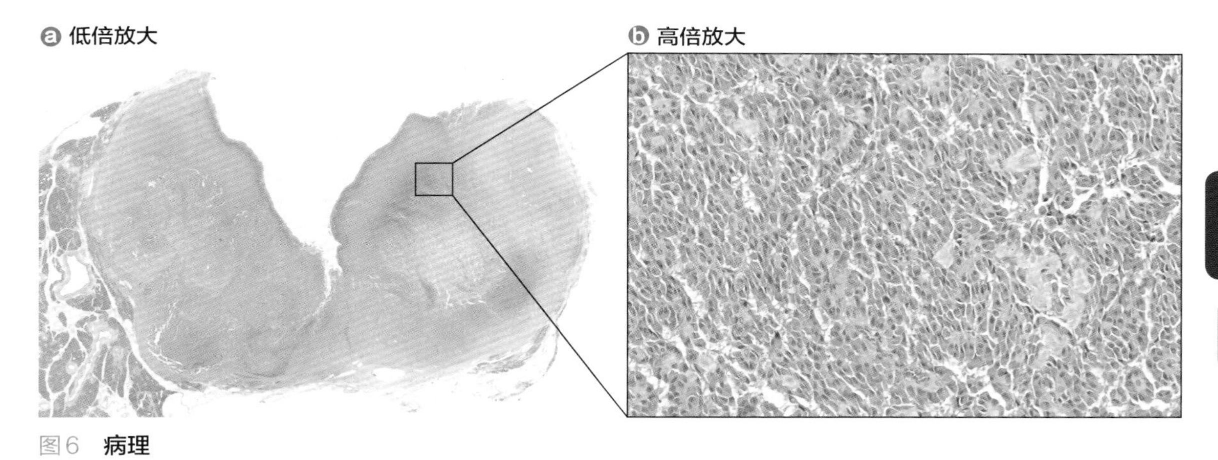

图6 **病理**

病例 2

年龄： 40 多岁。

性别： 男性。

就诊原因： 体检行腹部超声检查时提示胰体 5mm 大小的肿瘤病变而来笔者医院。

CT 造影： 胰体可见约 5mm 的造影强化影，判断为边界不清晰的肿瘤（图7 ►）。

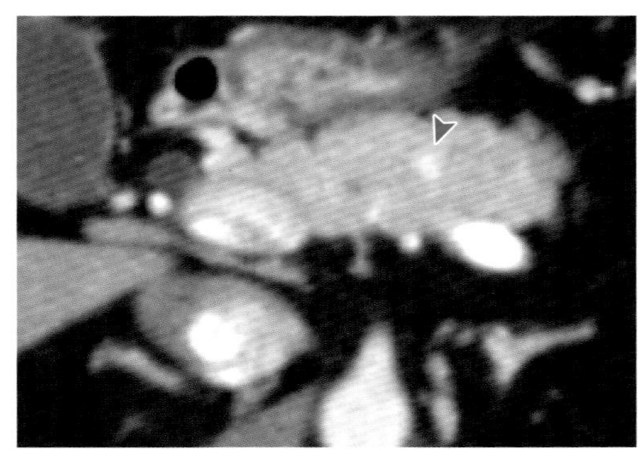

图7 **CT 造影**

EUS

- 胰体可见边界清晰、边缘稍显不规整、内部均匀低回声的肿瘤（图8）。
- 彩色多普勒未见明确的血流信号。
- 未见主胰管的扩张或者中断。

对于未影响主胰管的边界清晰、内部均匀低回声的胰腺肿瘤，所涉及的鉴别诊断疾病首先就是pNET，接下来就是SPN。另外，从CT造影的情况以及患者的性别（SPN的男性患者比较少见）来考虑，最终还是pNET的可能性最大。

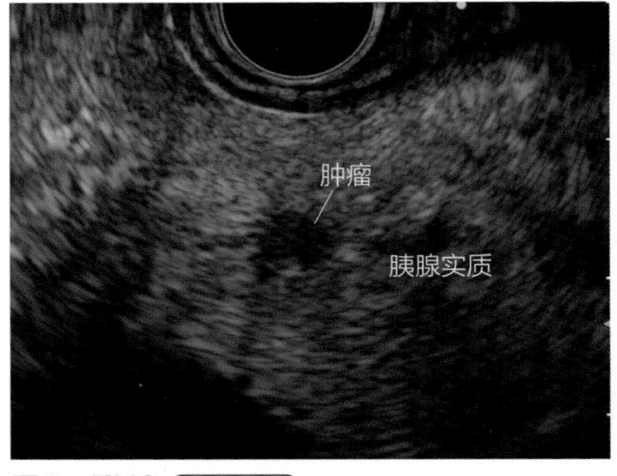

图8 EUS 视频④-8

EUS-FNA

于是，为了明确诊断，进行了EUS-FNA（图9）。

穿刺针选择使用22G EZ-Shot3 plus（奥林巴斯）。在多普勒明确没有血流之后，尽可能地穿刺到了肿瘤的正中央。像这样比较小的病变，如果穿刺时偏离了正中央，就很难在肿瘤内进行提插取材了。

针对小病变的FNA，下面要说的非常重要。

正确的操作是根据病变的形状，出针后顶住病变，再开始提插。直接就想进行大幅度的提插是不可以的。

一般超过1cm的病变，采用图10那样的方法进行提插。对于直径不到1cm较小的pNET、淋巴结、SMT或者SCN等，在刺入之后如果像图11那样，肿瘤和针一起移动，就无法进行有效的提插了，因为此时针和肿瘤之间的摩擦力大，难以产生明显的相对运动。因此，在最初的10～20次提插时，不要将针完全从肿瘤中拔出来，要像图12那样，从肿瘤的正中央向远端1/2的区域做相对小幅度的提插，并且要相对缓慢地反复操作。

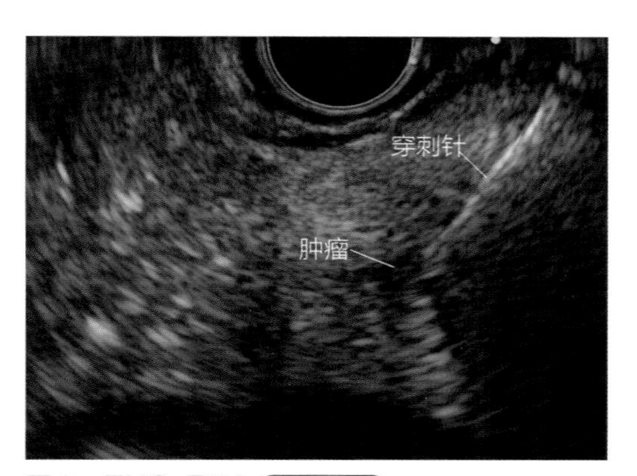

图9 EUS-FNA 视频④-8

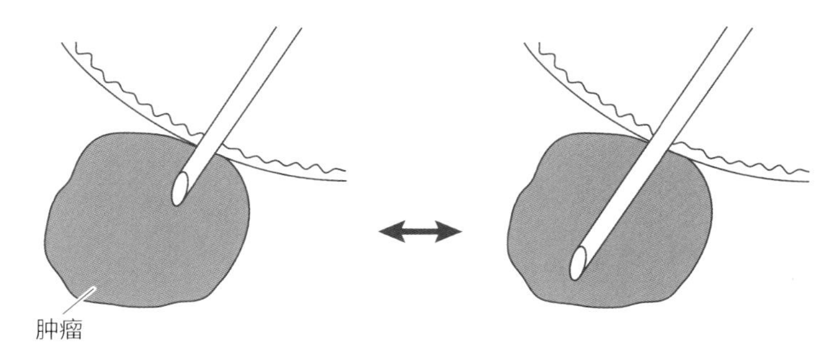

图10 一般的提插

这样渐渐地减少了摩擦产生的抵抗，穿刺针的活动度也就变得更好了。

这样的过程结束后，再把针抽回到肿瘤穿刺入口一侧，做幅度较大的提插，此时再进行20 ~ 30次的穿刺吸引之后就可以完成检查了。

如果肿瘤偏大一些，可以像图13那样，使用内镜的抬钳器，在全部肿瘤内呈扇形做多次穿刺，这种“扇形穿刺”也是提升穿刺诊断成功率的有效方法之一。

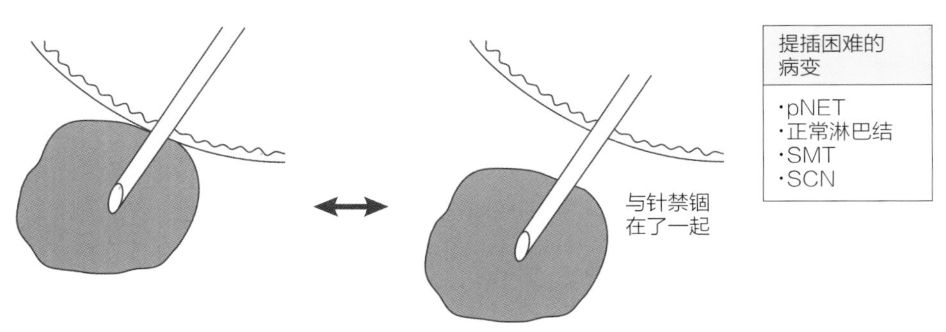

图11 **不到1cm的小病变**

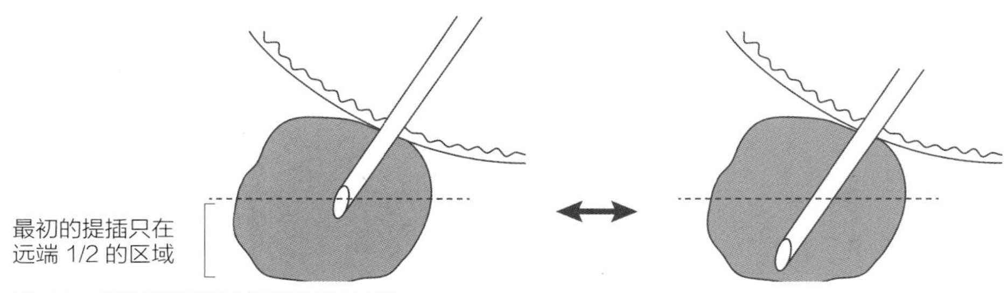

图12 **最初的远端1/2提插是关键**

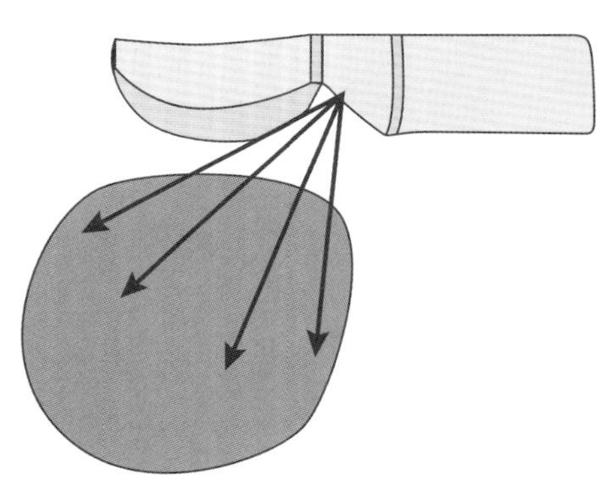

图13 **扇形穿刺**

最终病理确认！

病理跟预想一样，诊断为pNET G1（图14）。2cm以下的小肿瘤，其中尤其是1cm以下的非功能性pNET，最近在随访观察时也主张不做治疗。这位患者目前也没有手术，仍在随访观察中。

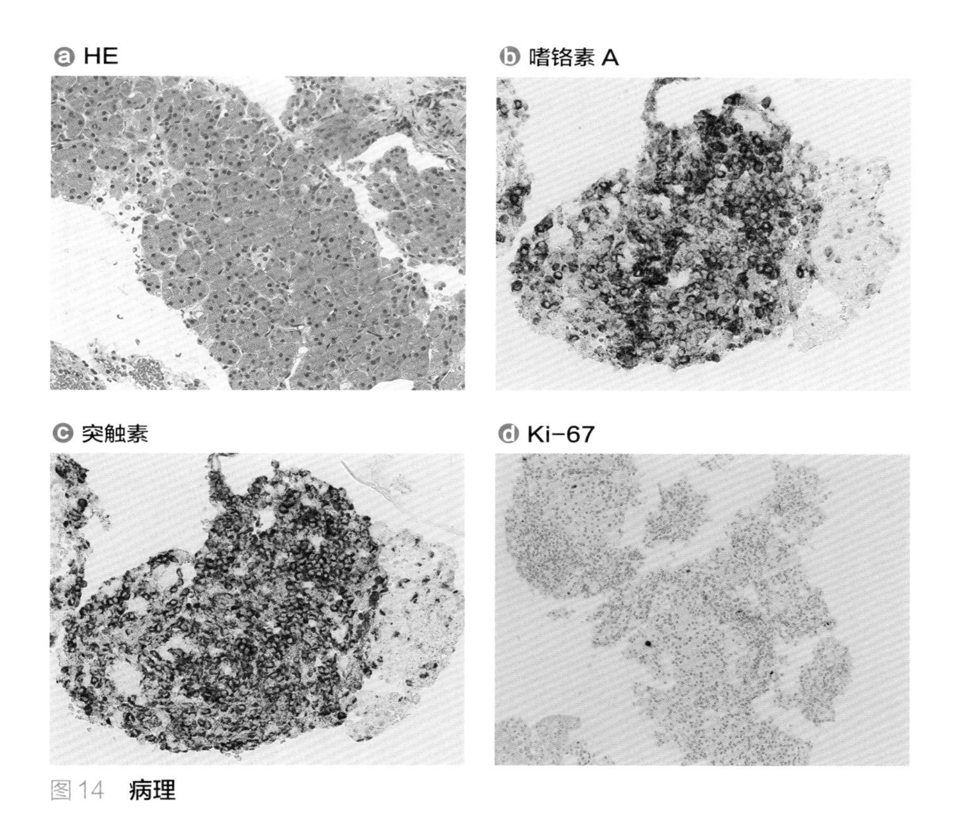

图14　**病理**

参考文献

[1] Falconi M, et al : ENETS Consensus Guidelines Update for the Management of Patients with Functional Pancreatic Neuroendocrine Tumors and Non-Functional Pancreatic Neuroendocrine Tumors. Neuroendocrinology, 103 : 153-171, 2016.

[2] Ramage JK, et al : Guidelines for the management of gastroenteropancreatic neuroendocrine (including carcinoid) tumours (NETs). Gut, 61 : 6-32, 2012.

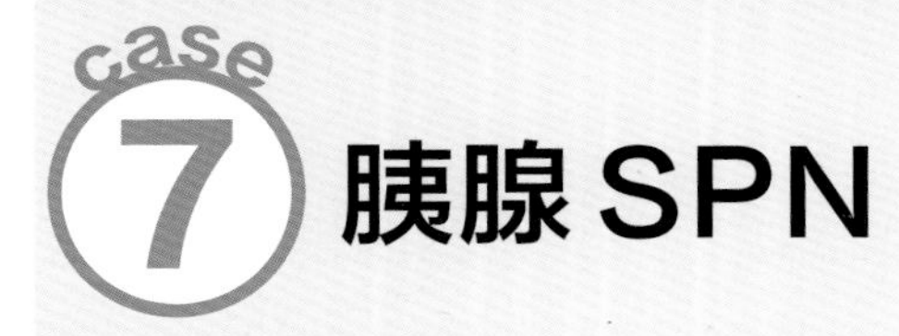

胰腺SPN

视频

达成目标 **虽然比较少见，但却是经常要被作为鉴别诊断的肿瘤，要记住特征！**

SPN的典型病例是年轻女性胰体尾部的钙化或者伴有囊性变的膨胀发育型的表现。因为肿瘤内容易出血，所以有时会因腹痛而被发现。但是，这些表现其实并不是很多，"一点儿都不变形的那种实性的肿瘤"反倒是SPN的病例也很典型，男性病例也不少见。

EUS-FNA对诊断很有帮助，SPN属于低度恶性，有的自行变小，有的会复发，基本上确定诊断后都会选择外科切除。

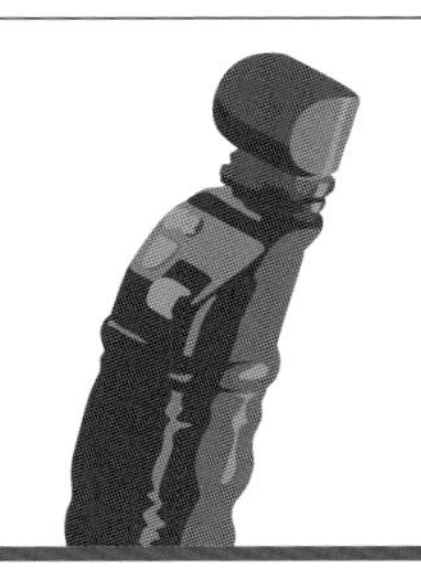

胰腺SPN（solidpseudopapillaryneoplasm）分型上归于分化倾向不明确的上皮性肿瘤，占全部胰腺肿瘤的1% ~ 3%，比较罕见。通常被认为多发于年轻女性的胰体尾部，男性患者比较少见，但是最近的报道提示有所增加。比如，Hanata等所做的一项多中心研究统计了288例SPN，其中就有26%是男性。

典型病例是实性成分和囊性成分混合存在边界清晰的肿瘤（图1），偶尔有明显的钙化（图2）。如果看到了这样的特征，诊断为胰腺SPN并不难。但是并不呈现这样的特征，而是呈pNET或者一般胰腺癌等那样的实性肿瘤的特点的病例，诊断时就有难度了。笔者认为，如果见到了"一点儿都不变形的那种实性的肿瘤"，鉴别诊断时也一定要考虑SPN。

ⓐ CT（肿瘤的边缘）

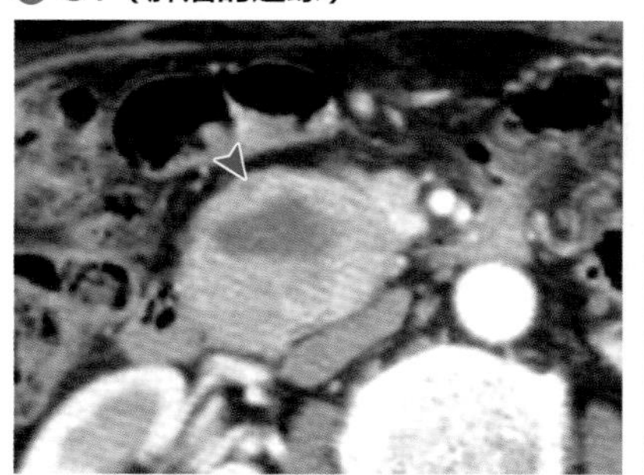

ⓑ CT（肿瘤的中央）

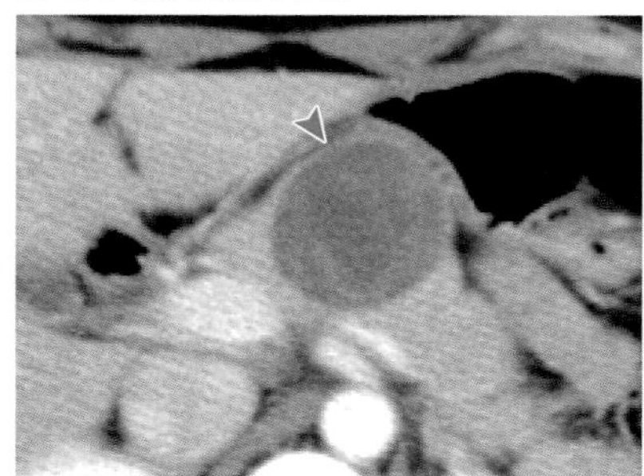

ⓒ EUS图像

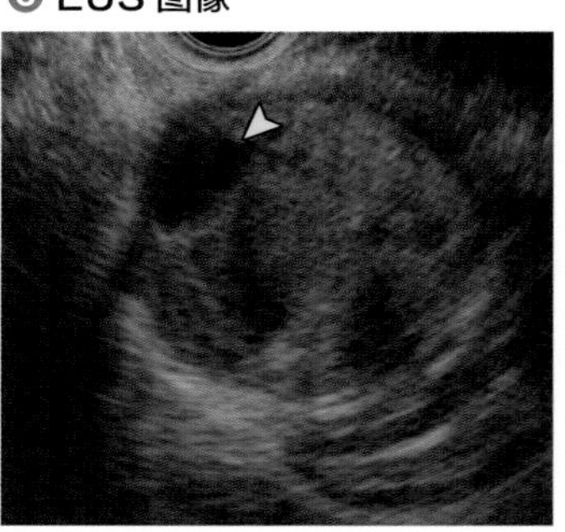

ⓓ 肉眼所见

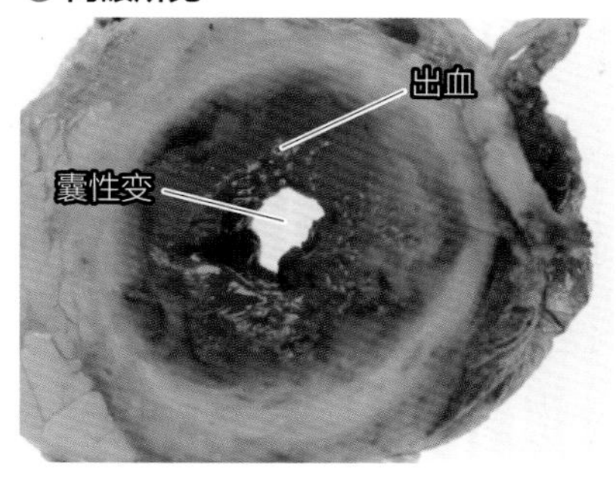

图1 **SPN典型病例（囊性变）** 视频 4-9

a）与肉眼所见同一位置的囊性变（➤）。

b）肿瘤内出血，血液充满的状态（➤）。

c）▷：囊性变。

ⓐ CT

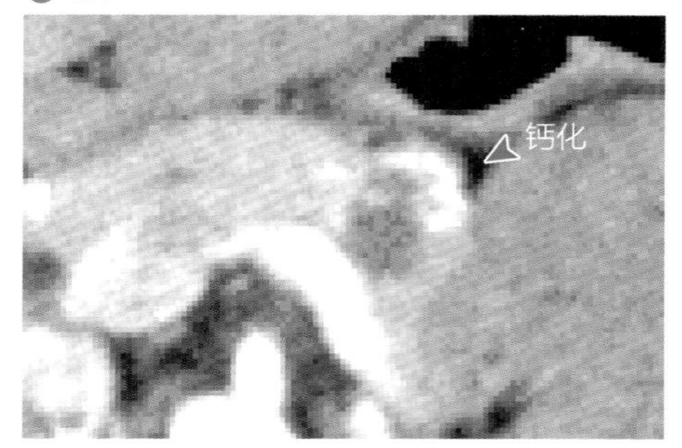

ⓑ EUS 图像

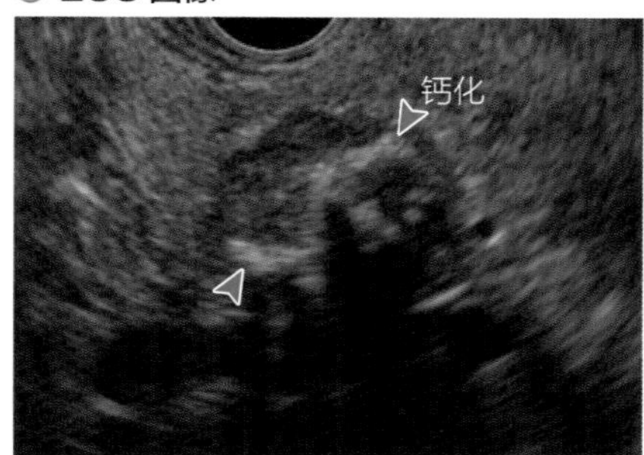

ⓒ 肉眼所见

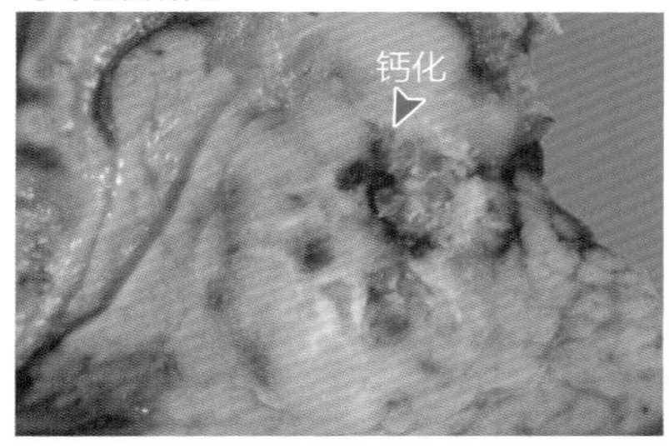

图2 **SPN 典型病例（钙化）** 视频 ❹-10

因为肿瘤内容易出血，所以首发症状多为腹痛。

SPN虽然在WHO 2010分型中被归为“低恶性度肿瘤”，但有时也有高恶性度（在WHO分型中称为“高恶性度转化”）SPN的报道。在Hanata等的报道中，有6例（2%）术后再发。在2744例SPN的系统回顾研究中，也有4.4%的再发率。笔者也遇到过SPN术后多发肝转移的病例。目前也还没开发出有效的治疗药物（几乎100%的SPN都有*CTNNB1*基因的异常，针对这个基因异常的治疗药物正在开发中）。所以只要发现，基本上也都是推荐手术治疗。

下面再介绍1例小型的胰腺SPN。

病例

病例年龄： 50 多岁。

性别： 女性。

就诊原因： 因体检行腹部超声检查时提示胰体 10mm 肿瘤性病变而来笔者医院。

腹部超声： 胰体可见 10mm 大小的低回声肿瘤，疑为胰腺癌（图 3）。

CT 造影： 无法识别肿瘤，也未见钙化（图 4）。

MRCP： 胰体可见 5mm 大小、造影效果低信号的区域，疑为胰管的狭窄（图 5 ▷）。另外，尾侧的胰管可见 3mm 左右的扩张，所以怀疑是胰腺癌（图 5 ►）。

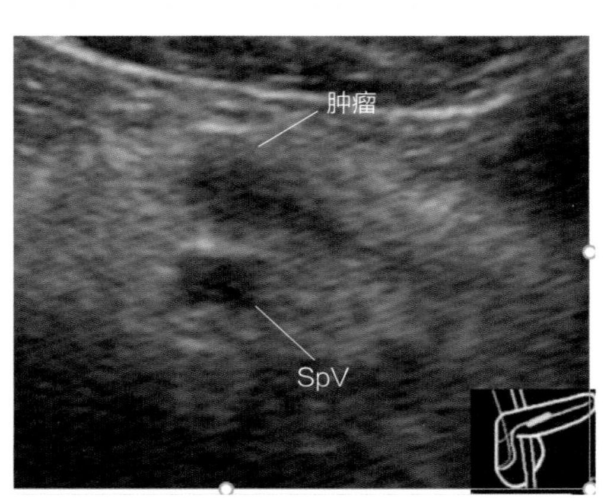

图3 **腹部超声** 视频 ❹-11

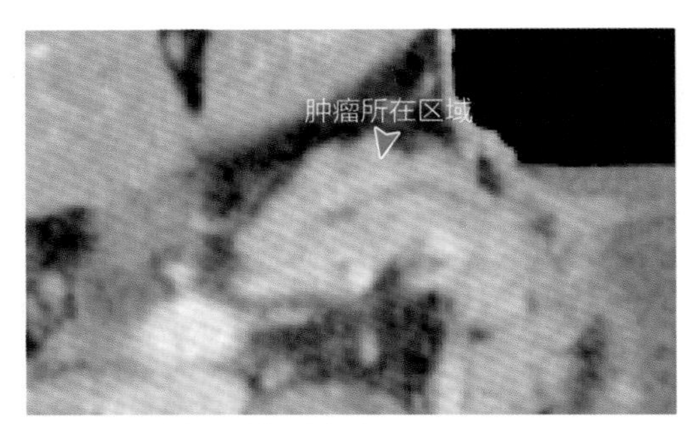

图4 **CT造影（门脉相）**
CT图像中肿瘤部分并不清晰。

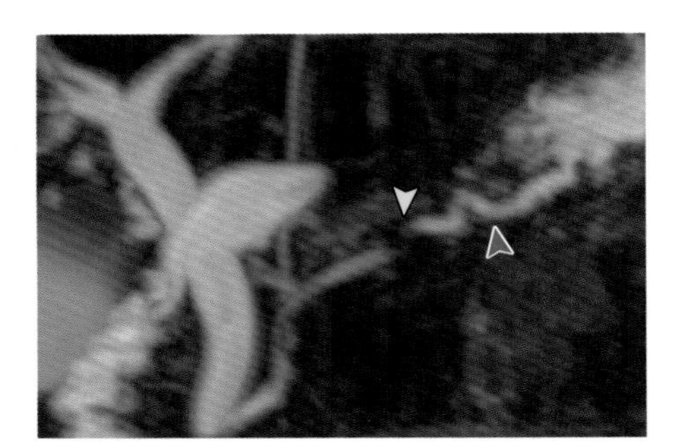

图5 **MRCP**

EUS，EUS-FNA

- EUS可见边界清晰、边缘不太规整呈均匀低回声的肿瘤（图6，图7），内部可见局部伴有声影的高回声区域，也就是钙化，同一部位还可见主胰管中断。
- 应用22G的针进行了两次EUS-FNA（图8）。
- 微泡造影提示轻度的分隔表现。

鉴别诊断方面主要应该考虑pNET和SPN。其他还应考虑一般胰腺癌、SCN（solid variant type）、腺泡细胞癌等。

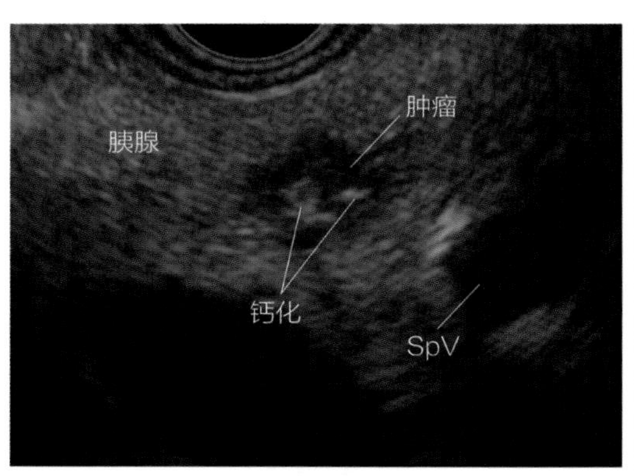

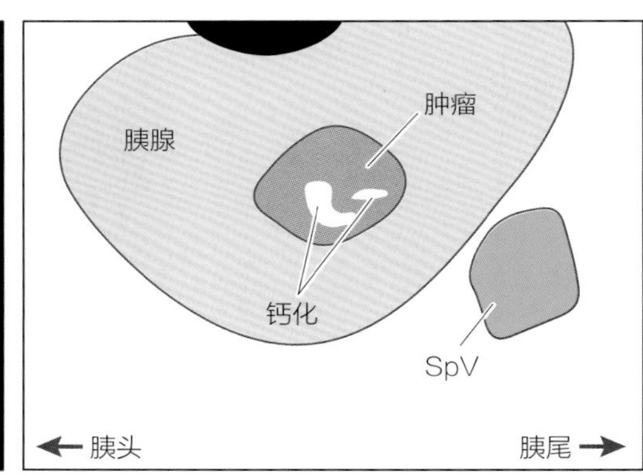

图6 **EUS胃内扫查** 视频❹-12

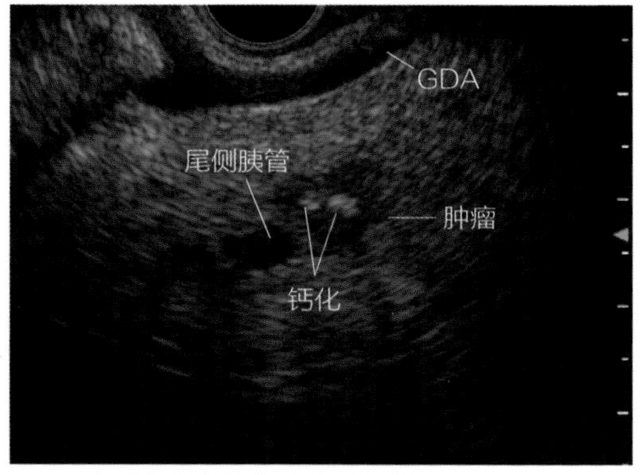

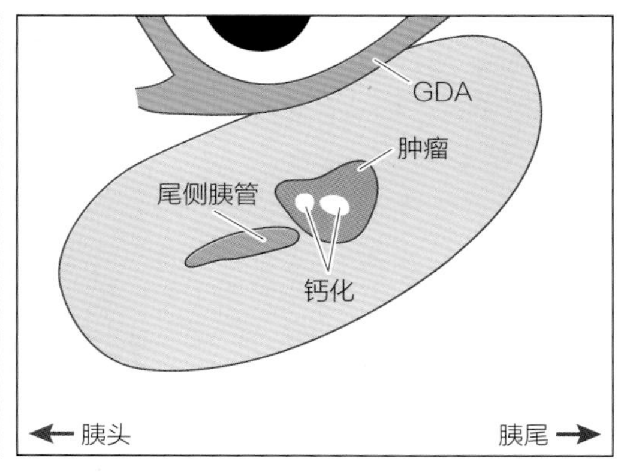

图7 **EUS D1扫查** 视频❹-12

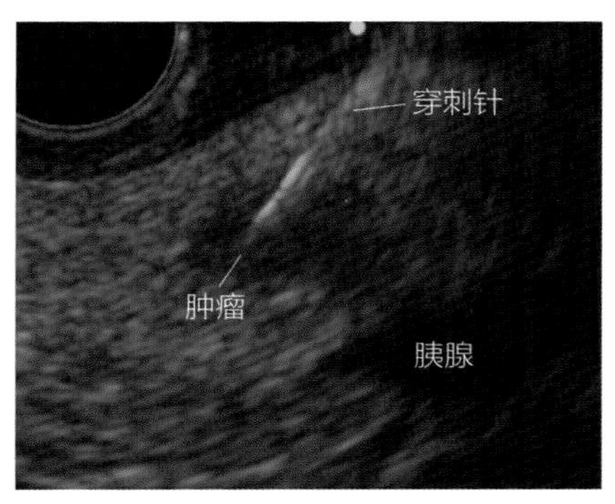

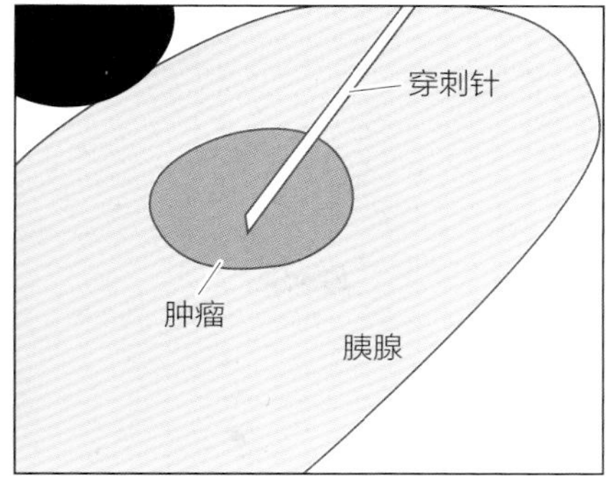

图8 **EUS-FNA** 视频❹-12

最终病理确认!

- HE染色（图9a、b）可见血管性间质周围的假乳头状增生。肿瘤细胞之间的结合性较弱，核浓染、偏向一侧，有嗜酸性胞体。
- β-catenin核染色阳性（图9c），CD10阳性（图9d），诊断为胰腺SPN。

建议这位患者手术，但是患者听到是低恶性度肿瘤，希望定期随访观察。目前已经经过了1年，肿瘤并没有增大的倾向。

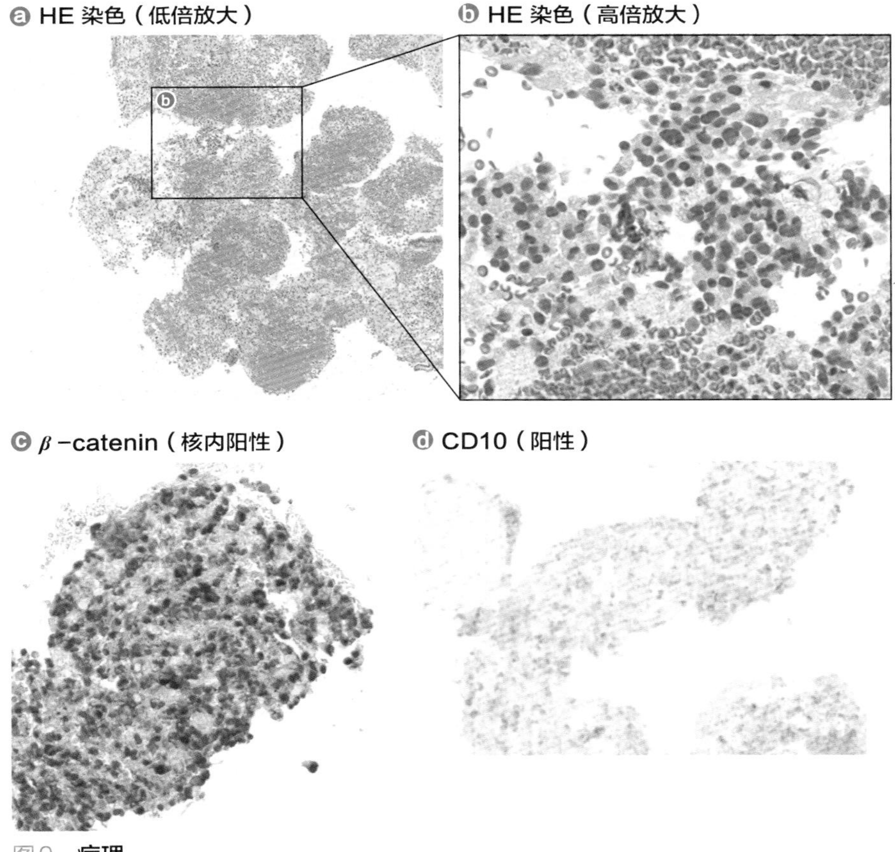

图9 **病理**

参考文献

[1] Hanada K, et al：Clinical and Pathological Features of Solid Pseudopapillary Neoplasms of the Pancreas: A Nationwide Multicenter Study in Japan. Pancreas, 47：1019-1026, 2018.

[2] Law JK, et al：A systematic review of solid-pseudopapillary neoplasms: are these rare lesions? Pancreas, 43：331-337, 2014.

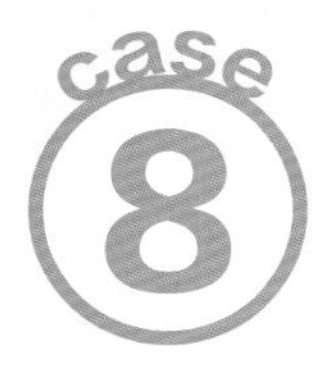

乳头部肿瘤

视频

达成目标 **判断乳头部肿瘤的浸润、进展程度！**

乳头部肿瘤EUS的要点是明确十二指肠肌层、胰腺是否有浸润（垂直方向的扩张）以及是否有胆管、主胰管的进展（水平方向的扩张）。因此，将图1中Ac、Ab、Ap和十二指肠肌层之间的关系牢记于胸，按这个示意图直接扫查出EUS图像非常重要。另外，能正确区分浸润与进展也很重要。

浸润是指超过黏膜肌层进入更深的地方，而进展则是沿着黏膜上皮扩展。两个词意义不同，这一点非常重要，请大家一定要区分使用！

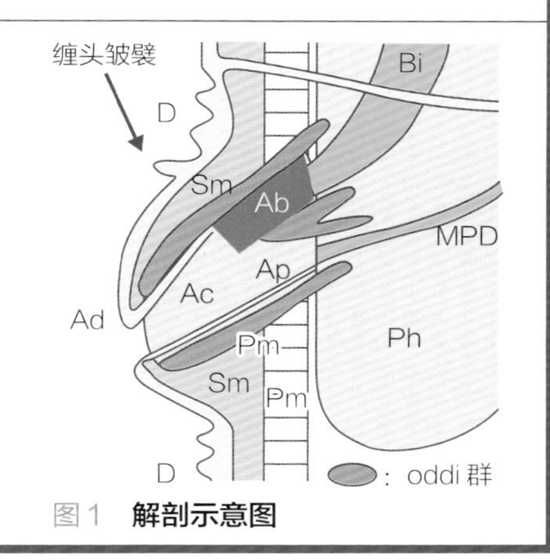

图1 解剖示意图

病例

年龄： 80多岁。

性别： 男性。

就诊原因： 当地医院检查出肝损害，CT提示十二指肠乳头处隆起性病变以及胆管扩张，介绍至笔者医院。

CT造影： 可见十二指肠乳头处有造影信号的隆起性病变（图2 ➤）。

内镜： 可见表面发红且具有乳头样结构的肿瘤（图3）。

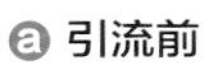

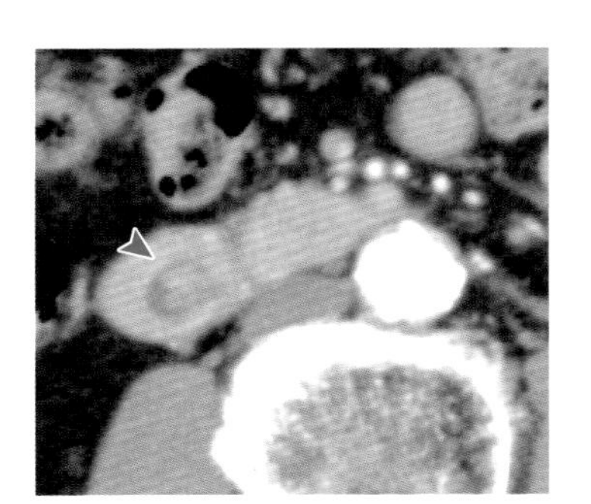

图2 CT造影

ⓐ 引流前

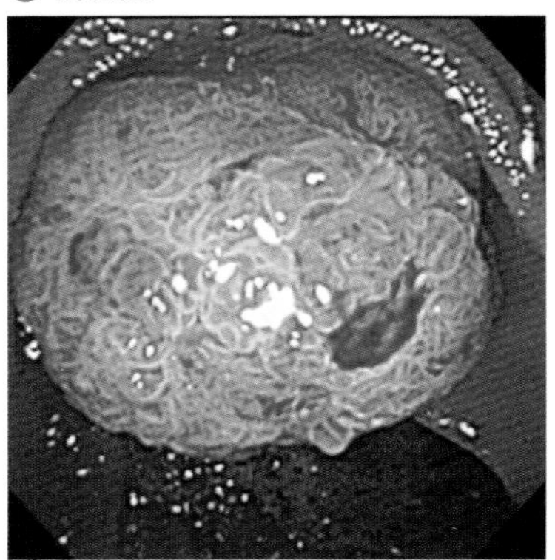

ⓑ 引流后

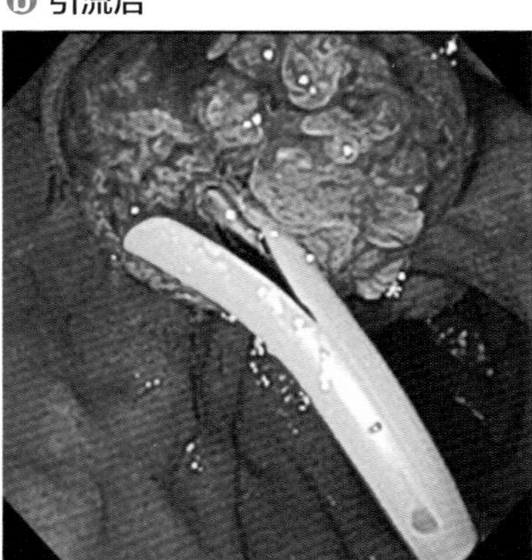

图3 侧视镜

EUS（图4）

- 可见以Ac为中心的肿瘤，未见明确十二指肠肌层浸润（图4a）。
- 可见朝向Ap的进展，但未见明确胰腺实质的浸润（图4b）。
- Ac的肿瘤也有朝向Ab的进展，但是这里也未见明确十二指肠肌层浸润（图4c）。

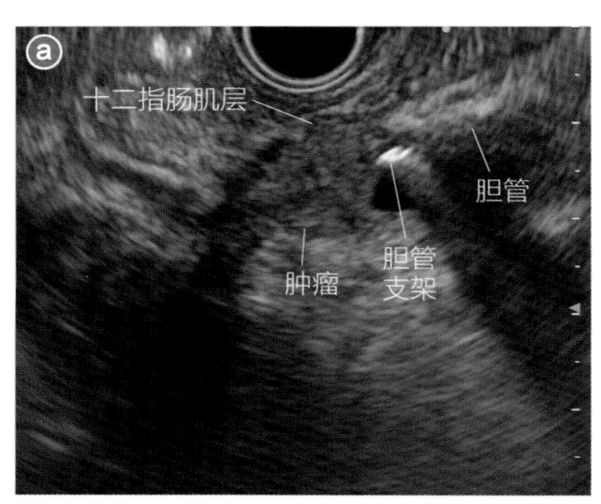

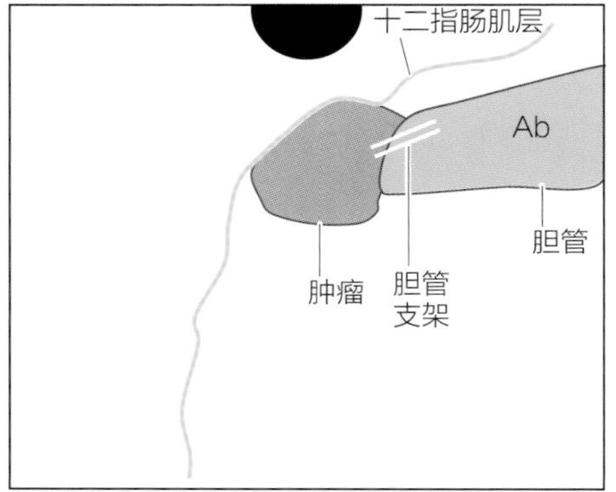

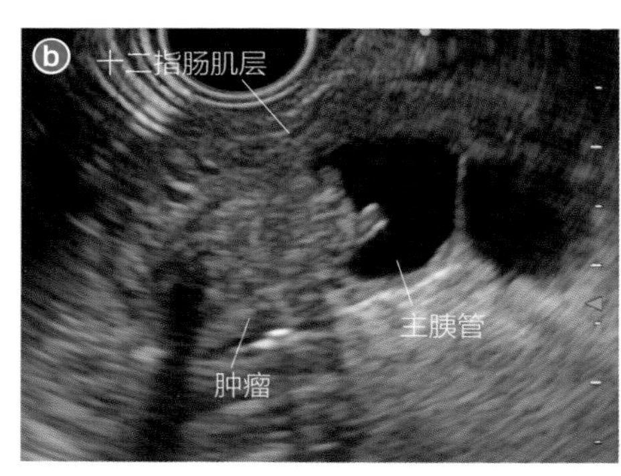

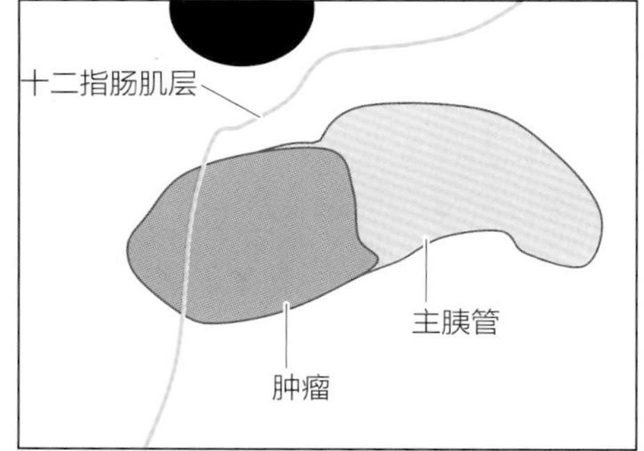

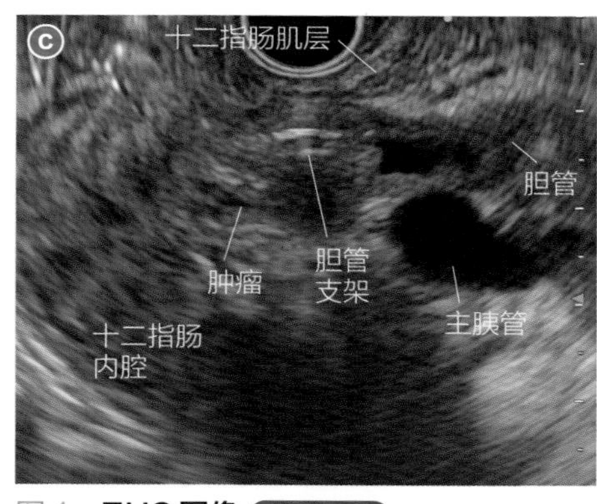

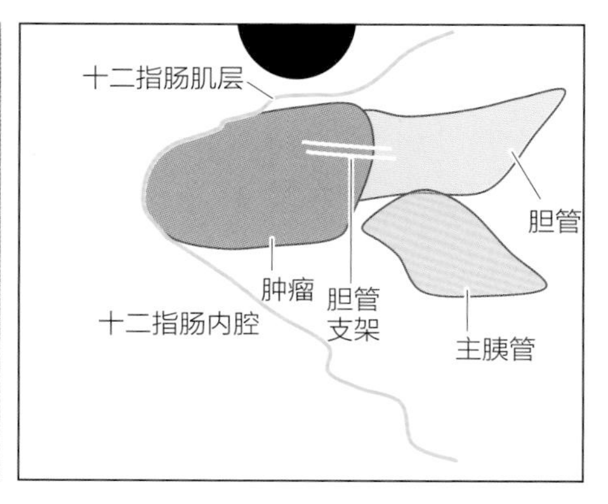

图4　**EUS图像** 视频④-13

最终病理确认！

外科切除标本可见Ac区域乳头状肿瘤（图5a），没有OD（oddi括约肌）的浸润。进一步向深处观察，Ab和Ac区域（图5b）肿瘤的进展程度类似，没有OD和MP（十二指肠肌层）的浸润 。再进一步向深处观察 ，超过肌层区域的Ab（因为有OD，所以此处也为Ab）也有肿瘤的进展（图5c），与EUS检查时的表现一致。最终诊断为肿瘤露出型十二指肠乳头癌（pT1aN0M0 pStage Ⅰ A）。

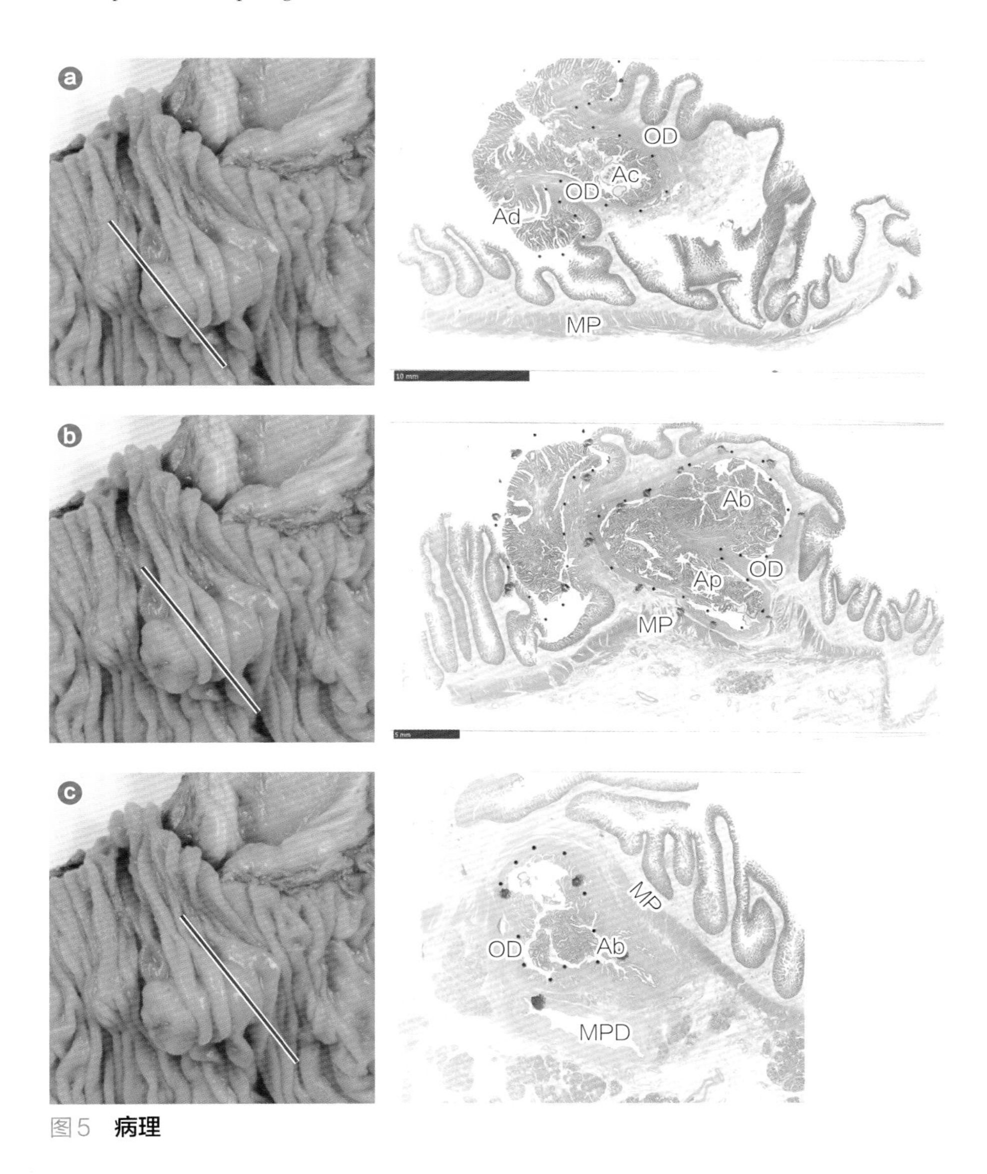

图5　**病理**

要点

乳头处是一个很小的区域，汇集着胆管、主胰管的开口以及oddi括约肌，并且还有一部分胰腺，解剖结构极其复杂，不管对谁都是一个容易让人头痛的部位。

但是，此处发生的肿瘤，很多只能通过EUS才能捕捉到，还有一些区域只有应用EUS的一些技巧才能看清楚，所以请各位一定要对此充分了解。

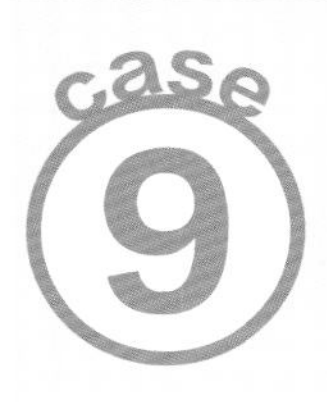

胰腺浆液性囊肿（SCN）

视频

达成目标 **记住SCN代表性的4种类型！**

SCN可以呈现出多种多样的肉眼表现，总体上归为4种类型。先记住4种性状，再分别考虑鉴别的疾病，理解哪种类型适合EUS-FNA非常重要。

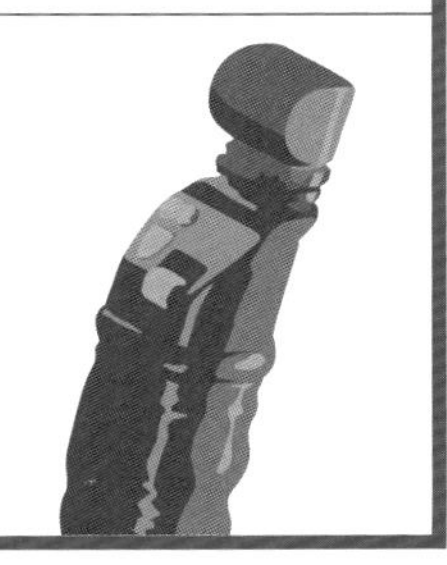

胰腺浆液性囊肿（serouscysticneoplasms，SCN）一般都是良性的囊性肿瘤，很少恶变。因此，诊断了SCN之后的一般处置也就是随访观察。但是，出乎意料的麻烦是，SCN竟然有4种类型（表1）。

比较典型的病例是数毫米大的多个囊肿聚集在一起呈蜂巢状，称为微囊型（microcystic type），也就是type A，诊断并不难。其他类型除了type B（mix type，大小囊肿混合型）之外，还有极少见的特殊类型type C（macrocystic variant type，大囊肿型）和type D（solid variant

表1 **SCN的分型**

	type A microcystic type	type B mix type	type C macrocystic variant type	type D solid variant type
类型	一般型		特殊型	
	微囊型	大小囊肿混合型	大囊肿型	充实型
频率	比较多见	比较多见	比较少见	少见
表现	·蜂巢状的小囊肿结构 ·聚集 ·钙化	·蜂巢状的小囊肿结构 ＋大囊肿结构 ·中心区域星芒状瘢痕	·分叶、多腔 ·薄的分隔 ·局部小囊肿结构	·边界清晰 ·显著浓染
应该鉴别疾病	有（部分病例）	胰腺癌	IPMN	pNET，SPN
EUS-FNA适应证	有（部分病例）	有（部分病例）	没有（如果有IPMN的可能性，则为禁忌）	有
EUS-FNA标本处理	因为取不到液体，所以一般的病理诊断即可	将液体进行囊肿液分析	—	因为取不到液体，所以一般的病理诊断即可
病理表现	没有异型的立方或柱状上皮	囊肿液CEA、CA199、AMY均低	—	没有异型的立方或柱状上皮

type，充实型）。因此，SCN会有多种多样的表现，于是与各种相关疾病的鉴别也就变得格外重要了。

特别恐怖的是需要与胰腺癌鉴别的type B，也就是大小囊肿混合型。在胰腺癌中也有这种大的囊肿区域的情况（图1，图2）。笔者也有几个误诊为SCN、让随访观察的患者，最终诊断了胰腺癌。

在细致的EUS诊断之后，反倒还要通过影像学诊断来判断SCN确定无误，也可以确定这样的流程。一定要把**SCN（尤其是mix type）需要和胰腺癌进行鉴别**这一要点放在心上。

如果影像学诊断还难以确定是SCN，可以再进行EUS-FNA。不过，大囊肿型的情况下，需要与IPMN鉴别。单纯针对SCN进行EUS-FNA没有任何问题，而如果是IPMN，就会有导致黏液性肿瘤腹膜播散的危险，所以**在日本归于禁忌的范畴**（当然在其他国家似乎对此并不太在意，仍然施行）。

如果真遇到这种有一点点可能是IPMN的大囊肿型SCN，基本上不建议施行EUS-FNA。但是，如果病变在胰头，那选择经D2的通路，从囊肿液不会流入腹腔的部位进行穿刺，这样的EUS-FNA也是可行的。

SCN的囊肿液分析与其他疾病如IPMN或MCN等假性囊肿之间的对比可见表2。

下面，介绍一个典型的type A（小囊肿呈蜂巢状排列型）SCN病例。

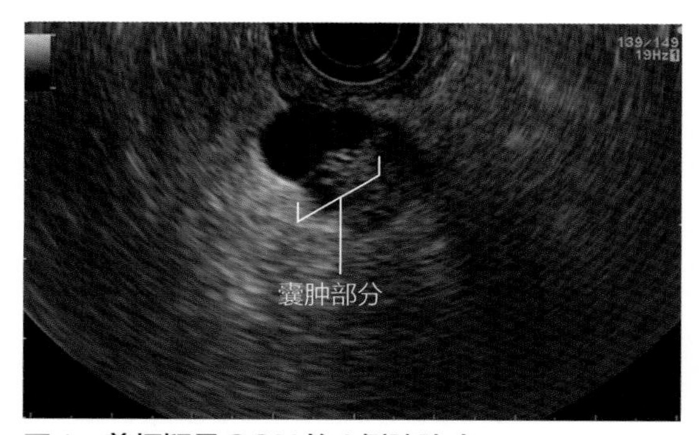

图1　**曾怀疑是SCN的1例胰腺癌**

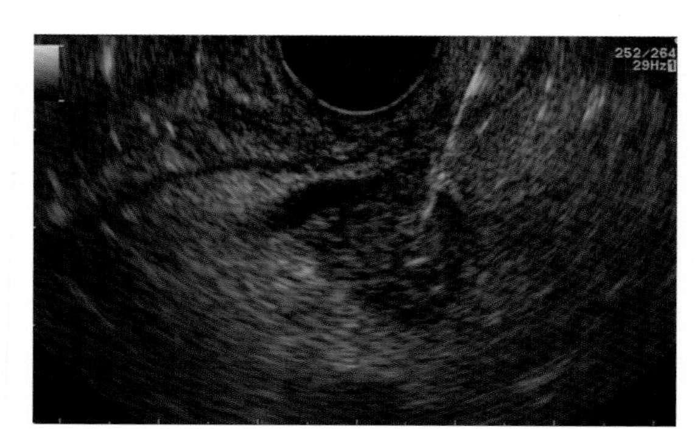

图2　**最终诊断：胰腺癌**

CEA、CA199显著增高。

表2　**各种囊性疾病囊肿液分析的特点**

	CEA	CA19-9	CA125	淀粉酶	特点
IPMN	高	高	高	高	全部都高
MCN	高	高	高	低～中	·CA19-9比IPMN高 ·CA125比IPMN高
假性囊肿	低	低	低	高	只有淀粉酶高
SCN	低	低	低	低	全部都低

病例

年龄： 40 多岁。

性别： 女性。

就诊原因： 2 年前，体检腹部超声发现胰体部 20mm 大小的囊性病变，随访观察发现有增大倾向，为行精查和治疗介绍至笔者医院。

腹部超声： 胰体可见 30mm 大小的有小囊肿聚集的肿瘤性病变（图 3 ➤）。怀疑是 SCN。

CT 造影： 同一病变的肿瘤边缘可见存在造影效果，内部伴有囊肿样结构（图 4 ➤），考虑为充实血运丰富的囊性变。此外，有增大倾向，所以还是有 SPN 的可能性。

MRCP： 肿瘤病变整体都表现为高信号，所以考虑囊性病变（图 5 ➤）。

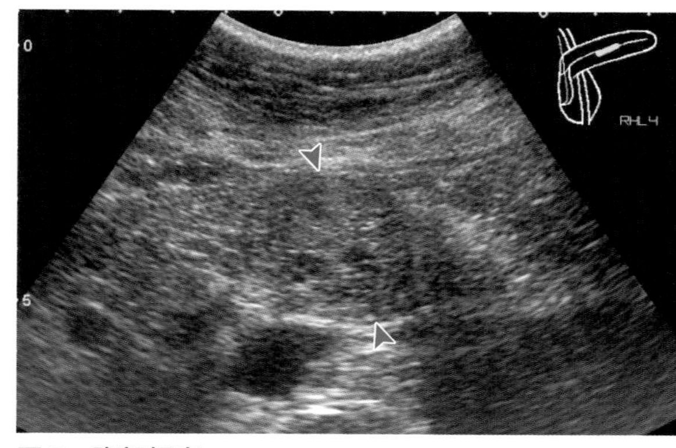

图 3 **腹部超声**

如上所述，综合 CT、MRI、腹部超声的表现，最怀疑的还是 SCN。因为随访观察有增大倾向，还是有必要与 SPN 等肿瘤性病变相鉴别，所以进行了 EUS 检查并施行了 EUS-FNA。

下面看 EUS。

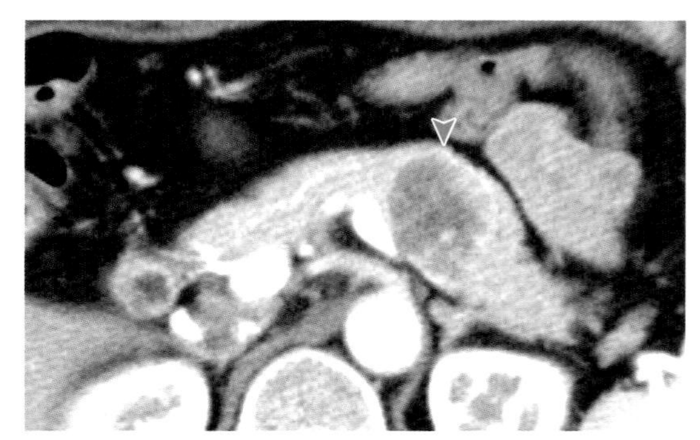
图 4 **CT 造影**

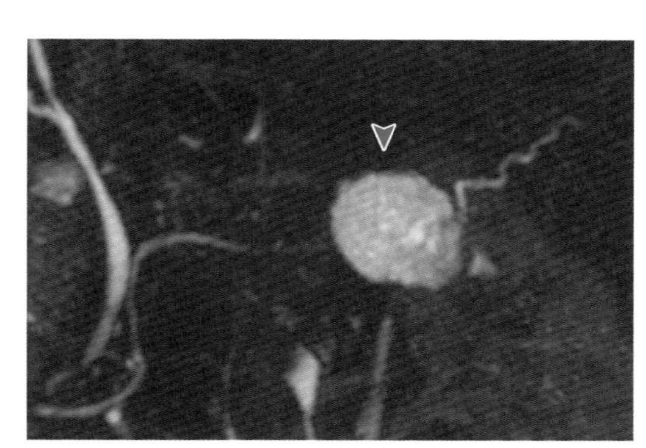
图 5 **MRCP**

EUS

- 胰体可见数毫米的小囊肿聚集，为类圆形、边界清晰、边缘规整的肿瘤性病变（图6）。与其他任何一种检查方式相比，EUS对检出这种微小的囊肿都有明显的优势。
- 彩色多普勒提示有明显的血流信号，说明病变血流丰富（图7）。SCN在囊肿内侧面会覆有一层扩张的上皮下毛细血管网，这也是其表现为血运丰富的原因。
- 微泡造影（图8）提示早期分隔及囊壁即有较强的造影效果。

ⓐ EUS图像

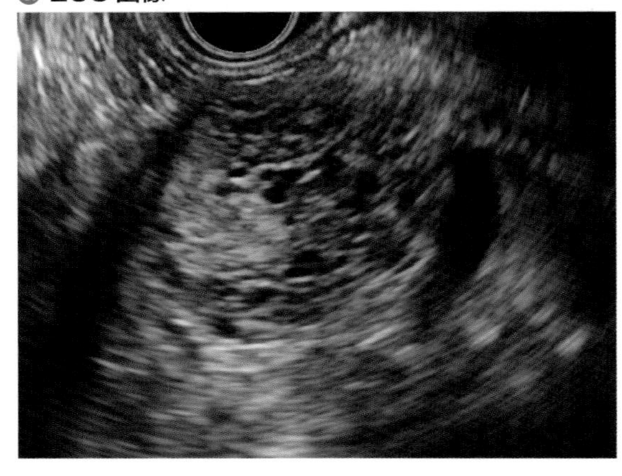

ⓑ 示意图

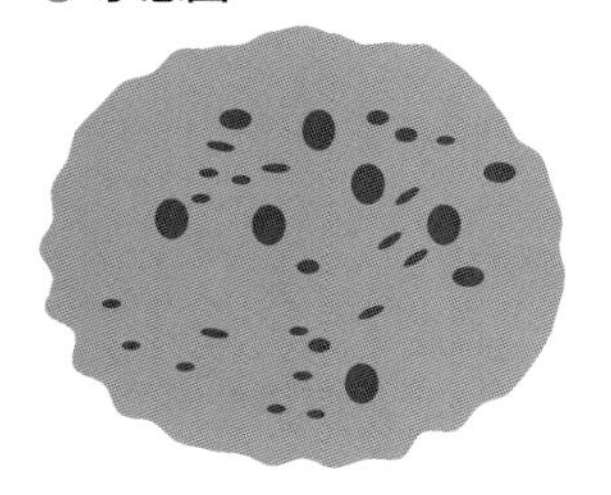

图6 **EUS图像** 视频❹-14

肿瘤内可见蜂巢状的囊性病变。

ⓐ EUS图像

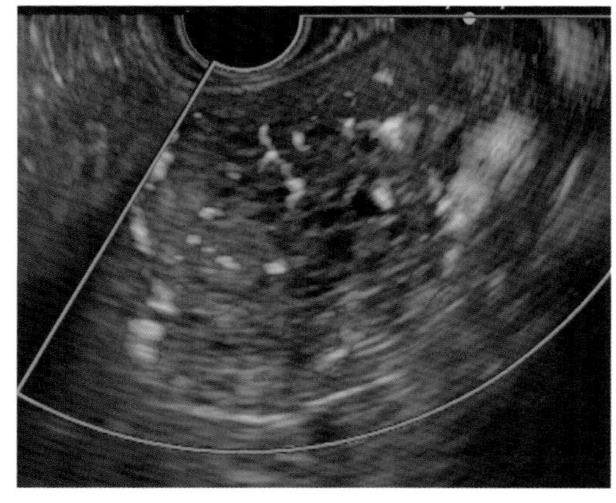

ⓑ 示意图

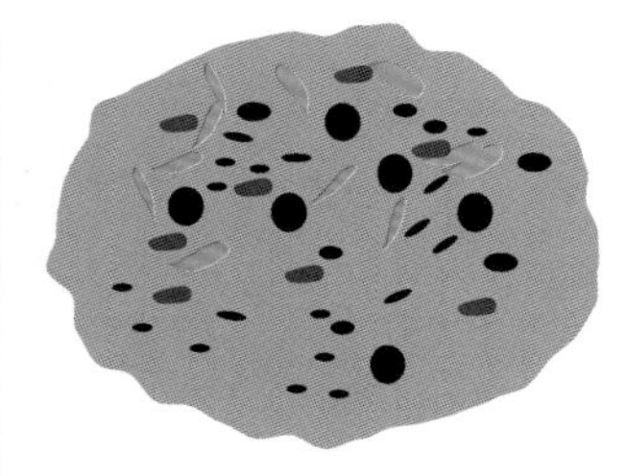

图7 **彩色多普勒** 视频❹-14

肿瘤内用多普勒扫描后，可见混有粉红色或者紫色的重要表现。有这些颜色混入，就说明血流丰富。

ⓐ 非造影图（B模式）

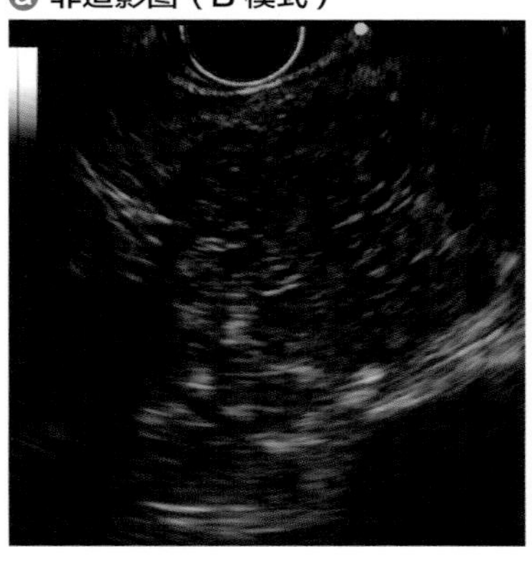

ⓑ 造影图

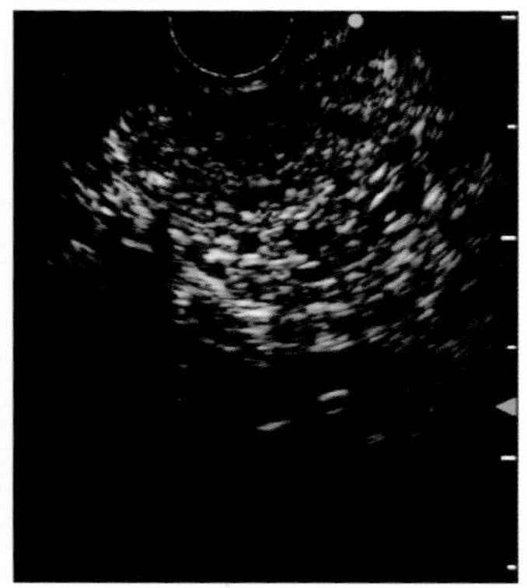

图8 **微泡造影** 视频❹-14

EUS-FNA

施行EUS-FNA（图9）。

SCN基本上都是囊性病变。即便是实性肿瘤，在穿刺时，也没有什么抵抗，中间很空的感觉，就像是穿海绵一样。此外，因为血运丰富，所以血液一直进入负压仓的情况也不少见。

如表1所示。一般微囊型抽取不到囊肿液，所以经常将混有血液成分的细胞一起提交给病理科。

ⓐ EUS 图像

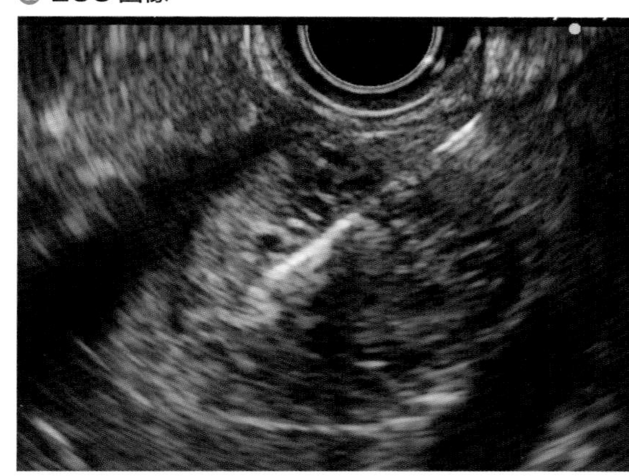

ⓑ 示意图

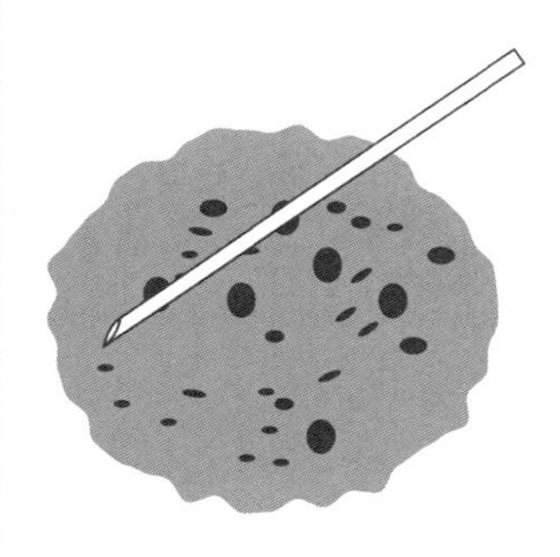

图9　EUS-FNA 视频④-14

最终病理确认！

FNA抽取标本的HE染色可见呈索状排列的异型细胞，核圆形、轻度肿大，胞浆淡、透明（图10），inhibin（+），PAS（+），MAC6（+），与SCN的诊断不矛盾。

因为多数抽取的细胞都比较小，而且没有异型，所以怀疑SCN时，给病理科提供的临床信息特别重要（图11）。

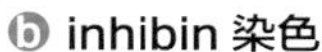

ⓐ HE 染色

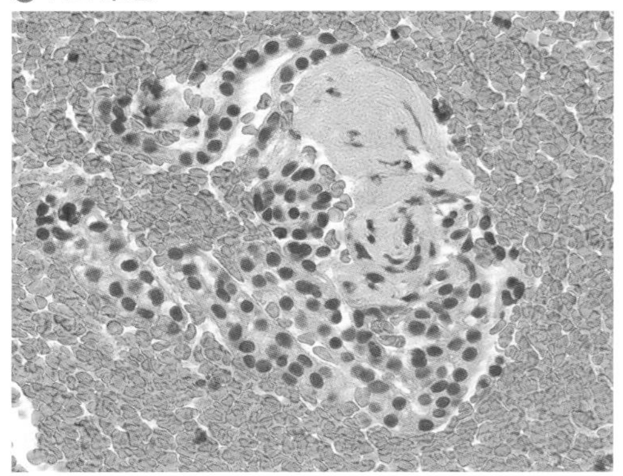

ⓑ inhibin 染色

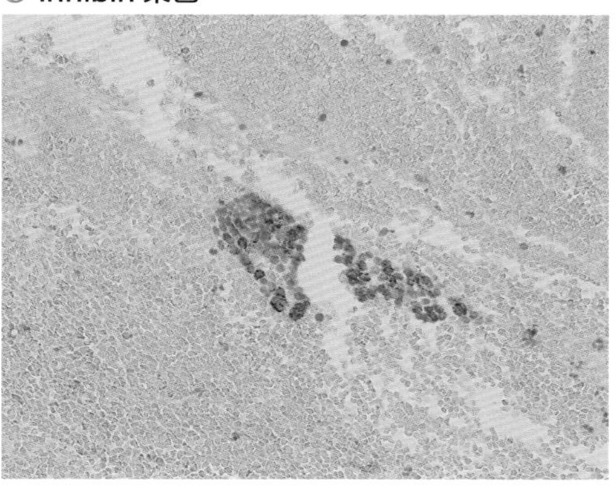

图10　病理

a）细胞呈索状排列，胞浆淡、透明。

b）inhibin阳性，SCN或者Dx。

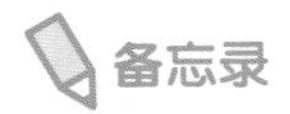

备忘录

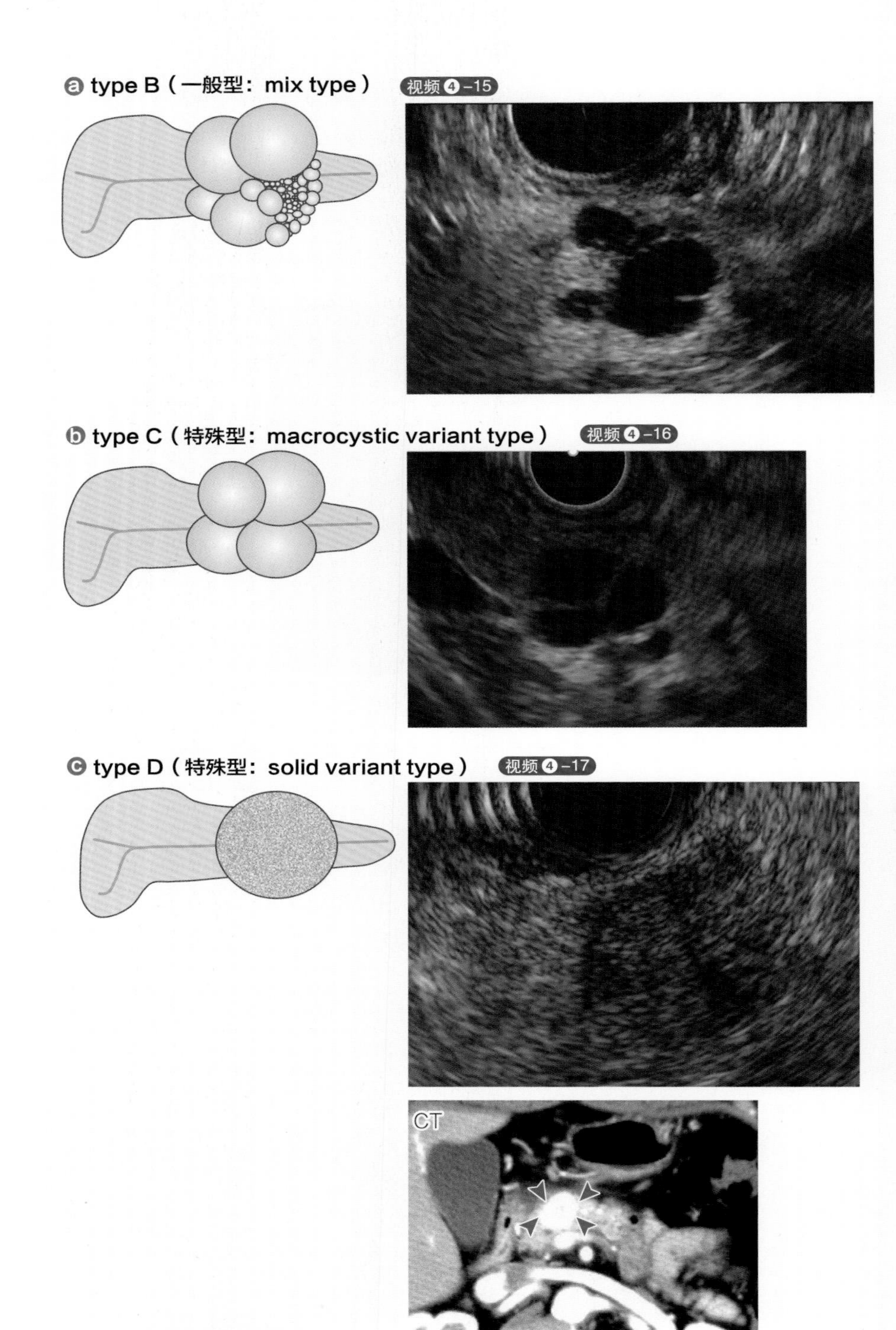

图 11　**SCN 的不同分型**

c）胰头体移行处可见血运丰富的充实型肿瘤（➤）。

1 EUS-FNA的操作

视频

概要

- 要充分了解FNA针的构造。
- FNA针的锁是关键，要知道把持最佳位置的方法。

EUS-FNA是EUS-guided fineneedle aspiration（超声内镜下穿刺吸引法）的简写，是在超声内镜下应用FNA针抽取细胞（组织）的方法。

对于胰腺癌的诊断或者胰腺周围淋巴结、SMT（黏膜下肿瘤）的组织学诊断是必要的操作。

另外，近年来对于恶性肿瘤推崇通过癌基因的综合分析（NGS）而进行个体化诊疗（精准化医疗）的方法。美国奥巴马总统就曾经在2015年发表演说，将超过2亿美元的美国国家预算投入于此，为世界所瞩目。

在日本，也于2019年6月开始将癌基因的芯片筛查纳入医保，从而在日常的诊疗过程中也能让癌基因诊疗参与其中。

针对胰腺癌，也可以通过EUS-FNA抽取标本再进行NGS。因此，今后对于EUS-FNA的需求一定会越来越多。此外，EUS-FNA还是介入超声内镜（interventional EUS）的基础。

所以，学会这项诊断力强并且安全的EUS-FNA技术吧。

1 EUS-FNA操作前

在笔者医院，基本上都是住院3日2夜，并给予芬太尼+丙泊酚镇痛、镇静治疗。

在操作开始前，一定要进行“情况介绍（briefing）”。这个“情况介绍”一般是在体育团体或者会议时使用的词汇，就是用几句话向所有人简要说明情况的意思。而在我们医院这时候则需要说明患者姓名、有无过敏、生命体征、操作目的、注意事项等。需要术者、助手、护士、技师等都统一意见后方可实施（其实全部内镜检查病例都是这样进行的）。

2 要了解FNA针的构造

1）2个锁的结构和内芯结构的目的

仔细观察FNA针，你会发现有2个锁（图1），分别是外管锁和内芯锁。见图1和视频的说明，上方是内芯锁（针锁），下方是外管锁（外鞘锁）。

而这种内芯结构的目的如图2所示，是为了能将可能混入的消化道非抽检对象组织顶出，只抽取目标对象组织。真是一个好办法吧！然而，有几篇论文却提示有无内芯装置对于诊断能力并无明显影响，所以，有些医院的医生们也没有使用这种内芯。

不过，笔者还是觉得不使用内芯装置，还很容易有非目标组织的混入。特别是快速细

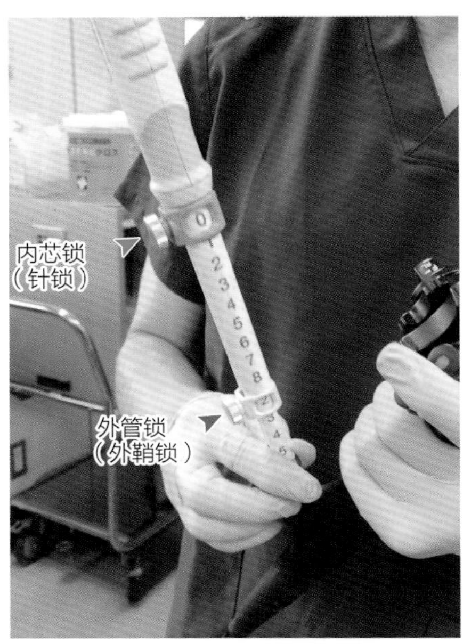

图1　**外管锁和内芯锁** 视频❺-1

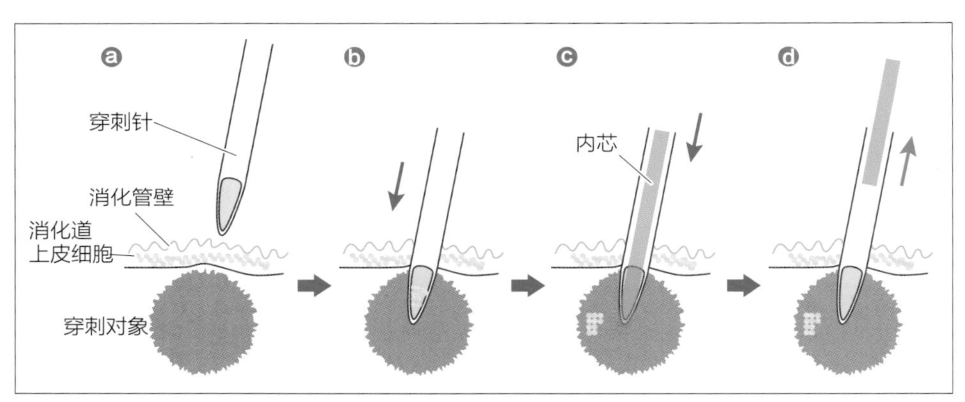

图2　**用内芯防止抽吸组织中混有非目标组织的原理图**

a）需要将FNA针穿透消化道壁后再对穿刺对象进行穿刺。

b）消化道上皮细胞会进入针内。

c）用内芯将消化道上皮细胞（混入的非目标组织）顶出。

d）之后，再将内芯抽出。

胞学诊断时，让病理科医生或者技师头痛的情况也不少见，我们还是应该为了尽可能地减少非目标组织混入而尝试使用内芯（图3）。

关于负压吸引，同样也有类似于有无负压对于诊断能力并无明显影响的论文。另外，为了加大负压也有slowpulltechnique（慢拉法）和wetsuctiontechnique（湿吸法）等多种操作。笔者找人查了查论文，将EUS-FNA的操作手法总结如下（表1）。

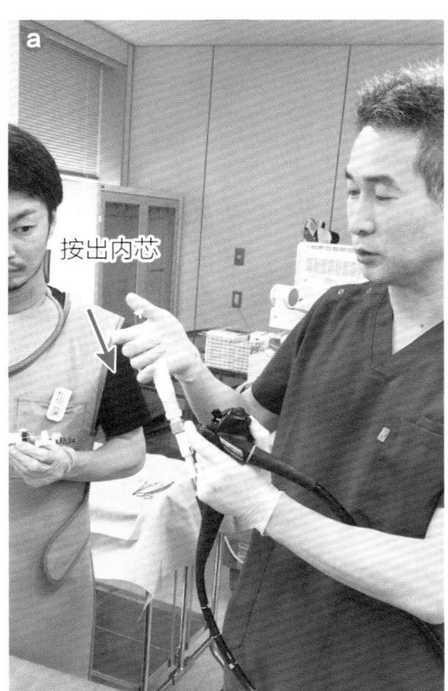

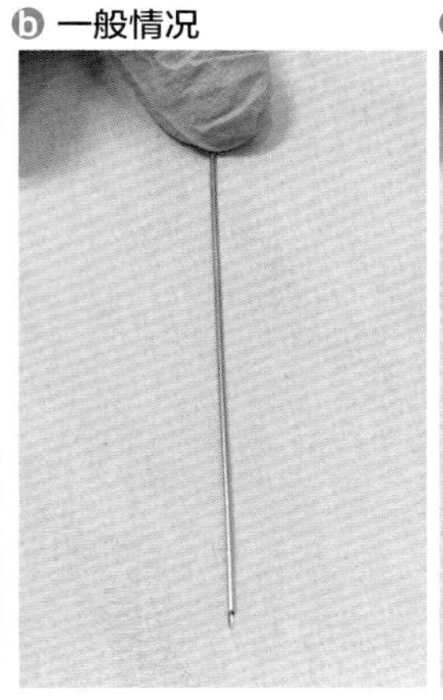

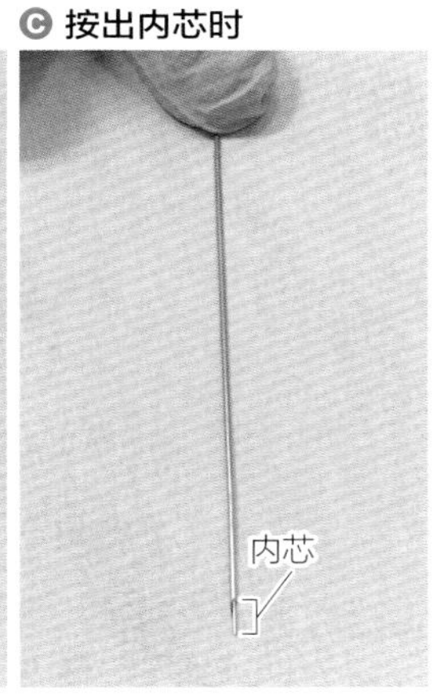

图3　**内芯的实际操作** 视频⑤-1

表1　**EUS-FNA的操作技巧一览表**

操作技巧	变化
穿刺针的大小	19G、20G、22G、25G
穿刺针的种类	· EZshot3 Plus（奥林巴斯股份公司） · Echotip ProCore®（Cook Medical公司） · Acquire™（Boston Scientific Japan）
吸引的方法	· 10～20mL 注射器的吸引（标准操作） · 50mL 注射器的加压吸引 · wet suction（将内腔充满生理盐水从而加强负压的方法） · slow-pull（将内芯缓缓抽拉从而加强负压的方法） · without stylet（不用内芯）
有无内芯	· 有内芯（标准操作） · 无内芯
穿刺的方法	· 通常法 · Door-knocking（敲门）法 · 扇形穿刺（Fannig technique）

2）将锁置于最佳位置的把持技巧

重要的是要把外管锁和内芯锁完全锁死。如果没有完全锁死，就有可能在不知不觉之间将针穿刺过深，从而给患者带来不必要的风险。

要把这看作是“性命攸关锁”。另外，在穿刺的过程中，也经常会出现内芯锁松动的情况，也可能是FNA针的劣质产品所导致，所以在FNA的过程中最好能反复确认这“性命攸关锁”不会松动后再正式开始操作。

因此，一定要把这个锁置于右手容易操作的位置，也就是设定在右侧容易接触到的位置。像在视频中所展示的技巧那样，要把锁置于朝向自己的位置（图4a）。从那个位置正

ⓐ 将锁置于朝向自己的位置后再进行操作

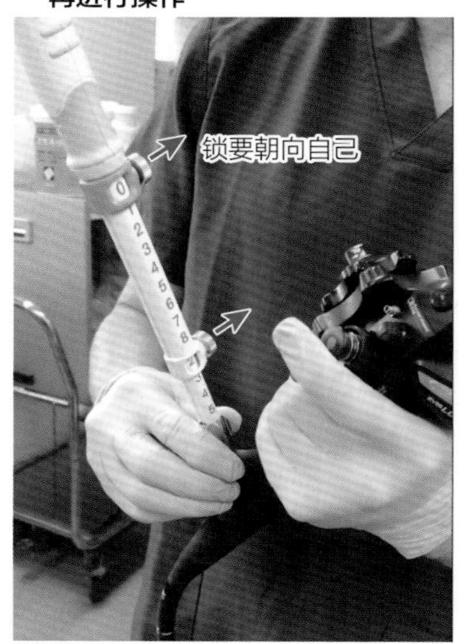

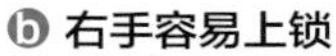

ⓑ 右手容易上锁

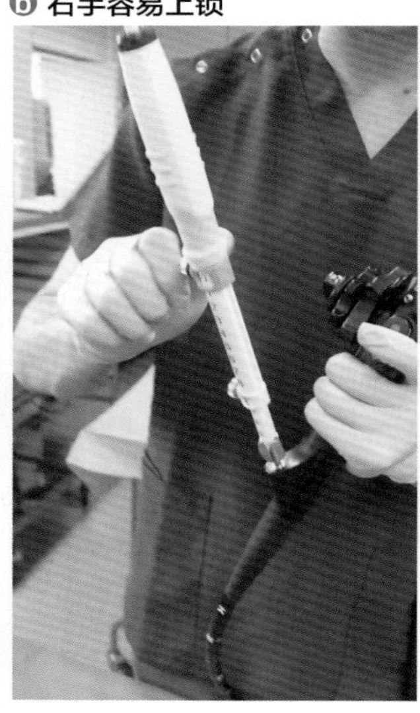

ⓒ 错误演示

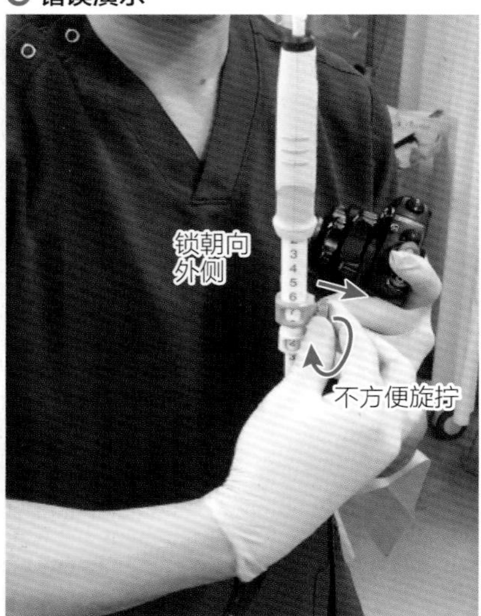

图4 **把锁置于右手容易操作的位置** 视频 ⑤-1

好便于用自己的右手向右旋拧（图4b）。差不多也就是旋200° ~ 250°。如果把锁置于朝向外侧的位置，再做这样的旋拧动作时，这个旋拧的力就不容易传导到锁的旋钮上了（图4c）。

3）EUS-FNA的流程

穿刺进入肿瘤并将内芯推出后，由助手帮忙回收内芯。随后，再由助手将保持负压吸引状态并锁住的注射器接到FNA针的尾端（图5）。术者选择合适的时机，打开注射器的锁，利用持续的负压来吸引。

接下来是吸引结束之后（视频 ⑤-3）。

如果保持负压状态用注射器吸引，会有消化道管壁组织以及胃液等杂物混入。将注射器锁住就可以暂时解除这种吸引状态。随后，笔者会将注射器取下，交由助手保管，接下来再抽针、将锁打开再固定，将针全部撤出后交由助手回收。

视频中介绍的是标准的20mL吸引法。

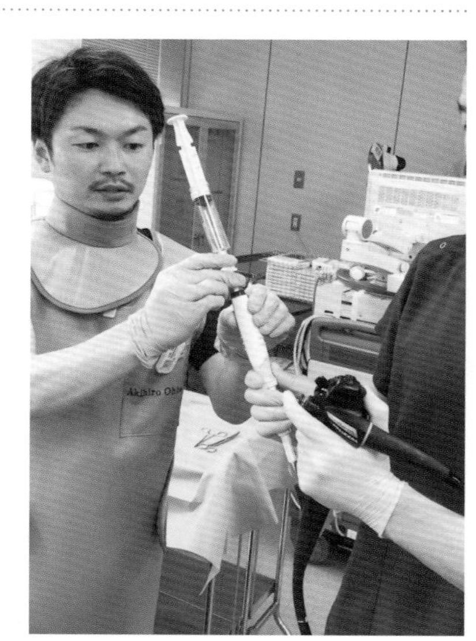

图5 **负压注射器的安装** 视频 ⑤-2

2 基础：胰腺癌的 EUS-FNA

视频

概要

- 将肿瘤固定在5—6点钟方向。
- 穿刺的前半程，保持针不会滑脱的状态下小幅度的提插即可。
- 后半程，渐渐地开始大幅度提插。
- 提针的时候要慢，而插针的时候应该快。

1 病例

本病例是胰体部可能手术切除的胰腺癌。CT 造影提示在平门脉左缘处可见 15mm 大小的偏低密度区域（图 1a ►），可见尾侧胰管的扩张（图 1b ▷），并可见尾侧胰管的扩张（图 2 ►）。EUS 可见胰头体移行处呈低回声的肿瘤性病变以及尾侧胰管的扩张（图 3），还可见到头侧的主胰管。肿瘤直径 12mm × 16mm，为 TS1 胰腺癌。

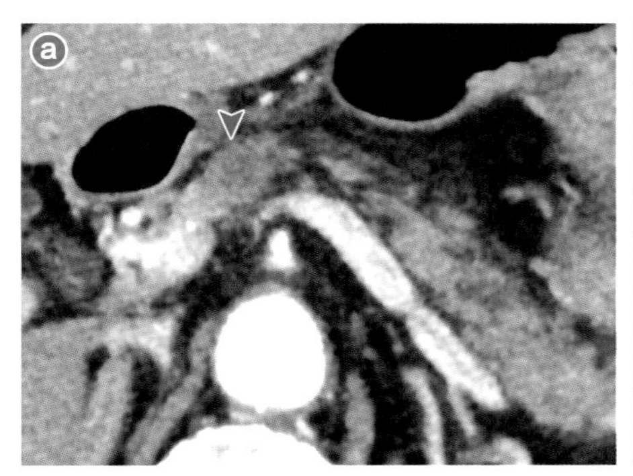

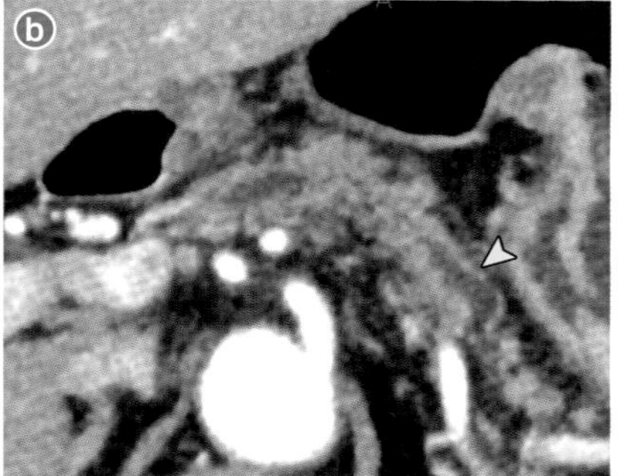

图 1　CT 造影

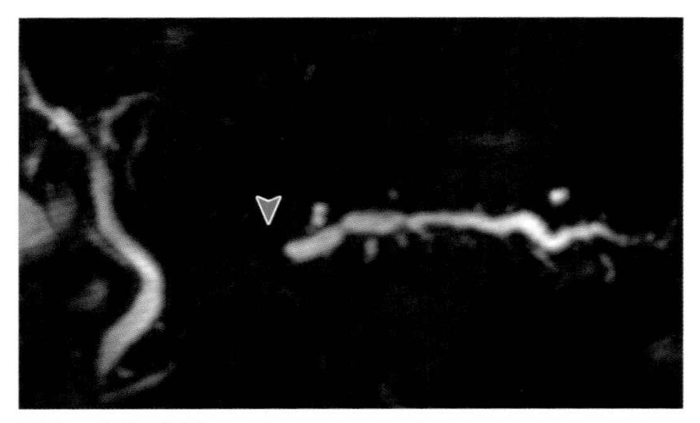

图 2　MRCP

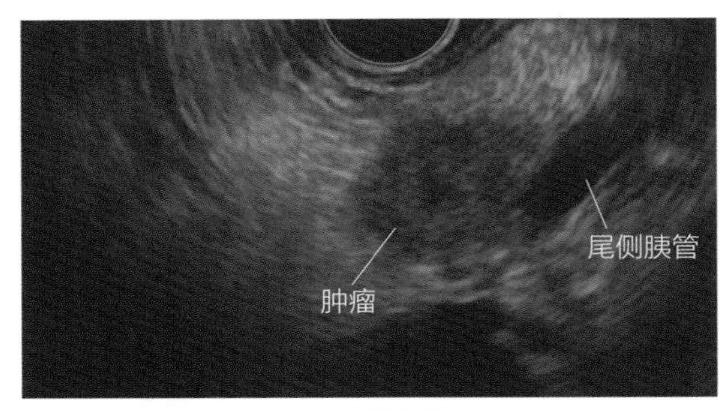

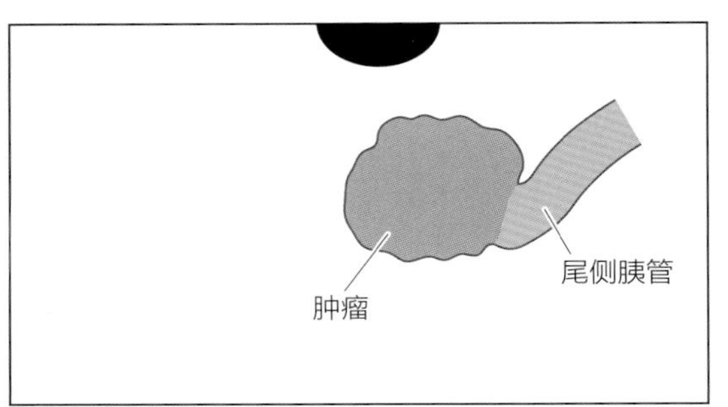

图3 **本病例的EUS** 视频5-4

2 EUS-FNA的操作步骤

1）位置的调整

首先，将穿刺对象调整至容易观察的探头5—6点钟方向（图4）。

在这里如果难以维持镜身稳定（有必要极度地顺时针旋转或逆时针旋转的场合）时，让助手帮忙扶镜也是好办法（图5）。

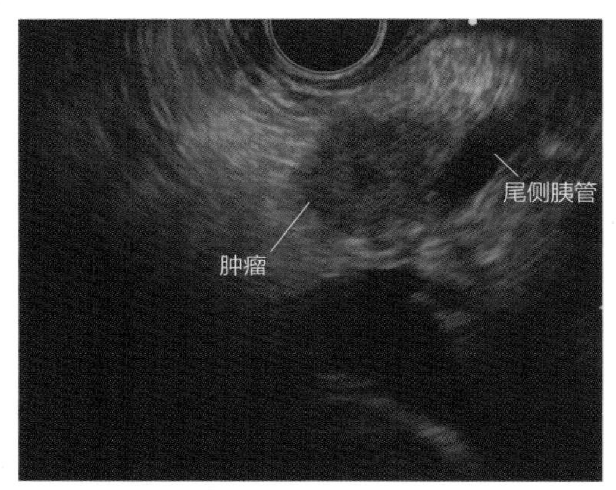

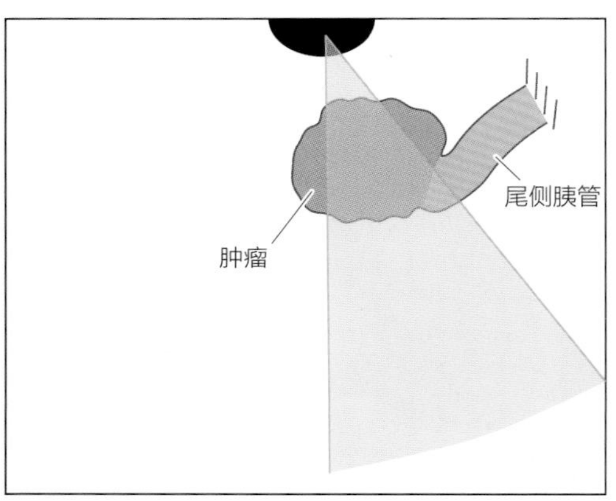

图4 **穿刺对象位置的调整**

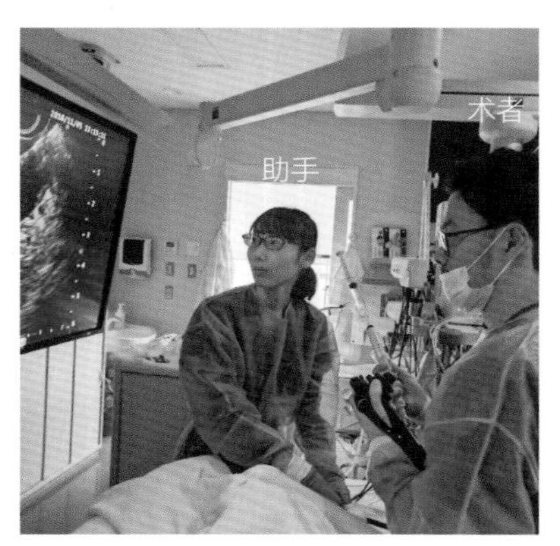

图5 **助手扶镜**

当然，有的医院也倡导尽量一个人来完成全部操作，但让镜身稳定确保安全还是重中之重，所以我们这里基本上大部分病例都会让助手扶镜。

2）多普勒的确认

用多普勒确保穿刺路径上没有血管（图6）。扇形的ROI不仅要包括肿瘤，还要尽可能将靠近FNA穿刺点附近的区域都纳入以确保无血管。此时，如果用奥林巴斯的EU-ME2，需要将增益（FG）调整到15～20。如果增益太低则难以观察到血流，而过高的话又会出现太多伪影。

当然因为个体差异不同，也需要根据病例进行相应的微调。

3）针的选择和穿刺

下面开始EUS-FNA。

用于EUS-FNA的活检穿刺针有各式各样的形状，为提高诊断效率，还在进一步开发中。具有代表性的几种见图7。

本例是怀疑胰腺癌并且可以手术切除的病例。细胞学诊断最为重要，并不需要免疫染色等，所以选用了容易穿刺的放血针形状的FNA针（22G）。

本病例从胃壁开始穿刺，穿刺到目标区域会有胃壁的伸展，所以需要停在肿瘤近侧

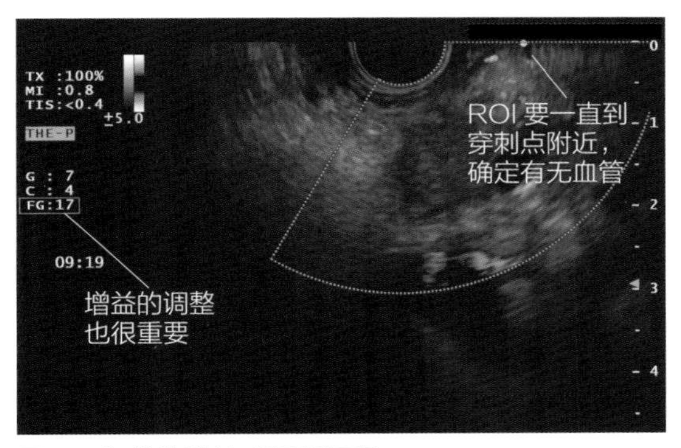

图6　**多普勒确认** 视频5-4

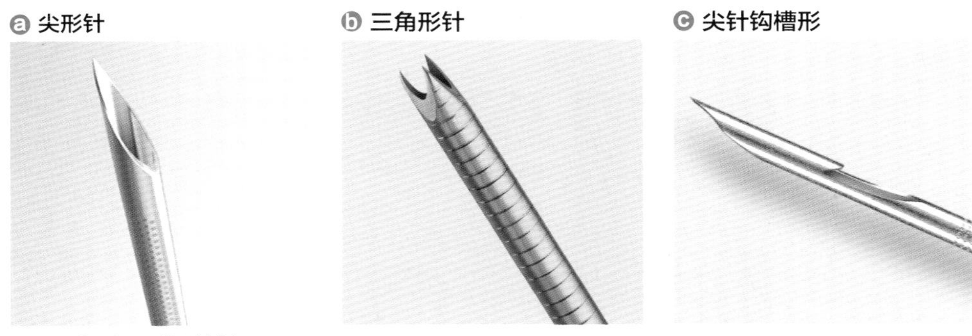

图7　**各种吸引活检针**

图片提供：a）EZshot3 Plus（奥林巴斯股份公司）。
b）Acquire™（Boston Scientific Japan）©2019 Boston Scientific Corporation. All rights reserved。
c）EchoTip ProCore®（Cook Medical社）。

（胰腺实质）调整穿刺针的固定锁或者再次调整镜身等之后，再根据呼吸频率进行肿瘤瘤体的穿刺（图8）。

穿刺的前半程，因为穿刺针很容易从肿瘤处滑脱，所以要注意尽量小幅度提插。待穿刺对象与穿刺针之间的摩擦力逐渐减小了，再相应加大提插幅度，尽可能地增加抽取细胞量（图9）。当然此时也需注意要慢提，以防针的滑脱。如果**穿刺对象较小，更要注意开始时的操作**。针滑脱后需要再次穿刺，会直接导致并发症的风险增加。

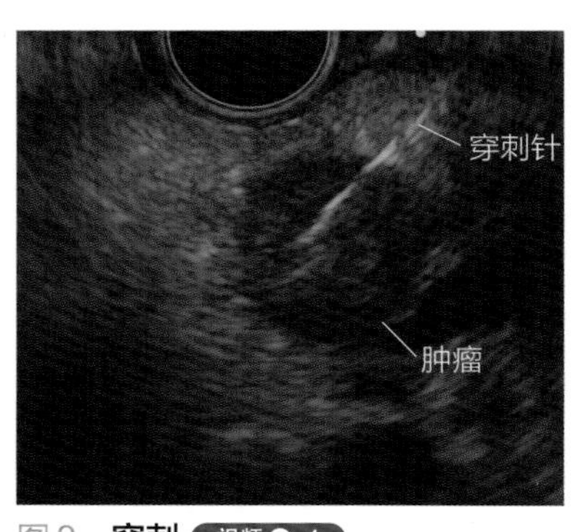

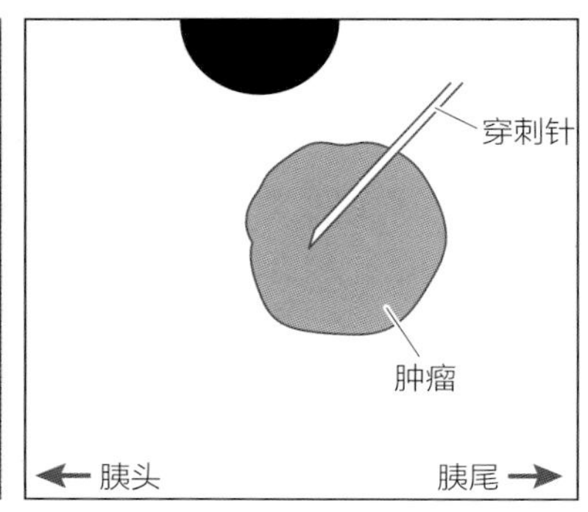

图8 **穿刺** 视频❺-4

1）开始阶段为了防止针滑脱，提插幅度要小

ⓐ 提的时候

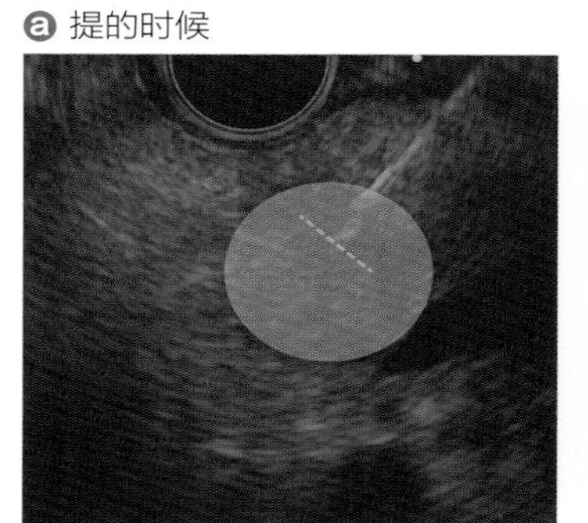

ⓑ 插的时候

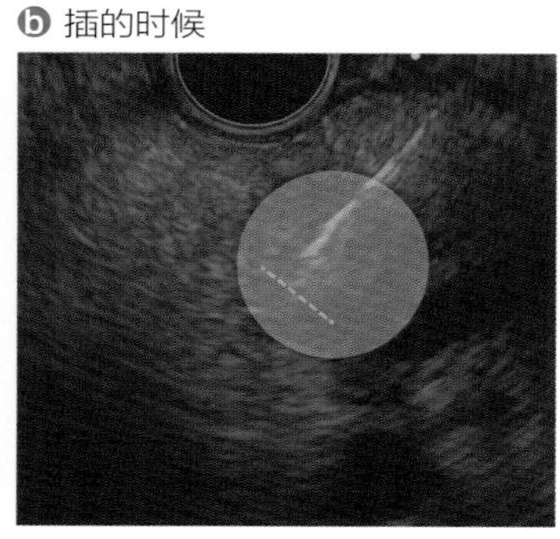

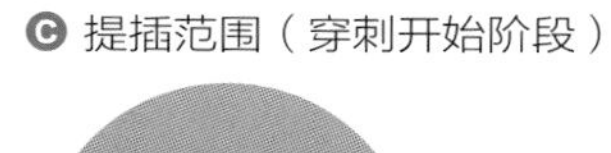

ⓒ 提插范围（穿刺开始阶段）

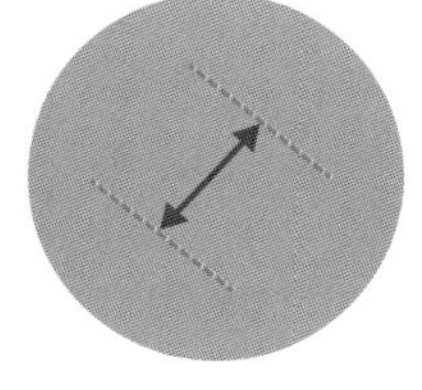

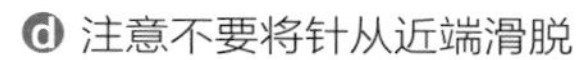

2）针变得顺畅后，渐渐地加大提插幅度

ⓓ 注意不要将针从近端滑脱

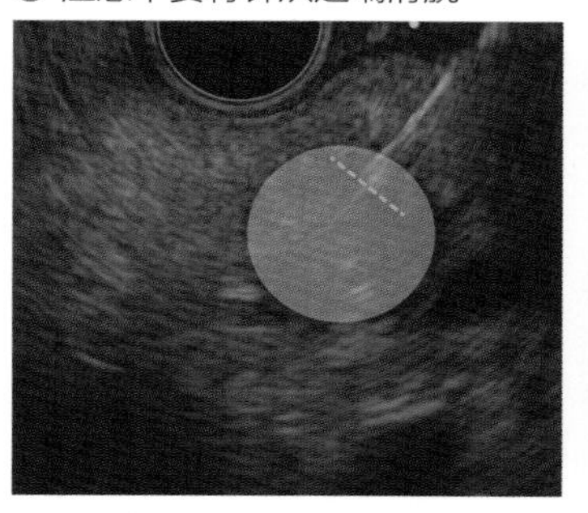

ⓔ 一直到接近远端边缘

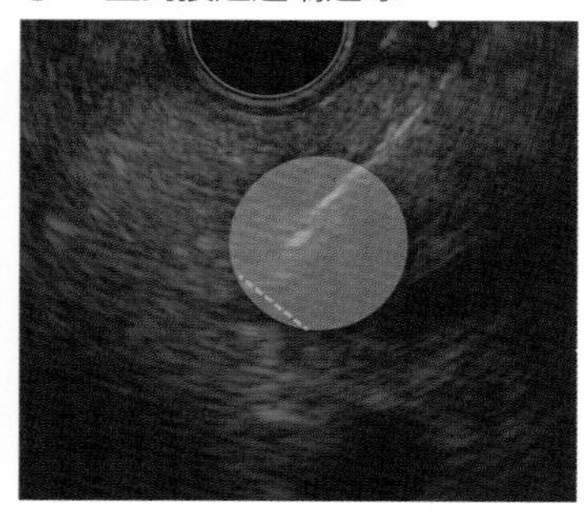

ⓕ 提插范围（稳定之后）

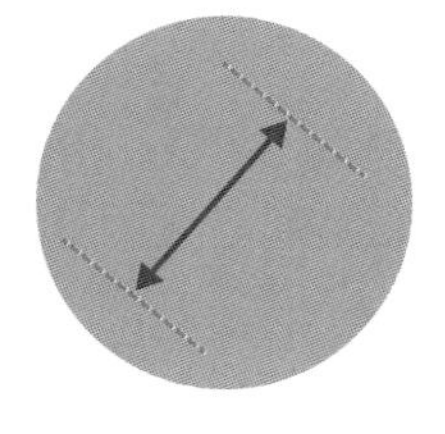

图9 **穿刺的技巧** 视频❺-4

f）注意不要过度提针。

本病例操作，仅用一次穿刺就取得了足够诊断的异型细胞，于是就直接结束。
考虑到整体切除的问题，最终选择了胰头十二指肠切除术。
最终病理结果是T2（肿瘤直径20mm）N1M0 stage Ⅱ B。
看上去虽然不大，但是胰腺癌还是很恐怖的啊……。

3 应用：针对腹主动脉周围淋巴结的EUS-FNA

视频

概要

- 腹主动脉周围淋巴结肿大，是在判断是否存在远端转移时的常见表现，一般来说EUS-FNA很有帮助。
- 腹主动脉周围淋巴结有很多，LRV是重要的标志性血管。
- 穿刺时要注意不要刺破或者压迫IVC。
- 腹主动脉左侧淋巴结肿大要从D2开始、腹主动脉右侧淋巴结肿大要从胃内开始穿刺。

1 针对腹主动脉淋巴结进行EUS-FNA的意义

用EUS-FNA对于确定恶性肿瘤是否有腹主动脉周围淋巴结（第16组淋巴结）转移的诊断非常有帮助。不论什么脏器的肿瘤，如果有腹主动脉周围淋巴结转移，都视为stage Ⅳ（远端转移），不适宜切除 。与其他各组淋巴结不同，在考虑是否适合外科手术等情况时，需要通过EUS-FNA来做出良恶性的判断。如果这时能够做出准确的诊断，外科医生们绝对会对你特别感谢。所以，针对腹主动脉周围淋巴结转移的穿刺一定要学会，其诀窍还是对解剖的理解。

2 第16组淋巴结（#16）的解剖

总体而言是第16组淋巴结（#16），实际上通过高度水平以及与Ao、IVC的位置关系等，还可以进一步再详细分类（图1）。如果多个#16的淋巴结肿大，想针对PET检查有放射性

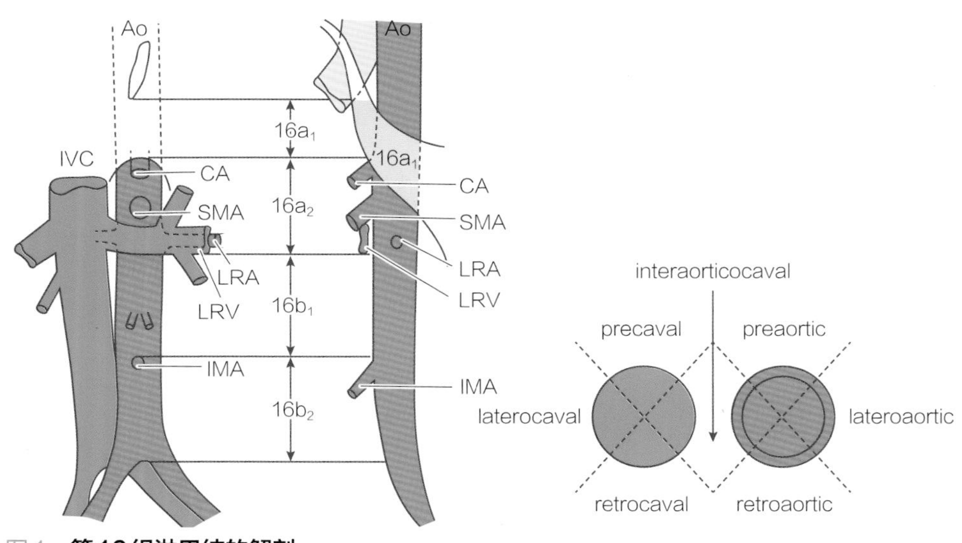

图1 **第16组淋巴结的解剖**
转自文献。

摄取的淋巴结进行穿刺时，为了能找到CT上的该淋巴结，通过EUS详细了解整体的解剖位置就极为重要。

EUS-FNA的穿刺对象不仅仅是#16a，也可能会涉及#16b。左肾静脉（LRV）的头侧是#16a、足侧是#16b。LRV是区分上述淋巴结的标志性血管，非常重要。

接下来是左右的位置，从身体的右侧开始，IVC的右侧淋巴结是laterocaval，IVC和Ao之间的是interaorticocaval（也叫16间腔淋巴结），Ao的左侧是lateraaortic（表1a）。

#16淋巴结，不论从胃内还是D2都可以穿刺，但穿刺的难易度各有不同。

在胃内扫查时，按③⇒②⇒①的顺序离探头越来越远，所以穿刺的容易程度应该是③>②。而①在胃内扫查的可能性很小。

而在D2扫查时，则是按①⇒②⇒③的顺序离探头越来越远，所以容易程度也就是①>②>③。

3 病例①（#16间腔淋巴结的穿刺）

本病例是胆囊癌（图2），虽说在胆囊自身的影像学诊断上，是判断为能够切除的，但是CT造影却可以看到腹主动脉周围淋巴结肿大（#16间腔淋巴结），从而判断可疑转移。为了判定是否适合切除，施行EUS-FNA（图3）。

表1 **#16间腔淋巴结的穿刺**

ⓐ 解剖

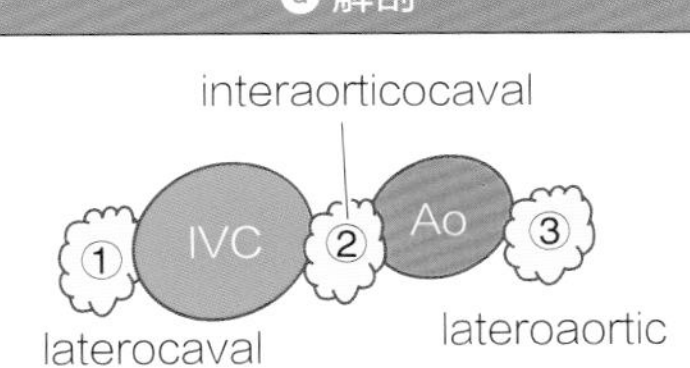

ⓑ 胃内扫查	ⓒ D2扫查

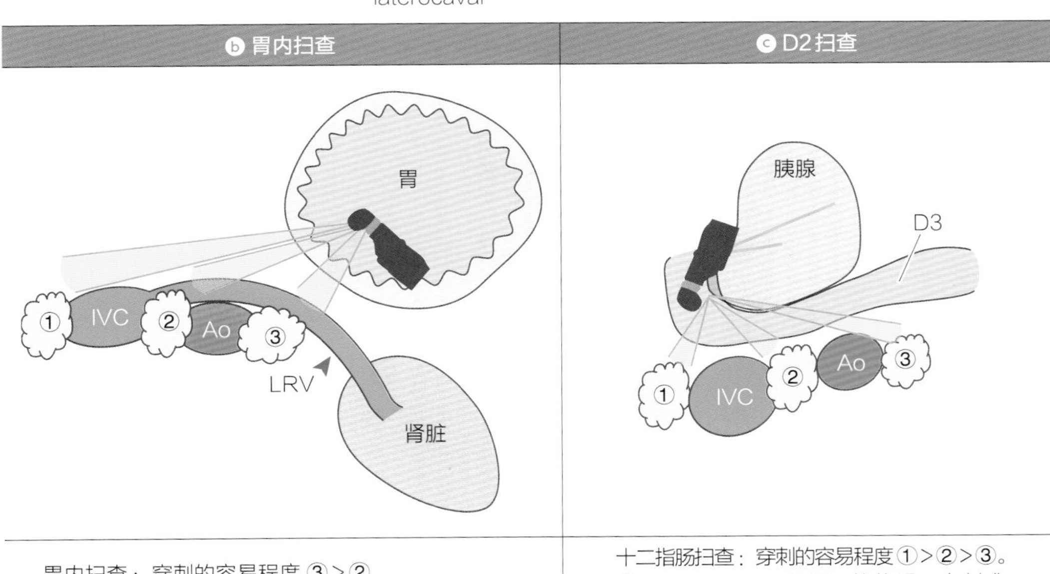

胃内扫查：穿刺的容易程度③>②。 胃内扫查基本上做不到对①的laterocaval穿刺。	十二指肠扫查：穿刺的容易程度①>②>③。 ③的lateroaortic是最远的位置，穿刺难度最大。

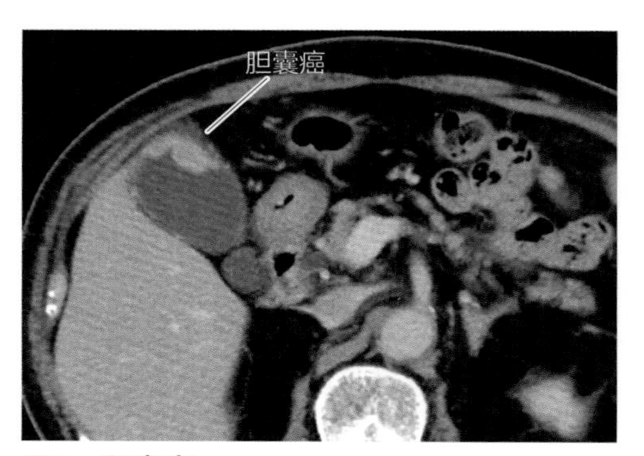

图2 **胆囊癌**

胆囊底部可见不规则的壁增厚。

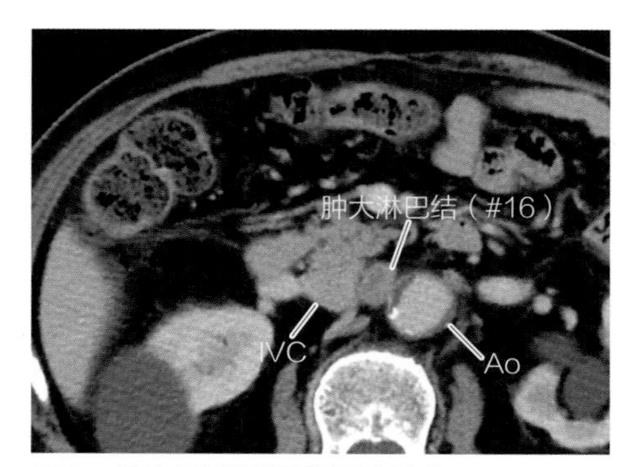

图3 **腹主动脉周围淋巴结肿大**

在肾静脉的水平，可见腹主动脉周围淋巴结的肿大。

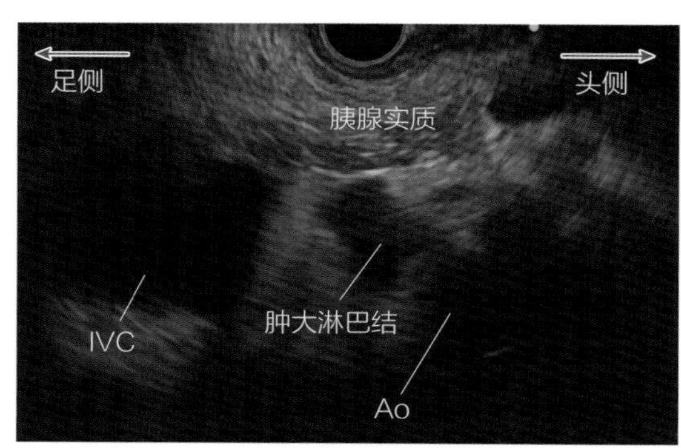

图4 **从胃内扫查** 视频⑤-5

本病例是#16间腔淋巴结（表1a中的②），所以不管是从胃内还是从D2穿刺都可以。

4 EUS-FNA的操作流程

1）胃内扫查

首先，从胃内开始扫查。

虽说在Ao和IVC之间可以看到淋巴结，但是因为穿刺需要经过胰腺实质，还是选择放弃（图4）。

2）D2扫查

于是再从D2开始扫查。

如图5所示，本病例的肿大淋巴结位于LRV的偏头侧位置，属于#16a。另外，在主动脉周围淋巴结中属于介于IVC和Ao之间的interaorticocaval（图6），从探头方向看，也是位于距离IVC稍稍偏远的位置。

3）穿刺

接下来，开始穿刺。肿大淋巴结直径16～17mm，是完全可以行FNA的。

需要注意的是，IVC很容易被探头压扁，导致有时一眼看上去在穿刺路径上似乎并没有IVC，而在IVC被压扁的状态下盲目进行穿刺，可能就变成了恐怖至极的经IVC的FNA。

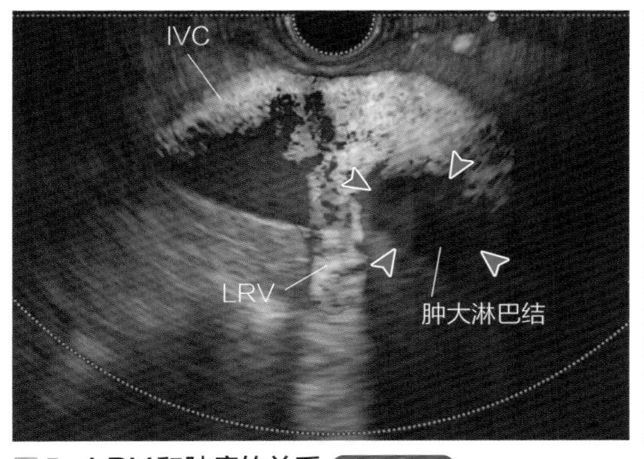

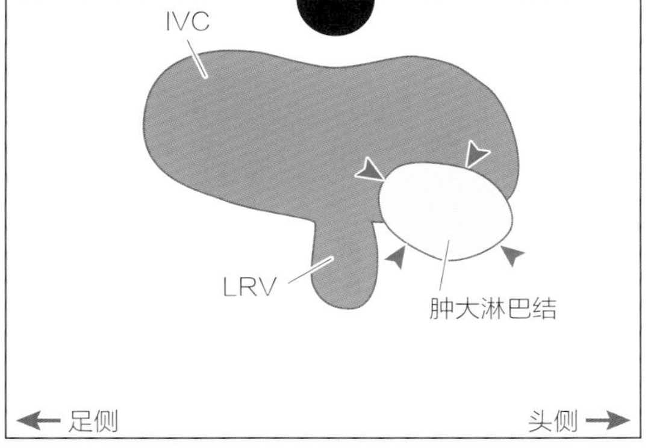

图5 **LRV和肿瘤的关系** 视频❺-5

可以看到#16a。

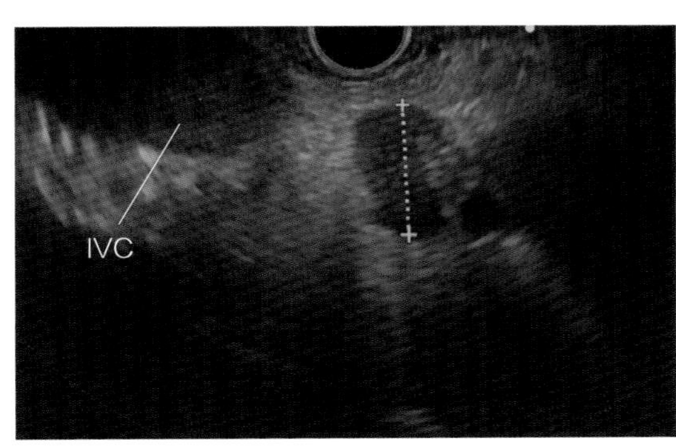

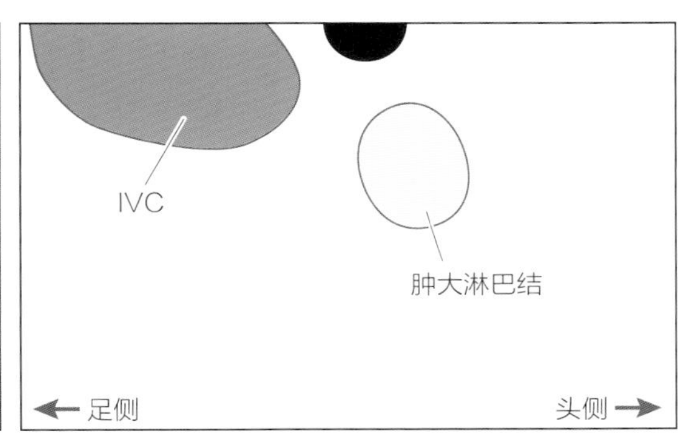

图6 **肿大淋巴结（16mm）** 视频❺-5

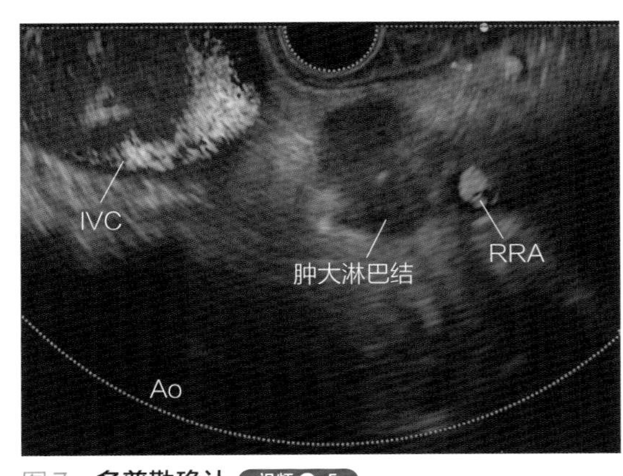

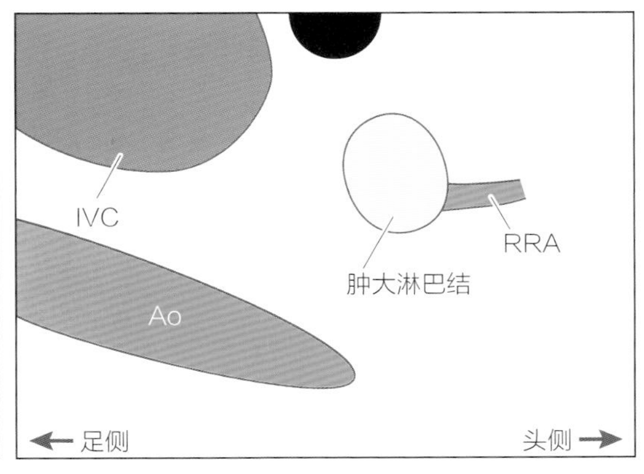

图7 **多普勒确认** 视频❺-5

用多普勒确认IVC和肿瘤的关系。

为了避免这样的情况发生，**应该将内镜下压状态的大螺旋稍稍放松，通过反复的顺时针旋转或逆时针旋转，充分了解IVC的走行**。

当然还要在上述操作前提下用多普勒再进行确认，然后再进行穿刺（图7，图8）。另外，肿瘤的头侧（画面的右侧）是右肾动脉（RRA），已经被肿瘤侵犯，也要注意此处同时再穿刺。本病例选用的是22G的FNA。

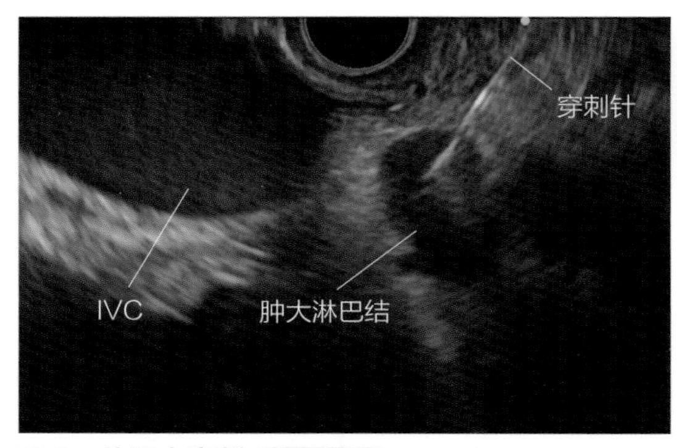

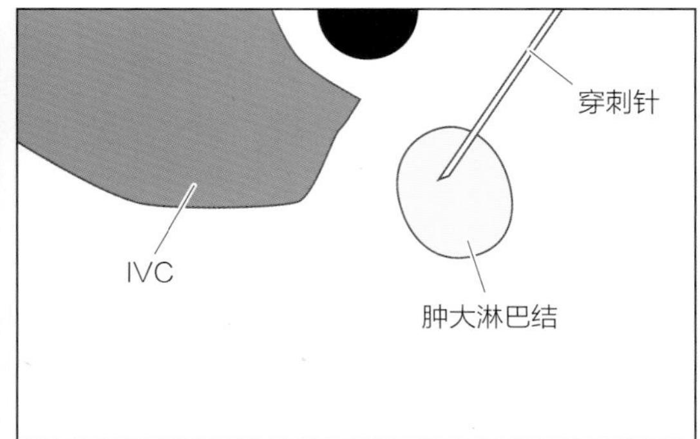

图8 **从胃内穿刺** 视频⑤-5

穿刺操作的前半程要在穿刺针不从淋巴结内滑脱的前提下，进行**小幅度的提插**。随着穿刺针和穿刺对象之间的摩擦阻力逐渐变小，**相应地加大穿刺幅度**，在进行 20 次左右的完整提插后，拔除穿刺针。

最后，再用多普勒确认一下是否有 IVC 的损伤后，即可结束穿刺。

本病例从该肿大的淋巴结中确认了腺癌细胞。

5 病例②（#16 lateroaortic 的穿刺）

如表 1 所示，穿刺 lateroaortic 时，从 D2 开始最远，一般多从胃内开始。

这个时候，第 3 章 -3 中学习的 LRV 扫描法就有用了。

lateroaortic 淋巴结的穿刺方法如下 ：

① 先用 CT 确认在 LRV 的头侧还是足侧（也就是 #16a 还是 #16b）。

② 应用 EUS 以 LRV 为标志性结构，从左肾朝 IVC 方向追扫。

③ 在横跨 Ao 前（左侧），即可看到 lateroaortic 淋巴结。

④ 如果是 #16a，即位于 LRV 的头侧，需要拉镜 ；如果是 #16b，即位于 LRV 的足侧，需要送镜。

如此，明确了穿刺目标淋巴结，即可开始穿刺。

看看病例的实际操作情况（图 9）。在 Ao 的左侧，也就是 lateroaortic 主动脉周围淋巴结，提示有两个肿大。

因为是 LRV 稍稍偏足侧的位置，所以是 #16b lateroaortic 主动脉周围淋巴结。

再用 EUS 观察，可见如图 10 所示，从肾开始一边逆时针旋转，一边按①→②→③追扫 LRV，一下子就可以看到淋巴结了。

因为此处有很多重要的血管，所以穿刺时一定要注意细心地避开这些血管。

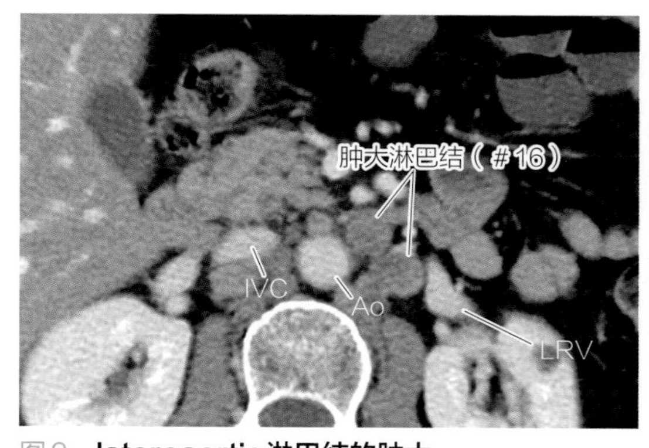

图9 **lateroaortic 淋巴结的肿大**

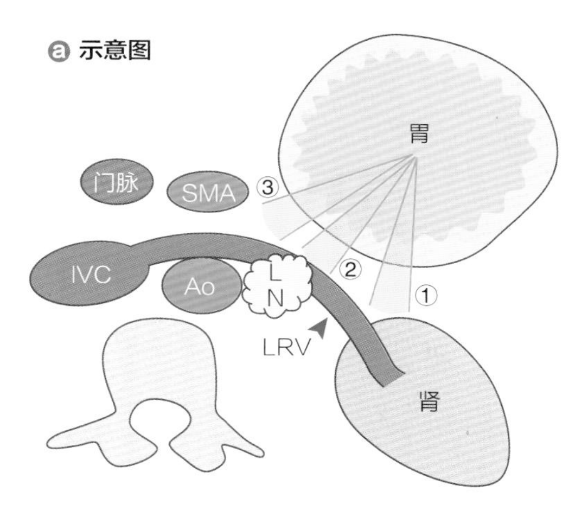

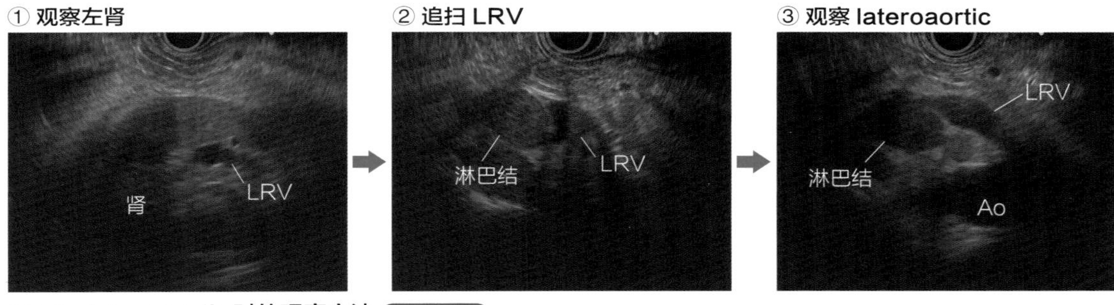

图 10 **lateroaortic时的观察方法** 视频⑤-6

这就是主动脉周围淋巴结FNA的操作方法，学会了这些，Ao的左右侧就都不会觉得恐怖了吧！

参考文献

「膵癌取扱い規約 第7版」(日本膵臟学会/篇)，金原出版，2016.

4 困难病例的应对方法

视频

概要

- EUS-FNA 的困难状况一般为：①病变过小；②活动度过大；③坏死物过多；④血管过多；⑤病变太硬。
- 确定了相应的应对方法，在实际应用中提高诊断率吧！

接下来，就把在我们医院学习的医生所遇到的EUS-FNA困难病例和相应的应对方法教给大家，篇幅有限，只精选5例。

1 受呼吸影响位置变动较大，无法穿刺，怎么办？

有时候受呼吸影响，位置变动大，很难穿刺。尤其是一些新手医生在操作体部或者尾部小病变的时候，随着呼吸运动较大，难以把握时机，经常滑脱，无法完成穿刺（图1）。就如同跳大绳时那些无论如何也不敢进入的孩子一样，真让人着急。

这个病例是胰体部约6mm大小、边界不清晰、疑似NET的病变。新手医生一番挑战，无法完成穿刺。

此时当然由指导老师接手没有问题，但是在此之前请尝试**轻轻地按压患者的腹部**，也就是将胃从足侧向头侧托起。

这样的操作可以限制胃的蠕动，哎呀，太不可思议了，新手医生竟然就可以完成穿刺了！

ⓐ 病变随呼吸位置变化强烈

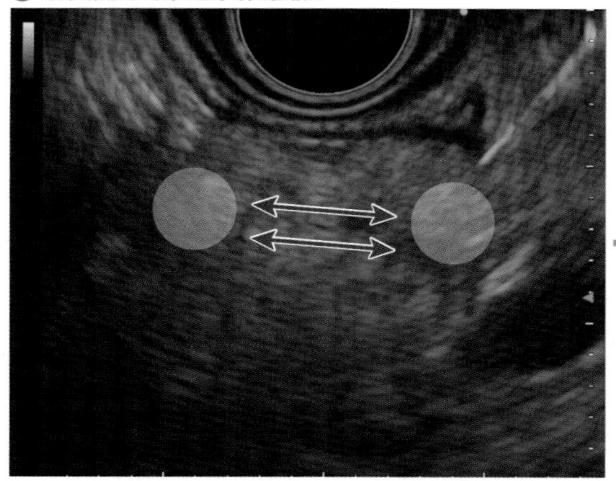

ⓑ 此时按压腹部有效

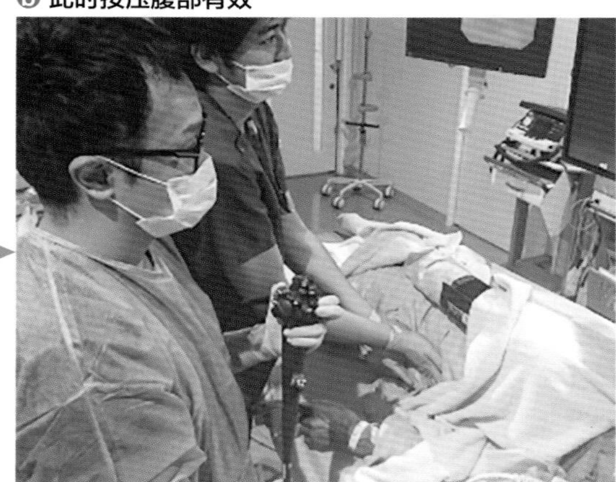

图1　**轻轻地按压腹部将胃托起** 视频⑤-7

2 病变太小难以提插，怎么办？

这是个胰体部7mm大小的NET。新手医生虽然很努力，但是总是滑脱，针移动，肿瘤也随着针一起移动。没有提插的效果，针就拔了出来（图2）。是哪里出问题了呢？

而指导医生在患者呼吸的时候，**一直等待，针保持不动**。观察呼吸状态，选择在呼气末瞬间一点点动针，**开始吸气后，就停止提插**，并且呼吸时要保持针一直在按出的状态，以防止针的滑脱。

接下来，将针一点点向肿瘤内插入，循着呼吸频率，只在呼气末时进行提插。像这样保持跟**呼吸同步在处理**小病变时极为重要。

ⓐ 小病变，提插困难

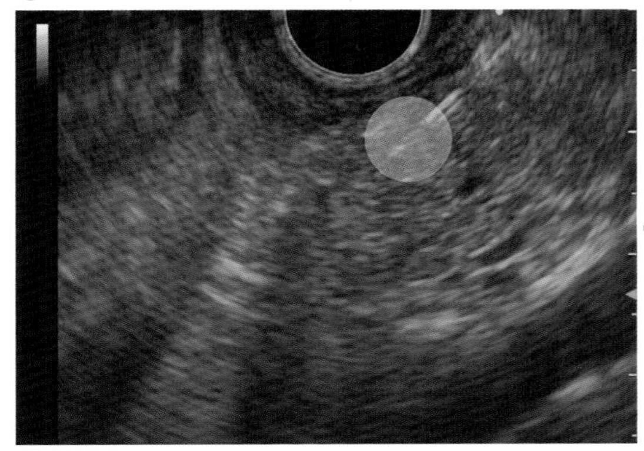

ⓑ 此时要与呼吸同步再行 FNA！

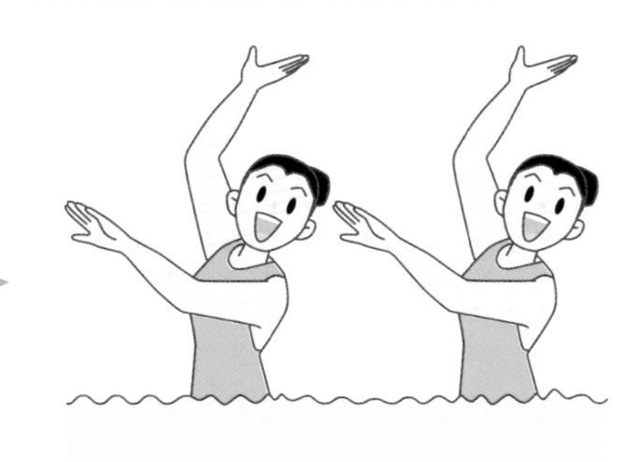

图2 **小病变时要注意体会呼吸频率！** 视频 5-8

3 胰腺肿瘤，都是坏死组织，难以做出精准诊断，怎么办？ part 1

接下来是对1例胰头约30mm大小的不规整的胰腺癌进行EUS-FNA（图3a ►）。确实是感觉坏死比较多吧。对胰头的肿瘤进行了2次不同部位的EUS-FNA，快速细胞学诊断都提示坏死，难以诊断。当然变换成19G的穿刺针也是一种方法，但是该例患者实际上已经有了多发肝转移。

所以这个时候，**就把穿刺目标转到肝转移灶吧**（图3b ►）！当然原发灶坏死成分较多时转移灶也同样有较多坏死，但是如果选择较小的转移灶，坏死相对就会少一些。

该病例就是选择了从胃内穿刺较容易的位于肝左叶中S2最小的病变进行了FNA，最终达到了确诊目的。

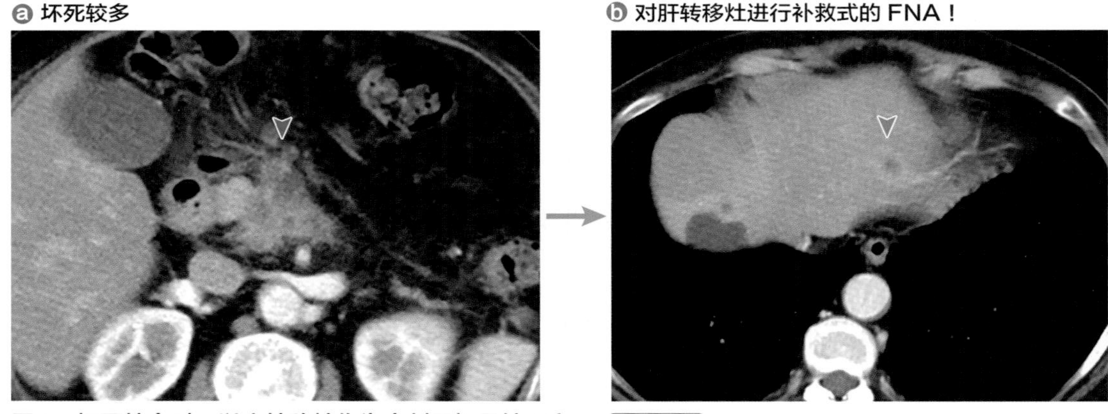

图3　**坏死较多时，以小转移灶作为穿刺目标是技巧之一** 视频⑤-9

b）窍门是尽量选择小病变。

4 胰腺肿瘤，都是坏死组织，难以做出精准诊断，怎么办？part 2

接下来是对1例胰体部约25mm大小的局限性进展期胰腺癌进行EUS-FNA。可见内部有较多的囊肿（图4）。新手医生进行了2次EUS-FNA，坏死都很多，当然像提插幅度过小这种技术上的问题也可能是一个原因，但总之是没能取得很好的标本。那么，该怎么办呢？如果有肝转移，选择转移灶穿刺也可以。但是这个病例只是局限性的进展期癌啊。交给指导医生当然也没问题，但是还是先尝试了微泡造影。

通过造影，**就能判断出大量肿瘤细胞集中可穿刺的区域了**。

本病例在胰头侧（逆时针旋转）有大量肿瘤细胞集中可穿刺的区域，让新手医生在该区域进行FNA，最终直接穿刺出了异型细胞。

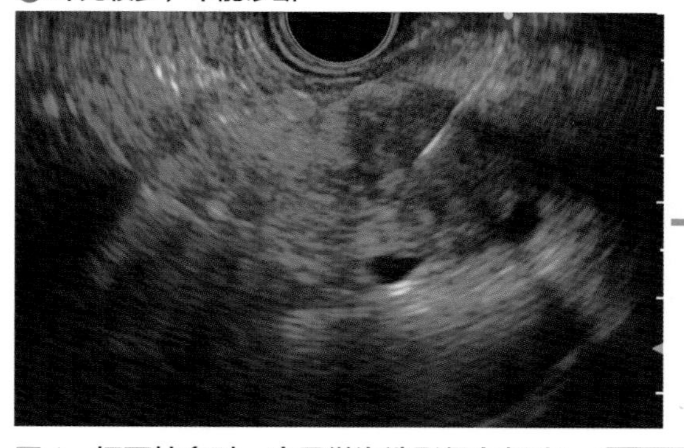

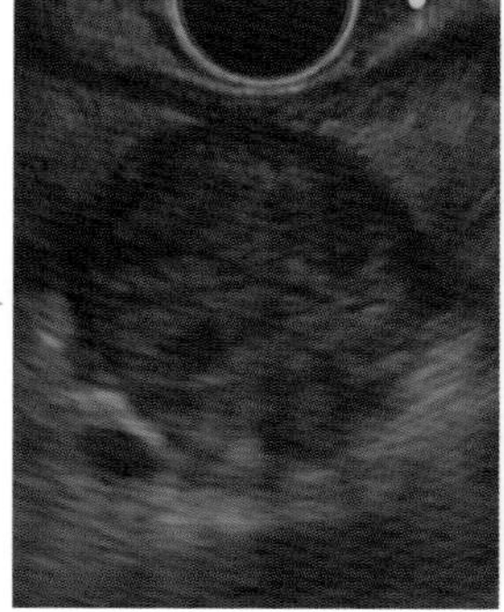

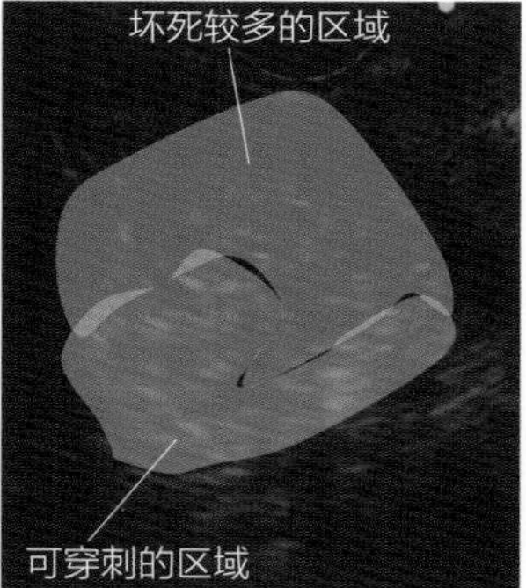

图4　**坏死较多时，应用微泡造影很有帮助！** 视频⑤-10

5 能够诊断癌的神经周围浸润（peri-neural invasion）吗？

最后的病例，是纯粹的高难度病例，是针对神经周围浸润的EUS-FNA。在胰腺癌的局部复发或者胆管癌的诊断困难时，将之作为穿刺对象就很必要了。

该病例是胆管癌，已经达到了肝总动脉（CHA）的肿瘤，因为与胆管的肿瘤主体已经有了一点点分开的感觉。到底是神经周围浸润癌，还是炎症（ERCP后有胰腺炎）？这关乎到是否需要手术的问题。因此，血管周围的软组织影是癌还是炎症的诊断非常必要（图5）。

开始时让新手医生进行了尝试，但是还是需要穿刺一点点动脉旁，很韧，难以刺入。尝试了2次，还是很困难。没有其他的办法，只好交给了指导医生。

神经周围浸润就是很韧，难以刺入，即便是刺入了，也很难进行提插。

距离动脉也很近，一不小心就会出现穿刺动脉的风险。技巧是不要一下子刺入，先把针尖刺入肿瘤表面，然后将外管锁在1～2cm深的地方锁紧（参考第5章-1）。**用手腕的巧劲一点点地冲击切入。**

神经周围浸润的EUS-FNA很难，风险也大。另外，一般也只能取得一点点异型细胞。要慎重考虑适应证，一定要在完全理解解剖结构并且具备相应EUS-FNA技术的基础上再施行。

ⓐ 坏死较多时对肝转移灶进行补救式的 FNA！

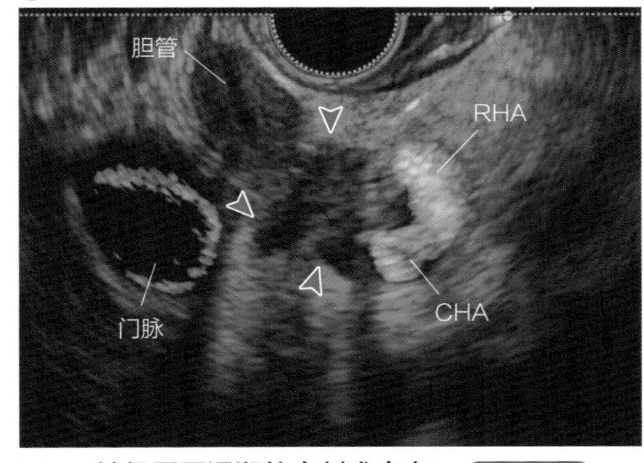

ⓑ 用手腕的巧劲冲击切入肿瘤！

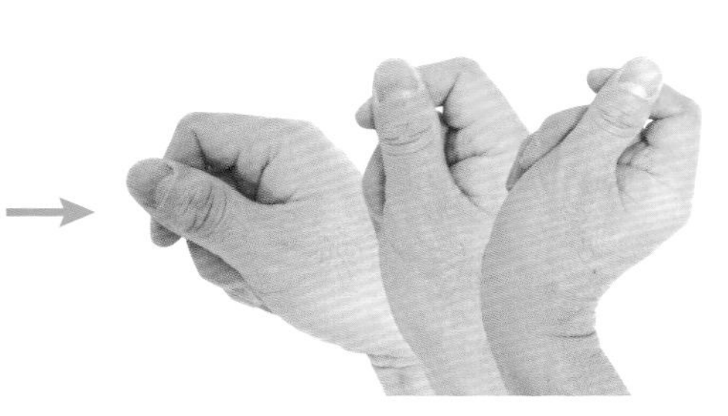

图5 **神经周围浸润的穿刺难度大！** 视频 5-11

1 EUS-CDS

视频

概要

EUS-FNA 安全施行的要点，主要有以下几方面：

① 确认没有十二指肠狭窄。

② 不要误穿胆囊管。

③ 要知道与肝门的距离。

④ 穿刺或者释放支架时，要保持镜身位置不变。

1 什么是EUS-BD？

“interventional EUS”是指应用EUS对胆管、胰管、肿瘤等进行穿刺，或者注入药物等，以治疗为目的的EUS。

而EUS-BD（EUS引导下胆管穿刺）是指在EUS引导下，经消化道抵达胆管的划时代的方法。与ERCP等传统的经乳头抵达胆管不同，EUS-BD可以根据胆管狭窄的位置、是否有消化道重建、病变状态等情况，选择穿刺对象以及穿刺路径，还可以避开肿瘤新开辟出引流通道。因此，对于ERCP困难病例，作为微创治疗的一种手段，近年来越来越受到欢迎。本文将向大家介绍EUS-BD中具有代表性的EUS-CDS、EUS-HGS（第6章-2），和EUS-PD（EUS引导下胰管穿刺）3种技术（图1）。

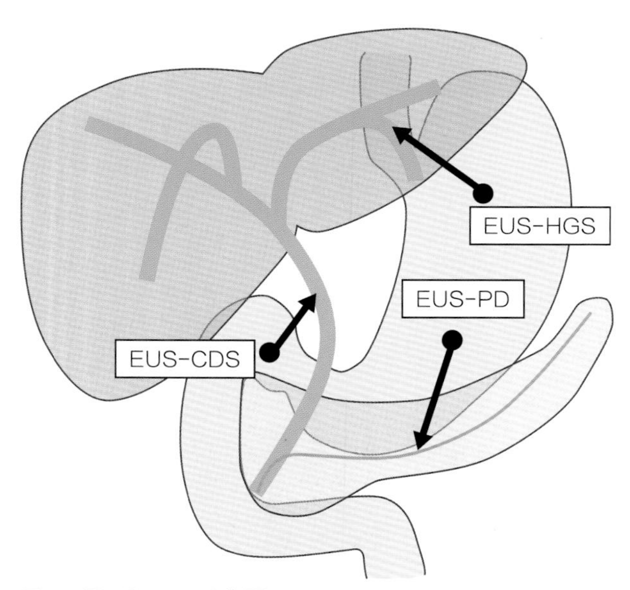

图1 EUS-BD示意图

2 什么是EUS-CDS？

首先说EUS-CDS，该技术是指从D1朝向肝外胆管穿刺，在D1和肝外胆管之间形成人工瘘道。主要适用于经十二指肠乳头难以到达胆管的低位胆管梗阻。

EUS-CDS常用一般的线阵EUS，当然也可以使用直视型线阵EUS。也许是个人习惯的原因，笔者认为直视型线阵EUS有以下几个优势：① 能用上力；② 不需要十二指肠双重穿刺；③ 支架的释放可以在可视范围内。所以更喜欢使用。

但是，因为并不是所有的医院都有直视型线阵EUS，所以本文还是以一般的线阵EUS为例进行说明。

3 EUS-CDS的形态

1）理想的EUS-CDS形态

EUS-CDS时最理想的镜身位置和探头状态如图2、图3所示。

要点是尽量让内镜的旋钮呈自然状态，保持与胆管轴呈小于60°的角度进行穿刺。这样的操作，后面支架推送器的插入会相对容易。

缺点是这种小角度的穿刺会导致距离肝门较近。如果没有距离肝门1.5cm以上，在留置金属支架时，可能会导致引流不充分。

2）不好的EUS-CDS形态

看看图4，与图2相比较，稍稍下压了大螺旋。这样的操作，虽然与肝门的距离增加了，但是如图5所示，穿刺角度也接近了90°，无论是导丝还是支架都很难向肝门侧插入。

因此，EUS-CDS能够成功的秘诀其实就是能够掌控内镜的形态、胆管穿刺的角度以及与肝门的距离。

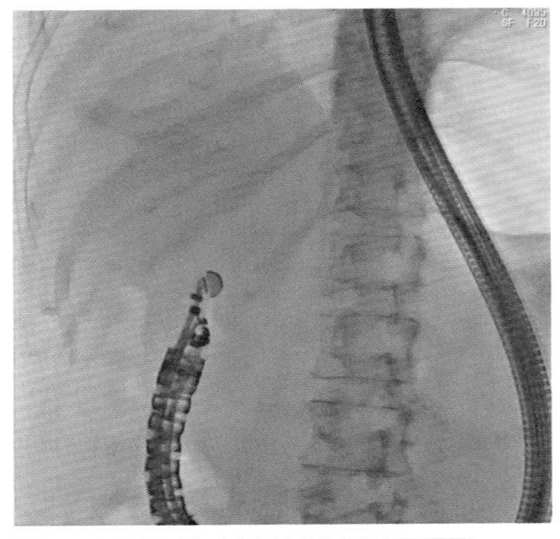

图2 EUS的内镜位置 视频6-1

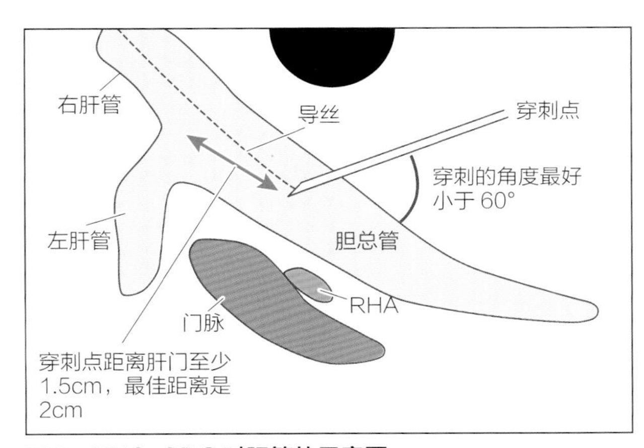

图3 EUS-CDS时胆管的示意图

穿刺的角度和与肝门的距离非常重要。

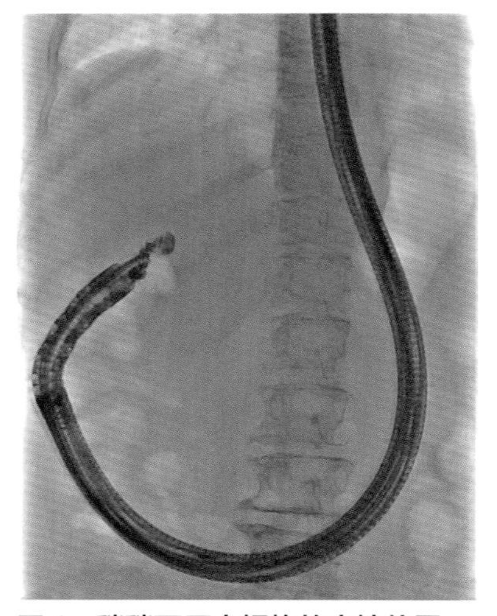

图4 **稍稍下压大螺旋的内镜位置**

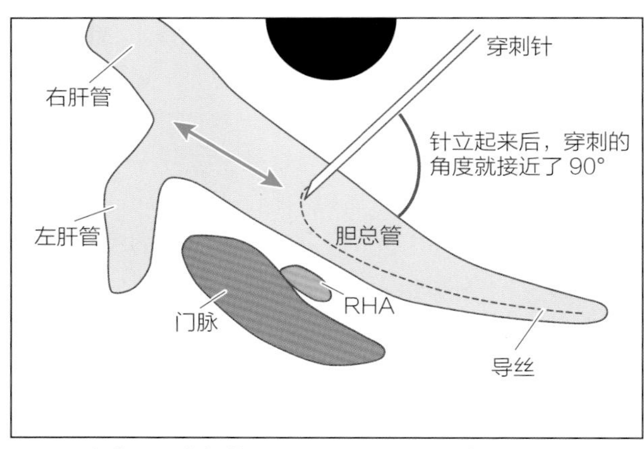

图5 **稍稍下压大螺旋后EUS-CDS时胆管的示意图**

器械很难向肝门推进。

有时因为肿瘤的位置或者患者胃的形状（牛角胃）等原因，导致无法形成图2、图3的形态。另外，在胰腺癌中，有时门脉梗阻导致海绵样变（cavernous trans formation），胆管周围有多个静脉瘤。此时如果根据内镜的位置、与周围的血管的关系以及是否有十二指肠狭窄等情况，判断EUS-CDS的风险较大时，**在行穿刺之前能有直接放弃进一步操作，选择EUS-HGS或者PTBD等其他方法的勇气非常重要**。

因为这是个一旦FNA针穿刺再电烧扩张胆管后，就无法复原的技术。

3）与助手（扶镜）的配合

在interventional EUS过程中，助手的扶镜非常重要。

扶镜助手是非常重要的岗位，需要“从导丝进入后开始一直到支架释放，都保持镜身的形态稳定，并且保持导丝一直在EUS画面内不丢失”。一旦导丝在视野中丢失，一方面很难找回 。另一方面如果像前面说的那样经过电烧后看不到导丝，那就很可能是胆汁已经漏到了腹腔，后续相应的操作就完全不可能再继续进行。

通过轻微的送镜拉镜以及左右捻转的调整，就能让导丝始终保持在EUS画面内出现，这对初学者来说相当困难。理想的扶镜助手，应该选择对EUS有一定熟练度的医生（图6）。

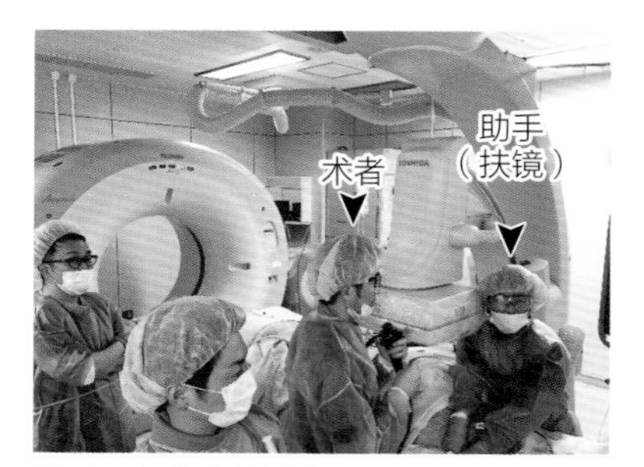

图6 **术者和助手**

4 穿刺

1）穿刺前的确认

穿刺前还要确认一下胆囊管汇合处～胆囊（图7），以防将扩张的胆囊管错认为是胆总管而进行穿刺。穿刺针可选用19G FNA针。

2）吸引

与EUS-HGS不同，CDS穿刺的胆总管周围没什么脏器包绕，造影时如果把胆管过度充盈，从穿刺部位就会有多量胆汁流入腹腔。因此，为了尽可能不让胆汁漏出，应该一定程度地吸引胆汁直至胆管内张力减小（胆管直径达到穿刺时的一半左右）（图8）。

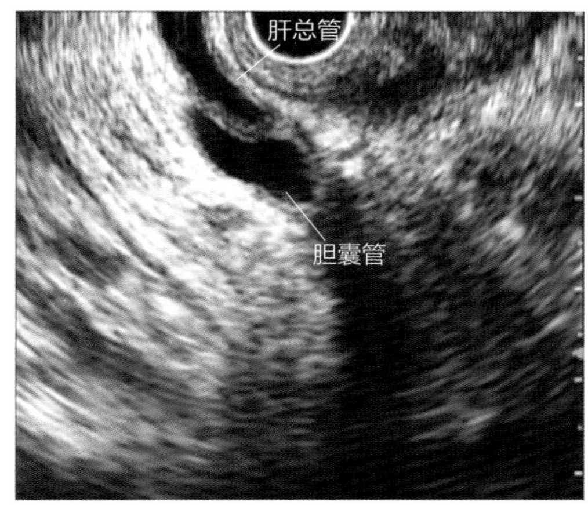

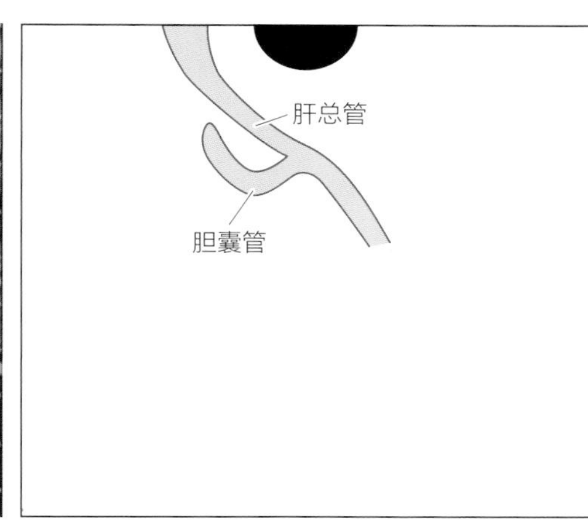

图7　胆囊管的确认（防止胆囊的误穿刺）视频⑥-1

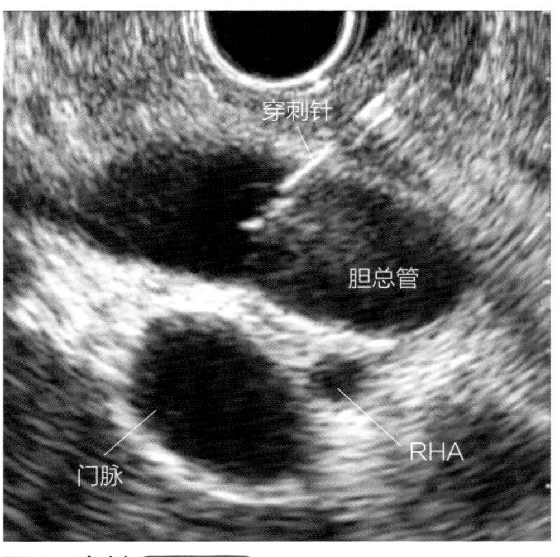

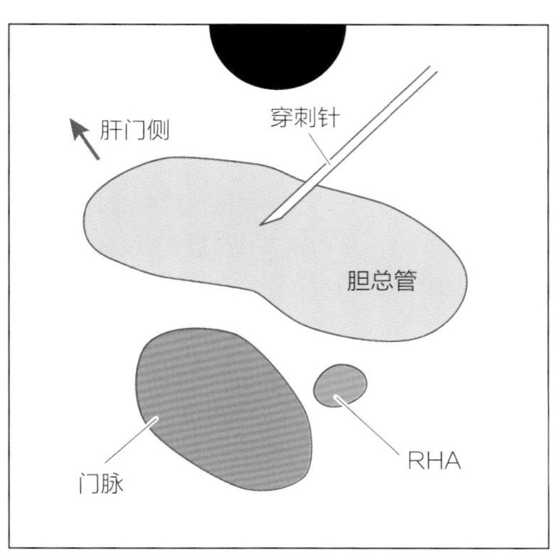

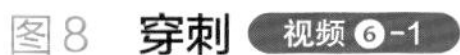
图8　穿刺 视频⑥-1

第6章 治疗篇 interventional EUS

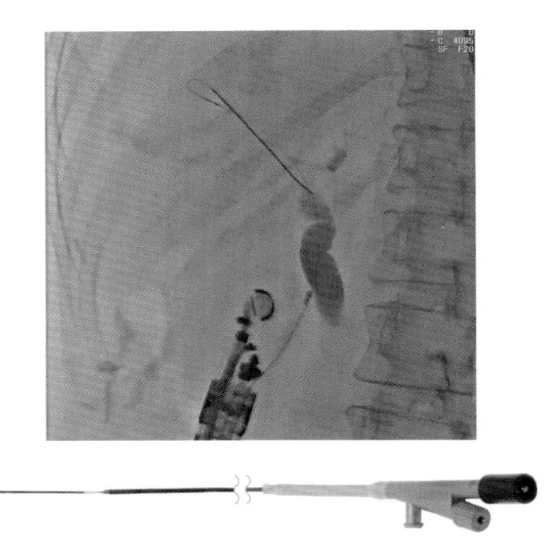

图9　**电烧扩张** 视频❻-1

Cysto Gastro Sets（Endo-Flex公司）

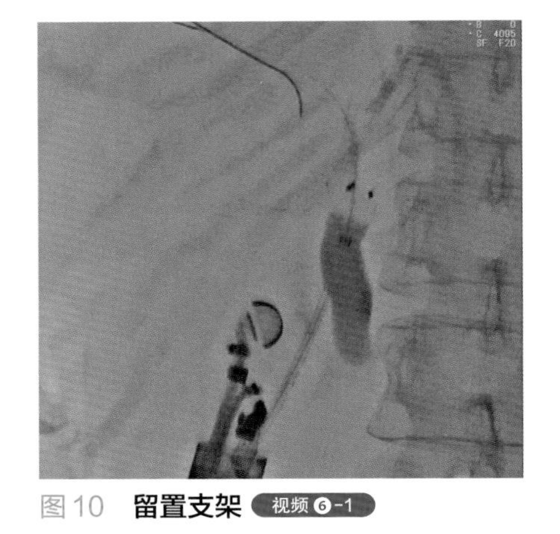

图10　**留置支架** 视频❻-1

3）胆管造影

通过造影能够识别左右肝总管最为理想（有时因为造影剂存留于胆囊或者只存留于胆总管而难以显影左右肝总管）。造影识别了左右肝总管后，使用0.025英寸（0.6mm）的导丝向肝门继续引导。

5 电烧扩张（图9）

穿刺后的通道扩张，一般有电烧扩张和钝性扩张两种方法。我们在EUS-CDS时一般选用电烧扩张。这种方法能将穿刺的通道扩张完全，使得支架推送器的插入更加容易。但是与之对应的另一面，也存在扩张口过大，导致胆汁漏出的缺点。

1）电烧时使用的技巧

与钝性扩张相比较，电烧扩张最大的优势就是可以**快速将穿刺通道扩张**。但由于有热效应，对周围脏器有灼伤的风险，要注意**周围是否存在血管的走行**。一方面通电时间要短，另一方面也要在EUS下确认好导丝的位置，一定要与穿刺通道的轴完全一致后再通电，尽可能做到快速高效扩张。

目前在日本使用的电烧扩张器械主要有两种。

① Cysto Gastro Sets（Endo-Flex公司）。

Cysto Gastro Sets有6Fr和8.5Fr两种直径，一般用6Fr就足够了。8.5Fr对于EUS-CDS来说太粗了。

② Fine025（MedicosHirata公司）。

Fine025是2018年开发的，直径7Fr。

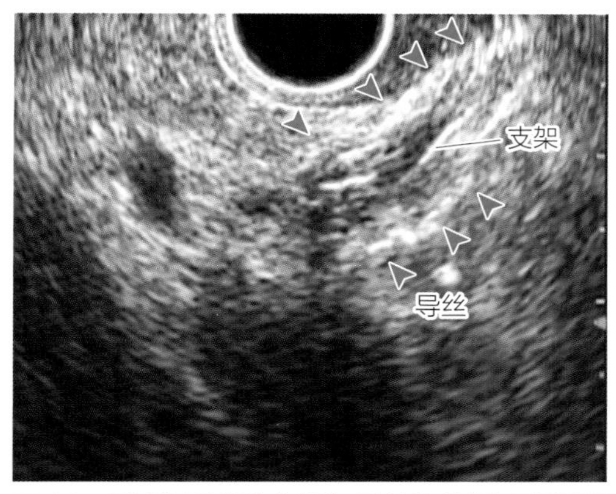

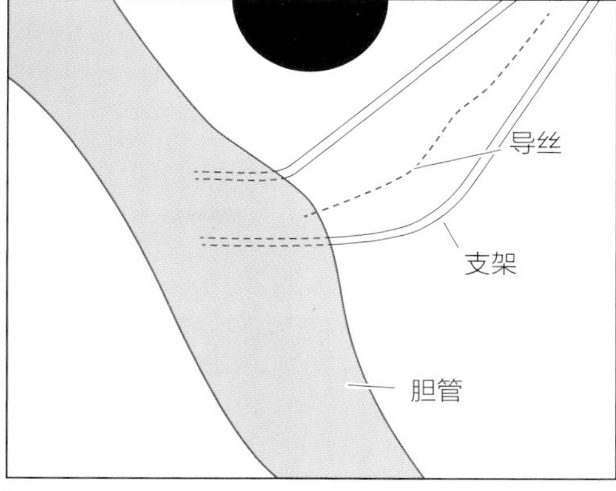

图 11　EUS 下确认支架和导丝的位置 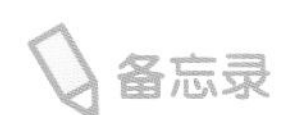

6 留置支架（图 10）

将穿刺通道电烧扩张后，一直到支架完全释放，都是一旦实施不能悔改的操作。

另外，在只插入导丝的阶段时，总会有一些胆汁漏入腹腔。如果这个胆汁的量过大，操作完成后患者就会有腹痛，所以要尽可能将之控制在最低限度。一定要有电烧扩张后以最快速度置入支架的意识 。在电烧扩张之前 ，最好就已经定好所要使用支架的种类和长度，在电烧之后马上开封使用。

为了防止穿刺通道的胆汁漏出 ，一般会选用全覆膜支架fully-covered SEMS（FCSEMS）。

支架释放之前还要确认是否有支架深入肝门之内，以防只有部分肝叶的胆汁引流。在 EUS 方面，要注意从穿刺一直到支架释放完毕，都要保持导丝在画面内不丢失（图 11）(属于扶镜者的工作)。

备忘录

我们在电烧扩张之前一般都会给患者用适量的镇痛药物 。这么做可以减少患者难以耐受时的躁动所导致的镜身不稳定或者导丝脱出的风险。

7 最终形态

支架释放后的内镜图和胆管图（图 12，图 13）。

从EUS画面切换到内镜画面后完成支架的释放展开。如果十二指肠内腔侧留出的支架过短（低于1cm），支架就有脱入腹腔的危险，所以此时要在外侧再追加置入1根支架。

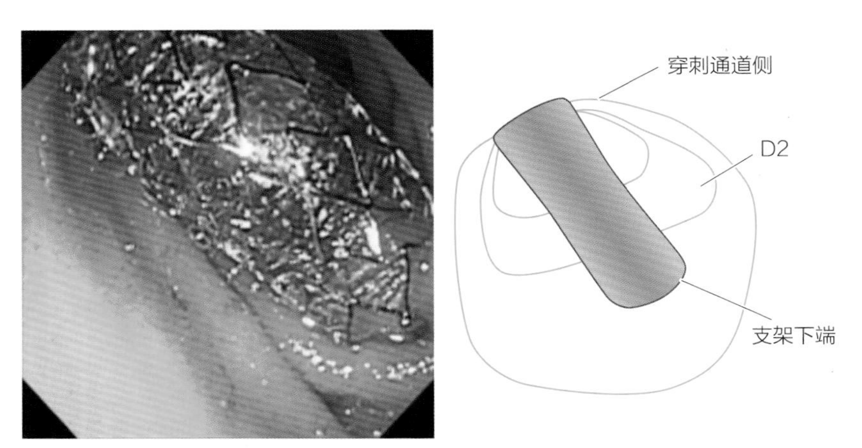

图 12 **支架释放后的内镜图像** 视频⑥-1

支架下端在十二指肠内腔侧要留出约2cm，这个程度就不用担心支架脱入腹腔侧了。

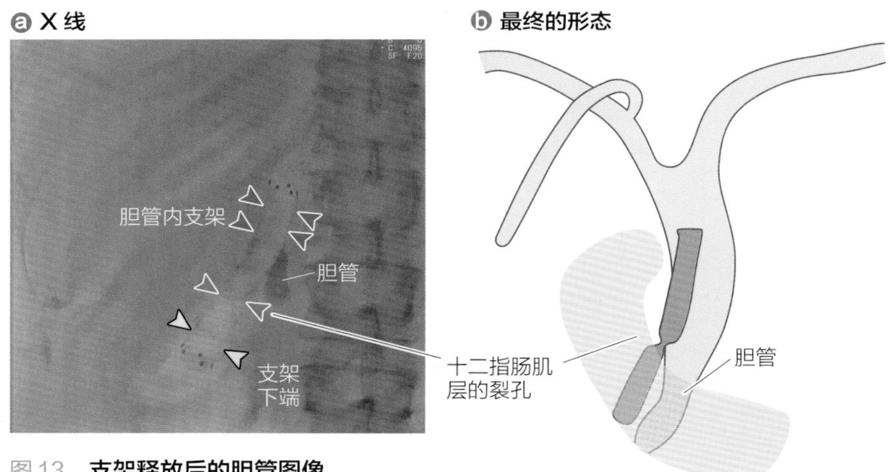

图 13 **支架释放后的胆管图像**

EUS-CDS施行时各个步骤中所需要确认的事项如表1所示。

表1　施行时各个步骤中所需要确认的事项

步骤		内容
穿刺之前（2~4）	1	确认十二指肠有无溃疡和狭窄
	2	确认内镜形态和胆管穿刺的角度
	3	确认胆囊管
	4	确认穿刺点与左右肝总管汇合处的距离
	5	确认门脉、RHA以及胆管周围有无静脉瘤
	6	确认与扶镜手的想法是否一致
	7	经胆管穿刺和造影确认位于胆管内
电烧扩张之前（5，6）	8	导丝要充分深入肝内胆管
	9	确定需要使用的支架种类及长度，确认已经准备妥当
	10	使用镇痛药物
	11	确认导丝在EUS画面中可以完全显示出来
	12	电烧扩张
支架展开之前（7）	13	将支架推送器插入胆管
	14	在释放支架前确认支架前端已经位于胆总管内
	15	确认支架和导丝都在EUS画面中
	16	从EUS画面切换至内镜画面后释放支架
	17	确认十二指肠侧留有足够长度的支架

2 EUS-HGS

视频

概要

EUS-HGS安全施行的要点，主要有以下几方面：

① 准备合适的器械。

② 理解安全的穿刺位置。

③ 从穿刺后一直到支架释放，都要在EUS下一直能观察到导丝。

④ 要明确确认支架的两端（尤其是胃侧）。

⑤ 支架的内镜内释放。

EUS-HGS是从胃内向左侧肝内胆管穿刺（B3或者B2），使得胃和肝内胆管之间形成通道的操作（参考第6章-1 图1）。因为穿刺和引流的对象是左侧肝内胆管，穿刺路径是从胃内开始，也适用于术后肠道重建、十二指肠梗阻病例。而肝门胆管梗阻也属于扩大适应证。与EUS-CDS相比较，是一种适用范围更广的技术。

1 准备器械

与EUS-CDS不同，EUS-HGS是穿刺3～6mm的肝内胆管，有时甚至是必须要穿刺2mm以下的完全没有扩张的胆管。

如果穿刺失败，造影剂就会漏到肝实质，穿刺对象难以辨识，HGS将无法继续进行。所以，HGS是只有一次机会的操作。为了能在留置导丝的状态下同时造影，**推荐使用Y字形连接装置**（图1）。

预先拔出内芯，将导丝从穿刺针的前端伸出2～3cm，保证能够按照穿刺→造影→插入导丝的流程连续操作非常重要（图2）。

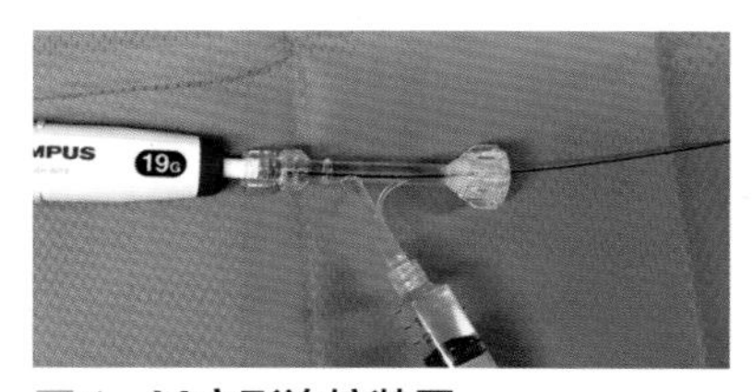

图1 **Y字形连接装置**

在文字的左侧汇合。

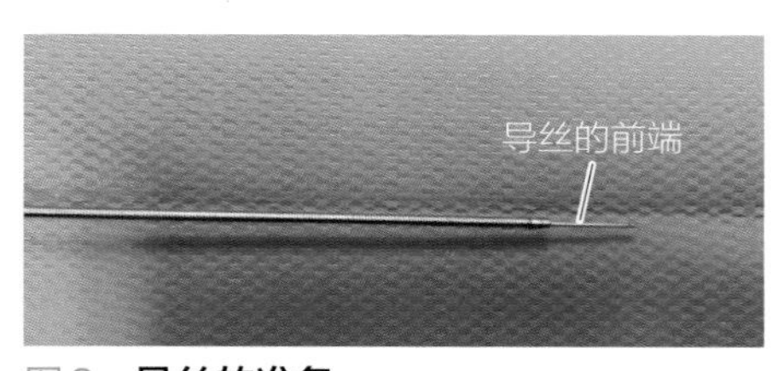

图2 **导丝的准备**

2 EUS 示意图

肝左叶的 EUS 示意图见图 3。

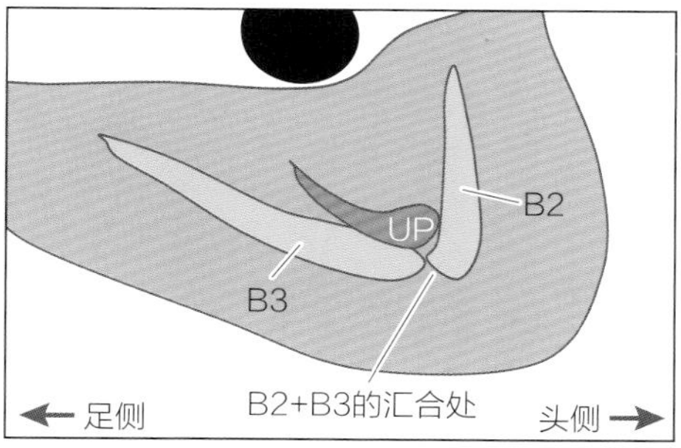

图 3　**EUS 中 B3、B2 的示意图**

3 穿刺部位

EUS-HGS 的首选穿刺部位是 B3（图 4），第二选择的 B2 虽然距离探头较近，更容易穿刺，但是穿刺更偏向头侧。图 5 为分别从 B2 和 B3 穿刺时内镜位置的示意图，可见与 B3 的穿刺位置相比较，B2 穿刺位置更加偏向口侧。

B2 穿刺有经纵隔穿刺的风险，同时如果在食管内释放支架，支架就容易朝向口侧，从而导致反流性胆管炎的风险，或者因为胆汁反流而引发反流性食管炎的症状。因此，如果考虑 B2 穿刺，一定要**确认是从胃内穿刺的基础上再进行操作**。

另外，在留置金属支架时，末梢的分支容易有淤积的风险，所以穿刺时应该尽可能选择**距离 B3 根部**（B2+B3 汇合处）**较远的部位进行穿刺**。

因此，需要确认预定穿刺部位与 B2+B3 是否有足够距离（图 6）。

同时还要确认预定穿刺部位的末梢情况。有时会遇到多个分支，或者原本可能末梢的位置是肝实质的情况，都应该尽可能选择偏末梢侧进行穿刺。不过，需要注意的是，如果过于偏向末梢侧穿刺，导丝将难以伸向肝门，所以穿刺前也需要用 X 线透视观察确认。

如果是正常体积的肝左叶，如图 5 所示，探头朝向正面稍偏左时导丝会伸向末梢，所以朝向正面稍稍偏右的位置才是最理想的（还要根据肝的形态，仅供参考）。

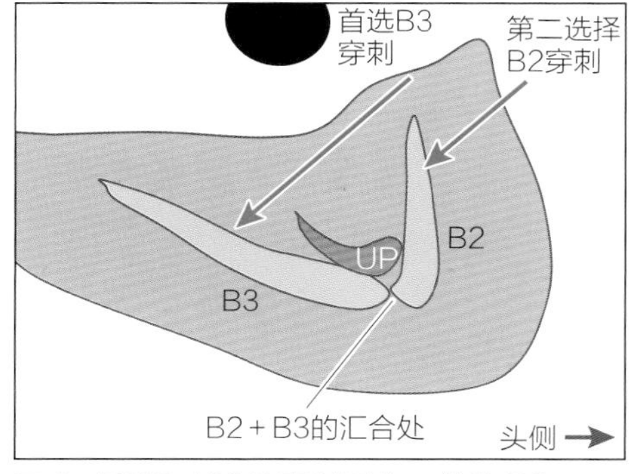

图 4　**EUS-HGS 穿刺要点，首选 B3**

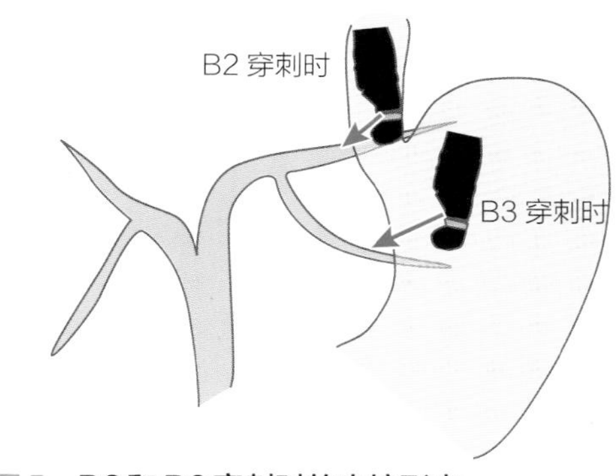

图 5　**B2 和 B3 穿刺时的内镜形态**

B2 穿刺很容易经食管。

ⓐ EUS

ⓑ 示意图

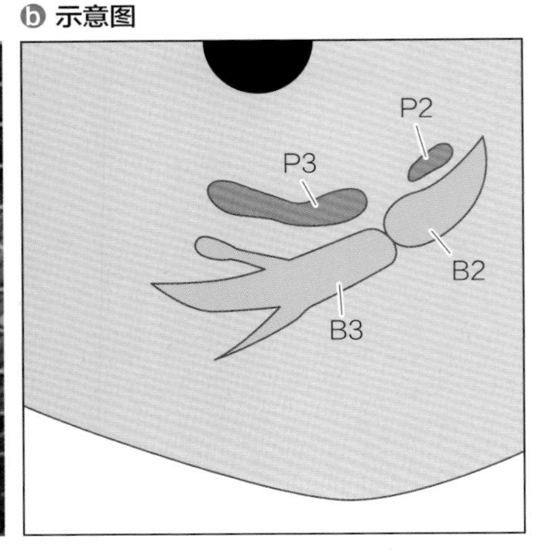

ⓒ EUS

ⓓ 示意图

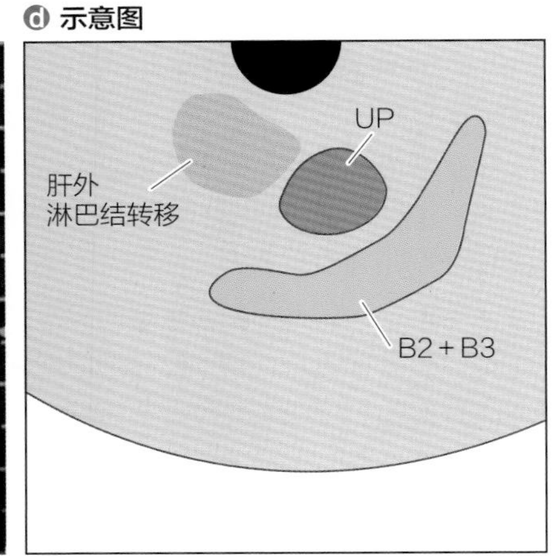

图6 **从B3到B2+B3汇合处的确认** 视频❻-2

4 穿刺前的注意事项

门脉和胆管一直伴行至胆管末梢（图7）。

为了不误穿刺门脉，有必要**通过多普勒确认**。此时，因为流速和多普勒灵敏度的原因，也常有感应不到血流信号的情况发生。所以不是只针对穿刺预定部位进行多普勒观察，**而是要打开多普勒一直仔细观察到附脐静脉**。

5 穿刺时的注意事项

因为使用19G的穿刺针，抬钳器的作用有限，所以穿刺B3时要把穿刺目标置于6点钟方向。如果置于偏左的位置（7–8点钟方向），穿刺后，导丝容易伸向末梢（图8，图9）。

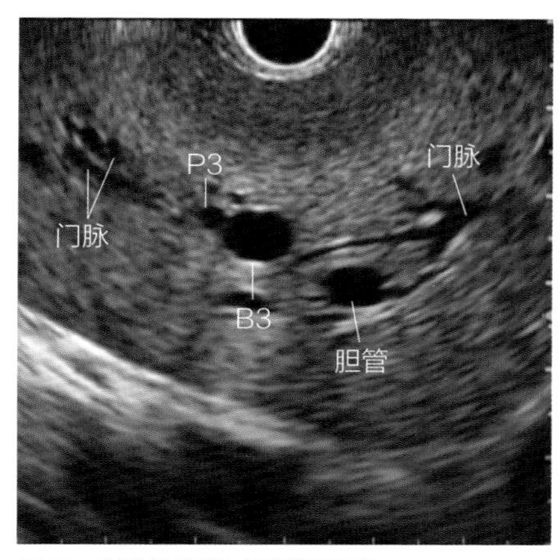

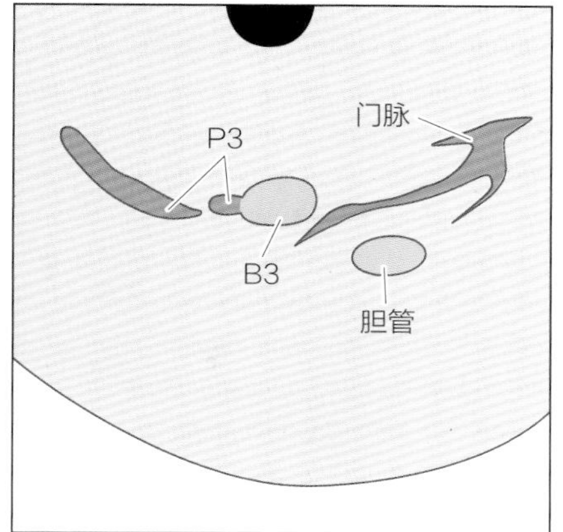

图7　**B3和P3** 视频❻-2

门脉与胆管伴行。

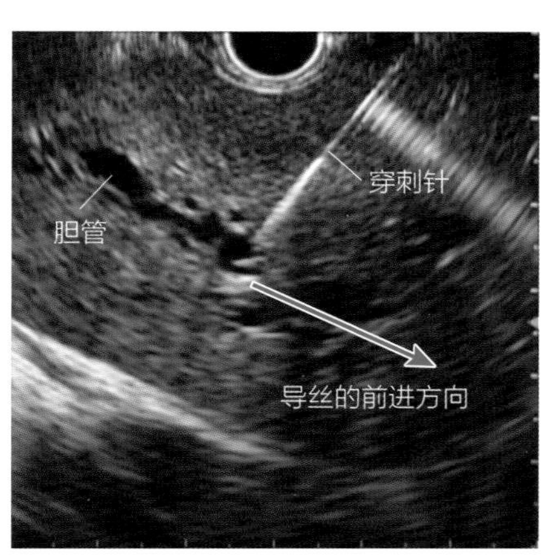

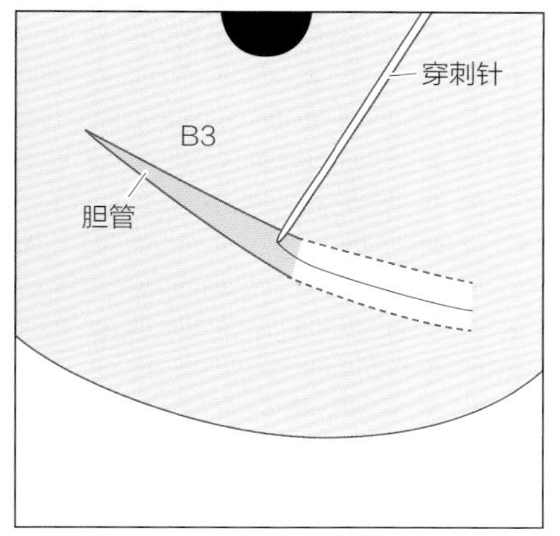

图8　**6点钟方向的穿刺** 视频❻-2

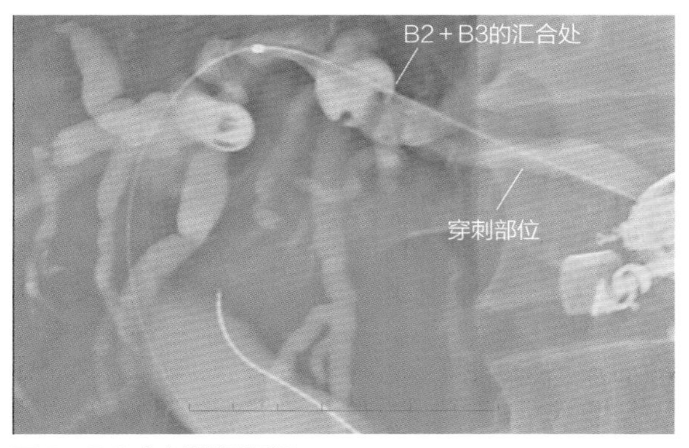

图9　**B3穿刺的透视图**

选择与B2+B3汇合处有足够距离的地方穿刺。

第6章 治疗篇 interventional EUS

要点　让导丝朝向中枢的技巧

因为对于B3要尽量偏末梢方向进行穿刺，作为技巧，主要有送镜和抬钳器up功能两个需要我们掌握（图10）

1）通过送镜让穿刺对象位于右侧（画面中的5—6点钟方向）（图10b）。

2）通过使用抬钳器up功能让穿刺针的刺入角度更倾向锐角（图10c）。当然针的种类也有不同。如果是19G的针，抬钳器的up功能即便使用到极限，也只能达到画面的5点钟方向。

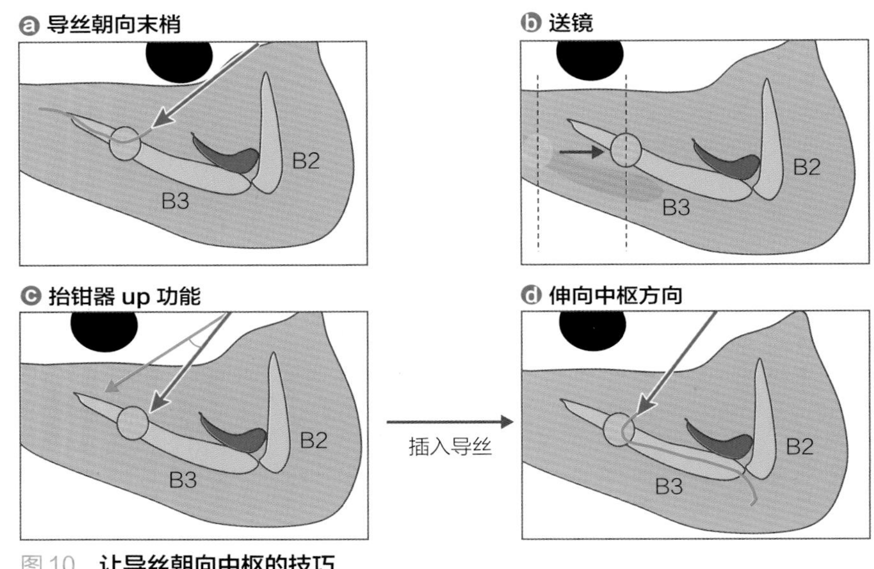

图10　**让导丝朝向中枢的技巧**

a）如果目标穿刺部位在7—8点钟方向，导丝将直接进入末梢。

b）通过送镜，将穿刺对象调整至5—6点钟方向。

c）抬钳器up功能。

d）导丝进入中枢！因为抬钳器up功能的操作，能让针更加垂直于穿刺胆管（因为是19G的针，这种程度已经是极限了）。

用19G的针进行胆管穿刺，有时候很难刺入胆管壁。一般需要将针的前端一直穿刺到对侧的胆管内壁处。如果无论如何也难以刺入，也有先穿透到胆管外，再一点点拉回到胆管内的操作方法，即Seldinger法（参考第6章-3）。

6 穿刺→造影→导丝插入

穿刺之后首先是造影。在EUS-CDS时穿刺后首先要吸引，而在EUS-HGS时因为目标胆管较细，吸引之后胆管可能会直接塌陷。当然胆管扩张明显时首先吸引也可以，但是如果胆管直径在5mm以下，还是首先造影更为妥当。如果胆管直径更细（2mm以下），为了防止造影过程中针尖从胆管中脱出，需要预先将导丝插入胆管。看来还是导丝最为至关重要啊！此时如果使用Y字形连接装置，就可以在留置导丝的状态下同时造影了。

胆管直径3mm以上时，首先造影虽然也可以，但是要注意最开始的造影，只要能够确认是在胆管内（而不是在门脉内）即适可而止。本病例由于胆管直径5mm以上，所以注入少量造影剂确认胆管之后，留置了导丝。

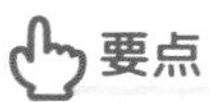

要点

穿刺后的注意事项

穿刺留置导丝后，术者和扶镜助手要使导丝、穿刺针、支架等保持直线状态，在EUS画面中一直清晰可见（图11）。在EUS-CDS时也说过，此时的扶镜助手非常重要。在观察透视影像时，扶镜助手要保持不动（实际上，一般此时也不怎么看透视影像，所以不在意透视影像也不要紧），能保持器械在EUS图像中不丢失非常重要。

ⓐ 确认导丝

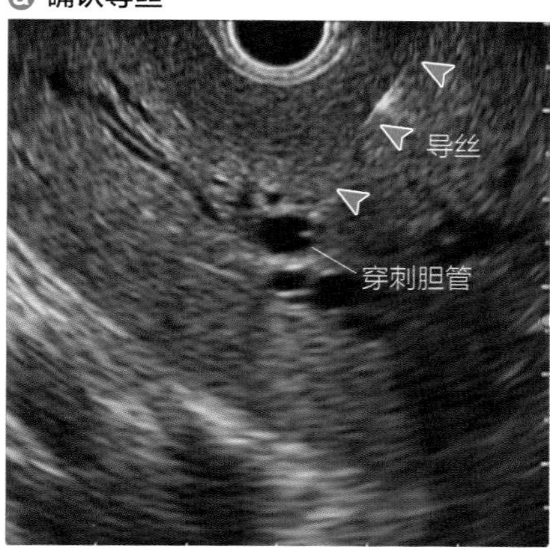

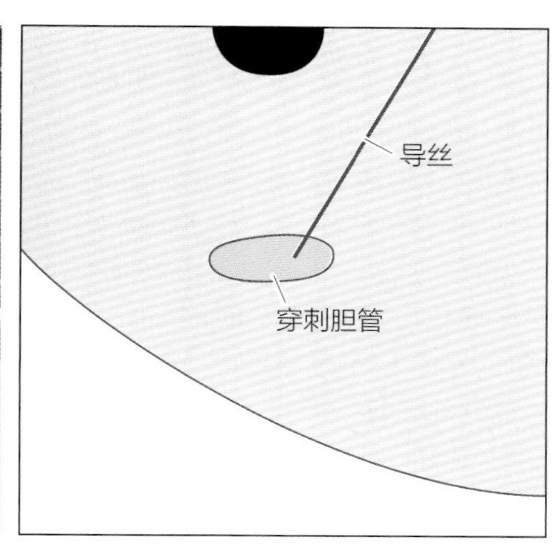

ⓑ 确认支架

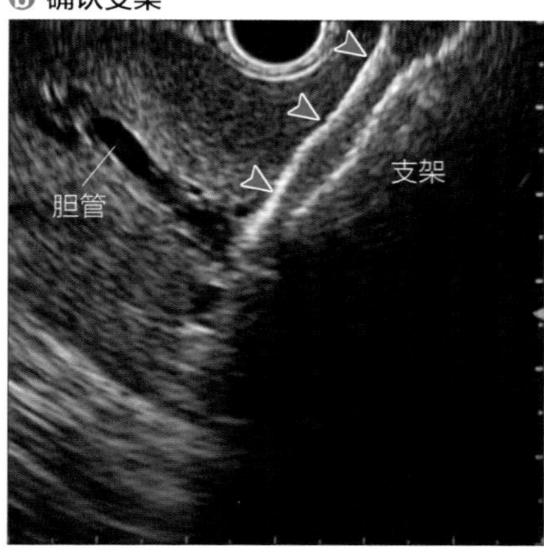

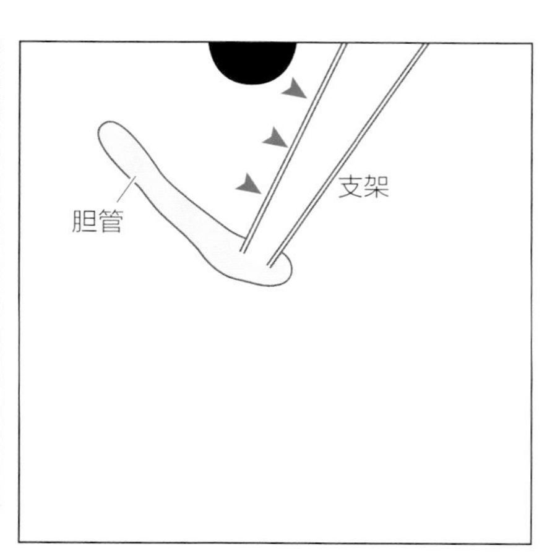

图11 **确认导丝或者支架一直在EUS中不丢失非常重要** 视频❻-2

7 穿刺通道扩张→造影

与EUS-CDS不同，EUS-HGS的穿刺通道扩张一般使用钝性扩张器（ES扩张器，Zeon Medical公司），有时也会使用扩张球囊。

选择钝性扩张的理由是因为从肝外胆管一直到末梢胆管都与门脉、动脉并行且被包绕在Glisson鞘管（图12）内，如果此时选择电烧扩张，伤及门脉、动脉的风险性都很高。

还有与EUS-CDS不同的是，肝内胆管使用钝性扩张，不会让患者感觉很痛苦。所以才不用风险更高的电烧扩张。本病例使用的是ES扩张器。

接下来进行胆管造影。要尽量做到能显影B4和B3的分支，以确定支架的留置部位。

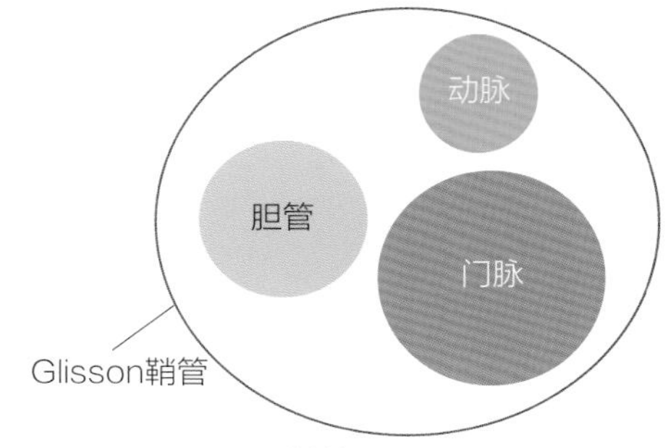

图12 **Glisson鞘管**

胆管与门脉、动脉并行且被包绕在Glisson鞘管内。

8 留置支架

对于支架的选择，各单位均有各自的习惯。如果是塑料支架，有Gadelius Medical公司的Through & Pass TYPE IT支架。如果是金属支架，一般会选择dev medical公司的Niti-S（S-type stent）。当然我们还是跟EUS-CDS一样，喜欢用奥林巴斯公司X suit NIR系列的胆管金属支架。理由主要有以下几点：

① 因为是激光切割制成的，不容易短缩，便于确定位置。

② 因为侧壁的缺口可以嵌合胆管壁，留置后不容易滑脱，所以可以留置在胆管内较短的距离（降低了由支架引发分支胆管梗阻的风险）。

③ 因为是全覆膜，可简单地拔除，也很容易更换。

④ 推送器是7.5Fr，在覆膜支架中算是比较细的，很容易留置操作。

当然，不同单位可能考虑的角度不同，所以在此仅作参考。

本病例所用的支架是8mm×8cm。根据笔者的经验，大部分EUS-HGS用这个长度的就足够了。B2一般很难梗阻，用这个支架能减少区域性胆管炎的发生，引流的效率也会更高。

另一方面，在胆管侧支架的位置一般在B2+B3汇合处之前（也就是B3）。因为支架长度只有8cm，要是前端放置过深，到了左肝管或者B2+B3处，这个支架的长度就不够用了。

X suit NIR支架在胆管内不用留太深（9 参考），因此，虽说8cm的长度足够用，但是如果按着其他支架的留置方法，将支架前端深入到左肝管，那胃侧的距离就不够用了，请大家一定要注意。

支架滑入的应对

大家（当然也包括笔者）觉得最恐怖的事情，估计就是支架滑入腹腔侧了。也就是说，在胃侧的支架部分一定要稳稳地留在胃内才能让我们放心。如果这个长度留的不够，那么操作过程中或者术后就有支架滑入腹腔侧的风险。

接下来就教大家如何确认胃侧支架露出的长度。

那就是通过内镜中支架一端的黑色标记（钽标记）来确认！

笔者最喜欢这个X suit NIR® 支架的理由之一就是，因为有这个容易辨识的黑色标记。在释放支架之前，一定要在内镜中确认支架近端的黑色标记（钽标记）（图13）。如果是在内镜中2～3cm的位置，因为这个支架不会短缩，就可以在胃内展开。

如果内镜中的黑色标记提示距离过短，可以将支架稍稍向胃侧拉一拉。但是如果无论如何也无法再拉，并且胃侧部分依然不够时，那就只能再放一个支架接力了。

对于有腹水的病例，要注意将支架在胃内稍稍多留出一些。

如果无论如何都不放心，那就支架接力吧！虽说2根支架会导致医疗费用的大幅度升高，但是为了救眼前患者的命，就不要顾及这些了。

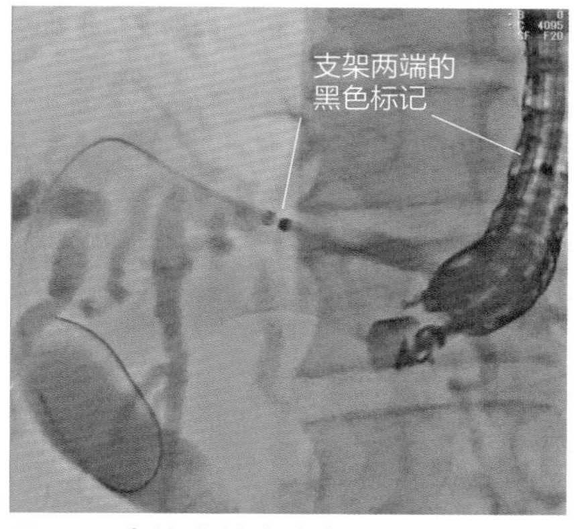

图13 **确认内镜中支架一端的黑色标记** 视频6-2

9 支架释放～最终形态

要保持镜身不动（顶着胃壁的状态），然后在内镜中将支架展开。

支架展开后，用推送器的外鞘将支架推出。此时内镜受向后的反作用力，会形成一点点后拉的状态。这种“内镜中展开”其实就是避免在肝脏和胃之间形成空腔，让支架近端尽量都留在胃内的技巧。

图14即支架在内镜中展开并释放后的胆管造影图。本病例因为支架的前端到达了B2+B3汇合处附近的位置（B3），所以B2的整体都可以被显影。支架进入胆管内的部分只有1.5～2cm。这种“胆管内短留置法”就是我们做EUS-HGS的常规方法。

内镜下（图15）也可以看到支架的尾端在胃内露出约2cm，与黑色标记所提示的长度一致。还是这样的状态能让人放心吧！像这样能在胃内看到足够长度的支架，我们的操作才可以结束。

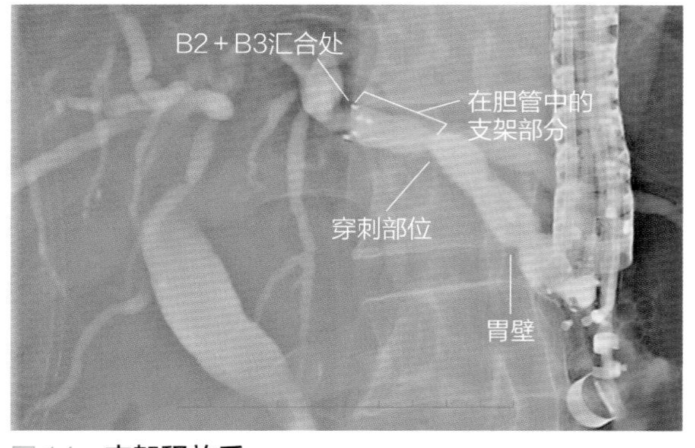

图14 **支架释放后**

支架没有堵塞B2。

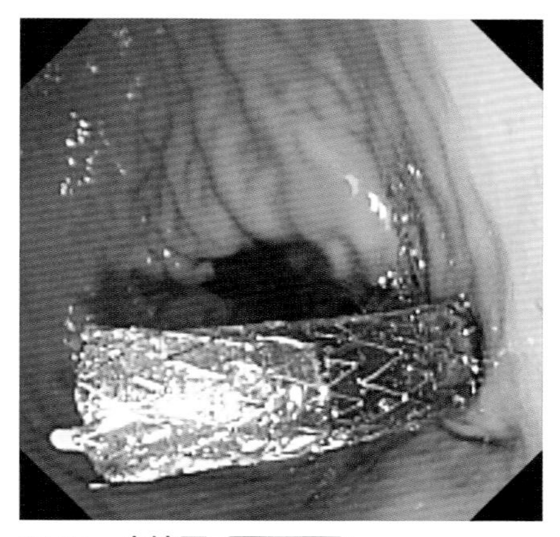

图15 **内镜图** 视频6-2

10 术后第2天

术后第2天的CT检查（图16）可见在肝左叶和胃壁内的支架。一般术后要确认的事项是支架有无向腹腔侧或者胃内的滑脱，是否有游离气体，是否有胆管气肿等。

EUS-HGS操作的注意事项如表1。

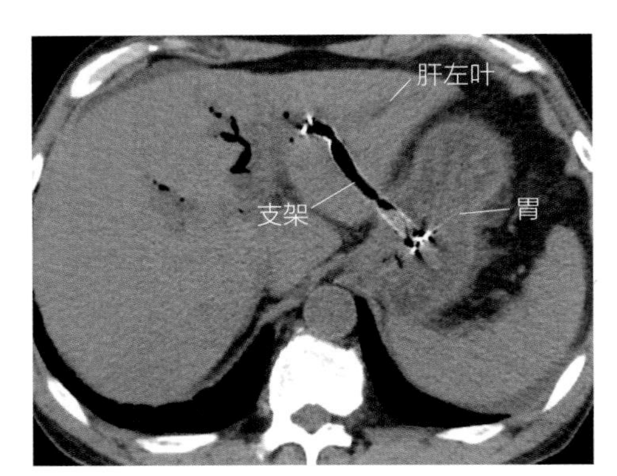

图16　**术后第2天的CT**

表1　**EUS-HGS施行时各个步骤中所需要确认的事项**

步骤		内容
穿刺之前（1~6）	1	准备工作：Y字形连接装置以及安装导丝
	2	确定穿刺位置：如果想穿刺B2，要内镜下确认是在胃内 穿刺B3时，要透视确认导丝是朝向中枢的位置
	3	确认穿刺点与B2+B3汇合处的距离
	4	确认穿刺路径有无血管
	5	确认与扶镜手的想法是否一致
	6	经胆管穿刺和造影确认位于胆管内
	7	导丝要充分深入
使用扩张器之前（7）	8	确认导丝在EUS画面中可以完全显示出来
	9	钝性扩张，胆管造影
	10	确定需要使用的支架种类及长度，确认已经准备妥当
支架展开之前（8，9）	11	将支架推送器插入胆管
	12	开始释放：确认支架前端位于B3内
	13	确认支架和导丝都在EUS画面中
	14	确认支架近端的黑色标记位于内镜中
	15	保持内镜不动，在内镜中释放支架
	16	用推送器的外鞘将支架推出 内镜顺应向后的反作用力，一点点后拉
	17	内镜下确认支架留有足够长度，结束操作

3 EUS-PD

视频

概要

EUS-PD安全施行的要点，主要有以下几方面：
① 准备留有后手。
② 穿刺位置与狭窄位置的距离。
③ 事先制定导丝可通过狭窄处和无法通过狭窄处的相应治疗策略。

EUS-PD是从胃内（有时是十二指肠或小肠）向胰管穿刺，使得胃和主胰管之间形成通道的操作（参考第6章-1 图1）。适用范围主要是需要胰管引流的疾病。在一般的ERP或者通过球囊小肠镜难以进行经乳头、经吻合口胰管引流时，可作为一个备用治疗选项。

1 准备留有后手

EUS-PD是介入EUS中难度最高，危险性最大的操作。
理由主要有以下两点：

① 穿刺对象很细。
即便是扩张的主胰管，也只有4～5mm，需要穿刺2～3mm主胰管的情况也不少见。

② 无法转换成其它操作。
EUS-BD（胆管引流）时，如果无法插入，还可以换成PTCD。而EUS-PD则没有相应可替换的操作 。导丝粗细的小通道应该没问题 ，但是如果是电烧扩张或者钝性扩张之后，仍无法在主胰管中留置支架，并且无法补救的话，后面患者所面临的结果也只能是急性胰腺炎了。

换句话说，**EUS-PD的结局，不是天堂就是地狱**。我们应该有这样的认知，如果对自己的技术没有十足把握，或者没有相应的条件，就不要轻易尝试这种操作。转到上级医院，或邀请已经熟练操作的医生过来一起操作，才是正确的选择。

从这个角度来看，**先明确自身的技术层面能否施行EUS-PD，是否充分地留有后手，**是否适合做这种操作才是最重要的。

2 EUS-PD的适应证

一般的ERP或者通过球囊小肠镜进行经乳头、经吻合口胰管引流失败或者困难等，各种需要胰管引流疾病的一个备用治疗选项（图1）。

3 EUS-PD的操作方法

如表1所示，EUS-PD的操作方法主要有会合法和引流法（狭义的EUS-PD）2种。

疾病	必要条件
ERP失败或者困难等需要胰管引流的疾病	一定程度的主胰管扩张，有穿刺的可能性
病例的内镜图像	

ⓐ 乳头肿瘤

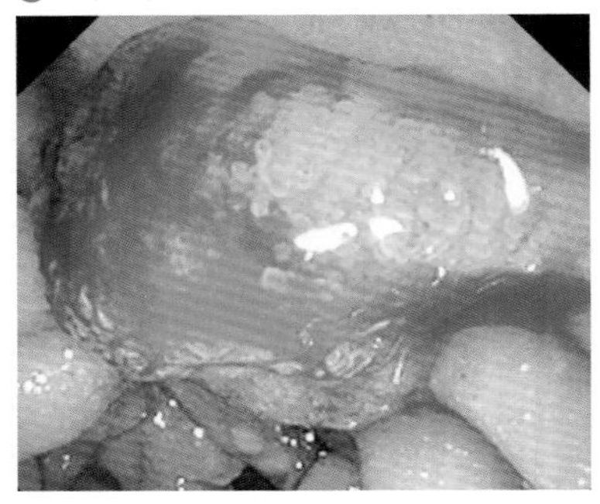

ⓑ 胰肠吻合完全狭窄

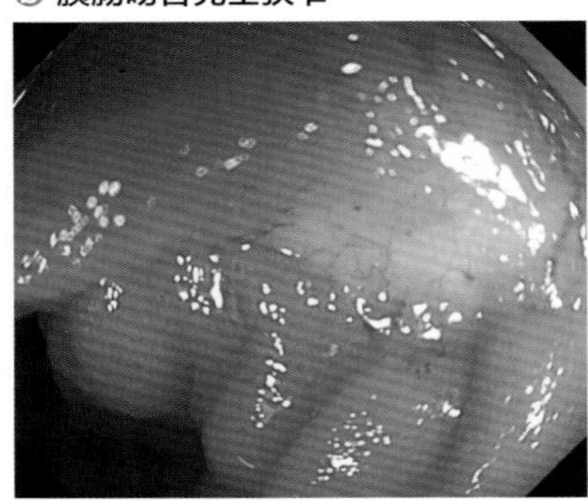

ⓒ 十二指肠留置支架后

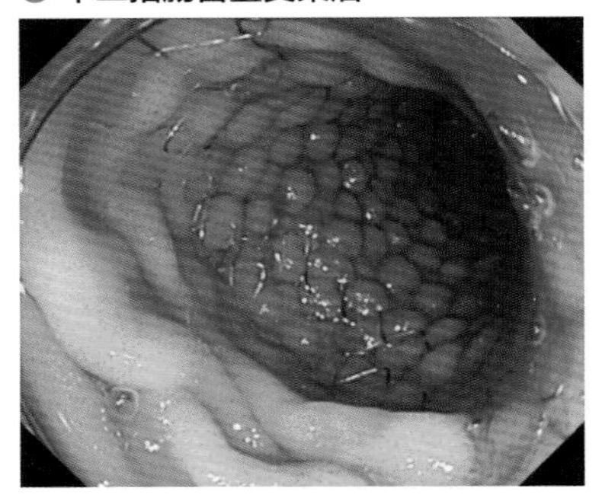

图1 **EUS-PD的适应证**

表1 **EUS-PD的种类**

	手法	方法	适应证
会合法	逆行性经乳头（经吻合口）支架留置术	可以经乳头（经吻合口）留置支架。最终能够通过乳头（吻合口）进行通常的引流	有正常乳头，并且可以接近乳头
引流法	·通道形成术 ·胃胰管吻合术 ·十二指肠胰管吻合术 ·空肠胰管吻合术 ·顺行性支架留置术	从穿刺部位（胃、十二指肠、空肠）留置支架进行引流	无法接近乳头

本文仅就狭义的EUS-PD，也就是胃胰管吻合术进行说明。

4 器械的准备

跟EUS-HGS一样，Y字形连接装置是必需的。还要将导丝一直伸到针尖附近准备好，同时FNA针内也要充满造影剂。穿刺针和导丝一般选用19G和0.025GW，当然如果主胰管太细穿不进去，也可以用22G的穿刺针，用0.021GW或者0.018GW的导丝。

5 所使用的内镜（图2）

内镜主要就是直视镜和通常的斜视镜。关于EUS-PD选择哪种更好的问题，似乎并没有人讨论过，笔者的意见，**还是通常的斜视镜更佳**。当然乍一看似乎直视镜更容易发力，然而在差不多同一位置穿刺时，直视镜则很容易对主胰管形成垂直的力，相应地，导丝的弯曲程度也更大。

因此，接下来插入推送器或者支架时还需要送镜改变角度才能顺利进行。

ⓐ 直视镜

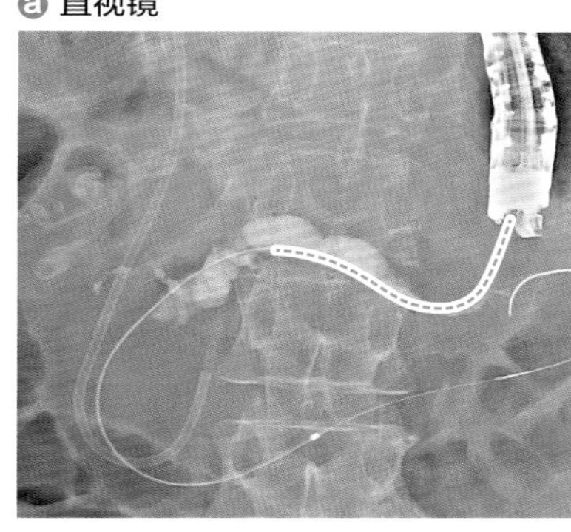

ⓑ 通常的斜视镜

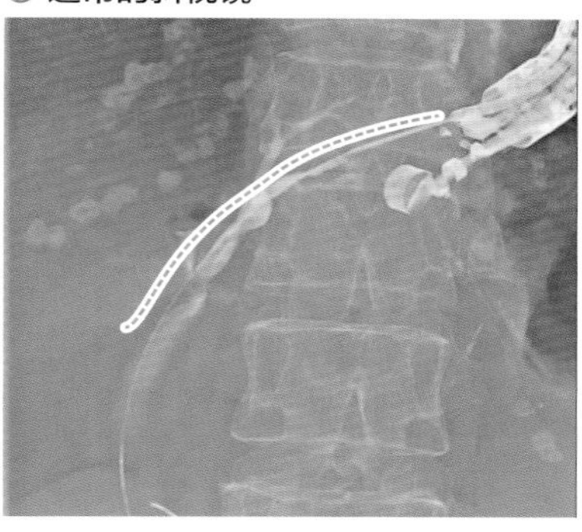

图2　**直视镜和通常的斜视镜**

a）用直视镜穿刺，虽说相对垂直容易刺入，但是后续的操作还需要再调整内镜的朝向。

b）用通常的斜视镜穿刺，刚好可以顺应胰管的方向刺入，只需保持内镜不动即可进行后续操作。

而通常的斜视镜因为可以顺应主胰管的方向（跟主胰管形成锐角）进行穿刺，接下来插入推送器或者支架时依旧是容易送入的角度，只需要保持镜身不动就可以继续释放支架了。

如图2所示，一目了然。

6　穿刺部位（图3）

EUS-PD从胃内开始穿刺时，选择尽量靠近探头并且可以顺应主胰管走行方向的胰体～胰头体移行处附近主胰管比较适合。

为了能让导丝充分留置于主胰管内，应该尽量选择偏胰尾侧穿刺，**但是跟EUS-HGS一样，如果穿刺位置太过于偏向胰尾，那导丝也就很容易朝向胰尾**。这一点千万要注意（图3a、b）。

EUS下从胃内追扫主胰管到胰头，能看到主胰管走向左下方（图3c）吧！

在这个部位穿刺的话，很容易顺应主胰管的走行方向，后续的器械也更容易进入，所以是首选穿刺点。如图3d所示，在这里穿刺，一般都是位于身体的正中央稍稍偏左的位置。

7　穿刺→造影→插入导丝

用穿刺针穿刺主胰管时，如果很难刺入，不得已也可以用Seldinger法（先穿透到对侧胰管壁，再将针尖一点点拉回到胰管内的操作方法）。跟EUS-HGS一样，主胰管较细时可先插入导丝，主胰管扩张时可先造影后再插入导丝。

此时的导丝最为重要。导丝能否通过狭窄处决定了最终手术的方式和结局。如果导丝能够通过狭窄，前端可以进入十二指肠，就可以选用留置能够经十二指肠拔除的全覆膜金属支架+塑料支架，也就是穿刺通道成形术，这种情况最为理想（图4，图5）。

但是，如果导丝无法通过狭窄（主胰管弯曲度太大，导丝无法通过），那么顺行性留置金属支架就不适合了，只能保留穿刺通道结束操作（图6）。因为只能留置塑料支架在狭窄之前，所以只能算是效果不确定的支架置入。而形成穿刺通道后，当然也可以再次尝试伸入导丝，看看能否突破狭窄部位从而顺行性留置金属支架，所以穿刺时最好尽量保证穿刺点与狭窄处有一定的距离。

ⓐ 在胰尾的穿刺

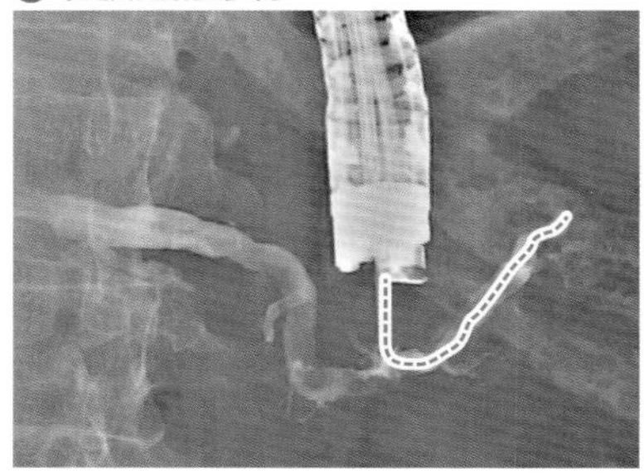

ⓑ 在胰体的穿刺

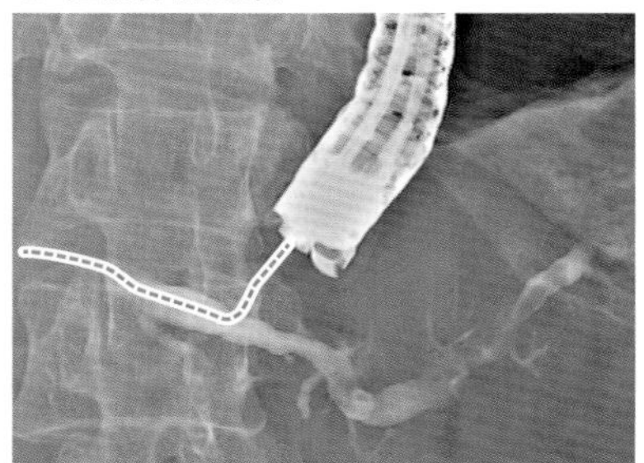

ⓒ EUS 图像

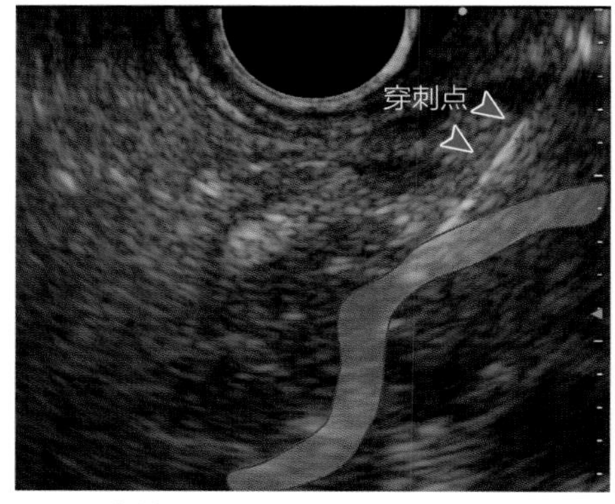

ⓓ 穿刺点

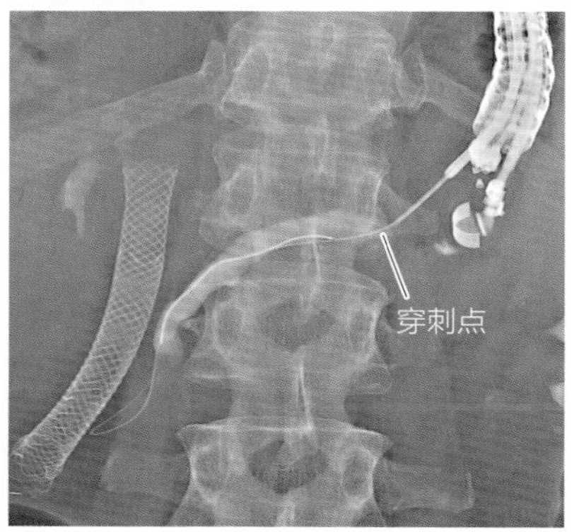

图3　**穿刺部位和导丝的朝向**

a）在胰尾处穿刺，导丝容易朝向胰尾侧。
b）在胰体处穿刺，导丝容易朝向胰头侧。
c）在主胰管向左下方下沉的地方穿刺。
d）正好位于身体的正中央稍稍偏左的位置。

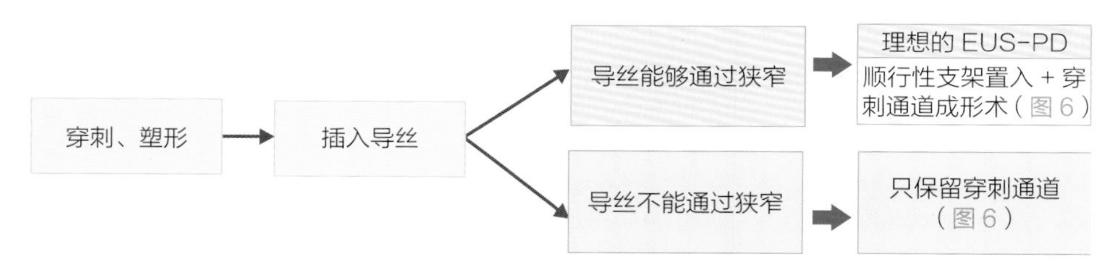

图4　**根据导丝前端的状态不同，置入支架的方法也不同**

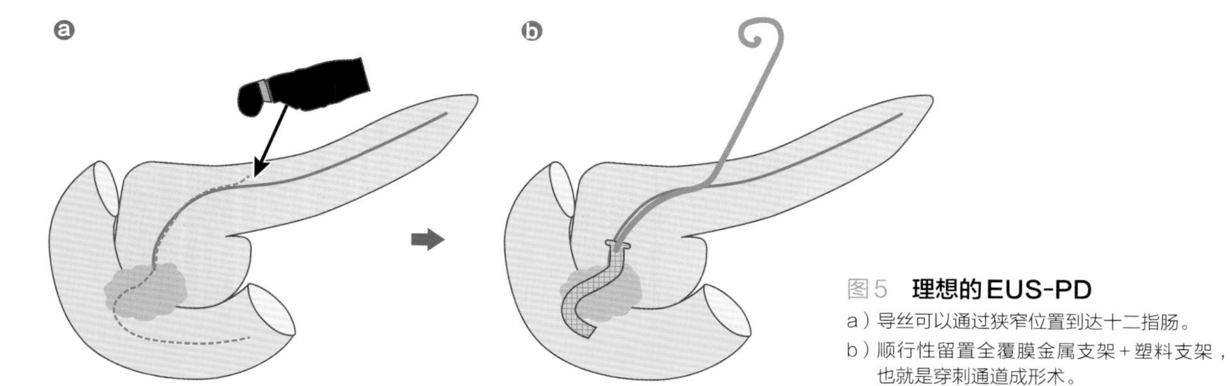

图5　**理想的EUS-PD**

a）导丝可以通过狭窄位置到达十二指肠。
b）顺行性留置全覆膜金属支架＋塑料支架，也就是穿刺通道成形术。

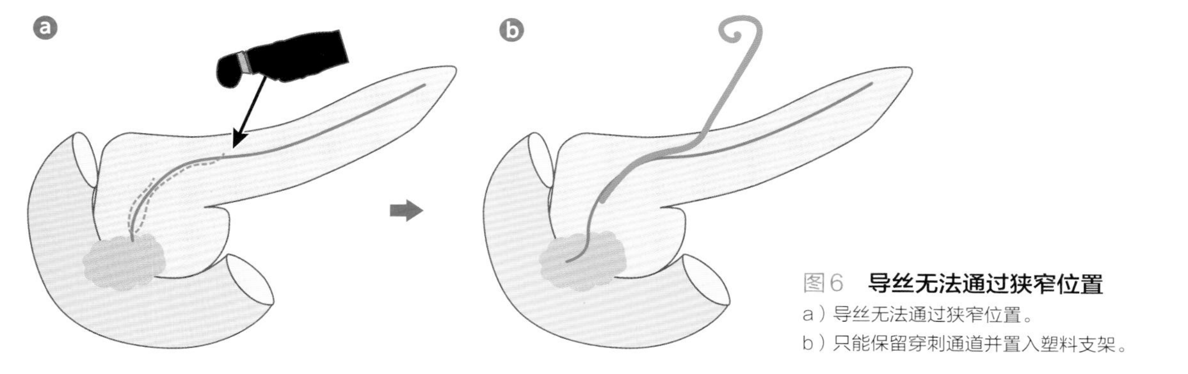

图6　**导丝无法通过狭窄位置**

a）导丝无法通过狭窄位置。

b）只能保留穿刺通道并置入塑料支架。

8 穿刺通道扩张

到了这一步，就是“开弓没有回头箭”了。

EUS-PD时穿刺通道的扩张方法，各个单位都不尽相同。有用球囊扩张的，也有用钝性扩张器的，还有用电烧扩张的。而我们医院的首选是钝性扩张器，偶尔在扩张困难时也会选用电烧扩张。

电烧扩张对于胰腺实质和主胰管等到底有多大的影响目前还不得而知，考虑到其安全性，还是**首选钝性扩张器**最为妥当。

笔者的推荐是选用ZeonMedical公司的ES软式扩张器，首先它0.025英寸（0.635mm）导管的前端直径只有2.7Fr，在笔者所知道的器械中是最细的。其次软式扩张器和一般的扩张器相比，较软的导管可以彻底地突破胰管的管壁。如果用这种钝性扩张器仍无法扩张，就只能考虑电烧扩张了。

9 留置支架

距离终点一步之遥了。

穿刺通道扩张顺利完成后，接下来就是留置支架。导丝伸到十二指肠后，因为要用导管，所以也可以考虑换成硬度更大的0.035英寸（0.889mm）导丝。

顺行性置入的支架，可以选用塑料支架或者可以拔除的全覆膜金属支架。我们一般会选用6mm直径的HANARO STENT® 支架或者Niti-S支架。因为分支胰管的阻塞会有引发胰腺炎的风险，所以**留置支架时要尽量避免支架挡住肿瘤以外的部分**。

最后在穿刺通道再留置塑料支架（表2）。这里也要选用可回收型号的支架（Advanix™J或者Through&PassTYPE IT等）。最需要注意的是防止支架脱入腹腔侧，所以要选择在胃内可以保留足够长度的15cm长支架。

表2　EUS-PD施行时各个步骤中所需要确认的事项（顺行性留置支架＋穿刺通道形成）

步骤		内容
穿刺之前（1~7）	1	准备工作：Y字形连接装置以及安装导丝
	2	确定引流方法 · 分析操作的目的 · 选用会合法还是引流法：如果是会合法，是准备做顺行性支架留置术，还是只进行穿刺通道成形术
	3	确定穿刺位置：要与狭窄处保持一定的距离
	4	确认穿刺路径有无血管
	5	主胰管穿刺和造影确认位于主胰管内
	6	导丝要充分深入
使用扩张器之前（8）	7	确认导丝在EUS画面中可以完全显示出来
	8	钝性扩张（困难时电烧扩张），主胰管造影
	9	用导丝突破狭窄
	10	确定需要使用的支架种类及长度，确认已经准备妥当
支架展开之前（9）	11	将支架推送器插入主胰管
	12	开始释放：确认十二指肠有支架的前端，导丝在EUS画面中
	13	支架展开后，在穿刺通道留置支架
	14	确认支架和导丝都在EUS画面中，进而释放支架
	15	一边观察内镜画面，一边释放支架
	16	内镜下确认支架长度没问题，结束操作

10 病例展示：病例1（急性胰腺炎）

年龄： 50多岁。

性别： 男性。

就诊原因： 因胃癌曾行远端胃切除术+Roux-en-Y重建，目前患淋巴瘤，正处于治疗中。突然出现剧烈腹痛。

CT： 乳头处可见相对低密度肿瘤+血肿。肿瘤导致主胰管狭窄和尾侧胰管扩张，胰腺周围液体潴留（图7）。

辅助检查： AMY高达1700，血小板计数2万，DIC状态，一边输注血小板，一边紧急EUS-PD。

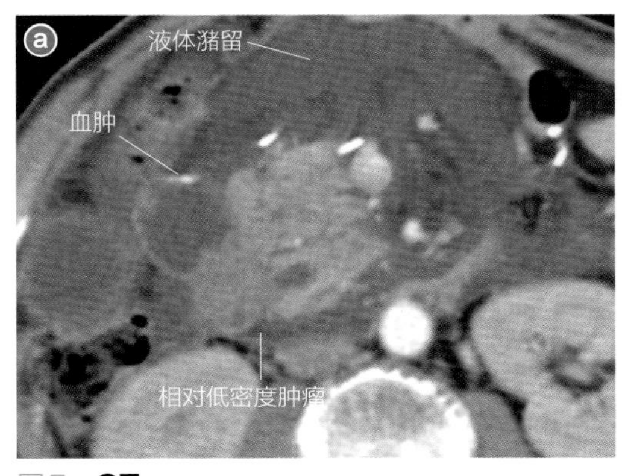

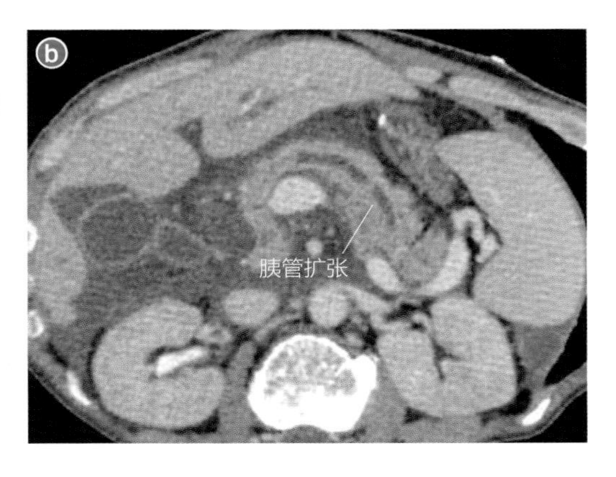

图7　CT

病例1中导丝可以通过狭窄，于是进行了顺行性留置支架（Niti-S 6mm × 6cm 全覆膜）+EUS-PD（Flex 7Fr 15cm）（图8，操作时间35min）。因为血小板计数只有2万，在操作过程中有少量出血，操作后确认无活动性出血。

EUS-PD第2天的检查，提示支架无移位（图9）。治疗后患者的腹痛很快也得到了明显的改善。

治疗后第5天再次复查CT，可见胰腺水肿消失，原来胰腺周围的液体潴留也都消失不见（图10）。

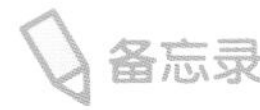

ZIOSTATION是什么？

是由Zion soft股份有限公司开发的一款3D医学图像处理工作站。

它可以将CT或者MRI等检查设备的大量图像数据进行再处理，通过各种各样的解析，最终得出新的诊疗信息。

通过ZIOSTATION我们能知道什么？

在心血管科、整形科等多个领域均能得到应用。在胆胰方面，通过图像处理，我们可以明确支架和胆胰管的位置关系，以及腹部血管的走行等，使得CT能够显示出更加立体的图像，从而更好地把握受检区域的整体情况。

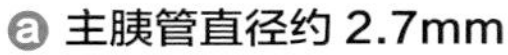
ⓐ 主胰管直径约2.7mm

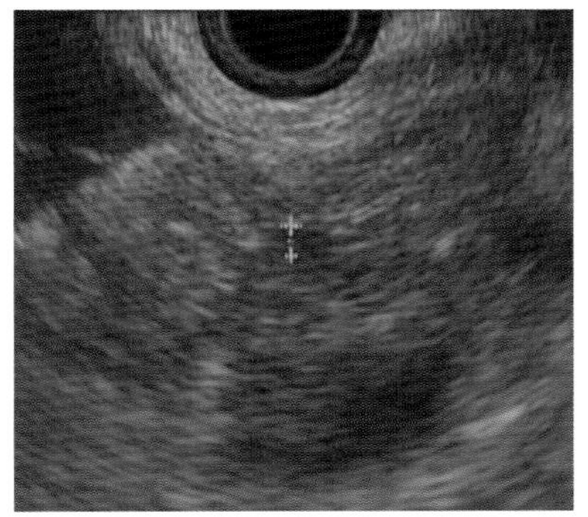

ⓑ 穿刺、造影

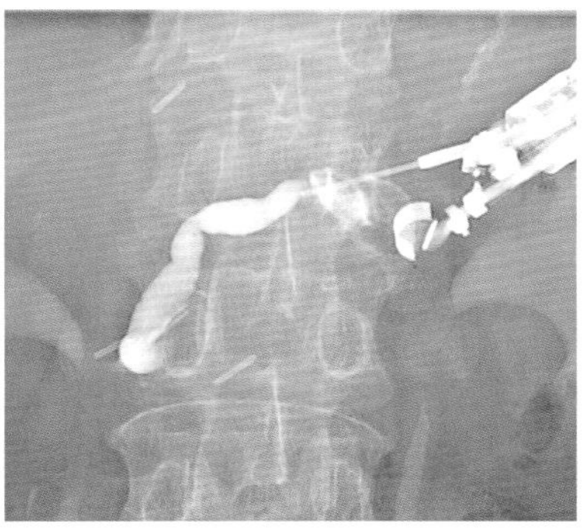

ⓒ 导丝突破狭窄

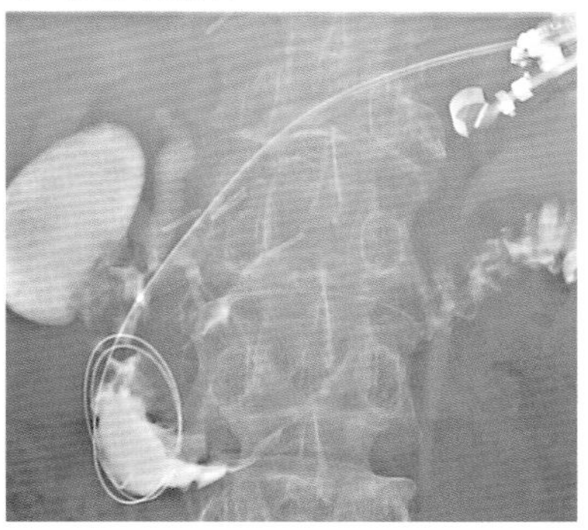

ⓓ 顺行性留置支架

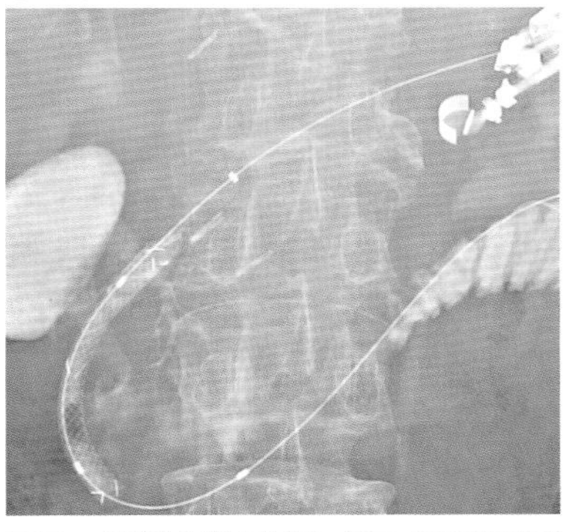

ⓔ 用PS引流

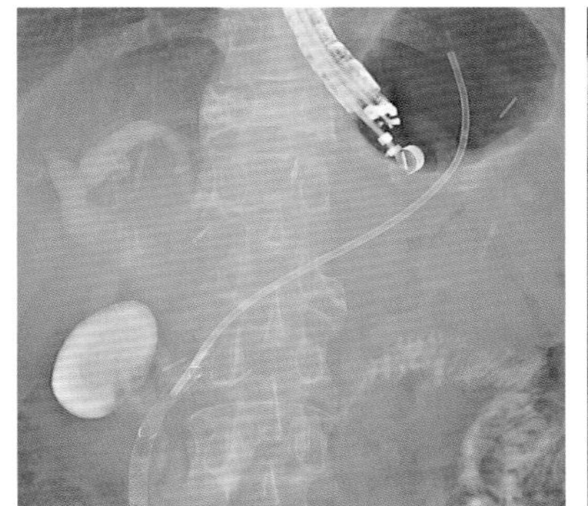

ⓕ 内镜图

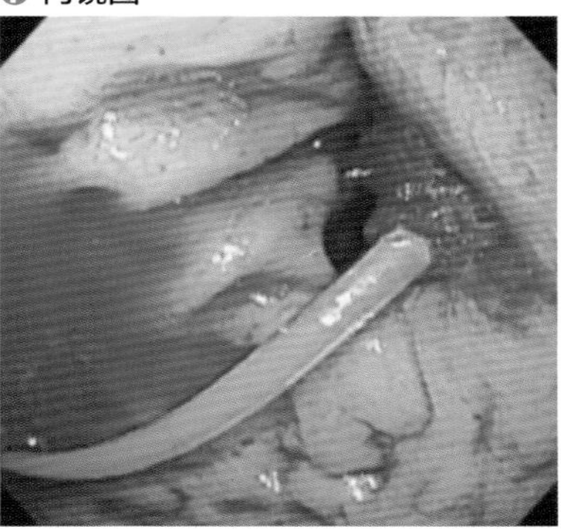

图8 病例1的EUS-PD 视频6-3

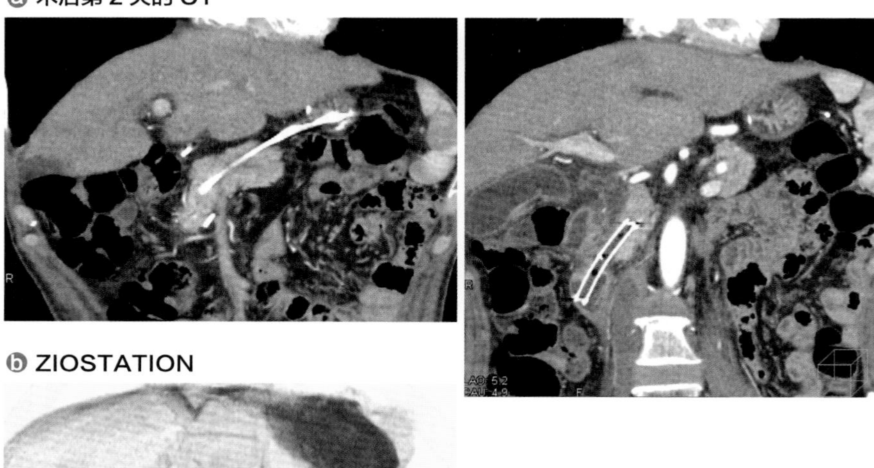

图9 CT和ZIOSTATION的3D图像处理

未见支架移位。

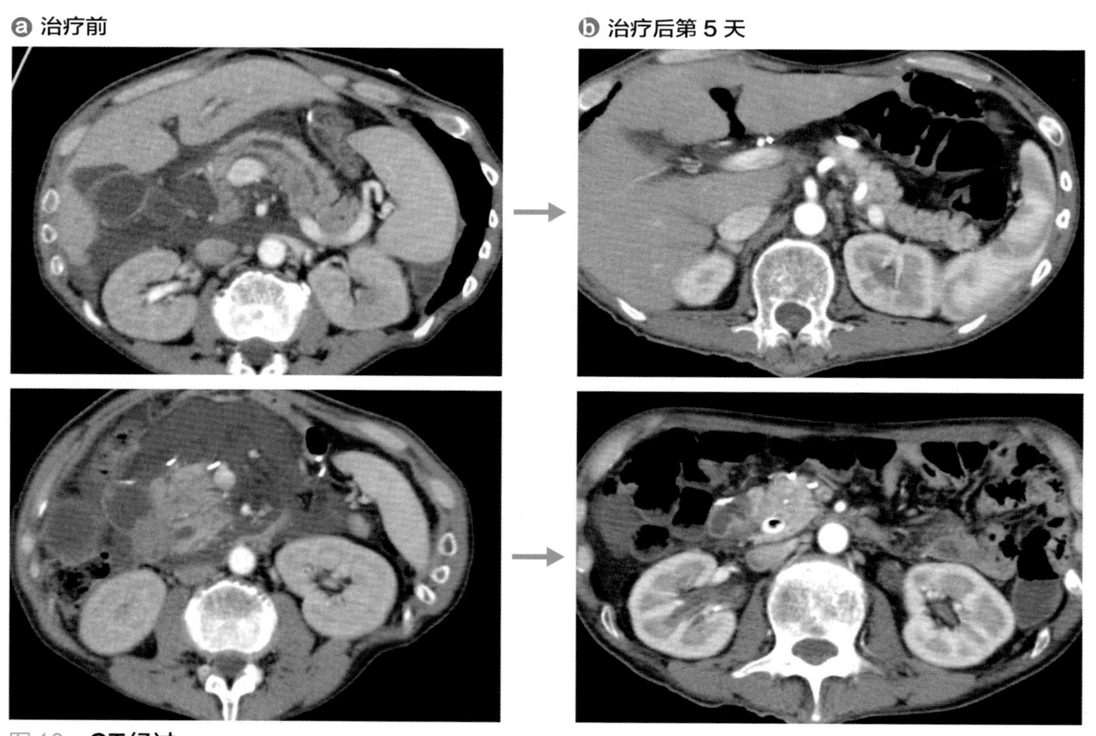

图10 CT经过

胰腺水肿、液体潴留均消失。

11 病例 2（反复发作的梗阻性胰腺炎）

年龄： 50 多岁。

性别： 女性。

CT：胃癌覆膜播散转移，导致肾积水、十二指肠狭窄、梗阻性黄疸。已经做了尿管支架置入、十二指肠支架置入，并且施行了 EUS-HGS（图 11）。

EUS-PD

为了缓解反复发作的梗阻性胰腺炎所带来的各种症状，施行了 EUS-PD（图 12）。

病例 2 中胰头处胰管的弯曲度较大，导丝无法突破狭窄，于是留置于狭窄近端，然后施行了 EUS-PD（Through&PassTYPE IT 支架 7Fr 15cm）（图 12，图 13）。

虽说还是有很多液体留在了体内，但是因为 EUS-PD 还是改善了症状，患者可以恢复饮食，最终出院返回家中。

本书开始时也提到过，胰管的引流，是只有通过内镜才能实现的操作。

EUS-PD 虽说是风险极高的操作，但是当 ERP 或者小肠球囊内镜下无法完成引流时，它却是唯一能够给患者带来希望的技术。

期待我们都能用这样的技术，让更多的患者受益。

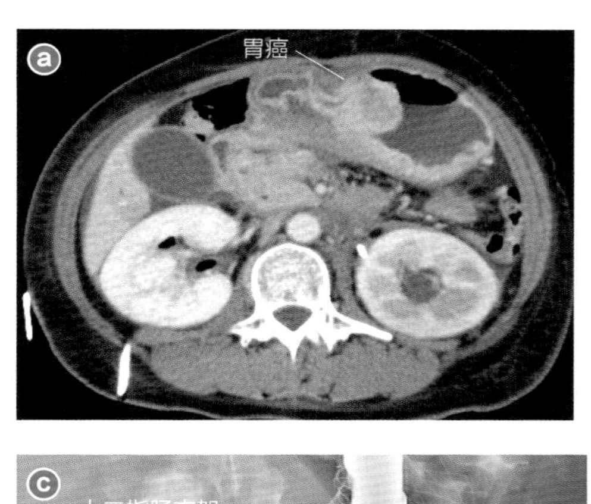

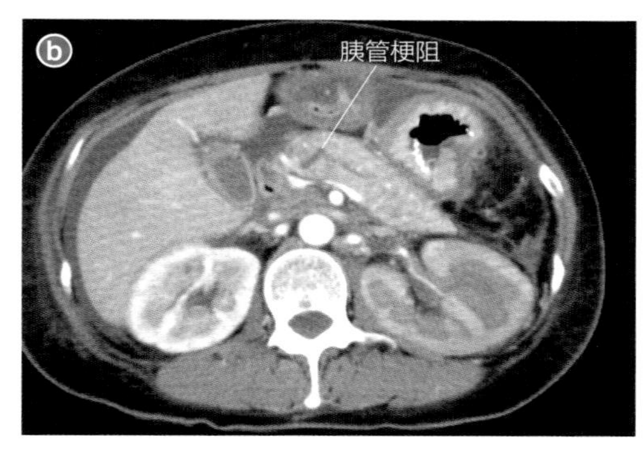

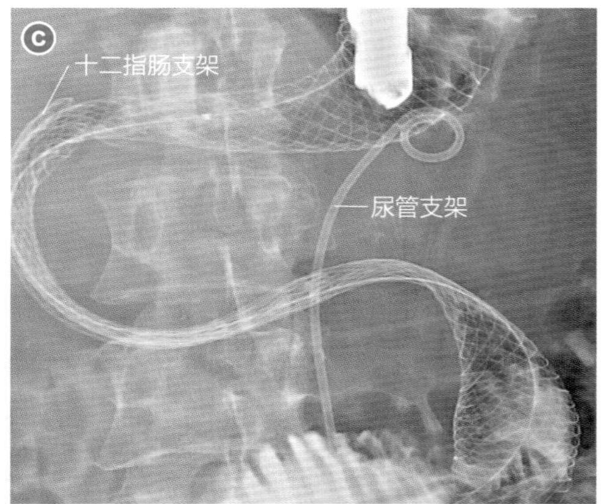

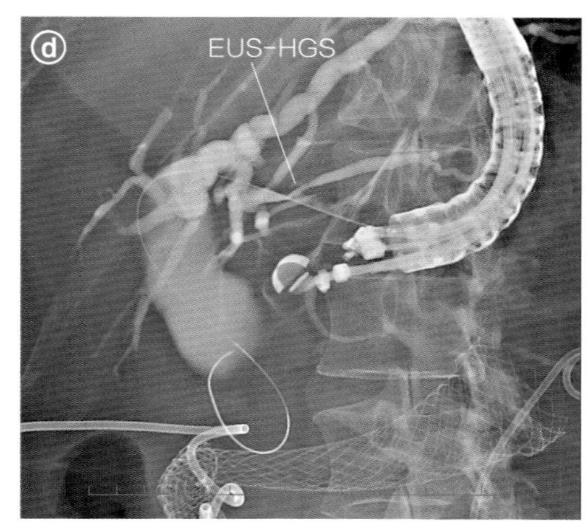

图 11 **已经留置了十二指肠支架、尿管支架并施行了 EUS-HGS**

ⓐ 主胰管直径约 1.6mm

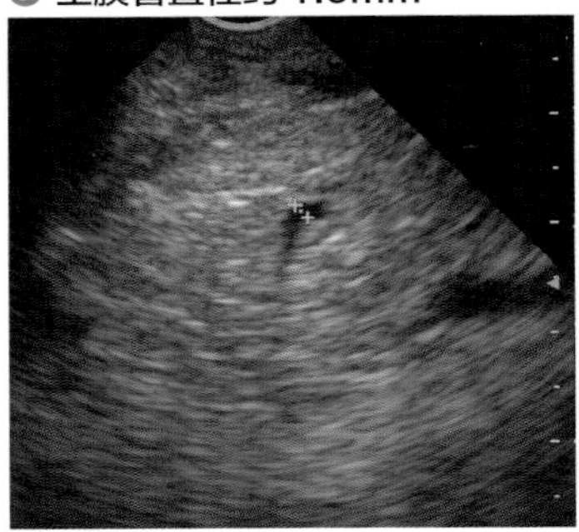

ⓑ 用直视型线阵超声内镜穿刺

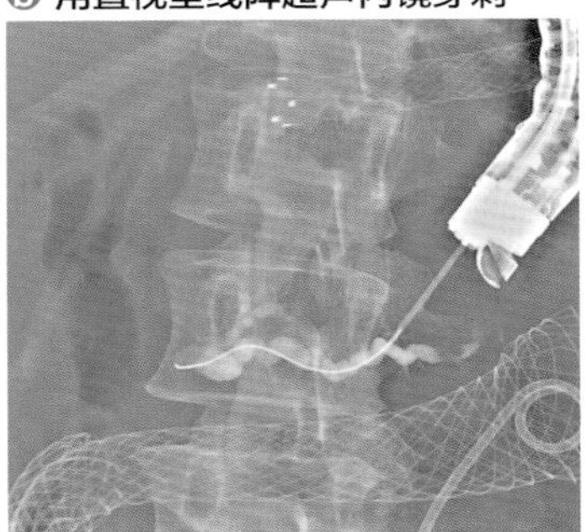

ⓒ 导丝无法突破狭窄

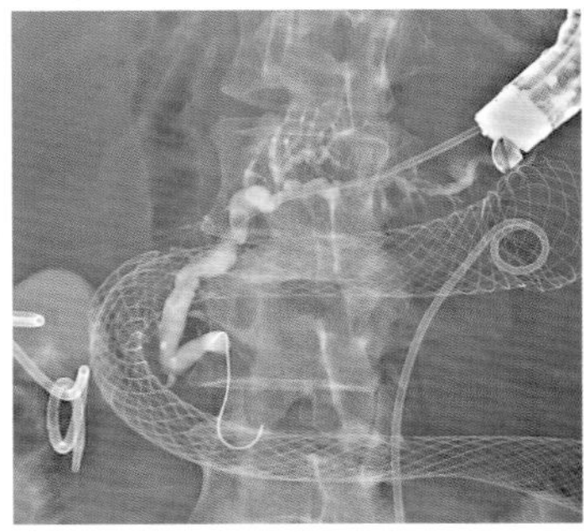

ⓓ 胃胰管穿刺通道形成术

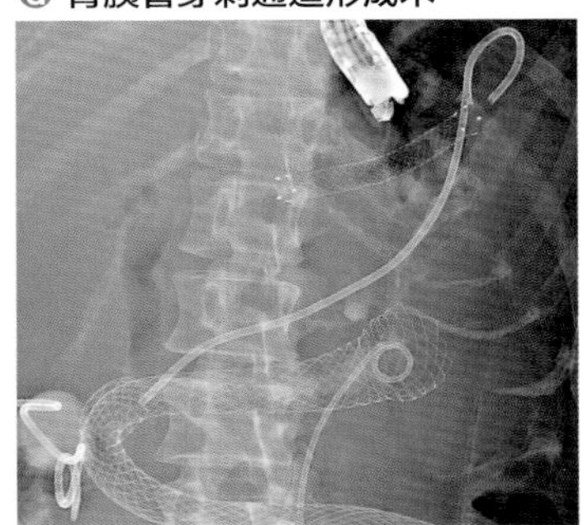

图 12 **施行 EUS-PD** 视频⑥-4

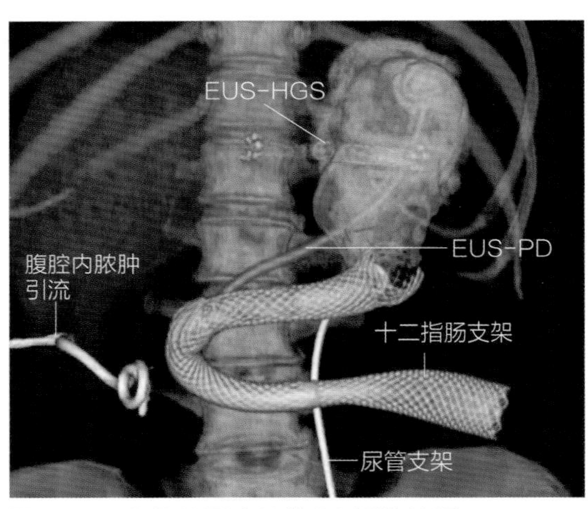

图 13 **ZIOSTATION 的 3D 图像处理**